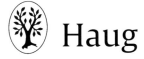

Die Autoren

Dr. med. Roland Eichler

Geb. 1954. Medizinstudium in Bologna, Münster und Würzburg. Weiterbildung in Innerer Medizin und Dermatologie. Niedergelassen als Allgemeinarzt und homöopathischer Arzt in Würzburg.

Seit 1986 veröffentlichte Dr. Eichler zahlreiche Artikel in homöopathischen Fachzeitschriften. Ko-Autor bei verschiedenen Fachbüchern. Referent auf internationalen homöopathischen Ärztekongressen.

Dr. med. Horst Frank

Geb. 1944. Medizinstudium in Tübingen, Würzburg und Kiel. Medizinalassistentenzeit in den Universitätskliniken Tübingen. Weiterbildungsassistent in der Dermatologischen Universitätsklinik Würzburg. 1975 Facharzt für Haut- und Geschlechtskrankheiten und Allergie. 1975–1976 Hospitant Royal Hospital for Tropical Diseases in London. 1976–1977 Medical Director Leprosy Refiel Center in Bisidimo, Äthiopien.

Seit 1977 niedergelassener Dermatologe in Würzburg. Seit 1991 Leitender Arzt der Fachklinik für Hautkrankheiten und Allergologie in Bad Mergentheim.

Die homöopathische Behandlung der Neurodermitis bei Kindern und Jugendlichen

100 Falldokumentationen aus der Praxis

Dr. med. Roland Eichler
Dr. med. Horst Frank

138 Abbildungen

Karl. F. Haug Verlag · Stuttgart

Bibliografische Information Der Deutschen Bibliothek
Die Deutsche Bibliothek verzeichnet diese Publikation in der Deutschen Nationalbibliografie; detaillierte bibliografische Daten sind im Internet über http://dnb.ddb.de abrufbar

© 2002 Karl F. Haug Verlag in
MVS Medizinverlage Stuttgart GmbH & Co. KG
Unsere Homepage: www.haug-verlag.de

Umschlaggestaltung: Thieme Verlagsgruppe
Umschlagfoto: Dr. med. Roland Eichler
Satz: Satzpunkt Bayreuth GmbH, Bayreuth
Druck: Druckhaus Darmstadt GmbH, Darmstadt

ISBN 3-8304-7127-0

Das Werk ist urheberrechtlich geschützt. Nachdruck, Übersetzung, Entnahme von Abbildungen, Wiedergabe auf fotomechanischem oder ähnlichem Wege, Speicherung in DV-Systemen oder auf elektronischen Datenträgern sowie die Bereitstellung der Inhalte im Internet oder anderen Kommunikationsdiensten ist ohne vorherige schriftliche Genehmigung des Verlages auch bei nur auszugsweiser Verwertung strafbar.

Die Ratschläge und Empfehlungen dieses Buches wurden von Autor und Verlag nach bestem Wissen und Gewissen erarbeitet und sorgfältig geprüft. Dennoch kann eine Garantie nicht übernommen werden. Eine Haftung des Autors, des Verlages oder seiner Beauftragten für Personen-, Sach- oder Vermögensschäden ist ausgeschlossen.

Sofern in diesem Buch eingetragene Warenzeichen, Handelsnamen und Gebrauchsnamen verwendet werden, auch wenn diese nicht als solche gekennzeichnet sind, gelten die entsprechenden Schutzbestimmungen.

In memoriam

Dr. med. dent. Karl Eichler
1913–1999

und

Rose Eichler
1920–2002

Vorwort

Neurodermitis ist mittlerweile für die meisten Menschen ein Begriff geworden, den sie aus leidvoller Erfahrung im eigenen Familien- und Bekanntenkreis kennen. Immer häufiger wird man mit Hautausschlägen, Allergien oder Ekzemen konfrontiert. Man schätzt, dass es zwischenzeitlich 5 Millionen Neurodermitiskranke in der BRD gibt und die Tendenz bleibt weiterhin steigend. Diese Erkrankung mit all ihren Nebenerscheinungen wie Heuschnupfen, Asthma und Nahrungsmittelallergien, mit inhalativen und Kontaktallergien, spielt also in unseren Arztpraxen eine überdurchschnittlich große Rolle.

Leider bietet die Schulmedizin an therapeutischen Möglichkeiten überwiegend palliative und örtliche Maßnahmen an, die oft nur einen dementsprechend vorübergehenden Besserungseffekt zeigen.

In diesem Buch soll mit der **Klassischen Homöopathie** ein **ganzheitliches Behandlungskonzept** vorgestellt werden, das – nach den vorgegebenen grundlegenden Heilgesetzen angewendet – große Erfolgsmöglichkeiten bei der Therapie der Neurodermitis bietet. Zwar existieren auf dem deutschen Buchmarkt bereits zahlreiche Bücher zur Neurodermitisbehandlung, die von den unterschiedlichsten Behandlungsschwerpunkten ausgehen, doch fällt dieses Buch aus dem üblichen Rahmen heraus.

Zum einen handelt es sich um **kein „Theoriebuch", sondern um ein „Praxisbuch"**, in dem 100 Patientenbehandlungen von Beginn bis Ende individuell nachvollziehbar beschrieben werden, unter Einbeziehung all der Probleme, Schwierigkeiten und auch Misserfolge, die im Rahmen einer homöopathischen Neurodermitisbehandlung auftreten können. Fast alle der hier vorgestellten Patienten hatten bereits eine fachärztliche schulmedizinische oder auch naturheilkundliche Therapie hinter sich, ohne dass es zu einer anhaltenden Besserung gekommen wäre. Die Erfolge, die sich daran anschließend im Verlauf der homöopathischen Behandlung erzielen ließen, werden durch Bilder dokumentiert.

Dabei soll nun nicht etwa der Anspruch einer Heilbarkeit dieses an sich nicht heilbaren, konstitutionell angelegten Krankheitsbildes erhoben, sondern es soll vielmehr gezeigt werden, dass die Neurodermitis homöopathisch sehr gut behandelbar ist. Teilweise ist eine vollständige Beschwerdefreiheit der Patienten erreichbar und dies unter Verzicht auf dauerhaft unterdrückende Lokaltherapeutika.

Als zweite Besonderheit dieses Buches ist zu nennen, dass hier **zwei Ärzte als Autoren** beteiligt sind, die von ganz verschiedenen Seiten der Medizin kommen und sich dennoch in der gemeinsamen und sich gegenseitig ergänzenden Arbeit zusammenfanden. Es handelt sich um einen **schulmedizinisch arbeitenden niedergelassenen Facharzt für Hautkrankheiten** und einen **homöopathischen Arzt**, deren Zusammenarbeit nicht nur theoretisch, sondern – wie dies in einigen der Fälle gezeigt werden wird – auch in der praktischen Arbeit am Patienten stattfand. Damit soll auch zum Ausdruck kommen, dass beide Therapierichtungen, sowohl die Schulmedizin als auch die Homöopathie, in manchen Fällen kooperieren können und auch sollen, ohne dabei die Therapie des jeweils anderen zu beeinträchtigen.

Eine dritte Besonderheit des Buches ergibt sich daraus, dass es um die **homöopathische Behandlung von Kindern und Jugendlichen** geht, weil ich meine, dass gerade bei Kindern, die an Neurodermitis und/oder einer anderen Ausdrucksform des atopischen Formenkreises leiden, die also chronisch und genetisch vorgegeben erkrankt sind, die Homöopathie eine große Chance darstellt, hier trotz der erblichen Disposition noch „heilend" oder sagen wir besser „regulierend" eingreifen zu können, was positive Auswirkungen für das gesamte weitere

Leben dieser Kinder hat. Wer kennt nicht die vielen Neurodermitiskinder, die plötzlich Heuschnupfen bekommen, die in ein Asthma hineingleiten, die Kinder, die nach einigen Jahren der Therapie unterschiedlichste Nahrungsmittelallergien entwickeln, denen es zunehmend schwerer fällt, sich in der Schule zu konzentrieren und die beispielsweise am heute so oft genannten „ADS" erkranken, was letztlich bedeutet, dass sich ihr Krankheitszustand von außen nach innen zu verlagern beginnt.

Man liest immer wieder, dass die Häufigkeit des kindlichen Asthmas stark zunimmt, dass die Zahl der Allergiker in die Millionen geht. An dieser Stelle vermag man mit der Klassischen Homöopathie bereits früh therapeutisch einzugreifen, und zwar nicht nur symptomunterdrückend, sondern indem man Prozesse wieder nach außen bringt, d.h. von den Schleimhäuten weg, vom Gemüt weg, und schließlich auch von der Haut weg. Es geht also bei diesen Neurodermitiskindern um viel mehr, als nur darum, die Haut und das Jucken zu behandeln. Es gilt, ein chronisches und angeborenes Leiden beziehungsweise eine erbliche Disposition zu regulieren, welche aus sich heraus im Laufe des Lebens dazu neigt, sich auf vielfältige Weise zu verschlimmern. Diese Therapie ist uns durch die Befolgung der homöopathischen Grundprinzipien möglich, die uns Samuel Hahnemann zur Behandlung chronischer Krankheiten zusammen mit den dafür am häufigsten verwendeten chronischen Arzneimitteln hinterlassen hat.

Würzburg, im August 2002

Dr. med. Roland Eichler
Allgemeinarzt und homöopathischer Arzt

Inhalt

Vorwort VII

Einleitung 1
Dr. med. Roland Eichler

Neurodermitis aus dermatologischer Sicht 6
Dr. med. Horst Frank

Die homöopathische Neurodermitisbehandlung bei Kindern und Jugendlichen 16
Dr. med. Roland Eichler

Kasuistiken

Die Dokumentation von 100 Patientenbehandlungen 21

Literaturverzeichnis 353

Einleitung

Dr. med. Roland Eichler

Hinter der Bezeichnung „Neurodermitis" verbirgt sich ein sehr komplexer Krankheitszustand, der neben den allerorts bekannten Begleiterkrankungen Asthma bronchiale und Heuschnupfen von weiteren unterschiedlichsten inneren und äußeren Krankheitssymptomen gekennzeichnet ist.

Auch die Schulmedizin weiß um den Zusammenhang zwischen Haut und Schleimhäuten, also von „außen" und „innen": „Die Hauterscheinungen des endogenen Ekzematikers werden durch charakteristische extrakutane Symptome ergänzt. So treten beim endogenen Ekzematiker gleichzeitig Bronchialasthma in etwa 17 % und vasomotorische Rhinopathie in etwa 11 % der Fälle auf, also in einer Kopplungshäufigkeit, die deutlich über der entsprechenden Morbiditätsquote der Normalbevölkerung liegt (1)." Ein Fehler ist es jedoch, diese Erkrankungen isoliert als neu auftretend zu betrachten und auch entsprechend als eigenständiges Krankheitsbild zu behandeln. Dieses therapeutische Procedere kann man dem schulmedizinischen Kollegen jedoch nicht vorwerfen, da ihm die Schulmedizin keine andere Therapiemöglichkeiten bieten kann. In der Homöopathie werden diese Krankheitszustände hingegen als Ausdruck ein und derselben „chronischen Gesamterkrankung" betrachtet.

Hahnemanns Einteilung der chronischen Krankheiten in die Psora, die Syphilis und die Sykosis liegt die Auffassung zugrunde, dass es sich hierbei um „durch Ansteckung oder Erbschaft eingeprägte Krankheiten" handle. Dies bedeutet selbstverständlich nicht, dass ein psorischer Patient an Krätze und ein syphilitischer an Syphilis leiden müsste. Gemeint sind damit vererbte oder erworbene Krankheitsdispositionen, die er „Miasmen" nennt, wobei die Neurodermitis hauptsächlich der Psora zuzurechnen ist, der er daran einen Anteil von 7/8 einräumt (2). Die sogenannte Pseudopsora (3) dürfte ähnlich gelagert sein.

„Das Leitsymptom der Psora ist der Mangel an Lebenswärme, das der Pseudopsora Hitzegefühl und Blutandrang. Für den Psoriker stellt die Trockenheit gewöhnlich feuchter innerer Teile ein Leitsymptom dar, während auch die Schleimhäute der Pseudopsoriker vermehrt absondern und fisteln. Die Haut des Psorikers zeigt sich trocken, papulös und schmutzig; die Hautausschläge der Pseudopsoriker dagegen sind feucht und eiternd, das Gesicht glänzt mit umschriebenen roten Wangen. Die pseudopsorischen Mittel und besonders Tuberculinum sind für die allermeisten Modalitäten bei Kindern angezeigt und bei der früheren Diagnose der Skrophulose oder der heutigen lymphatisch-exsudativen Diathese. Diese Störungen reagieren positiv auf einen Aufenthalt an Nordsee oder Atlantik entsprechend dem Symptom der Besserung an der See" (4).

Dieses Symptom findet sich besonders häufig bei Neurodermitis-Patienten und hat damit auch eine starke Hinweisfunktion auf miasmatische Zusammenhänge. Hinsichtlich der Therapie gibt Hahnemann als Spezifikum für die Psora Sulphur lotum an, für die Sykosis Thuja occidentalis und für die Syphilis Mercurius solubilis. Für die Pseudopsora ist Tuberculinum spezifisch. Hahnemanns theoretische Überlegungen zur Kausalität und Natur der chronischen Krankheiten (5) beinhalten noch immer hinsichtlich der Chronizität von Krankheitsverläufen grundlegende Wahrheiten, die sich auch heute noch als realistisch und klar nachvollziehbar darstellen, inbesondere was das Thema der „Unterdrückung" angeht. Die typischen klinischen Beschwerden der Neurodermitis kommen der Psora- wie auch der Pseudopsoratheorie sicherlich sehr nahe, wobei auch sykotische, syphilitische oder gemischte miasmatische Zustände vorliegen können.

Wer die Klagen eines Neurodermitis-Patienten hört und Hahnemanns theoretische Abhandlungen zu den Chronischen Krankheiten kennt, der weiß, dass er in seinen Erläuterungen zum psorischen Miasma genauestens das typische Symptom des besonders häufig anzutreffenden Neurodermitis-Juckreizes beschrieben hat: „Dann erst erfolgt der Ausbruch der erst feinen, frieselartigen, weiterhin sich vergrößernden Krätzpusteln (Bläschen) auf der Haut und zwar mit einem wohllüstig kitzelnden (sozusagen unerträglich angenehmen) Jucken (Grimmen) begleitet, was so unaufhaltbar zum Reiben und Aufkratzen der Krätzbläschen zwingt, dass, wenn man sich des Reibens und Kratzens mit Gewalt enthält, ein Schauder die Haut des ganzen Körpers durchschüttert. Dies Reiben und Kratzen gibt zwar auf Augenblicke einige Genugtuung, aber es erfolgt dann sofort ein lang dauerndes Brennen an der Stelle. Abends spät und die Vormitternacht ist dieses Jucken am häufigsten und unerträglich." (6)

Hahnemanns Grundgedanke ist nun, dass diese äußere Manifestation der Psora (Anmerkung: bzw. eines Hautausschlages) durch therapeutisch unterdrückende Maßnahmen den Ausbruch schwererer innerer Leiden nach sich zieht, indem dann die chronisch-miasmatische Erkrankung in vollem Umfang ausbrechen wird. Dies entspricht den heutigen Erfahrungen, die wir in unseren Arztpraxen tagtäglich sehen können. Hahnemann gab in den *Chronischen Krankheiten* Beispiele an, wie sich Unterdrückungen der Hautsymptome bei chronischen Erkrankungen – wie hier bei der Psora – auswirken: „Ich werde hier einige von diesen zahllosen, uns hinterlassenen Erfahrungen anführen, die ich mit einer gleichen Zahl aus meinen Beobachtungen vermehren könnte, wären jene nicht schon überflüssig hinreichend, um zu zeigen, mit welcher Wut die innere Psora sich hervortut, wenn ihr das äußere, zur Beschwichtigung des innewohnenden Übels dienende Lokal-Symptom, der Haut-Ausschlag, geraubt wird, und welche Gewissenssache es für einen menschfreundlichen Arzt sei, alle seine Bestrebungen dahin zu richten, durch eine angemessene Behandlung vor allem die innere Krankheit zu heilen, wodurch der Haut-Ausschlag zugleich mit aufgehoben und vernichtet, auch alle die nachgängigen, unzähligen, aus der Psora hervorquellenden, lebenslänglichen, chronischen Leiden erspart und im voraus verhütet, oder, wenn sie dem Kranken schon das Leben verbitterten, geheilt werden können..." (7)

„Engbrüstigkeit, Erstickungs-Katarrhe, Asthmatische Erstickungen, Engbrüstigkeit mit allgemeiner Geschwulst, Engbrüstigkeit und Brustwassersucht, Seitenstechen und Brustentzündungen, Seitenstechen und Husten, Heftiger Husten, Bluthusten, Eiteransammlung in der Brust", sind Krankheitszustände, die durchaus auch heutigen Beobachtungen entsprechen:

Auffällig stark betont wird bei Hahnemann der Zusammenhang mit asthmatischen Beschwerden, was die heutige Erkenntnis bestätigt, dass die Neurodermitis einen immerwährenden Bezug zu den Schleimhäuten und dort insbesondere zu der Lunge besitzt. Aus der Fülle der Beispiele Hahnemanns seien einige ausgewählt (8):

„Ein Mann von 30–40 Jahren hatte vor langer Zeit die Krätze gehabt, die ihm durch Schmieren vertrieben ward; von welcher Zeit an er nach und nach engbrüstig und engbrüstiger wurde. Das Athmen ward ihm endlich, auch wenn er sich nicht bewegte, sehr kurz und höchst mühsam, wobei ein beständig pfeifender Ton war, doch wenig Husten. Man verordnete ihm ein Klystier von einem Quentchen Squille und innerlich 8 Gran Squille in Pulver zu nehmen. Aber man verwechselte es und er nahm das Quentchen Squille durch den Mund ein. Er gerieth in Lebensgefahr mit unbeschreiblichen Uebelkeiten und Brechwürgen. Bald darauf aber erschien die Krätze wieder an den Händen, Füßen und am ganzen Leibe in Menge, wodurch die Engbrüstigkeit auf einmal behoben war."

„Einem 32jährigen Manne ward die Krätze mit einer Schwefelsalbe vertrieben und er litt elf Monate lang die heftigste Engbrüstigkeit davon, bis ihm durch getrunkenen Birkensaft der Ausschlag wieder hergestellt ward am 23sten Tage."

„Ein 13jähriger Knabe, von Kindheit mit Kopfgrinde beladen, ließ sich ihn von seiner Mutter vertreiben, worauf er binnen 8, 10 Tagen an Engbrüstigkeit, heftigen Glieder-, Rücken- und Knieschmerzen sehr krank ward und nicht eher genas, als bis nach einem Monate der Krätzausschlag über den ganzen Körper ausbrach."

„Durch Purganzen und andre innere Arzneien ward ein Grindkopf bei einem kleinen Mädchen vertrieben; aber das Kind bekam Beängstigungen auf der Brust, Husten und große Mattigkeit. Bloß als nach Aussetzung der Arzneien der Grindkopf wieder ausbrach, ward das Kind, und zwar schnell, wieder munter."

„Ein fünfjähriger Knabe litt lange Zeit an Krätze, die, durch eine Salbe vertrieben, eine heftige Schwermüthigkeit mit Husten zurückließ."

„Von mit aufgestrichenem Mandelöle vertriebenem Kopfgrinde entstanden ungemeine Schlaffheit aller Glieder, einseitiges Kopfweh, mangelnde Esslust, Engbrüstigkeit, Erwachen von Erstickungskatarrh die Nächte, mit starkem Röcheln und Pfeifen auf der Brust, und convulsiven Verdrehungen der Glieder, als wenn er eben sterben sollte, und Blutharnen. Durch Wiederausbruch des Kopfgrindes genas er von diesen Leiden."

„Eine feuchtende Flechte am linken Oberarme eines 19-jährigen Jünglings ward mit vielen äußerlichen Mitteln endlich örtlich vertrieben. Aber bald darauf entstand eine periodische Engbrüstigkeit, die durch eine starke Fußreise in Sommerhitze jähling bis zur Erstickung zunahm mit aufgetriebnem, blaurothem Gesichte und schnellem, schwachen undgleichen Pulse."

„Die Brustbeklemmung von vertriebener Krätze kam ganz jähling und der Kranke erstickte."

„Ein Mädchen aus Bologna vertrieb sich die Krätze mit einer Salbe und verfiel in die höchste Engbrüstigkeit, ohne Fieber."

„Ein fünfjähriges Mädchen hatte, einige Zeit über, große Krätzblüthen an den Händen gehabt, die von sich selbst trocken geworden waren. Kurz darauf wird sie schläfrig und matt und bekommt kurzen Athem; den folgenden Tag hielt die Engbrüstigkeit an und der Bauch schwoll ihr auf."

„Bei einem neunjährigen Mädchen, welchem der Grindkopf vertrieben ward, entstand langwieriges Fieber, allgemeine Geschwulst und schwieriger Athem; es genas aber, als der vorige Kopfgrind wieder kam."

„Ein siebenjähriger Knabe, dem Grindkopf und Krätze von der Haut trocknete, starb binnen 4 Tagen an einem hitzigen Fieber mit feuchter Engbrüstigkeit."

„Ein Jüngling, der sich die Krätze mit Bleisalbe vertrieb, starb 4 Tage darauf an einer Brustkrankheit."

Nach weiteren Beispielen aus der damaligen medizinischen Fachliteratur kommt Hahnemann zu folgendem Schluss:
„Wer koennte nun nach Ueberdenkung auch schon dieser weniger Beispiele, welche aus den Schriften der Aerzte jener Zeit und meinen Erfahrungen um Vieles vermehrt werden könnte, wohl noch so unverstaendig bleiben, in denselben das große, im Innern verborgene Uebel, die Psora, zu verkennen, wovon der Krätz-Ausschlag und ihre andern

Formen, Grindkopf, Milchkruste, Flechte usw., nur Ankündigungszeichen der inneren, ungeheuren Krankheit des ganzen Organismus, nur dieselbe vikariierend beschwichtigende, äußere Lokal-Symptome sind? Wer wollte nach Lesung dieser obschon weniger Fälle noch Anstand nehmen, zuzugeben, dass die Psora, wie schon oben gesagt, die verderblichste aller chronischen Miasmen sey? Wer so unverschämt, um mit den neueren allopathischen Aerzten zu behaupten, dass Krätz-Ausschlag, Grindkopf und Flechten nur so oberflächlich auf der Haut säßen und daher unbedenklich äußerlich vertrieben werden könnten und müssten, da der innere Körper keinen Theil daran nehme und dabei gesund bliebe?"

Auch der Grundgedanke der Chronizität stimmt mit dem heutigen Verständnis der Neurodermitis insofern überein, als man von einer erblichen Disposition ausgeht, die den Kranken zu verschiedensten Krankheitserscheinungen disponiert. Hier eingreifen zu können, ist die wahre Größe der Homöopathie. Darin liegt auch das große Verdienst Hahnemanns, der uns mit seinen „antipsorischen" Arzneien die zur Behandlung erforderlichen Werkzeuge hinterlassen hat und der uns dazu auffordert, diese nur nach Kenntnis der Gesamtheit aller Symptome eines Kranken und nach dem in der Homöopathie gültigen Ähnlichkeitssatz anzuwenden. Nur so sind chronische Krankheiten beherrschbar.

Homöopathische Arzneimittel – vor allem die sogenannten großen Mittel – richtig anzuwenden, ist die Kunst, die wir homöopathischen Ärzte immer wieder lernen müssen, auch wenn es eine Kunst ist, die man in einem einzigen Leben wohl nie ganz zur Vollendung bringen wird. Dennoch ist hier der Weg das Ziel.

Mein Vater, dem ich auch viel von meinen homöopathischen Kenntnissen verdanke, indem ich mit ihm – er war Zahnarzt und homöopathischer Arzt – fast 20 Jahre lang zusammenarbeiten durfte, sprach in seinen letzten Lebensjahren, also nach beinahe 50 Jahren Tätigkeit als homöopathischer Arzt, davon, dass er eigentlich erst jetzt beginne, einigermaßen vernünftige Homöopathie zu betreiben und je mehr er in die Homöopathie eindringe, desto mehr werde ihm bewusst, welch ein Anfänger er noch sei (9).

Jeder Patient, der an Neurodermitis leidet, wird nicht nur Symptome an der Haut haben, er wird auch psychische, allgemeine und sonstige Symptome zeigen, die wir in ihrer Gesamtheit erfassen müssen, um daran anschließend das für ihn passende „Simillimum" herausarbeiten zu können. Damit lässt sich mit an Sicherheit grenzender Wahrscheinlichkeit auch eine positive Beeinflussung seiner Erkrankung erzielen, die in völlige Beschwerdefreiheit einmünden kann. Heilung kann es hingegen bei Neurodermitis nie geben, da wir eine anlagebedingte Krankheitsdisposition, die sich in den Genen des Menschen befindet, nicht tilgen können. Hier können wir lediglich regulierend eingreifen.

Auch die in diesem Buch vorgestellten gesundeten Kinder würde ich nicht als geheilt bezeichnen, sondern als derzeit gesundheitlich stabil. Jedes dieser Kinder kann lebenslang einen Rückfall in seine Neurodermitis, in Asthma oder Allergien erleiden, wenn es im späteren Lebensalter mit schwersten Konflikten, Kummer, interkurrenten Erkrankungen, Impfungen oder starken Medikamenten in Berührung kommt. Dadurch, dass diese Patienten homöopathisch behandelt wurden, d.h. ohne unterdrückende Kortisonpräparate, ist die Wahrscheinlichkeit eines Rückfalls jedoch relativ gering, da der „Heilungs"-Verlauf nicht auf einer Unterdrückung beruhte, sondern auf einer von innen nach außen gerichteten Therapie. Die Behandlung der Neurodermitis stellt den homöopathischen Arzt vor zum Teil große Probleme: Der Leidensdruck ist enorm, die Eltern – vor allem Ersteltern – sind hochgradig verzweifelt und stehen dem Krankheitsbild mit ihrem ständig blutig zerkratzten und weinenden Kind hilflos gegenüber. Denn was können sie schon tun als ständig einzucremen, Umschläge zu machen, zu beruhigen, zu trösten, verzweifelt nach eventuell auslösenden Nahrungsmitteln zu suchen, eine Diät nach der anderen zu machen und immer wieder neue Ärzte und neue Behandlungsverfahren auszuprobieren? Kommen sie dann zum homöopathischen Arzt, sind Druck, Ungeduld und Erwartungshaltung enorm hoch. Behält dieser nicht die Ruhe, sind Probleme vorprogrammiert, da er vor lauter Druck, endlich eine Besserung herbeizuführen, zwangsläufig Fehler begehen kann.

Selbstverständlich gibt es auch Fälle, bei denen man keinen Erfolg erzielen konnte, was die unterschiedlichsten Gründe haben kann. Meistens kann man jedoch innerhalb relativ kurzer Zeit ein passendes Mittel finden und dem Kind beginnt es langsam besser zu gehen. Danach gelingt es den Eltern oft leichter, Vertrauen zu fassen und geduldig mitzuarbeiten.

Wenn schwerwiegende Zustände vorliegen, die im Extremfall einen so massiven Leidensdruck auslösen, dass die Zusammenarbeit gefährdet ist, dann – und nur dann – rate auch ich den Eltern zu einer kurzfristigen Kortisonbehandlung, um zum einen das Kind aus dieser Situation herauszuholen (in diesem Buch geschah dies in 2 von 100 Fällen) und zum anderen, um an die eigentlich wichtigeren Individualsymptome heranzukommen, die durch das zwanghafte Kratzen überdeckt werden.

Deshalb halte ich eine Zusammenarbeit mit einem versierten Dermatologen für sehr wichtig, denn ab und zu sind auch wichtige diagnostische Maßnahmen oder vielleicht auch einmal eine kurzfristige stationäre Therapie erforderlich. Wie der Schulmediziner kommt auch der homöopathische Arzt manchmal an Grenzen und in die Lage, nicht mehr weiter zu wissen oder Zeit überbrücken zu müssen. Niemand sollte dem Glauben verfallen, man wisse immer alles alleine am besten oder sei der allein Rechthabende. Eine gemeinsame Behandlungsbereitschaft kann nur von Toleranz und Respekt getragen werden, die sich beide Seiten entgegenbringen.

Ein wie in diesem Buch gezeigtes Aufeinanderzugehen von Schulmediziner und Homöopath ist letztlich von Vorteil für alle: für den Patienten, für den homöopathischen Arzt und für den Dermatologen.

Ich hoffe, dass Sie in ihrer täglichen Praxisarbeit Gewinn aus den geschilderten Kasuistiken ziehen können.

Neurodermitis aus dermatologischer Sicht

Dr. med. Horst Frank

Allgemeines

Im Jahre 1891 führte Louis Brocq den Terminus „Neurodermitis" ein. Dabei nahm er eine enge Beziehung zum Nervensystem an, wobei der darüber vermittelte starke Juckreiz als Hauptauslöser galt (10). In der Zwischenzeit haben sich eine Reihe von anderen Bezeichnungen für diese Erkrankung etabliert wie Beugenekzem (Eczema flexuarum), endogenes Ekzem, Neurodermitis atopica, Dermatitis atopica oder atopisches Ekzem. Wahrscheinlich gehören auch die meisten diagnostizierten Windeldermatitiden und Säuglingsekzeme zum Formenkreis der Neurodermitis.

Besondere Bedeutung kommt dem Begriff der Atopie zu, der 1923 von Arthur F. Coca und Robert A. Cooke geprägt wurde und die gesteigerte Bereitschaft des Immunsystems bezeichnet, auf einen Allergen-Kontakt mit einer Typ-I-Allergie zu reagieren (11). In unseren Patienten-Seminaren hat sich folgende Definition am besten bewährt: Atopie = abnorme Reaktion auf normale Umweltreize.

Definition

Die Neurodermitis ist eine chronisch entzündliche Hauterkrankung, oftmals von akuten Schüben unterbrochen, mit sehr unterschiedlicher Ausprägung am Hautorgan einhergehend, von starkem bis quälendem Juckreiz geprägt, die erbmäßig verankert ist, ihren Krankheitsgipfel im Kindesalter hat und oftmals von anderen atopischen Erkrankungen wie allergischer Bindehautentzündung, allergischem Schnupfen oder allergischem Asthma bronchiale begleitet wird.

Häufigkeit

Die Zahlen über die Häufigkeit der Neurodermitis schwanken je nach Untersuchungsmethode ganz beträchtlich. So gibt Elsner 1992 bei Kindern 3 % an (12), Diepgen 1997 bei der Untersuchung von 14- bis 21-Jährigen zu Beginn ihrer Ausbildung 6,2 % (13). Schäfer und Ring fanden bei epidemiologischen Studien zwischen 1989 und 1991, dass 8,3 % der untersuchten Kinder an einer Neurodermitis litten (14). Kuehr u.a. konnten 1992 nach einer Elternbefragung bei 6–8-jährigen Kindern aus Freiburg, Lörrach und Kehl in 17,3 % der Fälle eine Neurodermitis angeben (15). Zahlreiche epidemiologische Studien deuten darauf hin, dass die Anzahl der Neurodermitis-Erkrankungen in den letzten Jahren angestiegen ist, wobei möglicherweise die Zunahme der Luftschadstoffe, der vermehrte Kontakt mit potenten Allergenen wie Hausstaubmilben und Hautschuppen von Fell- und Federtieren, aber auch sich ändernde Ernährungsgewohnheiten (exotische Früchte) dazu beigetragen haben.

Eine interessante Hypothese besagt, dass eventuell auch die mangelnde Auseinandersetzung unseres Immunsystems mit Infekterregern den Schutz gegenüber allergischen Erkrankungen mindert (4). Bedeutsam ist in diesem Zusammenhang die Beobachtung, dass man im wiedervereinigten Deutschland bei Vorschulkindern im Westen im Vergleich zum Osten vermehrt atopische Erkrankungen der Atemwege fand. Womöglich wirkte in der ehemaligen DDR der obligate Besuch des Kinderhortes insofern schützend, als die damit verbundene erhöhte Ansteckung mit Infekterregern das Immunsystem stärker trainierte.

Vererbung

Es besteht heute kein Zweifel mehr, dass die Neurodermitis und die übrigen atopischen Erkrankungen auf einer erblichen Anlage beruhen. Diese Disposition findet man vermutlich bei 20 % der mitteleuropäischen Bevölkerung. Der Erbmodus ist noch nicht ausreichend geklärt. Bisher geht man davon aus, dass es sich um eine genetisch komplexe Erkrankung handelt, bei der das Zusammenspiel mehrerer Gene und Genvarianten sowie der bedeutende Einfluss äußerer Faktoren die Aufklärung zugrunde liegender molekulargenetischer Defekte erschwert (16). Von praktischer Bedeutung ist die Beobachtung, dass bei Kindern die Wahrscheinlichkeit, an einem atopischen Leiden zu erkranken, bei ca. 30 % liegt, wenn ein Elternteil atopisch vorbelastet ist. Sind beide Elternteile Atopiker, steigt die Wahrscheinlichkeit auf 60 %.

Ungeachtet der Tatsache, dass nicht die Krankheit, sondern lediglich die Disposition vererbt wird, bestimmt die Art der atopischen Erkrankung des Elternteils überwiegend auch die des Kindes. Im Laufe des Lebens ist es jedoch durchaus nicht ungewöhnlich, dass sich Neurodermitis, allergischer Schnupfen und allergisches Asthma ablösen oder sich zu der zunächst bestehenden atopischen Erkrankung hinzugesellen.

Entstehung

Zusätzlich zu der unbestrittenen erblichen atopischen Anlage sind eine ganze Reihe von unterschiedlichen Faktoren erforderlich, um bei den betroffenen Menschen eine Neurodermitis auszulösen. Diese Auslösefaktoren (Trigger) lassen sich in endogene und exogene unterteilen.

Wichtig erscheint die Betrachtung der Trigger vor allem deshalb, weil sich dadurch einer der Ansätze zeigt, die Neurodermitis erfolgreich zu beeinflussen. Jegliche Behandlungsstrategien der Neurodermitis müssen daher auch die Suche nach den Auslösefaktoren berücksichtigen.

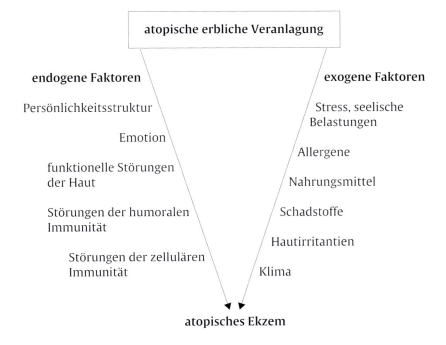

▸ Stress, seelische Belastungen

Unter den exogenen Einflüssen können sicherlich Stress, psychische Spannungen, Erschöpfung der psychischen Toleranz, emotional belastende Themen und Objektverluste den Verlauf der Erkrankung wesentlich beeinflussen (17). Dabei erscheint es bedeutungslos, ob diese auf eine nicht selten beschriebene besondere primäre Persönlichkeitsstruktur mit überdurchschnittlicher Intelligenz, Egoismus, Unsicherheit, niedriger Frustrationsschwelle, Aggression oder unterdrückten Angstzuständen treffen, oder ob die beobachteten Strukturen eine sekundäre Folge des Krankheitsgeschehens sind. Es erscheint verständlich, dass permanenter Juckreiz und eine als Stigmatisierung empfundene, zum Teil erhebliche Beeinträchtigung des ästhetischen Eindrucks zu Veränderungen der Persönlichkeitsstruktur führen können.

Besonders groß ist der Einfluss von Stress und seelischer Belastung im Säuglings- und Kleinkindesalter. Die häufig hilflose Reaktion der Eltern auf die Krankheitssituation, insbesondere den quälenden Juckreiz, bedeuten eine nicht zu kompensierende Stress-Situation, dies um so mehr, als das Kind keine verbalen Möglichkeiten hat, sich mitzuteilen und das Geschehen zu verarbeiten.

▸ Allergene, Störungen der humoralen Immunität

Bis zu 90 % der Menschen mit erblicher atopischer Disposition reagieren auf natürliche Umweltstoffe abnorm im Sinne einer Sensibilisierung vom Soforttyp (Typ-I-Sensibilisierung). Dabei treten während Hauttestungen (Prick-Testungen) innerhalb von Sekunden bis Minuten Rötung, Quaddelbildung und Juckreiz auf. Im Serum lassen sich Antikörper überwiegend gegen inhalative Allergene wie Pollen, Hausstaubmilben, Tierepithelien und Schimmelpilzsporen nachweisen, aber auch gegen pflanzliche und tierische Nahrungsmittel.

Besonders häufig findet man bei Pollen Reaktionen auf Hasel, Esche, Erle und Birke (Frühblüher), auf Gräser und Getreide sowie auf Beifuß, Nessel und Wegerich. Eine zusätzliche Bedeutung erhält der Nachweis solcher Reaktionen dadurch, dass er ein Hinweis auf Pollen assoziierte Nahrungsmittelallergene sein kann.

So sind vermehrt Reaktionen auf Pollen frühblühender Bäume gepaart mit überschießenden Immunantworten auf Nahrungsmittel wie Nüsse, Stein- und Kernobstsorten, insbesondere auf grüne Äpfel, Pfirsiche, Aprikosen, Zwetschen und Kirschen zu finden. Atopiker mit Reaktionen auf Gräser- und Getreidepollen zeigen öfter auch solche auf Getreidemehle, während Beifußpollen gehäuft mit Sellerie und einer Anzahl von Gewürzen assoziiert ist.

Sensibilisierungen gegen Hausstaubmilben spielen offensichtlich nicht nur bei Atopikern mit allergischem Schnupfen (Rhinoconjunctivitis allergica) oder mit allergischem Asthma bronchiale eine Rolle, sondern auch bei solchen mit atopischem Ekzem (18). Ebenso scheint es sich bei Sensibilisierungen gegen Tierepithelien zu verhalten (19). Auffällig ist zumindest die hierzulande registrierte vermehrte Haustierhaltung und die Zunahme des atopischen Ekzems, wobei dies sicherlich nur einen Aspekt dieses Phänomens darstellt. Besonders problematisch erscheint der Kontakt mit Pferdeepithelien, dann folgen die Hautschüppchen von Katze, Hund und allen anderen Felltieren wie Kaninchen, Hamster, Meerschweinchen, Ratten, Mäusen usw. Nicht ganz so problematisch ist der Kontakt mit den Vogelarten, aber auch hier gilt die Empfehlung, dass auf diese Art von Tierhaltung in Haushalten mit Atopikern verzichtet werden sollte.

Auch gegen Schimmelpilze finden sich bei Atopikern immer wieder Sensibilisierungen. Quelle des Kontaktes sind heute weniger baubiologisch problematische Wohnungen, als vielmehr die große Anzahl von Grünpflanzen, die heute zunehmend Häuser und Wohnungen zieren.

Über die Bedeutung dieser Typ-I-Sensibilisierungen durch inhalative Allergene bei Menschen mit Neurodermitis wissen wir heute noch nicht genau Bescheid. Dem Hautarzt ist jedoch bekannt, dass bei einigen Neurodermitis-Patienten jahreszeitlich bedingte Verschlechterungen auftreten, die wohl mit dem jährlichen Auftreten bestimmter Pollenarten zusammenhängen. Auffällig ist weiterhin, dass es nicht wenige Neurodermitis-Patienten gibt, bei denen ganz überwiegend die frei getragenen Hautpartien besonders stark ekzematisiert sind. Wir wissen heute außerdem, dass ganz offensichtlich der direkte Kontakt inhalativer Allergene mit der Haut des Atopikers in der Lage ist, in bestimmten Fällen ebendort Ekzemreaktionen hervorzurufen (20), wie wir sie bei allergischen Kontaktekzemen, z.B. durch nickelhaltigen Schmuck ausgelöst, als Typ-IV-Reaktionen kennen. Im übrigen können offenbar auch menschliche Hautschuppen und Eiweiße im Schweiß als Allergene wirksam werden.
Allergologische Testungen zeigen sowohl Reaktionen auf inhalative als auch auf Nahrungsmittel-Allergene, wobei Testergebnis und klinisch beobachtete Reaktion keineswegs immer übereinstimmen. Da am primären Zielorgan der Nahrungsmittelallergene, dem Magen-Darm-Trakt, keine Testungen durchgeführt werden können, sind die heute üblichen Verfahren als problematisch zu bewerten. Für uns hat sich am ehesten die Testung mit nativen Lebensmitteln als Reibetest oder Reibe-Scratch-Test bewährt, d.h. die Lebensmittel werden so auf der Haut getestet, wie sie dann auch genossen werden. In besonders schwierigen Fällen müssen Zusammenhänge zwischen Test- und klinischer Reaktion auch durch Suchtests mittels Karenz und Exposition geklärt werden. Während nach unserer Erfahrung Nahrungsmittel bei der Auslösung der Neurodermitis im Erwachsenenalter in ca. 20% der Fälle eine bedeutsame Rolle spielen, liegt dieser Prozentsatz bei Kindern höher, was wahrscheinlich darauf zurückzuführen ist, dass im Kindesalter über den Darm größere Moleküle aufgenommen werden können.
Am häufigsten werden Reaktionen auf Sellerie, Nüsse und Erdnuss, Soja, Karotten und eine ganze Reihe von Gewürzen, aber auch auf Gemüse und diverse Obstsorten beobachtet. Bei den tierischen Nahrungsmitteln spielen Hühnerei, Hühnchenfleisch, verschiedene Milcheiweiße und Fische eine Rolle.

Nicht alle durch Nahrungsmittel ausgelösten klinischen Erscheinungen sind jedoch allergischer Natur. Histaminreiche Nahrungsmittel und solche, die die Histaminausschüttung aus körpereigenen Mastzellen anregen, wie Sauerkraut, Tomaten, Hefeextrakte, Spinat, Fischkonserven, Meeresfrüchte, Hartkäse, Schimmelkäse, Zitrusfrüchte und zahlreiche Süßigkeiten, sind in der Lage, Juckreiz und eine sekundäre Ekzematisation zu bewirken.

Es spricht also eine ganze Reihe von Befunden dafür, dass Reaktionen vom Soforttyp eine Rolle bei der Entstehung der Neurodermitis spielen. Dies wird auch dadurch erhärtet, dass sich bei über 80% der Betroffenen die Gesamtmenge der als Abwehrstoffe dienenden Eiweißkörper (Immunglobulin E) über der Normgrenze bewegt und dies umso mehr, wenn auch atopische Krankheiten der Atemwege (allergisches Asthma, Heuschnupfen) vorhanden sind. Andererseits ist ein im Normbereich liegender IgE-Spiegel kein Beweis dafür, dass keine Neurodermitis vorliegt. Bemerkenswert ist das oft deutliche Absinken des IgE-Spiegels in Phasen der Befundbesserung der Neurodermitis.

▶ Störungen der zellulären Immunität

Zahlreiche Befunde sprechen dafür, dass bei Neurodermitis-Patienten die zelluläre Immunität erheblich gestört ist. Wir wissen, dass für die Abwehr von mikrobiellen Erregern wie Bakterien, Viren und Pilzen zelluläre Abwehrmechanismen zuständig sind. Bei weitaus den meisten Patienten finden sich aber Überlagerungen der ekzematösen Hauterscheinungen mit Bakterien, insbesondere mit Staphylokokken. Auch die Beobachtung, dass sich Herpes-simplex-Infektionen über den ganzen Körper (Eczema herpeticatum) oder Dellwarzen auf große Bereiche des Hautorgans (Eczema molluscatum) ausbreiten, spricht dafür.

Heute gilt als bewiesen, dass T-Lymphozyten und Zytokine (Botenstoffe), die als Träger der zellulären Immunität gelten, auch eine wichtige Bedeutung sowohl bei der IgE-Produktion als auch bei der Anziehung und Aktivierung der Entzündungszellen im Verlauf der IgE-vermittelten Immunantwort zukommt (21). Das Defizit an Lymphozyten, die mit der Begrenzung der IgE-Produktion betraut sind, könnte eine entscheidende Rolle bei dessen Überproduktion spielen. Es wäre damit der Schlüssel zu den Störungen der Immunität beim Neurodermitiker überhaupt.

▸ Funktionelle Störungen der Haut

Neurodermitis-Patienten leiden unter einer Sebostase, d.h. die Haut ist trocken und zeigt gelegentlich eine mehlstaubartige Schuppung. Verantwortlich dafür ist die verminderte Talgproduktion. Möglicherweise werden aber auch zu wenig von der Oberhaut produzierte Fette (Ceramide) gebildet. Außerdem gibt es Hinweise, dass eventuell auch der Stoffwechsel essentieller Fettsäuren beeinträchtigt sein könnte. Unsachgemäße Pflege der Haut des Neurodermitikers verstärkt diese Symptome und führt zum Juckreiz.

Auffällig ist die vermehrte Neigung zum Schwitzen, die bei vielen Patienten zu gesteigertem Juckreiz führt. Ebenso wird aber gelegentlich auch vermindertes Schwitzen beobachtet. Gesichert ist eine gestörte Schweißabgabe. Im Schweiß können Entzündungsbotenstoffe nachgewiesen werden, er kann zu Rötungen und auch zu Quaddelbildungen führen. Da die Schweißbildung gerade im Bereich der Beugen der großen Gelenke (Ellbogen, Kniegelenke) erhöht ist, erstaunt es nicht, dass gerade an diesen Stellen die neurodermitischen Hauterscheinungen besonders häufig auftreten.

▸ Hautirritantien

Charakteristisch ist für 68 % der Neurodermitis-Patienten eine Wollunverträglichkeit (22). Auch zahlreiche synthetische Fasern werden nicht vertragen. Lange Fingernägel und lange Haare stellen ebenfalls eine Quelle mechanischer Traumatisierung der empfindlichen Haut dar. Eine große Bedeutung kommt der Berufsberatung des jugendlichen Patienten zu, führen doch zahlreiche berufliche Irritantien wie alle Arten von Stäuben, organische Lösungsmittel, Feuchtigkeit, Säuren und Laugen sowie Desinfektionsmittel zu einer Verschlimmerung der Hauterscheinungen. In seltenen Fällen kann auch durch Lichtexposition eine Neurodermitis provoziert werden.

▸ Klima

Schon lange ist bekannt, dass Aufenthalte im Hochgebirgs- oder Seeklima günstige Auswirkungen auf die Neurodermitis haben können. Verantwortlich gemacht wird dafür die verminderte Belastung dieser Gegenden mit inhalativen Allergenen wie Pollen und Hausstaubmilben, aber auch mit Adjuvanzien. Unter Umständen wirkt sich auch die erhöhte UV-Einstrahlung dieser Regionen günstig aus. Die Beobachtung, dass bei Patienten, die ihren ständigen Wohnsitz in solch klimatisch günstige Zonen verlegen, der erwünschte Effekt nach einiger Zeit wieder verschwindet, legt die Vermutung nahe, dass insbesondere auch psychische Momente wie das Freisein von Stress und Belastung durch die berufliche und private Umgebung zu diesem positiven Ergebnis geführt haben.

Klinik

Die Neurodermitis ist eine Ekzemerkrankung. *Eczema* stammt aus dem Griechischen und bedeutet „aufschwellend". Das tatsächlich zu beobachtende äußerst bunte klinische Bild wird dann verständlich, wenn man sich die Entstehung des Ekzemgeschehens betrachtet.

Die Hauptaufgabe des Schutzorgans Haut wird von der Hornzellschicht mit ihren Fettstoffen übernommen, wobei diese naturgemäß weniger die fettlöslichen als vielmehr die wasserlöslichen Schadstoffe massiv am Eindringen hindern. Wird die Schicht durchfeuchtet, mindert dies ihre Widerstandskraft gegen wasserlösliche Schadstoffe, wohingegen ein zu starkes Austrocknen zu einer Brüchigkeit mit Verlust der glatten Oberfläche führt.

Beim akuten Ekzem kommt es nun zunächst zu einer vermehrten Durchblutung der Lederhaut mit einer Erweiterung der Gefäße. Zusätzlich treten vermehrt Lymphozyten ins Gewebe aus, die sich zur Oberhaut bewegen. Dort entstehen Bläschen, indem sich zwischen den Zellen soviel Flüssigkeit ansammelt, dass sich die Verbindungen zwischen einzelnen Zellen lösen.

In chronischen Fällen verdickt sich die Oberhaut und mit ihr die Hornschicht, in der im Gegensatz zur normalen Haut die Zellkerne erhalten bleiben. Ebenfalls verdickt ist die Lederhaut. In ihr befinden sich zahlreiche Entzündungszellen, hauptsächlich Lymphozyten. Die Haut versucht vergeblich, durch diese Maßnahmen einen verstärkten Schutz gegen eindringende Schadstoffe aufzubauen.

Unterschiedliche Ausprägungen der Neurodermitis in den einzelnen Altersstufen beschreibt Braun-Falco, der im frühkindlichen Alter überwiegend das exsudativ-ekzematische Bild beobachten konnte, während im Schulkind- und Erwachsenenalter Juckreiz, pruriginöse Papeln und Lichenifikation im Vordergrund des klinischen Erscheinungsbildes standen (23).

▸ Die Neurodermitis im Säuglings- und Kleinkindesalter

Die Neurodermitis im Säuglings- und Kleinkindesalter kann schon unmittelbar nach der Geburt auftreten, häufiger jedoch um den 3. Lebensmonat herum. Sie befällt dabei überwiegend Gesicht und behaarten Kopf und wird dort als Milchschorf bezeichnet, was entgegen häufig vertretener Meinung nichts mit einer Milchunverträglichkeit zu tun hat. Die Windelregion kann befallen sein, bleibt häufig jedoch relativ scharf abgegrenzt ausgespart. Ebenso können Streckseiten von Armen und Beinen befallen sein, seltener der Rumpf. Die erkrankten Hautpartien zeigen Rötung, Bläschen und Knötchen, oft massive Kratzspuren und nässen häufig. Dadurch kommt es fast obligat zu einer Besiedelung der befallenen Hautareale mit Bakterien, überwiegend Staphylokokken. Der Juckreiz ist meist quälend, der Schlaf – oft der ganzen Familie – erheblich gestört.

▸ Die Neurodermitis in der Jugend

Ab dem Schulkind- und im jugendlichen Alter verlagern sich die Hauterscheinungen von den Streckseiten der Extremitäten auf die Beugeseiten der großen Gelenke, insbesondere zu Ellbeugen, Kniekehlen und Hals hin. Gleichzeitig findet man ein Nachlassen der nässenden Hauterscheinungen, die Haut wird trockener, ist chronisch entzündlich verdickt, zeigt eine vergröberte Hautfelderung (Lichenifikation), schuppt und weist punkt- und strichförmige Kratzspuren auf, die eine Folge des nach wie vor bestehenden Juckreizes und des damit verbundenen Kratzzwanges sind.

▸ Die Neurodermitis im Erwachsenenalter

Das klinische Bild der Neurodermitis im Erwachsenenalter weicht nur wenig von dem des Jugendlichen ab. Die Lichenifikation nimmt zu, die Kratzspuren eher ab. Insbesondere beim älteren Erwachsenen tritt als Sonderform die sogenannte „Prurigoform" auf, die gekennzeichnet ist durch kleinere und größere Knötchen, die nur selten beobachtet werden können, da sie wegen des starken Juckreizes meist sofort zerkratzt werden. Dies geschieht oftmals sehr tief, was zu erheblicher umgebender Entzündung, Narbenbildung, Hyper- aber auch Hypopigmentierung führen kann. Die bevorzugten Lokalisationen sind Schultergürtel und Extremitäten, aber auch das Gesicht.

▶ **Sonderformen der Neurodermitis**

Bei Kindern und Jugendlichen treten – oftmals als alleinige Manifestation der Neurodermitis – im Bereich der Finger- und Zehenkuppen trockene feinlamellöse Schuppungen mit feinen Einrissen auf, die im Winter bei zusätzlicher Austrocknung durch Kälte und Schwitzen in festem Schuhwerk deutlicher werden und dann als „neurodermitischer Winterfuß" imponieren.

Im Bereich der Augenhöhlen, insbesondere an den Oberlidern, findet man häufig schmutzig bräunliche, schuppende Rötungen, oftmals mit einer Bindehautentzündung vergesellschaftet. Um den Mund herum zeigen sich gerade bei Kindern häufig Leckekzeme. Die Lippen sind meist trocken, in den Mundwinkeln bilden sich nicht selten Einrisse, die mit Hefepilzen oder Bakterien superinfiziert sein können. Ebenfalls überwiegend bei Kindern zeigt sich am Ansatz des Ohrläppchens oft eine (schmerzhafte) Rhagade, die meist bakteriell überlagert ist. Schmerzhaft ist auch meist das Brustwarzenekzem bei Frauen, insbesondere während der Stillperiode.

Therapie

Die Therapie der Neurodermitis erweist sich immer wieder als ausgesprochen schwierig. Betroffene, ihre Familienangehörigen und Ärzte wissen, dass sie oftmals eine wahre Crux ist. Aus unserer täglichen Arbeit mit Neurodermitis-Patienten ist uns außerdem bewusst, dass die Behandlung über die Symptombekämpfung hinausgehen und den Patienten bzw. die Eltern in hohem Maße mit beteiligen muss.

Darüber hinaus muss allen Beteiligten am therapeutischen Prozess klar sein, dass das Ziel der Behandlung die Verbesserung der Lebensqualität, idealerweise Beschwerdefreiheit sein wird, denn eine Heilung ist durch die zugrunde liegende erbliche Anlage mit den heutigen Möglichkeiten nicht erreichbar.

Da die auf die erbliche Anlage einwirkenden Auslösefaktoren (Trigger) bei jedem Patienten unterschiedlich sind, wird eine Therapie auch zwangsläufig stark individuelle Züge tragen. Trotzdem gibt es Grundregeln, die für alle Patienten beachtenswert erscheinen. Diese fassen wir als Bewältigungsstrategie der Neurodermitis zusammen.

Bewältigungsstrategie der Neurodermitis

- Meiden der Auslösefaktoren (Karenz)
- Äußerliche (externe) Therapie
- Innerliche (interne) Therapie

▶ **Meiden der Auslösefaktoren**

Die Vermeidung von Auslösefaktoren wie sie zuvor beschrieben wurden, setzt voraus, dass diese gesucht und gefunden wurden. Dabei spielt die Eigenbeobachtung bzw. die Beobachtung durch die Eltern die Hauptrolle. Erst danach kommen analytische Verfahren unterschiedlicher Art zum Einsatz. Von diesen ist die ausführliche Erhebung der Vorgeschichte (Anamnese) das Wichtigste. Dieser sollte immer zur Feststellung von Allergien ein Pricktest (Atopie-Prick) folgen, soweit es die Haut zulässt. Gegebenenfalls oder auch als Ergänzung können aus dem Blut IgE-Abwehrstoffe nachgewiesen werden (RIST, RAST).

Im nächsten Schritt müssen dann Auslassversuche durchgeführt werden, mit dem Ziel, den Einfluss der Allergene auf das klinische Geschehen zu überprüfen. Wir halten es für sinnvoll, potente Nahrungsmittel- und inhalative Allergene, die häufig auftreten, soweit möglich und soweit ernährungsphysiologisch vertretbar, von vornherein weitgehend zu meiden.

Besonders wichtig scheint dies während der Schwangerschaft und während des Stillens zu sein, um Sensibilisierungen beim Atopiegefährdeten Kind zu verhindern (24). Keinesfalls sollte jedoch eine undifferenzierte, nicht begründbare Diät durchgeführt werden, die zu Frustration und möglicherweise Mangelerscheinungen führt. Bei Unsicherheit kann hier die Hilfe einer Ernährungsberatung sinnvoll sein.

Einige Beispiele sollen zeigen, wie eine Karenz umgesetzt werden kann.

Bei nachgewiesener Allergie gegenüber Hausstaubmilben sind folgende Maßnahmen zu empfehlen:

- Anti-Allergie-Matratze (z.B. Schaumstoff).
- Anti-Allergie-Bettdecke und Kopfkissen; alternativ „encasings" über vorhandene Matratzen und das Bettzeug; Überzüge, die Feuchtigkeit und Luft zirkulieren lassen, nicht aber den Kot der Hausstaubmilbe.
- Waschbare Kuscheltiere, die in vierteljährlichen Abständen über Nacht in einem Plastikbeutel in die Tiefkühltruhe gelegt werden. Dies führt zum sicheren Absterben der Milben.
- Keine hochflorigen Teppichböden. Kurzschlingenware bedeutet dagegen keine besondere Gefährdung.
- Abwischbare Polstermöbel (Leder).

Histaminhaltige Nahrungsmittel bzw. Histamin und ähnliche Stoffe (biogene Amine) freisetzende Nahrungsmittel sollten von Atopikern generell nur in geringen Mengen genossen werden, insbesondere dann, wenn der Betroffene noch zusätzlichen Auslösern ausgesetzt ist. Wir empfehlen, besonders bei folgenden Nahrungsmitteln Vorsicht walten zu lassen:

Fisch (besonders Thunfisch), Meeresfrüchte, Hefeextrakte, Sauerkraut, Spinat, Tomaten, Käse (besonders alter Hartkäse), Zitrusfrüchte, Avocados, Bananen, Ananas, Nüsse, Himbeeren, Erdbeeren, Pflaumen.

Neben den Maßnahmen, die direkt dem Meiden auslösender Faktoren dienen, gibt es solche, die allgemein ein günstiges Umfeld für den Neurodermitis-Patienten darstellen. Dazu gehören ausreichender Schlaf sowie eher kühle Temperaturen im Wohnumfeld. Beim direkten Kontakt mit Textilien sollten Wolle und Kunstfasern gemieden, Baumwolle und Seide (keine sogenannte Rohseide!) bevorzugt getragen werden. Kopfhaar und Fingernägel sollten kurz sein, um Irritationen zu vermeiden.

Besondere Aufmerksamkeit verdient der durch den Juckreiz ausgelöste Kratzzwang. Ein ganz erheblicher Anteil der Hauterscheinungen beim Neurodermitis-Kranken ist sekundär, d.h. durch Kratzen, Scheuern und Reiben ausgelöst. Beim Kratzvorgang steht der Betroffene unter Stress, zumeist beherrschen ihn Schuldgefühle, da er weiß, dass er keinesfalls kratzen soll, weil dies seine Erkrankung verschlimmert. Es ist absolut unsinnig, sich selbst oder sich kratzenden Kranken das Kratzen zu verbieten. Dies steigert die vorhandene Stress-Situation und führt eher zu einer Intensivierung des Vorganges. Dagegen sind der Situation angepasste Ablenkungsmanöver sinnvoll. Zudem sollte eine individuell zu findende „Anti-Juck-Technik" in entspannter Atmosphäre eingeübt werden. Dies kann Reiben mit den Fingerbeeren oder Knöcheln sein, Kneten der Haut, Klopfen oder Ähnliches. Häufig helfen auch Kühlkompressen.

▶ Äußerliche (externe) Therapie

Bei allen – erfolgreichen – Bemühungen um Karenz-Maßnahmen sowie positiv wirksamen Änderungen des Umfeldes des Neurodermitis-Patienten ist eine symptomatische Therapie unverzichtbar. Von zahlreichen Beispielen wissen wir, dass sehr unterschiedliche Therapieansätze zum Erfolg, nämlich einer Abheilung der Neurodermitis führen können. So bezeugen gerade in diesem Buch aufgeführte Beispiele, dass dies mit Mitteln der Homöopathie durchaus möglich ist. In anderen Fällen bedarf es der Therapeutika der klassischen Dermatologie und oft führt eine Kombination beider Disziplinen zu einem Erfolg, wie es die Autoren dieses Buches bei zahlreichen gemeinsam betreuten Patienten sehen konnten.

> Die dermatologische externe Therapie muss sein:
> - antimikrobiell
> - antientzündlich
> - juckreizstillend
> - pflegend

Besondere Bedeutung kommt dabei der Grundlage der verwendeten Präparate zu, welche die meist sehr trockene Haut fetten soll. Bäder sollten mit rückfettenden Zusätzen versehen werden. Im Übrigen wird der Hautarzt darauf achten, dass phasengerecht behandelt wird, d.h., dass unterschiedliche Hautzustände unterschiedlicher Grundlagen bedürfen.

Eine antimikrobielle Behandlung ist zumindest zu Beginn jeder Behandlung sinnvoll, da fast immer Staphylokokken zusätzlich zum ekzematösen Prozess eine Superinfektion verursachen.

Hier eignen sich Bäder mit Kaliumpermanganat oder Chinosol (nicht bei Kleinkindern) oder auch äußerlich einsetzbare Antibiotika wie Erythromycin.

Eine entzündliche Hautkrankheit wie die Neurodermitis bedarf einer antientzündlichen Behandlung. Hier stehen dem Hautarzt vor allem die Glukokortikoide (Kortison), zahlreiche Teer-Präparate, Bufexamac und neuerdings Tacrolimus und Pimecrolismus zur Verfügung. Einen meist guten Effekt hat auch die Lichttherapie mit überwiegend langwelliger UVA-Strahlung (25). Kortison ist wie alle Medikamente nicht per se gut oder schlecht. Es wird in der Nebennierenrinde des Menschen produziert und ist ein lebensnotwendiges Hormon. Falsch angewandt, kann es jedoch zu deutlichen unerwünschten Wirkungen kommen. Daher ist eine Kortisontherapie nie eine Option für eine langfristige Neurodermitisbehandlung. Als Notfallpräparat verantwortungsvoll eingesetzt, ist Kortison jedoch gelegentlich unverzichtbar.

Teer- und Bufexamac-Präparate sind bewährte antiekzematös wirksame Stoffe, die in der Hand des Hautarztes mit Gewinn eingesetzt werden können. Mit Tacrolimus, äußerlich eingesetzt, und Pimecrolismus scheinen wir in Zukunft gut wirksame Lokaltherapeutika zur Verfügung zu haben (26). Sie entsprechen in ihrer Wirksamkeit etwa der des Kortisons, ohne dessen Nebenwirkungsprofil aufzuweisen. Der hohe Preis und die mangelnde therapeutische Erfahrung begrenzen jedoch ihren Einsatz.

An Juckreiz stillenden Präparaten stehen uns ebenfalls Teer-Präparate zur Verfügung, außerdem polidocanolhaltige Mittel und zinkhaltige Schüttelmixturen. Antihistaminika äußerlich angewandt führen indes selten zum erwünschten Erfolg. Es muss generell festgestellt werden, dass der Juckreiz mit externen Maßnahmen nur unbefriedigend gestillt werden kann.

Die Pflege der Haut im erscheinungsfreien Intervall ist besonders wichtig. Harnstoffhaltige Präparate vermögen nicht nur die Feuchtigkeit in der Haut zu halten, sondern lösen auch Schuppen ab. Durch eine Stabilisierung der Barrierefunktion der Haut kann dieses Intervall verlängert werden.

Innerliche (interne) Therapie

Nahezu obligat gehört zur Behandlung der Neurodermitis der Einsatz von Antihistaminika. Sie blockieren sowohl im Bereich der Haut als auch im Juckreizzentrum des Gehirns die Wirkung des beim Atopiker vermehrt ausgeschütteten Histamins. Wir unterscheiden heute Tages- und Nacht-Antihistaminika, je nachdem, wie sehr die Müdigkeit gefördert und die Konzentration gestört wird. Dieser Effekt mancher Antihistaminika ist zuweilen durchaus erwünscht. Andererseits werden Patienten, die aus beruflichen Gründen Kraftfahrzeuge und Maschinen bedienen, darauf achten müssen, dass sie ausschließlich nicht müde machende (sedierende) Antihistaminika verwenden. Neueste Präparate haben neben der Juckreiz stillenden Wirkung auch eine antientzündliche Wirksamkeit (27).

Wie bei der äußerlichen Therapie stellt auch bei der innerlichen Therapie die Kortisonbehandlung eine Notfalltherapie dar. Sie kann bei großflächiger Ausdehnung und massiver Störung der Hautbarriere durchaus die weniger belastende Alternative zur externen Therapie und zudem sicherer steuerbar sein.

Bei schwerer Neurodermitis kann auch eine Behandlung mit Cyclosporin-A erforderlich werden. Hier sieht man durchaus auch langfristige Besserungen (28). Diese Behandlung bleibt jedoch Einzelfällen mit besonderer Problematik vorbehalten.

Einen günstigen Einfluss auf Schweregrad und Juckreiz bei der Neurodermitis sehen wir gelegentlich durch den Einsatz von γ-Linolensäure, die aus Nachtkerzen- oder Borretschsamen gewonnen wird (29). Sie wirkt insbesondere bei Kindern und oft erst nach langer – bis zu mehrmonatiger – Anwendung.

In Anbetracht der unterschiedlichen Behandlungsmöglichkeiten soll aus dermatologischer Sicht betont werden, dass sowohl der dermatologische als auch der homöopathische Autor in der Auffassung übereinstimmen, dass Auslösefaktoren für das Krankheitsgeschehen der Neurodermitis aufgespürt und ausgeschaltet werden müssen. Die mühevolle anschließende Therapie dermatologischer und/oder homöopathischer Art wird dann erfolgreich sein, wenn die Erkrankten einen einmal gewählten Weg konsequent verfolgen und wenn die behandelnden Ärzte zum Wohle des Patienten ihr jeweiliges Wissen und Können gemeinsam und ohne ideologische Scheuklappen einsetzen.

Die homöopathische Neurodermitisbehandlung bei Kindern und Jugendlichen

Dr. med. Roland Eichler

Da dieses Buch kein „Theorie-", sondern ein „Praxisbuch" darstellt und sich insbesondere an den bereits kundigen homöopathischen Arzt wendet, möchte ich auf eine theoretische Abhandlung verzichten, die die Grundgesetze der Homöopathie erläutert, und dafür einige Gedanken anführen, welche die homöopathische Behandlung von an Neurodermitis erkrankten Kindern und Jugendlichen betreffen.

Die homöopathische Behandlung dieser Kinder kann sich entweder sehr unkompliziert und einfach oder aber sehr schwierig gestalten, was nicht unbedingt mit dem Schweregrad der Erkrankung korrelieren muss.

Ein häufiger Grund für erschwerte Therapiebedingungen liegt im Rahmen der Anamneseerhebung bei Kindern, vor allem bei Kleinkindern, sicher im **Mangel an subjektiv geschilderten Symptomen** vom betroffenen Patienten selbst. Das Kind kann nicht selbst davon berichten, welche Beschwerden die Neurodermitis bei ihm auslöst, welche Empfindungen bei ihm vorliegen, was den Juckreiz verschlimmert oder bessert. Auch zu seinen psychischen, allgemeinen und sonstigen lokalen Symptomen werden wir keine „eigenen" Angaben bekommen.

Daher sind wir hier auf die Schilderung der Krankheitssymptome seitens der Eltern angewiesen. Diese Erzählungen bergen jedoch stets die Gefahr einer mangelhaften Objektivität. Je nach Charakterbild der Mutter und/oder des Vaters werden Symptome auch falsch gewichtet, über- oder unterbewertet oder gar gänzlich verfälscht, womit zwangsweise eine „richtige" Symptomwertung ausgeschlossen wird. Gerade bei der Neurodermitis werden Symptome, die man irgendwo als kausale Ursache gelesen oder gehört hat, häufig dem eigenen Kind angedichtet („Mein Kind ist milchallergisch", „Es liegt eindeutig an der Psyche", „Schuld ist die Sonne" usw.) oder die Eltern tun sich einfach schwer, Symptome ihres Kindes genau zu definieren.

Man ist bei der Anamnese also zwingend darauf angewiesen, bei der Symptomerhebung genauestens nachzufragen, um folgenschwere Fehler, die sich aus solchen Irrtümern ergeben könnten, zu vermeiden. Dieses Nachfragen sollte sich auf nahezu jedes Symptom erstrecken, vor allem auch bei den Eltern, die ihre Laienbücher über Homöopathie zu Hause haben und uns homöopathischen Ärzten gerne diejenigen Symptome als „typisch für ihr Kind" vortragen, die sie bei einem ihrer Meinung nach passenden Mittel gelesen haben.

Deshalb sollte die notwendige, möglichst **objektive Erfassung** des Kindes daher schon beginnen, wenn man es aus dem Wartezimmer aufruft:

Wie sieht das Kind aus? Groß, klein, dick oder dünn?
Wie ist der Gesichtsausdruck des Kindes? Geht es offen oder eher verschämt und schüchtern auf mich zu? Schaut es mich an, oder schaut es weg?
Wie ist die Körperhaltung?
Wie ist der Händedruck? Handschweiß?
Macht es einen freundlichen Eindruck oder erscheint es eher abweisend und schwierig?
Wie verhält sich das Kind bei der Befragung im Rahmen der Anamneseerhebung? Kann es ruhig mitarbeiten? Folgt es den elterlichen Aufforderungen?
Wie verhalten sich die Eltern dem Kind gegenüber, speziell, wenn es sich kratzt? Overprotection? usw.

Bei der dann folgenden Befragung sollte man die Gesamtsymptome des Kindes erfassen, wobei man sich neben den Neurodermitissymptomen vor allem auch den psychischen, allgemeinen und anderen Lokalsymptomen zuwenden sollte, um ein Mittel finden zu können, welches gemäß § 153 des Organon den besonders auffallenden und charakteristischen Symptomen dieses Falles entspricht. Bei der Neurodermitisbehandlung ist es meine Erfahrung, dass die Symptome des Juckreizes und der Haut nur in extremen Ausnahmefällen von Bedeutung sind. Im Gegenteil: Man hat umso höhere Chancen, das richtige Mittel zu finden, je weniger man sich auf die pathognomonischen Hautsymptome stützt, was ja in der Homöopathie immer Gültigkeit besitzt. Deshalb versuche ich stets, seelische und allgemeine Symptome von individuellem Wert zu finden.

Zusammenfassend kann man sagen, dass die homöopathische Behandlung von Kindern trotz aller evtl. Schwierigkeiten dennoch deutlich erfolgversprechender als bei einem Erwachsenen ist, der die Erkrankung vielleicht schon seit Jahrzehnten mit den unterschiedlichsten Therapieverfahren behandelt und damit sein individuelles Symptombild stark verändert hat.
Es gibt sogar seltene Fälle, vor allem bei Kindern in den ersten 1–2 Lebensjahren, bei denen eine einmalige Verabreichung eines passenden Mittels ausreiche, um eine beginnende Neurodermitis im Keim zu ersticken.

Behandelt man dagegen jugendliche Neurodermitispatienten, sehen wir uns mit anderen Problemen konfrontiert. Zum Beispiel den pubertierenden Jugendlichen, der bedingt durch seinen Hormoneinschuss starken Gefühlsschwankungen unterliegt, der instabil wird, evtl. Schulprobleme bekommt, ersten Liebeskummer erleiden muss, vielleicht große Sorgen mit seiner schulischen Weiterentwicklung oder bei der Suche nach der ersten Lehrstelle hat, der mit sich selbst nicht gut zurecht kommt und erst einmal „auf Konfrontation" geht, der vielleicht unter der leider heute oft anzutreffenden Scheidungssituation seiner Eltern leidet usw. Er bietet somit während seiner Neurodermitisbehandlung vielerlei ihn kausal beeinträchtigende Faktoren, die wir alle sehr ernst nehmen sollten, denn diese für uns Erwachsene teilweise nicht sehr bedeutungsvollen Probleme stellen sich für ihn ungleich bedrohlicher dar und können somit eine starke Schubauslösung seiner Erkrankung mit verursachen. Bei pubertierenden Mädchen stellt die kosmetische Beeinträchtigung durch die Ekzeme vor allem im Gesichtsbereich ein weiteres Problem dar. Nimmt z.B. ein 6-jähriges Mädchen dieses noch relativ gelassen hin, so wird es bei einem 15- oder 16-jährigen Mädchen zu einem zwar verständlichen, aber doch teils schwerwiegenden Problem. Das Ekzem wird dann als individueller Makel empfunden, der schnellstmöglich getilgt werden sollte, was sich auf die geduldige Zusammenarbeit negativ auswirken kann und der Griff zur Kortisonsalbe hier unter Umständen leichter stattfindet. Hier ist neben einer geduldigen Aufklärungsarbeit möglichst das Verständnis für die Krankheit selbst zu fördern, damit der Jugendliche durch Selbsterkenntnis in die Lage versetzt werden kann, den evtl. langen Therapieweg mitzutragen. Trotz aller möglichen Probleme ist meine Erfahrung betreffend die homöopathische Neurodermitisbehandlung auch bei den Jugendlichen auf jeden Fall überaus positiv. Wichtig ist eben nur, dass man ihn spüren lässt, dass man ihn bzw. alle seine Probleme (tatsächlich) ernst nimmt und damit eine vertrauensvolle Zusammenarbeit ermöglicht, dann wird dieser auch geduldig mitzuarbeiten in der Lage sein.

Nun gibt es aber auch Therapie erschwerende Faktoren, die nicht vom Alter des Patienten abhängen:
Mangel an aussagekräftigen Symptomen, fehlende „Öffnung" der Patienten gegenüber dem befragenden Arzt, nicht vorhandene Geduld seitens der Patienteneltern oder auch des Arztes, zu hohe Erwartungshaltung in die

„Wunderglobuli", mangelnde Vetrauenslage zwischen den Patienten und dem Arzt, der weitere Gebrauch von unterdrückenden Salben und deren „heimliche" Anwendung seitens der Eltern, Nichtbejahung der Neurodermitis und damit zunehmende Stigmatisierungsgefühle, schwerste gleichzeitige anderweitige Erkrankungen, Impfreaktionen, toxische Einflüsse, mangelhafte Anamneseerhebung, nicht ausreichend zeitintensive Zuwendung zum Patienten, mangelhafte Kompetenz des homöopathischen Arztes usw.

Die möglicherweise auftretenden Schwierigkeiten sind also doch enorm und nicht immer lösbar. Teilweise werden diese auch in den Kasuistiken dieses Buches wiedergegeben.

Werden solche Probleme jedoch ausgeschaltet oder von vorneherein vermieden, lassen sich in der homöopathischen Neurodermitisbehandlung wunderbare Erfolge erzielen. In den folgenden Falldokumentationen soll dies nun veranschaulicht werden.

Kasuistiken

Die Dokumentation von 100 Patientenbehandlungen

Auf den folgenden 330 Seiten werden 100 Patientenbehandlungen vorgestellt. Diese sind folgendermaßen aufgebaut:

- Befund
- Familienanamnese
- Eigenanamnese
- Spontanbericht und zusammenfassende gezielte Befragung
- Homöopathische Repertorisation
- Beratungen im Behandlungsverlauf
- Fallbewertung

Zur Repertorisation habe ich die gebräuchlichsten Repertorien, das Kent-Repertorium (KK) (28) und das Synthetische Repertorium (SR) (29) verwendet, selbstverständlich könnten auch andere Repertorien dazu herangezogen werden oder auch eine der bekannten Computer-Softwares. Diese Kasu+istiken beschreiben die Erfolge, aber auch die interkurrenten Misserfolge, zeigen die Schwierigkeiten, die sich während der homöopathischen Behandlung ergeben können und wie man sie meistern kann. Alle hier vorgestellten Kinder erfuhren durch die homöopathische Behandlung eine ganz deutliche Besserung. Teilweise wurden sie ganz erscheinungs- und beschwerdefrei. Die Fälle sind – soweit dies möglich war – durch Fotografien vor/bei Behandlungsbeginn und nach der Behandlung dokumentiert.

An dieser Stelle möchte ich mich auch ganz herzlich bei den Eltern und den Kindern selbst bedanken, die sich dazu bereit erklärt haben, ihre Krankengeschichte hier zu veröffentlichen. Ohne sie wäre dieses Buch nicht möglich gewesen.

Kasuistik 1: 1-jähriger Junge

Dieser 1-jährige Junge wurde mir erstmals am 29.08.1996 vorgestellt.
Der Untersuchungsbefund zeigte besonders im Bereich des oberen Rückens, teilweise an den Oberarmen und am Bauch, multiple und herdförmige, z.T. blutig zerkratzte rötliche und schuppende Hauterscheinungen von überwiegend rundlicher und scharf abgegrenzter Form.
Rötliche Haare des Kindes, welches einen blassen und fast blutarmen Eindruck machte. Kaltschweißige Hände.

Anamneseerhebung

▸ Familienanamnese
Leer.

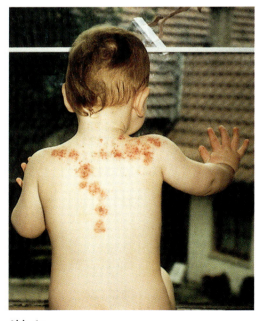

Abb. 1a

▸ Eigenanamnese
Bis heute seien noch keine größeren Krankheiten vorgekommen.
Die Neurodermitis habe sich im Dezember 1995, also im Alter von 6 Monaten, erstmals in Form kleinerer trockener Flecke gezeigt. Seit der Behandlung bei einem Heilpraktiker im April 1996 habe es sich unter dessen Therapie wesentlich verschlimmert.
Bisherige Therapien: Verschiedenste Fettsalben, antientzündliche Salben wie Parfenac, viele verschiedene Mittel vom Heilpraktiker. Die vom Hautarzt empfohlene Kortisontherapie hätten sie abgelehnt. Bis jetzt habe alles überhaupt nichts geholfen.

▸ Spontanbericht und zusammenfassende gezielte Befragung
Die Mutter schilderte, dass er ganz schrecklichen Juckreiz habe. Verschlimmernd wirke sich Müdigkeit, Wärme, Schwitzen und Wasser aus. Auch abends kurz nach dem Zubettgehen komme es immer wieder zu Juckanfällen, bei denen er sich alles zerkratze. Den Rücken scheuere er sich richtiggehend auf. Er schlafe höchstens noch vier Stunden am Stück.
Lebensmittel seien ohne erkennbaren Einfluss. Befragt zu sonstigen Auffälligkeiten schilderte sie ihr Kind als sehr lebhaft und unruhig. In der Tat fiel während der gesamten einstündigen Anamnesedauer auf, dass er nicht still sitzen bleiben konnte, viel im Sprechzimmer umherlief und alles anfassen und untersuchen musste. Er sei eben sehr neugierig.
Schüchternheit kenne er keine. Beim Spielen bleibe er nicht bei der Sache und fange immer wieder Neues an. Er sei vom Typ her eher ungeduldig. Sein Grundwesen sei aber freundlich und offen. Der Appetit sei recht

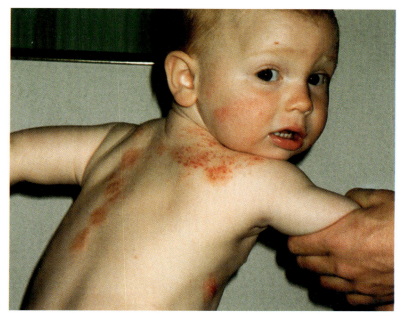

Abb. 1b

gut, auffallend sei Verlangen nach Käse. Auch möge er sehr gerne Essiggurken. Sein Stuhl sei oft breiig und circa 2–3-mal täglich. Er habe leicht Fußschweiß und insgesamt schwitzige Haut. Der Schlaf sei durch den Juckreiz sehr gestört, der sofort beim Warmwerden im Bett auftrete. Seine Schlaflage sei so eigenartig, auf den Knien, das Gesäß nach oben gestreckt. Seine Nägel seien oft brüchig. Am zweiten Zehennagel habe er oft einen Umlauf.

▸ Homöopathische Repertorisation

Schlaflage auf den Knien (SR III 62: **Calc-p.**, **carc.**, cina, eup-per., **lyc., MED., phos., sep., tub.**, zinc.)
Neugierde (SR I 633: Agar., aur., hyos., lach., laur., lyc., puls., sep., sulph., verat.)
Ruhelosigkeit im Sitzen (SR I 856: Alum., cact., **caust., ferr., iod.**, lipp., **LYC.**, mag-c., merc., nat-m., plan., **sep., sil.**, staph., sulph.)

Verlangen nach Käse (SR II 228: Arg-n., aster., calc-p., cist., coll., ign., mand., mosch., puls., sep.)
Hautausschläge ringförmig (KK 588/II 182: u.a. **Nat-m., Sep., Tell., Tub.**)

Therapie und weiterer Behandlungsverlauf

Therapie: Am 29.08.1996 Einnahme von Sepia XM (Schmidt-Nagel, Genf), einmalig drei Globuli.

▸ Beratung am 13.09.1996
Anruf der Mutter. Sein Gemüt sei viel besser geworden, er spiele sogar alleine, könne sich viel besser beschäftigen, bezüglich der Neurodermitis sei es aber eher stärker geworden.

Nach dem Hering'schen Heilgesetz sah ich daraufhin keinen Anlass, das Mittel zu wiederholen.

▸ Beratung am 08.10.1996

Befund: Die Haut zeigte sich anhaltend unverändert, auch der Juckreiz war noch immer sehr stark.

Die Unruhe des Kindes hatte wieder zugenommen. Auch während der Besprechung fiel eine große Unzufriedenheit des Kindes mit viel Quengeln, Jammern und Stänkern auf, was so in dieser Form vorher nicht vorhanden war. Er liege nachts anhaltend oft auf den Knien, knirsche seit neuestem auch mit den Zähnen. Der Mutter sei nächtlicher Speichelfluss aufgefallen. Sein Anus sei zwei Wochen lang sehr wund gewesen. Er müsse alles anfassen. Da die Neurodermitis sich nun trotz Abwartens seit dem 20.08.1996 nicht gebessert hatte und auch seine Gemütslage eher schlecht war, glaubte ich nun, mit **Sepia** ein falsches Mittel gegeben zu haben und repertorisierte folgende Symptome:

▸ Homöopathische Repertorisation

Speichelfluss im Schlaf (KK 1341/III 207: Bar-c., Carb-an., Kali-c., *Lac-c.*, **Merc.**, Puls., Rhus-t.)
Unzufriedenheit (SR I 404: u.a. carb-an., kali-c., **MERC.**, puls.)
Ruhelosigkeit im Sitzen (siehe Vorseite)
Zähneknirschen im Schlaf (KK 1354/III 220: u.a. *Kali-c., Merc.*, **Tub.**)
Daraus ergab sich ein sehr ähnlicher Bezug zu **Mercurius solubilis.**
Therapie: Er nahm deshalb am 08.10.1996 einmalig drei Globuli Mercurius solubilis XM (Schmidt-Nagel, Genf) ein.

▸ Beratung am 19.11.1996

Keinerlei Besserung, alles sei laut Mutter eher schlecht geblieben, seine Unruhe, das Kratzen.

Auch mehr Zorn jetzt, er vertrage überhaupt keinen Widerspruch mehr, sei launisch geworden. Anhaltend viel Verlangen nach Käse und Saurem. Anhaltend oft Knielage im Schlaf. Der Hautbefund war gleichbleibend. Die Arzneigabe **Mercurius solubilis XM** vor 42 Tagen hatte somit keinerlei Wirkung gezeigt, auch nicht im Sinne einer Reaktion, womit für mich eindeutig war, dass ich ein falsches Mittel gegeben hatte.
Therapie: Ich kehrte deshalb zu Sepia XM zurück und empfahl eine Wiederholung des Mittels.

▸ Beratung am 15.01.1997

Befund: Der Neurodermitisbefund zeigte sich nun ganz wesentlich gebessert, es waren nur noch leicht trockene Hautstellen vorhanden.
Seine Gemütslage hatte sich auch auffallend gebessert, wenn er auch noch immer ein unruhiger Geist war, jedoch in sympathischer Weise und mit viel Fröhlichkeit verbunden.

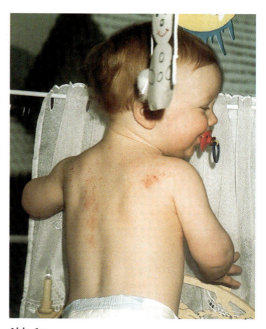

Abb. 1c

Beim Zahnen sei er ab und zu wund und schreie nachts manchmal laut auf.
Therapie: Abwarten.

▶ Beratung am 06.03.1997
Befund: Die Neurodermitis war nun bis auf einen einzelnen etwa markstückgroßen Herd am oberen Rücken verschwunden.
Die Unruhe war gleich geblieben, bei allerdings weiterhin sehr ausgeglichener Art.
Therapie: Abwarten.

▶ Beratung am 02.05.1997
Dieser eine Fleck habe sich bis jetzt anhaltend gezeigt.
Seit einer Woche habe er erstmals wieder gekratzt. Er schlafe auch wieder ab und zu auf dem Bauch oder den Knien. Auch seien wieder brüchigere Fingernägel vorhanden. Da nun eine Wirkungsabschwächung klar zu erkennen war, nahm er jetzt einmalig drei Globuli **Sepia CM** (Schmidt-Nagel, Genf) ein.

▶ Beratung am 21.07.1997
Anruf der Mutter. Es könnten keine neurodermitischen Hautveränderungen mehr festgestellt werden, er sei seit Wochen vollständig beschwerde- und erscheinungsfrei, das Mittel habe sofort gewirkt.
Therapie: Abwarten.

▶ Beratung am 02.03.1999
Anruf der Mutter; es bestehe wieder ein kleines Ekzemfleckchen in der linken Ellenbeuge.
Therapie: **Sepia CM** (Schmidt-Nagel, Genf), einmalig drei Globuli.

▶ Letzte Beratung am 02.05.2000
Anruf der Mutter: Es gehe wieder gut. Seitdem ergab sich keine Behandlungsbedürftigkeit mehr.

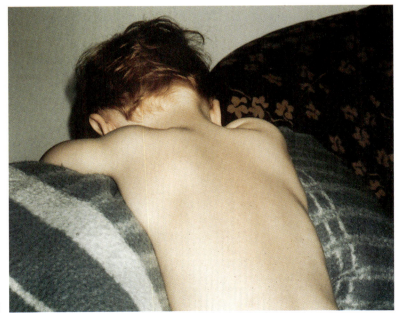

Abb. 1d

Fallbewertung

Dieser Fall zeigt uns nicht nur, wie schön und erfolgreich die Neurodermitis durch die klassische Homöopathie behandelt werden kann, sondern auch, dass der Erfolg nur mit dem wirklich passenden Mittel erzielt werden kann. Bedingt durch meine eigene Ungeduld hatte ich den Fehler gemacht, das Mittel Sepia nicht wirken zu lassen, bin daher auf ein falsches zweites Mittel umgestiegen. Wie man sehen konnte, hatte dieses Mittel jedoch keinerlei Wirkung. Daraus ist zu folgern, dass man manchmal auch seitens des Behandlers geduldig sein muss, um die Wirkung der gegebenen Arznei voll zur Entfaltung kommen zu lassen.

Kasuistik 2: 5 Monate alter Junge

Dieser 5 Monate alte Junge wurde mir erstmals am 11.10.1996 vorgestellt.
Der Untersuchungsbefund ergab ein großflächiges und scharf abgegrenztes, teilweise nässend-krustöses Ekzem mit Betonung des Gesichtes, hier vor allem auf den Wangen mit zentraler Aussparung. Weitere Ekzemherde auf der Stirn, in den Ellenbeugen und den Kniekehlen. Trotz der Schwere des Krankheitsbildes machte das Kind einen lieben und sehr zugänglichen Eindruck und ließ sich gut untersuchen.

Anamneseerhebung

▶ **Familienanamnese**
Leer.

▶ **Eigenanamnese**
Schwangerschaft und Geburt seien laut Mutter ganz normal verlaufen.
Sein Geburtsgewicht habe 3950 g betragen, seine Größe lag bei 54 cm, sein Kopfumfang bei 36 cm. Anfangs sei ein stark entzündeter Nabel aufgefallen. Die Neurodermitis habe in der 6. Lebenswoche begonnen und sich seitdem kontinuierlich verschlimmert.
Bisherige Therapien: Sie hätten schon sehr viel „durchprobiert", zuletzt sei er von einer homöopathischen Kinderärztin mit fünf homöopathischen Mitteln gleichzeitig behandelt worden, worunter es deutlich schlechter geworden sei. Eigentlich sei bis jetzt alles erfolglos gewesen.

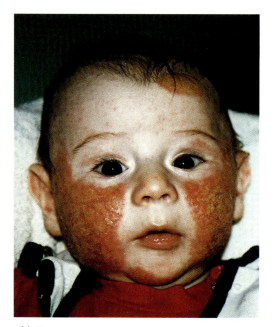

Abb. 2a

Viola tricolor — Calcarea carb.

▶ **Spontanbericht und zusammenfassende gezielte Befragung**

Juckreiz und Kratzen des Kindes seien laut Mutter kaum noch zu ertragen. Er schlafe fast keine Nacht mehr durch, alles nässe und blute. Beim Schwitzen, bei Hunger, abends und eben vor allem nachts und durch Wärme in jeglicher Form sei es stark zunehmend. Bessernd wirke sich Kühlung aus, also auch Aufenthalt draußen im Freien. Durch das Kratzen nässe und blute die Haut sehr stark. Die sich dabei entwickelnden Krusten kratze er sich dann immer wieder weg. Der Kreislauf Kratzen, Nässen und Bluten wiederhole sich ständig neu. Sie seien am Ende ihrer Kraft. Befragt zu sonstigen Auffälligkeiten berichtete die Muter, dass sein Bäuchlein oft sehr hart und gespannt sei. Er habe immer kalte Hände und kalte Füßchen.

Sein Appetit sei sehr gut, sie ernähre ihn überwiegend mit hypoallergener Kost. Eine Unverträglichkeit von Nahrungsmitteln habe sie noch nicht feststellen können. Sein Stuhlgang sei von normaler kleinkindlicher Beschaffenheit. Am Kopf neige er etwas zum Schwitzen, wenn er die Flasche bekommt, sonst eher nicht. Sein Schlaf sei eine Katastrophe, da er wegen des Juckreizes ständig aufwache. Die Schlaflagen seien wechselnd. Sein Gemüt sei eigentlich recht ausgeglichen, wenn man einmal vom Juckreiz und dem damit verbundenen häufigeren Weinen absehe, was sich aber durch die Beschwerden auch logisch erklären ließe. Wenn sie ihn bade, dann schreie er sofort, das Wasser vertrage er wohl nicht. Sonst könne man laut Mutter nichts an auffallenden Symptomen erkennen.

Soweit die Anamneseerhebung.

Will man dieses Kind nun homöopathisch behandeln, muss man gemäß den Grundgesetzen der Homöopathie und hier vor allem unter Berücksichtigung des sogenannten Ähnlichkeitssatzes ein einzelnes homöopathisches Arzneimittel finden, welches den besonders charakteristischen Symptomen dieses einen Krankheitsfalles in ähnlichster Weise entspricht.

Das bedeutet, dass die besonders charakteristischen und auffallenden Symptome (§ 153 Organon) dieses Kindes dem entsprechend zu wählenden homöopathischen Arzneimittelbild entsprechen müssen. Bei der Auswahl der verwertbaren Symptome stehen wieder die besonders auffallenden und charakteristischen Symptome an erster Stelle, danach folgen die gut beobachteten Gemütssymptome, dann die Allgemeinsymptome, dann die möglichen Kausalsymptome und am Schluss die sogenannten Lokalsymptome, also etwa die Symptome der Neurodermitis an der Haut selbst. Sieht man sich diesen vorliegenden Fall an, wird man jedoch weder bei den charakteristischen Symptomen, noch bei den Gemüts- oder Allgemeinsymptomen des Kindes auffallende Symptome finden können, da fast alle seine Beschwerden pathognomonischen Charakter aufweisen, was bedeutet, dass alle seine Symptome wie nächtlicher Juckreiz mit nächtlicher Unruhe und Blutigkratzen eben für einen Neurodermitis-Patienten ganz normal sind und quasi bei jedem erkrankten Kind vorkommen werden. Diese Symptome besitzen also keinen individuellen Wert. In einem solch einseitigen Krankheitsfall wird man sich entgegen der sonst üblichen Praxis auf die vorhandenen Lokalsymptome stützen müssen und ein diesen Symptomen ähnliches Arzneimittel zu finden versuchen. Bei diesem Kind waren nun diese nässenden und gelblich-krustösen Ekzeme im Bereich des Gesichtes vordergründig.

▶ **Homöopathische Repertorisation**

Gesicht; Hautausschläge mit gelblichen Krusten (KK II 99: u.a. *Viol.-t.*)
Gesicht; Hautausschläge feucht und gelblich (KK II 97: Lyc., Rhus-t., *Viol.-t.*)

Therapie und weiterer Behandlungsverlauf

Therapie: Am 11.10.1996 Einnahme von **Viola tricolor C 200** (Schmidt-Nagel, Genf), einmalig drei Globuli.

▸ Beratung am 21.10.1996
Anruf der Mutter, es sei schon besser geworden, der Ausschlag nässe nicht mehr so, die Verkrustungen hätten nachgelassen.
Allerdings sei es nun inzwischen auch an den Beinen zu vereinzelten Ausschlägen gekommen. Angesichts des Hering'schen Heilgesetzes, das auch eine Abheilung von oben nach unten einschließt, sprach diese Entwicklung nicht gegen die Mittelwahl.
Therapie: Abwarten.

▸ Beratung am 31.10.1996
Erneuter Anruf der Mutter. Es sei wechselhaft, mal besser, mal schlechter, insgesamt aber auf jeden Fall besser.
Therapie: Abwarten.

▸ Beratung am 15.11.1996
Der Befund der Neurodermitis zeigte sich als deutlich gebessert, laut Mutter sei es noch besser gewesen, nehme aber seit einer Woche wieder zu. Nachts habe er schon viel ruhiger geschlafen, auch hier zeige sich seit einer Woche die Tendenz zur Verschlechterung, indem er wieder öfter aufwache und kratze. Seine Gemütslage sei anhaltend ausgeglichen, sein gespanntes Bäuchlein nicht mehr aufgefallen. Im Badewasser schreie er nicht mehr, im Gegenteil, man habe jetzt den Eindruck, dass es ihm sogar gut gefalle.
Therapie: In Anbetracht der jetzt wohl rückfälligen Symptomatik wiederholte ich nun erneut das Mittel **Viola tricolor C 200** (Schmidt-Nagel, Genf), einmalig drei Globuli.

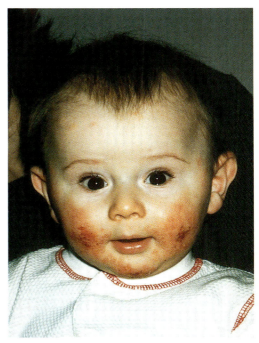

Abb. 2b

▸ Beratung am 12.12.1996
Anruf der Mutter: Es gehe gar nicht besser. Im Gegenteil, es sei noch schlimmer geworden, indem sich jetzt auch starke Ekzeme hinter den Ohren gebildet hätten, die stark nässen und die Ohrmuschel richtig verkleben. Es bestehe außerdem starker Juckreiz, auch im Bereich der inzwischen ekzembefallenen Lider. Nachts werde er wieder alle 1–2 Stunden wach und kratze alles auf, bis es blutet oder nässt. Hinter den Ohren laufe das Sekret zäh wie Honig herunter und verklebe alles. Seine Ohrläppchen seien eingerissen. Seit 2–3 Wochen falle ein stark stinkender Stuhl auf. Sein Appetit habe nachgelassen. Darüber hinaus plage ihn ein ständiger Stockschnupfen. Sein Bauch sei auch wieder sehr aufgetrieben, ab nachmittags habe er viele Winde, er wolle auch nicht mehr auf dem Bauch liegen, wohl deshalb. Auch seine

Hände seien wieder kalt. Ich musste nun an der Richtigkeit des am 15.11.1996 gegebenen Mittels zweifeln, da sich bis jetzt keinerlei Besserung gezeigt hatte. Da jedoch die Wirkzeit, die man bei einer C 200-Potenz erwartet, nämlich mindestens 35 Tage, noch nicht abgelaufen war, vereinbarte ich mit der Mutter eine 10-tägige Wartezeit.

Die Symptome des Kindes hatten sich in sehr auffallender Weise verändert, weshalb eine erneute Repertorisation erforderlich war:

▶ Homöopathische Repertorisation

Hautausschläge hinter den Ohren, klebrig (KK 1223/III 89: u.a. **Calc., Cic., Graph., Lyc.**, *Olnd.*, **Petr., Psor.**, *Sep.*, **Sil., Staph., Sulph.**)
Hautausschläge hinter den Ohren krustig (KK 1224/III 90: u.a. **Graph., Lyc., Sil.**)
Stuhl übelriechend (KK 1790 f./III 656 f.: u.a. **Calc., Graph.**, Lyc., Petr., **Psor.**, Sep., **Sil., Sulph.**)
Stockschnupfen chronisch (KK 1313/III 179: u.a. **Calc.**, Graph., *Lyc.*, Psor., *Sil.*, *Sulph.*)

Hier war ein sehr deutlicher Bezug zum Mittel **Graphites** erkennbar. Zieht man vergleichend die Arzneimittelprüfung Hahnemanns aus den Chronischen Krankheiten (19) heran, findet man unter Graphites folgende Symptome

- Symptom 192: „Jucken am Ohrläppchen und am Backen; nach dem Kratzen dringt Lymphe heraus, die an den Stellen verhärtet."
- Symptom 195: „Feuchten an den Ohren."
- Symptom 196: „Nässen und wunde Stellen hinter beiden Ohren."
- Symptom 150: „Brennen und Trockenheit der Augenlider."
- Symptom 251: „Juckende Ausschläge im Gesicht, die nach dem Kratzen nässen."
- Symptom 459: „Dicker Bauch, wie von angehäuften und verstopften Blähungen."
- Symptom 523: „Säuerlich faulriechende Stühle."
- Symptom 660: „Arger Stockschnupfen."

Therapie: Die Mutter erhielt ein Rezept über Graphites C 30 (Schmidt-Nagel, Genf) und ich verabredete mit ihr, zunächst noch 10 Tage zu warten und danach bei unverändertem Befinden einmalig drei Globuli zu geben.

▶ Beratung am 30.01.1997

Die Mutter berichtet, dass sie ihm am 20.12.1996 das Mittel gegeben habe.
Der Befund der Haut war jetzt überaus positiv. Er wies nur noch leichte Ekzeme ohne Nässen, ohne Entzündungszeichen und ohne Kratzspuren auf, die Ohren waren vollkommen reizlos. An den Wangen war fast alles verschwunden. Sein Befinden sei sehr gut. Derzeit gäbe es jedoch Zahnungsbeschwerden mit nächtlichem Aufwachen und Schreien. Der Leib sei nicht mehr gespannt und der Appetit wieder sehr gut. Der Stuhl rieche sauer, stinke aber nicht mehr so erbärmlich.
Therapie: Abwarten.

▶ Beratung am 12.02.1997

Anruf der Mutter, es sei wieder ein Nässen hinter den Ohren und auf den Wangen aufgetreten. Zwar insgesamt bei weitem nicht mehr so wie früher, jedoch wieder deutlich erkennbar.
Therapie: Graphites C 30 (Schmidt-Nagel, Genf), einmalig drei Globuli.

▶ Beratung am 14.03.1997

Befund: Neurodermitis bis auf winzige Reststellen vollständig verschwunden.
Sein Schlaf sei sehr gut, objektiv könne man laut Mutter eigentlich keine Symptome mehr schildern, es gehe ihm prima, nur beim Zahnen, da mache die Haut ein bisschen mit, da kratze er immer ein bisschen.
Therapie: Abwarten.

▶ Beratung am 02.06.1997

Befund: Neurodermitis nicht mehr der Rede wert.
Die Mutter berichtet, seine allgemeine Entwicklung sei sehr gut. Er sei inzwischen zum

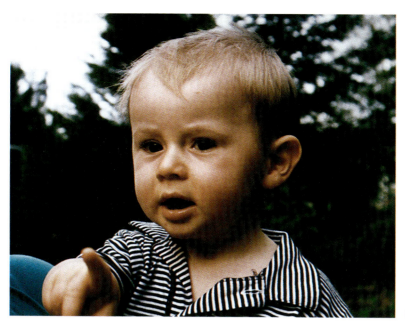

Abb. 2c

Vielfraß geworden, sitze gerne herum, krabble noch nicht und sei sehr bequem. Beim Zahnen falle immer wieder saurer Stuhlgeruch auf mit dann vorgetriebenem und hartem Bäuchlein. Seine Nase sei nachts oft verstopft, er schnarche jetzt auch. Die Mutter hatte den Eindruck, dass er Milch nicht gut vertragen kann, da dadurch die Haut etwas gereizt werde. Bei der Untersuchung war das Kind immer noch sehr lieb und ließ alles geduldig mit sich geschehen.

Die Symptome des Kindes hatten sich in auffallender Weise verändert, bzw. waren erstmals so aufgetreten, wobei man darauf hinweisen muss, dass die Neurodermitis an sich schon seit Monaten so gut wie keine Beschwerden mehr verursachte. Den jetzt vorhandenen Symptomen musste durch ein dazu passendes Mittel Rechnung getragen werden.

▶ **Homöopathische Repertorisation**

Trägheit (SR II 600: u.a. Calc.)
Vermehrter Appetit (KK 1557/III 423: u.a. **Calc.**)
Saurer Stuhlgeruch (KK 1790/III 656: u.a. **Calc.**)
Aufgetriebener Leib b. Kindern (KK 1648/III 514: u.a. **Calc.**)
Milch < (SR II 256: u.a. **CALC.**)

Therapie: Calcarea carbonica XM (Schmidt-Nagel, Genf), einmalig drei Globuli.

▶ **Letzte Beratung am 29.08.1997**
Hautbefund weiterhin erscheinungsfrei. Darüber hinaus schilderte die Mutter jedoch, dass er inzwischen große motorische Fortschritte gemacht habe, Milch wieder gut vertrage, keine verstopfte Nase mehr habe, gut schlafe ohne zu schnarchen und auch der Stuhlgeruch sei ganz normal.

Die Behandlung konnte damit abgeschlossen werden.
Bis heute war keine Therapie mehr erforderlich. In einem Telefonat im März 2000 bestätigte mir die Mutter, dass es ihm noch immer sehr gut gehe.

Fallbewertung

Bei diesem Kind zeigten sich trotz einer starken Neurodermitis im Gesicht zunächst keine sehr auffallenden seelischen oder allgemeinen Symptome. Erst nach Anbehandlung mit **Viola tricolor** traten dann Symptome in Erscheinung, die eine tiefer greifende Therapie ermöglichten.

Kasuistik 3: 7-jähriger Junge

Dieser 7 Jahre alte Junge wurde mir erstmals am 01.03.1993 vorgestellt.
Der Untersuchungsbefund erbrachte ekzematöse und trockene Haut, betont in den Ellenbeugen und Kniekehlen bei insgesamt sehr trockener Haut. Leicht rissige Mundwinkel.

Anamneseerhebung

▶ Familienanamnese
In den Familien Auftreten von Ekzemen, Asthma bronchiale, Heuschnupfen und Neurodermitis.

▶ Eigenanamnese
Postpartaler Hydrozephalus, der sich spontan zurückgebildet hatte. Verspäteter Fontanellenschluss. 1989 Operation wegen Nasenpolypen. Ein Gleithoden wurde mittels Nasenspraybehandlung normalisiert. Neurodermitis besteht seit 1990.
Bisherige Therapien: Mit den verschiedensten Salbenpräparaten und Diätversuchen, alles jedoch ohne deutlichen und anhaltenden Erfolg.

▶ Spontanbericht und zusammenfassende gezielte Befragung
Es bestehe recht starker Juckreiz.
Die Neurodermitis verschlimmere sich jeweils im Frühling und Herbst, wohl eher bei nasskaltem Wetter. Auch Gummibärchen und überhaupt viele Farbstoffe seien wohl schlecht. Sonne bessere, auch Meeresklima sei gut. Er kratze stark, jedoch nicht blutig. Irgendwie habe er sich schon daran gewöhnt. Auffallend sei sein Gemütszustand.
Er sei sehr unruhig, könne sich sehr schlecht konzentrieren. Beim Mittagessen halte er es fast nicht aus, einmal länger sitzen zu bleiben. Er lasse sich äußerst leicht ablenken. Alles müsse schnell und hektisch gemacht werden. Er sei leicht aufbrausend. Seine Stimmung sei überaus schwankend und instabil. Jedoch sei er auch sehr sensibel und brauche viel Zuneigung. Auffallend sei auch seine Anhänglichkeit, obwohl er sich seinem Zwillingsbruder gegenüber oft unterlegen fühle. Vor Dunkelheit habe er doch etwas Furcht. Er sei sehr sprunghaft. Sein Appetit sei ordentlich. Vorlieben: Süßigkeiten und Zucker. Abneigung gegen Zwiebeln, Fleisch und Knoblauch. Der Stuhlgang sei normal. Er

schnarche laut, schlafe aber tief und auch durch, öfter Knielage im Schlaf. Er habe Fußschweiß, stinkend. Vom Wetter sei er sehr abhängig, vor allem bei Wetterwechsel sei er sehr gereizt und unzufrieden. Frieren nein. Durst normal, überwiegend trinke er Selterswasser. Sonne vertrage er gut.
Während des Gesprächs fiel mir ein ständiges Schniefen des Kindes auf.
Auf Nachfragen: Ja, er habe eben oft eine verstopfte Nase, da ziehe er dauernd den Schleim hoch, weil er sich nicht schneuzen will. Er sei sehr sportlich, spiele aktiv Fußball.

▸ **Homöopathische Repertorisation**

Ruhelosigkeit im Sitzen (SR I 856: alum., cact., **caust., ferr., iod.**, lipp., **LYC.**, mag-c., merc., nat-m., plan., **sep., sil.**, staph., sulph.)
Eile (SR I 579: u.a. alum., cact., caust., **iod.**, lyc., **MERC., NAT-M.**, sep., **SIL.**, staph., **SULPH.**)
Stimmungen wankelmütig (SR I 761: u.a. **alum.**, caust., **ferr.**, iod., **LYC., mag-c.**, **merc.**, nat-m., plan., **sep.**, sil., **staph.**, sulph.)
Schlaflage auf den Knien (SR III 62: u.a. **lyc., MED., sep., tub.**)
Schniefen bei Kindern (KK 1310/III 176: u.a. **Lyc.**)

Therapie und weiterer Behandlungsverlauf

Therapie: Am 01.03.1993 Einnahme von **Lycopodium XM** (Schmidt-Nagel, Genf), einmalig drei Globuli.

▸ **Beratung am 02.08.1993**
Hautbefund unauffällig, keine Ekzeme mehr erkennbar.
Sein ständiges Schniefen sei weg, das Schnarchen viel weniger, der Fußschweiß weniger, die Knielage im Schlaf ebenfalls nicht mehr vorhanden. Geblieben sei seine doch noch vorhandene Unruhe im Sitzen. Auffallend sei, dass er Unmengen isst, dabei aber nichts zunimmt, im Gegenteil, er bleibe überaus schlank dabei. (Dieses Symptom wird ebenfalls durch **Lycopodium** erfasst: Heißhunger bei Marasmus: KK 1555/III 421: u.a. **Jod., Lyc.**)
Da sich alles bis auf die Unruhe gebessert hatte, und das Mittel **Jodum** nicht nur in komplementärer Verwandtschaft zu **Lycopodium** steht, sondern auch die beiden obigen Symptome in ähnlicher Weise repräsentiert, gab ich nun Jodum.
Therapie: **Jodum C 200** (Schmidt-Nagel, Genf), einmalig drei Globuli.

▸ **Beratung am 25.01.1996**
Befund: Keinerlei Neurodermitis mehr festzustellen.
Die Mutter habe sich so lange nicht gemeldet, weil körperlich alles super sei. Die Neurodermitis mache überhaupt keine Beschwerden mehr, in dieser Hinsicht sei er seit 3 Jahren gesund.
Was diese Unruhe anbelangt, da habe sich allerdings nichts geändert, auch das letzte Mittel **Jodum** habe da nichts bewirkt. Es fehle ihm anhaltend an Konzentrationsfähigkeit und Ausdauer, er könne eben immer noch nicht lange sitzen. Körperlich sei er hingegen sehr gut belastbar und auch sehr leistungsfähig. Er nehme noch immer nicht zu, trotz vielen Essens, aber das sei bei seiner intensiven körperlichen Bewegung auch kein Wunder. Sein Gemütszustand sei bis auf gelegentliche Stimmungsschwankungen gut. Er sei leicht beleidigt, öfter auch eifersüchtig auf seinen Zwillingsbruder. Ansonsten sei er sehr mitfühlend und gutmütig, auch leicht einmal weinend. Beim Essen sei er zu schnell, richtig hastig. Über Vorlieben und Abneigungen gäbe es nichts zu sagen, alles sei ganz normal. Stuhlgang mache keine Probleme. Er fröstle leicht, ziehe sich gerne warm an, das falle schon auf. Er habe Warzen an den Fingern und Sommersprossen auf der Nase.

▸ Homöopathische Repertorisation

Hast beim Essen (SR I 581: u.a. Lyc.)
Ruhelosigkeit im Sitzen (siehe linke Seite)
Konzentration fällt schwer beim Lernen (SR I 158: u.a. Lyc.)
Warzen Finger (KK 835/II 429: u.a. Lyc.)

Es zeigten sich erneut starke Bezüge zu **Lycopodium**, was mir deutlich machte, dass ich mit Jodum falsch lag, dass mir meine Ungeduld wieder einen Strich durch die Rechnung gemacht hatte.
Therapie: Lycopodium XM (Schmidt-Nagel, Genf), einmalig drei Globuli.

▸ Beratung am 28.11.1996

Es gehe ihm körperlich prima, auch vom Gemüt her sei alles gut, wenn er auch sicherlich noch zu den sehr lebhaften Kindern zu zählen sei. Wir konnten damit seine Behandlung abschließen.

Fallbewertung

Dieses Kind durfte sicherlich als gesund einzuschätzen sein, seine Neurodermitis ist seit 1993 kein Problem mehr, seine Entwicklung trotz der Lebhaftigkeit sehr gut.

Kasuistik 4: 7-jähriger Junge

Dieser 7 Jahre alte Junge wurde mir erstmals am 15.02.1993 vorgestellt.
Der Untersuchungsbefund zeigte trockene Ekzemherde an den Augenlidern, den Ellenbeugen, am Gesäß und in den Leisten. Kleine Warze am Nagelbettrand des Kleinfingers der linken Hand.

Anamneseerhebung

▸ Familienanamnese
Leer.

▸ Eigenanamnese
Postpartal hätten sich am 3. Tag Herzgeräusche gezeigt, die Überprüfung des klinischen Befundes ergab dann eine Verengung der Pulmonalarterie, woraufhin eine Behandlung mittels Ballondilatation durchgeführt wurde. In jährlichen Kontrolluntersuchungen habe man nun annähernd Normalwerte erreicht.

Erste Neurodermitiserscheinungen circa vor 3 Jahren, seitdem trotz Therapie keine deutliche Besserung. Bisherige Therapien überwiegend Fettsalben.

▸ Spontanbericht und zusammenfassende gezielte Befragung

Es bestehe recht starker Juckreiz, vor allem nach dem Waschen abends. Wollene Kleidung verschlimmere. Beim Hereinkommen von draußen werde es schlimmer. Wohl allgemein durch Warmwerden. Nahrungsmittel seien ohne erkennbare Einflüsse.
Im Sommer sei es eher besser, bei nasskalter Witterung im Frühling und im Herbst eher schlimmer.
Er sei eigentlich sehr selbstsicher und fast dominierend gegenüber anderen Kindern. Aggressivität kenne er hingegen nicht. Ängste keine, die Schule sei kein Problem. Er spiele aktiv Fußball. Sein Essverhalten sei etwas schwierig, er esse zwar, sei aber sehr wählerisch.

Gemüse möge er sehr wenig, nicht jeden Salat, Fleisch wenig, viel kalte Milch, viel Obst, Süßes eher wenig. Deutliche Abneigung gegen Knoblauch und Zwiebeln. Sein Stuhlgang sei gut, regelmäßig. Durst: Sehr ordentlich, er trinke relativ viel. Er schwitze bei Anstrengung, beim Sport, oft am Kopf, aber nachts nicht. Sehr leichter Schlaf, er wache schon bei leisen Geräuschen sofort auf. Bei plötzlichem Wetterwechsel sehr überdreht. Enge Kragen und Gürtel könne er nicht gut leiden. Im Dunkeln etwas ängstlich.

▸ **Homöopathische Repertorisation**

Herzdilatation (KK 626/II 220: u.a. **Cact.**, Lach., Lyc., Naja, Phos., Puls.).
Verlangen kalte Milch (SR II 258: u.a. **phos.**)
Erwachen durch leises Geräusch (SR III 208: u.a. lach., phos., **sulph.**)
Wollene Kleidung < (SR II 75: phos., puls., **sulph.**)

Obige Symptome ließen sich alle in sehr ähnlicher Weise bei dem Mittel **Phosphorus** finden.

Therapie und weiterer Behandlungsverlauf

Therapie: Am 15.02.1993 Einnahme von **Phosphorus XM** (Schmidt-Nagel, Genf), einmalig drei Globuli.

▸ **Beratung am 25.04.1994**

Es sei alles komplett weggewesen. Seit einer Woche treten wieder leichte Ekzemstellen auf, seit er beim Zahnarzt war (evtl. antidotierende Wirkung der Betäubungsspritze?). Er wache wieder schneller auf, die Warze am Nagelbettrand sei schon länger wieder dicker geworden.
Therapie: **Phosphorus XM** (Schmidt-Nagel, Genf), einmalig drei Globuli.

▸ **Beratung am 12.12.1994**

Befund: Seit 2 Wochen habe er rissig-trockene Lidekzeme, stark juckend, sonst vollständig erscheinungsfreie Haut.
Zunahme der Warzen an den Fingerspitzen und an den Nagelbetten, das habe sich nach dem letzten Mittel eigentlich nicht wesentlich gebessert. Im Januar 1995 solle sein Herz operiert werden. Ob ihn das belaste, sei nicht klar erkennbar, da er nichts „herauslasse" und eher auf „cool" mache. Insgesamt neige er zur Verschlossenheit. Andererseits sei er aber ein fröhliches und oft lachendes Kind. Etwas Unruhe im Sitzen falle schon auch auf. Manchmal sei er lange beleidigt, dann spreche er eine ganze Stunde lang nichts mehr. Abneigung gegen fettes Fleisch.
In letzter Zeit wieder sehr hellhörig nachts, er wache bei kleinen Geräuschen schon auf, er schlafe insgesamt eher schlecht. Neigung zu Aphthen. Er könne schlecht enge Kragen vertragen. Ab und zu Nasenbluten. Kopfschweiß im Schlaf.

▸ **Homöopathische Repertorisation**

Erwachen durch leises Geräusch (siehe oben)
Leicht beleidigt (SR I 791: u.a. **sulph.**)
Fingerwarzen (KK 835/II 429: u.a. Sulph.)
Aphthen (KK 1332/III 198: u.a. **Sulph.**)

Therapie: **Sulphur lotum XM** (Schmidt-Nagel, Genf), einmalig drei Globuli.

▸ **Beratung am 27.03.1995**

Es sei alles gleich geblieben, keinerlei Änderung. Die Operation sei gut verlaufen.
Das Aufwachen, die Lidekzeme, die Warzen, der Kopfschweiß, alles das halte sich konstant.
Nun, dies hieß, dass die verordnete Arznei **Sulphur lotum** falsch war, da sich bei einer Wirkzeit von über drei Monaten eine positive Wirkung hätte entfalten müssen.

Welches Mittel kam anstelle von **Sulphur lotum** in Betracht?

▶ Homöopathische Repertorisation

> Warzen Fingerspitzen (KK 835/II 429: **Caust**., Dulc., Thuj.)
> Warzen nahe den Nägeln (KK 835/II 429: **Caust**., Dulc., Fl-ac.)
> Kann nichts Enges am Hals vertragen (KK 1439/III 305: u.a. Caust., **Lach**., *Sep*.)
> Hautausschläge um die Augen (KK 1150/III 16: u.a. *Caust., Graph.*, **Merc**., **Sulph**.)

Therapie: Causticum XM (Schmidt-Nagel, Genf), einmalig drei Globuli.

▶ Letzte Beratung am 28.11.1996

Heute berichtete mir die Mutter, dass es ihm seit der letzten Arznei sehr gut gehe, das Mittel habe innerhalb von nur drei Tagen gewirkt. Die Warzen seien geradezu abgefallen, die Haut sei sofort gut gewesen, auch alle anderen Symptome seien verschwunden. Seitdem bedurfte er keiner Therapie mehr.

Fallbewertung

Dieser Fall zeigt, dass das falsche Mittel eben auch keine Wirkung haben kann, da es dem Ähnlichkeitssatz nicht genügt. Er zeigt aber auch, wie hervorragend und wie schnell das richtig gewählte Mittel zu helfen imstande ist.

Kasuistik 5: 2-jähriger Junge

Dieser 2 Jahre alte Junge kam erstmals am 23.07.1997 zu mir.
Der Untersuchungsbefund ergab aufgekratzte Ekzemherde, betont in den Kniekehlen und Ellenbeugen. Ansonsten verteilte leichtere Ekzeme an den Beinen sowie kreisrund geröteter Anus.

Anamneseerhebung

▶ Familienanamnese

Vorkommen von Hausstaubmilben-Allergie, Urtikaria, Nickelallergie und Asthma bronchiale.

▶ Eigenanamnese

Schwangerschaft und Geburt seien unauffällig verlaufen. Als Säugling habe er oft an Soorinfektionen gelitten. Im 9. Lebensmonat Windpocken. Zahnung ab dem 7. Lebensmonat, ohne Probleme. Alle Impfungen erhalten, ohne Reaktionen. Das Ekzem sei erstmals während eines Mittelmeerurlaubs im Mai 1997 in Form kleiner Pickel in den Ellenbeugen aufgetreten. Nach der Rückkehr aus dem Urlaub habe es sich dann auf den Rumpf, die Oberschenkel und Kniekehlen ausgeweitet. Inzwischen sind vor allem die Gelenkbeugen in den Ellenbeugen und Kniekehlen betroffen.
Bisherige Therapien: Beim Kinderarzt sei er mit Fettsalben behandelt worden. Ein Hautarzt habe Kortisonsalben empfohlen, die sie jedoch abgelehnt hätten. Dann hätten sie es mit Eigenblut versucht, auch mit diversen homöopathischen Mitteln, unter anderem mit **Sulphur lotum C 200** (am 20.06.1998) und mit **Tuberculinum bovinum C 200** (am

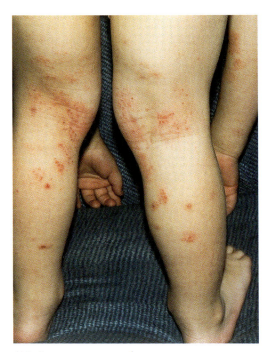

Abb. 5a *Medorrhinum*

02.07.1998), auch mit **Psorinum D 12** (am 14.07.98), alles jedoch ohne merkliche Besserung. Auch mehrere Diätversuche hätten nichts geholfen.

▸ Spontanbericht und zusammenfassende gezielte Befragung

Es bestehe sehr heftiger Juckreiz. Anfangs habe er tagelang nur geweint, geschrien, sei auch aggressiv geworden. Der Juckreiz verschlimmere sich nach dem Baden, durch Schwitzen, bei Hitze, bei Erregung, nach vielen Gewürzen, durch Denken an den Juckreiz.

Sonst könne man keine eindeutige Kausalität feststellen. Die Neurodermitis-Erscheinungen seien anfallsweise auftretend, kämen und gingen sehr schnell, oft ohne ersichtlichen Grund.

Sein seelischer Zustand habe sich seitdem negativ verändert. Er sei sehr empfindlich, weine sehr rasch, auch schon bei den kleinsten Verletzungen. Er sei jetzt sehr leicht beleidigt und allgemein empfindlich geworden. Seine Stimmungen wechseln ständig, mal Lachen und mal Weinen. Furcht vor Dunkelheit und vor Spinnen. Trost könne er annehmen. Große Unruhe in letzter Zeit, er sei immer in Bewegung. Auffallend auch seine Empfindlichkeit gegen Lärm und laute Geräusche, da halte er sich sogar die Ohren zu. Er könne nicht mehr still sitzen, stehe sogar beim Essen immer auf. Sein Appetit sei wohl

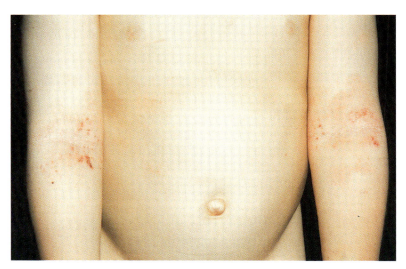

Abb. 5b

normal, keine Vorlieben außer starkes Verlangen nach rohen Zwiebeln. Sein Durst sei gut, bevorzugt Mineralwasser, Apfelsaft und Tee. Der Stuhl habe öfter eine etwas gelbliche Farbe. Sein After sei teilweise sehr gerötet. Auf Nachfrage: Ja, mit scharfrandiger Begrenzung. Nachts komme er 4–5-mal zu den Eltern. Er liege überwiegend auf der Seite, schnarche oder schmatze manchmal. Bei zunehmendem Mond sei er nachts unruhiger. Er schwitze leicht, besonders am Kopf, auch nachts sei er eigentlich immer ganz aufgedeckt. Bei Sonne fange er zu schreien an, das vertrage er wohl nicht. Er zupfe sich oft die Nägel ab.

▶ **Homöopathische Repertorisation**

Empfindlich gegen Geräusche (SR I 901 f.: u.a. **med.**, **SEP.**, **TUB.**)
Denken an die Beschwerden < (SR I 999: u.a. **MED.**, nat-m., sep.)
Verlangen nach rohen Zwiebeln (SR II 259: u.a. med.)
Seeluft < (SR II 30: u.a. **Carc.**, med., **nat-m.**, nat-s., **sep.**, **tub.**)

Hautausschläge um den Anus (KK 1765/III 631: u.a. Med., **Nat-m.**, *Nat-s.*, Sep.)

Therapie und weiterer Behandlungsverlauf

Therapie: Am 23.07.1997 Einnahme von Medorrhinum XM (Schmidt-Nagel, Genf), einmalig drei Globuli.

▶ **Beratung am 12.09.1997**

Befund: Die Neurodermitis zeigte sich bereits ganz wesentlich gebessert, keine Kratzspuren mehr zu erkennen, die Ekzemintensität war wesentlich zurückgegangen, die Röte des Afters ganz verschwunden. Die Haut war bereits viel weicher, die Trockenheit eindeutig rückläufig.
Laut Eltern sei es bis vor einer Woche schon fast vollständig verschwunden. Er schlafe besser, sein Gemüt sei wieder viel ausgeglichener, lustiger, eben fast wieder so wie früher.

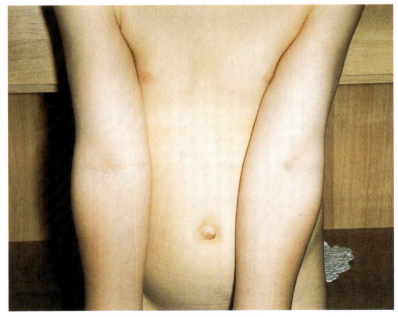

Abb. 5c

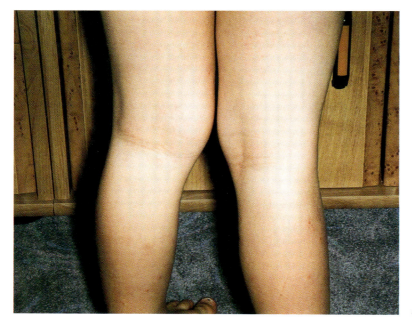

Abb. 5d

Immer noch ängstlich im Dunkeln, immer noch Verlangen nach Zwiebeln. Auch noch lärmempfindlich. Bei zunehmendem Mond sei derzeit nichts zu merken (Zunehmender Mond <: SR II 370: u.a. **Med.**).
Therapie: Abwarten, da die Besserung überwiegt.

▶ **Beratung am 31.10.1997**
Anruf der Mutter. Es sei bis vor einer Woche alles komplett weg gewesen, jetzt aber wieder trockene und raue Ekzeme in den Kniekehlen und Ellenbeugen. Auch wieder nervös, reizbar, streitlustig.
Therapie: Medorrhinum XM (Schmidt-Nagel, Genf), einmalig drei Globuli.

▶ **Beratung am 09.12.1997**
Anruf der Mutter. Wieder sei alles verschwunden gewesen, seit ungefähr einer Woche aber wieder leichtere Ekzeme und auch wieder etwas unausgeglichener, jedoch alles in harmloser Ausprägung.
Therapie: Abwarten.

▶ **Beratung am 14.01.1998**
Kurzer Anruf der Mutter, es gehe ihm sehr gut.

▶ **Letzte Beratung am 13.05.1998**
Die Mutter ruft an, um mir mitzuteilen, dass es ihm nun schon seit Monaten sehr gut gehe, es sei alles weg, es gebe keinerlei Beschwerden mehr. Die Behandlung konnte damit abgeschlossen werden, seitdem bedurfte er keiner Therapie mehr.

Fallbewertung

Dank Medorrhinum kam es bei diesem Kind in nur acht Wochen zu einer ganz deutlichen Besserung, nach fünf Monaten zur vollständigen Beschwerde- und Erscheinungsfreiheit. Seit 1998 war es nicht mehr behandlungsbedürftig.
Dieser schöne Erfolg wurde im Mai 2002 nochmals bestätigt, als ich von der Familie die Bilder für dieses Buch bekam, und sie mir in dem Brief bestätigten, dass es ihm weiterhin gut gehe.

Kasuistik 6:
7 Monate alter Junge

Dieser 7 Monate alte Junge wurde mir erstmals am 24.07.1995 vorgestellt.
Der Untersuchungsbefund zeigte ein adipöses speckiges Kind mit großem Kopf.
Trockene Ekzeme betont am Bauch, auf der Brust, an den Armen und Beinen. Sehr liebes und zutrauliches Kind, das sich ganz ruhig untersuchen ließ.

Anamneseerhebung

Familienanamnese
Leer. Keine atopischen Erkrankungen, auch keine sonstigen schweren Krankheiten bekannt.

Eigenanamnese
Lange Geburtsphase über 24 Stunden. Kopfumfang mit etwas über 36 cm bei 51 cm Körpergröße tendenziell groß. Impfungen alle durchgeführt, ohne Reaktion. Tinetest am 12.05.1995 durchgeführt. Keine Erkrankungen bis jetzt. Die Neurodermitis zeigte sich erstmals in der 5. Lebenswoche in Form von trockenen und geröteten Stellen im Gesicht, sowie in Form von Milchschorf auf dem behaarten Kopf. Seit der Hitzeperiode im Mai 1995 habe sie sich sehr stark in allen Hautfalten, auf den Rumpf und die Extremitäten ausgebreitet.
Bisherige Therapien: Überwiegend Fettsalben sowie Kortisonsalben vor allem im Gesicht.

Spontanbericht und zusammenfassende gezielte Befragung
Der Juckreiz sei seit der Hitze des Sommers stärker geworden, überhaupt verschlimmere Wärme und Schwitzen deutlich, kühleres Wetter bessere hingegen. Sonst könnten sie keine Angaben machen, es sei völlig unterschiedlich ansonsten. Er sei er auch ganz normal, es gäbe eigentlich nichts. Sein Gemütszustand sei sehr gut, er sei brav und sehr geduldig, könne sehr gut spielen und sich auch alleine beschäftigen. Vielleicht sei er manchmal etwas eigensinnig und starrköpfig, wohl altersbedingt. Bei plötzlichen Geräuschen falle Schreckhaftigkeit auf. Er sei immer hungrig, da könne es gar nicht schnell genug gehen.
Unverträglichkeiten habe er keine, er werde hypoallergen ernährt. Er schlafe durch, liege meist auf der Seite. Er schwitze sehr leicht, bevorzugt am Kopf, auch am Rücken.
Kopfschweiß auch auffallend im Schlaf. Er lutsche sehr intensiv am Daumen. Zähne noch nicht vorhanden bis jetzt. Er nehme alles in den Mund. Er habe sehr viel Speichelfluss.
Sein Stuhl sei doch sehr fest, jedoch nicht hart, auch keine Obstipation im eigentlichen Sinne.

Homöopathische Repertorisation

> Daumenlutschen (KK 1334/III 200: *Calc.*, *Cham.*, **Ip.**)
> Milde Gemütsart (SR I 743: u.a. **calc.**)
> Korpulenz bei Kindern (SR II 394: u.a. **CALC.**)
> Kopfschweiß im Schlaf (KK 201/I 201: u.a. **Calc.**)
> Intertrigo (KK 578/II 172: u.a. *Bar-c.*, Calc.)

Therapie und weiterer Behandlungsverlauf

Therapie: Am 24.07.1995 Einnahme von Calcarea carbonica XM (Schmidt-Nagel, Genf), einmalig drei Globuli.

▸ **Beratung am 29.09.1995**
Befund: Völlig erscheinungsfreie Haut! Gemüt weiterhin sehr gut. Kein Juckreiz mehr. Kopfschweiß nachts weg. Allgemeinbefinden sehr gut.
Therapie: Abwarten.

Am 22.07.1998 wurde mir der Bruder dieses Kindes vorgestellt.
Bei dieser Gelegenheit erfuhr ich von den Eltern, dass die Neurodermitis nie mehr aufgetreten sei, es gehe ihm prächtig!

Kasuistik 7: 5 Monate altes Mädchen

Dieses 5 Monate alte Mädchen wurde mir erstmals am 17.04.1997 vorgestellt.
Der Untersuchungsbefund erbrachte stark entzündete Ekzeme, fleckartig, teilweise scharfrandig, sehr trocken. Betont an den Ohrmuscheln, dem Haaransatz im Nacken, den Armbeugen, Handgelenken und am Bauch. Insgesamt sehr starke frühkindliche Neurodermitis-Ausprägung, exsudativ und entzündlich. Mamillen eingezogen. Fuß kaltschweißig. Hämangiom am Rücken.

Anamneseerhebung

▸ **Familienanamnese**
Vorkommen von Allergien. Keine Tuberkulose; keine venerischen Erkrankungen.

▸ **Eigenanamnese**
In der Schwangerschaft viel Erbrechen. Geburt sei normal verlaufen, musste aber eingeleitet werden. Am 5. Tag nach der Geburt hatte die Kleine eine recht starke Neugeborenengelbsucht mit Bilirubinwerten um 26. Wegen Hüftdysplasie musste sie breit gewickelt werden. Anfangs hatte sie Mundsoor. Die Neurodermitis sei ungefähr Ende Dezember 1996 ausgebrochen.
Sie hatte aber von Anfang an trockene Haut.
Bisherige Therapien: Pflegende Fettsalben und diätetische Maßnahmen, indem sie milcheiweißfrei ernährt wird, jedoch ohne ersichtlichen Erfolg.

▸ **Spontanbericht und zusammenfassende gezielte Befragung**
Vor allem das Ekzem an den Wangen jucke wohl sehr, da kratze sie oft. Danach nässe und klebe es. Nach dem Baden nehme es deutlich zu, sie lehne es auch ab, gebadet zu werden, sei wasserscheu, wolle nicht einmal mit einem feuchten Tuch gewaschen werden. Mit dem Wärmegrad des Wassers nehme es auch entsprechend zu. Diese Verschlimmerung durch Wasser sei besonders stark auffällig. Seit der Dreifach-Impfung im März sei es noch schlimmer geworden. Sie spucke viel, teilweise schwallartig. Irgendeine Nahrungsmittelunverträglichkeit habe die Mutter noch nicht feststellen können, obwohl sie vor einem Monat abgestillt hätte. Bis jetzt esse sie nur Karotten, Äpfel, Bananen und trinke hypoallergene Milch. Ohne Schnuller könne sie nicht einschlafen, sie schlafe eigentlich durch, überwiegend auf dem Rücken liegend. Beim Einschlafen schlage sie mit den Armen neben sich aufs Bett oder rudere mit den Armen. Letzte Woche sei der erste Zahn durchgebrochen (5. Monat). Bei der Zahnung sei sie zwei Nächte zuvor unruhig gewesen, jedoch sonst nichts Auffälliges. Sie nehme noch alles in den Mund, Spielzeug, weiche Sachen, Kleidung. Manchmal spiele sie sehr lange alleine, manchmal

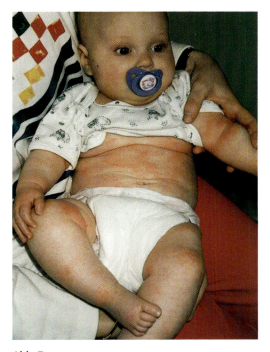

Abb. 7a *Sulphur*

weine sie gleich, wenn die Eltern aus dem Zimmer gehen. Ab und zu habe sie kalte Händchen und Füßchen, sei auch ein bisschen verschwitzt. Wenn die Windel nicht rasch entfernt wird, sei sie in der Gesäßfalte sofort sehr stark wund. Beim Stuhlpressen werde sie ganz rot, obwohl der Stuhl normal weich sei. Hitze sei ganz schlecht für sie. Sie sei sehr empfindlich gegen Sonnenlicht, das blende sie und sie wende sich sofort ab. Künstliches Licht sei egal. Ihre Grundstimmung sei gut, nur bei Hunger, da müsse es sehr schnell gehen, sonst wird sie zornig.

▶ **Homöopathische Repertorisation**

Wärme < (SR II 684: u.a. **SULPH**.)
Fasten < (SR II 211: u.a. sulph.)
Hautausschläge juckend, Waschen < (KK 602/II 196: Mez., Sulph.)
Stuhl wundmachend (KK 1796/III 662: u.a. *Sulph*.)
Sonnenlicht-Empfindlichkeit (KK 1158/III 24: u.a. Sulph.)

Therapie und weiterer Behandlungsverlauf

Therapie: Am 17.04.1997 Einnahme von Sulphur lotum C 200 (DHU), einmalig drei Globuli.

▶ **Beratung am 30.04.1997**
Anruf der Mutter. Es sei stellenweise ein bisschen besser. Sonst keine neuen Beobachtungen.
Therapie: Abwarten.

▶ **Beratung am 22.05.1997**
Anruf der Mutter. Es werde wieder schlimmer, sei doch schon recht deutlich besser gewesen.
Therapie: Sulphur lotum C 200 (DHU), einmalig drei Globuli.

▶ **Beratung am 22.06.1997**
Man habe schon irgendwie den Eindruck, dass sich etwas tut, aber es schlage nicht richtig durch. Weiterhin große Abneigung gegen Baden, was auch verschlimmere, und sehr empfindlich gegen Sonnenlicht.
Therapie: Sulphur lotum XM (Schmidt-Nagel, Genf), einmalig drei Globuli.

▶ **Beratung am 02.07.1997**
Befund: Das Ekzem zeigte sich im Kopfbereich doch gebessert, jedoch anhaltend starke Ekzeme im Extremitätenbereich. Sie wirkte nun bei der Untersuchung zorniger, schrie währenddessen und bekam dabei einen knallroten Kopf (Zorn mit rotem Gesicht: SR I 34: u.a. **BELL**., CHAM., NUX-V., stram.).

Der Juckreiz nehme bei Aufregung und bei Müdigkeit zu. Ihr Gemüt sei eher unruhig in der letzten Zeit. Sie nehme noch alles gerne in den Mund. Nahrungsmittelallergien bis dato keine festgestellt, sie werde mit Gemüse, Kartoffeln, Getreidebrei und Milchbrei ernährt. Anhaltend schwitzige Extremitäten.
Nachmittags kalte Füßchen (KK 880/II 474: u.a. Nux-v., *Sep., Sulph.*). Der Stuhl sei inzwischen etwas hart und knollig, sie quäle sich beim Pressen. Der Appetit sei anhaltend sehr gut.
Die Fingernägel seien brüchig geworden (KK 914/II 508: u.a. Calc., **Graph.**, Sep., *Sil., Sulph.*). Neu aufgetreten sei eine Ängstlichkeit im Dunkeln und vor Hunden und Katzen. Bei Wasserkontakt werde die Haut anhaltend schnell schlechter.
Therapie: Abwarten.

▸ **Beratung am 22.07.1997**
Befund: Neurodermitis bis auf Ellenbeugen sehr viel besser geworden.
Stuhl jetzt normal. Juckreiz gering.
Therapie: Abwarten.

▸ **Beratung am 29.08.1997**
Anruf der Mutter. Seit ungefähr 2 Wochen nehme es wieder zu, und zwar auch im Gesicht, auch wieder viel stärkeres Kratzen und Unruhe dadurch.
Therapie: Sulphur lotum XM (Schmidt-Nagel, Genf), einmalig drei Globuli, da jetzt erkennbar war, dass die Neurodermitis sich wieder von unten nach oben entwickelte, womit der Heilungsvorgang ins Stocken geraten war.

▸ **Beratung am 21.04.1998**
Befund: Vollkommen erscheinungsfreie Haut!
Sie hätten sich so lange nicht gemeldet, da alles in Ordnung sei und möchten sie mir heute nur mal wieder vorstellen. Ich konnte keine Ekzeme mehr feststellen, die Haut war in den Ellenbeugen und an den Wangen noch ganz leicht trocken. Das Allgemeinbefinden sei sehr gut. Klagen könne man überhaupt nicht. Diese Ängste habe sie nicht mehr. Nahrungsmittel vertrage sie alle.
Therapie: Abwarten.

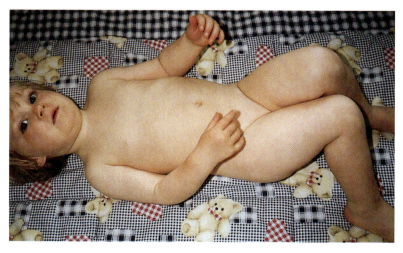

Abb. 7b

Anamneseerhebung

▶ **Letzte Beratung am 04.09.1998**
Keinerlei Beschwerden anhaltend; Hautbefund vollständig in Ordnung.
Gemüt sehr gut. Die Behandlung konnte damit endgültig abgeschlossen werden.

Fallbewertung

Auch dieser Fall gelang sehr gut. Es geht ihr jetzt seit fast 5 Jahren gut, Ekzeme mussten nicht mehr behandelt werden.

Kasuistik 8: 2-jähriger Junge

Dieser 2 Jahre alte Junge wurde mir erstmals am 28.02.1995 vorgestellt.
Der Untersuchungsbefund zeigte stark aufgekratzte trockene Ekzeme mit Betonung des Rumpfes und der Beine. Blondes, hellhäutiges Kind, sich bei der Untersuchung heftig wehrend.

Anamneseerhebung

▶ **Familienanamnese**
Leer, auch keine atopischen Hinweise.

▶ **Eigenanamnese**
Frühkindlich habe es keine Krankheiten gegeben.
Im Dezember 1994 sei es dann zum Auftreten von Ekzemen an der Brust, dann bis Februar 1995 auch an den Beinen gekommen. Eine etwaige Ursache könne man laut Mutter nicht erkennen. Sonstige Krankheiten keine.

▶ **Spontanbericht und zusammenfassende gezielte Befragung**
Der Junge leide unter sehr heftigen Kratzanfällen, kratze sich dann immer blutig auf. Vor allem nachts sei es besonders auffallend. Nahrungsmittel seien ohne Einfluss.
Er reagiere auf alles empfindlich, z.B. auf synthetische Kleidungsstücke, auf Reißverschlüsse, auf Wolle, auf Nickel. Die bisherige Therapie mit Salben sei vollkommen wirkungslos. Sehr auffällig sei sein Verhalten. Er sei eigensinnig, könne Trost nicht annehmen, werfe sich überall auf den Boden, schlage sogar hin, wenn seine Wünsche nicht erfüllt werden. Er sei trotzig, das Wort „nein" derzeit an der Tagesordnung.
Er habe Angst vor Enge, sei oft unzufrieden, aber auch wieder sehr charmant, wenn alles nach seinem Kopf gehe. Er sei überaus unruhig im Sitzen. Sein Appetit sei gut. Vorlieben: Obst, blanke Butter, Milch, Eier und Wurst. Abneigung: nichts bekannt. Ungerne Brot. Keine Unverträglichkeiten. Starker Durst, trinkt ca. 2 Liter täglich. Normaler Stuhlgang, eher häufiger als zu wenig. Beim Autofahren werde es ihm sehr leicht übel. Er schlafe überwiegend auf dem Bauch, beim Einschlafen immer auf den Knien. Schwitzen sei unauffällig, wenn, dann eher auf der Nase. Seine Nägel seien leicht brechend. Er neige zu belegter Zunge. Bei Vollmond sei er unruhiger.

▶ **Homöopathische Repertorisation**
Bei diesem Kind lag eine sicherlich starke Neurodermitis mit heftigem Juckreiz vor, das eigentlich im homöopathischen Sinne auffallendere Symptombild war jedoch im Gemüt des Kindes zu sehen, weil bei der Wertung der Symptome auffallende Symptome und charakteristische gut beobachtete Gemütssymptome den Vorrang vor Lokal(= Haut)-Symptomen haben, woraus sich auch folgende Hierarchisierung und Repertorisation ergeben muss:

> Antwortet Nein auf alle Fragen (SR I 50: u.a. tub.)
> Eigensinnig bei Kindern (SR I 788: u.a. **TUB.**)
> Schlagen bei Kindern (SR I 964: **TUB.**; von mir ergänzt)
> Schlaflage auf den Knien (SR III 62: u.a. tub.)
> Schweiß auf der Nase (KK 1275/III 141: u.a. Tub.)

Therapie und weiterer Behandlungsverlauf

Therapie: Tuberculinum bovinum XM (Schmidt-Nagel, Genf), einmalig drei Globuli, die er jedoch erst im Mai einnahm.

▸ **Beratung am 18.07.1995**

Anruf der Mutter. Das Ekzem am Rumpf sei abgeheilt, der Junge sei inzwischen ausgeglichener gewesen, seit ungefähr 3 Wochen nehme sein Zorn, sein Eigensinn und seine Unruhe wieder deutlich zu.
Therapie: Abwarten.

▸ **Beratung am 16.08.1995**

Befund: Anhaltend starkes Ekzem im Bereich der Kniekehlen und an den Armen sowie neue trockene Stellen am Bauch.
Seit Sommerbeginn sei das Jucken erheblich schlimmer geworden. Sein Gemüt sei nach dem **Tuberculinum bovinum** insgesamt besser gewesen, verschlechtere sich aber zusehends.
Er sei stark dickköpfig, gegenüber seinem Bruder richtig gewalttätig. Bei Zorn beiße er ihn oft. Nachgeben könne er überhaupt nicht. Teilweise sei er auch auffallend ängstlich geworden, vor Lift, vor Höhe, vor größeren Tieren. Anhaltend gerne Fleisch essend, Gemüse lehne er ganz ab. Viel Durst auch nachts. Er schlafe inzwischen überwiegend auf dem Rücken, knirsche und spreche nicht dabei. Seine spröden Nägel habe er nicht mehr, auch die Übelkeit im Auto sei nicht mehr aufgetreten. Am auffallendsten sei laut Mutter der Dickkopf, die Ängstlichkeit und ein zunehmender Schweiß an Händen und Füßen.

▸ **Homöopathische Repertorisation**

Da sich die Besserung nach **Tuberculinum bovinum** in nicht überzeugender Weise gezeigt hatte und da sich trotz des Mittels jetzt auch Ängste eingestellt hatten, vermutete ich nun, dass es falsch gewählt war.

> Angst bei Kindern (SR I 66: u.a. calc.)
> Eigensinn bei Kindern (siehe oben)
> Verlangen zu beißen (SR I 110: u.a. calc.)
> Schweiß einzelne Körperteile (KK 469/II 63: u.a. **Calc.**, *Tub.*)

Therapie: Calcarea carbonica XM (Schmidt-Nagel, Genf), einmalig drei Globuli.

▸ **Beratung am 02.11.1995**

Befund: Die Neurodermitis war deutlich gebessert, nur noch leichte Ekzemreste.
Er fahre jetzt mit dem Lift, sei aber schon noch ängstlich. Sein Wesen sei auf jeden Fall ausgeglichener. Der Hand- und Fußschweiß sei zwischenzeitlich nicht mehr aufgetreten.
Therapie: Abwarten.

▸ **Beratung am 09.09.1997**

Befund: Keine Neurodermitis mehr festzustellen. Die Neurodermitis sei seit 1995 ganz weg! Im August hatte er starke Windpocken, er habe es aber gut überstanden. Die Mutter komme wegen der anderen Symptome: Er sei anhaltend sehr dickköpfig, reizbar, schlage auch mal seinen Bruder, sei unruhig, gebrauche viele Schimpfworte gegen alle, auch den Eltern gegenüber. Er sei morgenmuffelig. Die Konzentrationsfähigkeit sei sehr gut, er spiele auch durchaus 1–2 Stunden alleine. Er sei auch oft ein sehr fröhliches Kind und könne viel lachen. In letzter Zeit falle auf, dass er Angst vor allem Neuem habe. Sein Appetit sei eher durchwachsen. Abneigung gegen warmes Essen. Schlaflage überwiegend rechte Seite. Auf Vollmond reagiere er mit verstärkter Unruhe.

▸ **Homöopathische Repertorisation**

Kinder beschimpfen ihre Eltern (SR I 7: u.a. lyc.)
Beschwerden durch Erwartung (KK 33/I 33: u.a. Lyc.)
Eigensinn bei Kindern (SR I 788: u.a. lyc.)
Abneigung gegen warme Speisen (SR II 279: u.a. lyc.)
Vollmond < (SR II 369: u.a. **LYC**.)

Therapie: Lycopodium XM (Schmidt-Nagel, Genf), einmalig drei Globuli.

▸ **Beratung am 27.10.1997**
Sein Appetit sei viel besser, er esse jetzt sogar auch warme Speisen. Gutes Allgemeinbefinden.
Therapie: Abwarten.

▸ **Beratung am 02.12.1997**
Das Mittel habe wunderbar gewirkt. Jetzt sei er wieder appetitloser, weinerlicher und quengeliger geworden. Es sei wieder so wie vor dem letzten Mittel. Seit kurzem habe er auch Husten, hart und trocken klingend, vornehmlich nachts im Schlaf (KK 1506/III 372: u.a. Lyc.), mit Aufwachen davon.
Therapie: Abwarten.

▸ **Beratung am 09.06.1998**
Befund: Neurodermitis anhaltend weg seit 1995.
Seine Gemütslage sei sehr gut gewesen, seit circa 1–2 Monaten aber wieder etwas in die alten Gewohnheiten zurückfallend. Wieder trotziger, dickköpfiger und auch unruhiger

im Sitzen geworden. Anhaltend Morgenmuffel. Trost könne er gut annehmen. Vor Gewitter seien Ängste aufgetreten (SR I 528: u.a. lyc.). Seine Fingernägel seien wieder brüchig. Sein Appetit sei so einigermaßen. Vorlieben für Süßigkeiten, Knödel. Abneigung gegen Gemüse und Salate.
Therapie: Lycopodium XM (Schmidt-Nagel, Genf), einmalig drei Globuli.

▸ **Beratung am 03.09.1998**
Es gehe gut. Seine Gemütslage sei sehr ausgeglichen.
Die Abneigung gegen warme Speisen sei nicht mehr vorhanden, auch esse er jetzt besser. Seitens der Haut habe es auch bei der Hitze Anfang August keine Ekzemprobleme gegeben, das sei seit 1995 anhaltend vorbei.
Therapie: Abwarten.

▸ **Letzte Beratung am 04.08.1999**
Befund: Neurodermitis nicht mehr zu sehen. Laut Mutter habe er im letzten Winter einmal kurzfristig zwei kleine Fleckchen gehabt, die aber auch schnell wieder verschwunden seien. Es gehe ihm allgemein sehr gut, der Eigensinn und die leichte Unruhe hätten sich aber in letzter Zeit schon wieder ein bisschen gemeldet.
Therapie: Lycopodium XM (Schmidt-Nagel, Genf), einmalig drei Globuli.

Fallbewertung

Wenn man sich an die Zeit vor 1995 erinnert, kann man sehr leicht nachvollziehen, wie gut ihm die homöopathische Behandlung getan hat. Er ist diesbezüglich seit nunmehr sieben Jahren so gut wie beschwerdefrei. Auch seine allgemeine Entwicklung ist hervorragend und gibt keinen Grund zur Klage.

Kasuistik 9:
15 Monate alter Junge

Dieser 15 Monate alte Junge wurde mir erstmals am 13.07.1998 vorgestellt.
Der Untersuchungsbefund zeigte eine mittelschwere Neurodermitis mit stellenweise blutig gekratzten Arealen betont am Rumpf, an der Schulter, an den Extremitäten. Sehr trockene und hart-verdickte Haut. Viel Cerumen.

Anamneseerhebung

Familienanamnese
In der Familie keine atopischen Erkrankungen außer einem Neurodermitisfall.
Keine Tuberkulose; keine venerischen Erkrankungen.

Eigenanamnese
In der Schwangerschaft habe die Mutter wegen einer Blasenentzündung zweimal ein Antibiotikum einnehmen müssen. Die Geburt wurde 11 Tage nach dem errechneten Termin eingeleitet. Geburtsgewicht 3600 g, Größe 51 cm, der Kopfumfang sei mit 36 cm recht groß gewesen, auch jetzt noch leicht vorhanden. Alle Impfungen seien durchgeführt worden.
Den ersten Zahn habe er mit 13 Monaten bekommen. Die Zahnung mache sich aber nicht so deutlich bemerkbar. Im 16. Lebensmonat habe er mit dem Gehen begonnen, inzwischen gehe er schnell, unauffällig, beweglich. In seiner Sprachentwicklung sei er schon relativ weit fortgeschritten. Keine ernsthaften Vorerkrankungen, außer leichten Erkältungen. In den ersten drei Monaten hatte er relativ starke Blähungskoliken. Seitens der Neurodermitis sei von Anfang an eine sehr trockene Haut aufgefallen, die sie mit Fettsalben behandelt hätten.

Im April dieses Jahres traten dann erstmalig richtige Ekzeme auf, die sich schnell auf Arme, Beine, Rücken und Brust ausgebreitet hätten.
Bisherige Therapien: Diverse Salbengemische, Harnstoffsalben, Fettsalben sowie viele verschiedene Mittel vom Heilpraktiker.

Spontanbericht und zusammenfassende gezielte Befragung
Er leide unter starkem Juckreiz, vor allem, wenn er ausgezogen wird. Verschlimmernd wirke sich heißes Wetter, Schwitzen, Müdigkeit oder eine Stress-Situation aus, zum Beispiel, wenn die Mutter nachts nicht gleich komme. Ablenkung bessere. Ein kalter Um-

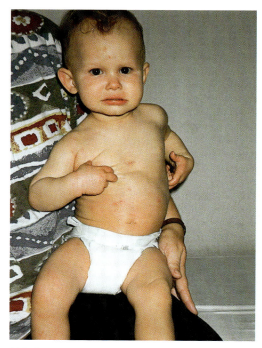

Abb. 9a

schlag bessere auch. Nachts sei es besser als tagsüber. Sonst sei nichts zu berichten. Die gezielte Befragung ergab noch folgende Symptome: Er habe einen großen, runden Kopf. Strabismus convergens. Seine Zahnung verlaufe etwas langsam, er habe bis jetzt erst vier Zähne bekommen. Dabei aber viel Speichelfluss. Sein Wesen sei nicht ganz so leicht, er brauche viel Aufmerksamkeit. Nach dem Mittagsschlaf sei er sehr unzufrieden und verquengelt. Draußen fühle er sich viel wohler. Doch oft mal trotzig und dickköpfig. Trösten lasse er sich gut. Ängste habe er keine. Sich allein zu beschäftigen sei eher schwierig für ihn. Vom Typ her eher unruhig und immer in Bewegung. Sein Appetit sei zufriedenstellend. Vorlieben: Gemüse, Kartoffeln, Grießklößchen und Brot. Abneigungen und Unverträglichkeiten bis jetzt keine, die Mutter verzichte aber aus Vorsicht auf Schokolade, Farbstoffe und Nüsse. Sein Durst sei schwankend, überwiegend Tee, etwas Saft oder Milch. Der Stuhl sei recht weich, aber insgesamt falle da nichts auf. Schwitzen und Frieren: Da sei nichts Besonderes zu sagen. Er schlafe gut, überwiegend auf dem Bauch, flach. Er sei empfindlich gegen Wind, bei windigem Wetter fühle er sich insgesamt unwohl.

▶ **Homöopathische Repertorisation**

Wind < (SR II 758: u.a. calc.)
Nach Mittagsschlaf < (SR II 598: u.a. Calc.; von mir auf Grund eigener Erfahrung ergänzt)
Spätes Gehenlernen (SR II 678: u.a. **CALC**.)
Kopf groß (KK 185/I 185: u.a. *Calc*.)

Therapie und weiterer Behandlungsverlauf

Therapie: Am 13.07.1998 Einnahme von Calcarea carbonica XM (Schmidt-Nagel, Genf), einmalig drei Globuli.

▶ **Beratung am 08.09.1998**
Anruf der Mutter. Viel besseres Allgemeinbefinden und Neurodermitis so gut wie weg.
Therapie: Abwarten.

▶ **Letzte Beratung am 08.11.1999**
Befund: Neurodermitis anhaltend vollkommen verschwunden, wunderschöne Haut.
Es gehe ihm einfach prima, keinerlei Klagen, sie wollten ihn mir nur einmal wieder vorstellen.
Seine allgemeine Entwicklung sei hervorragend, sowohl im seelischen als auch im körperlichen Bereich. Der Strabismus sei übrigens auch vollständig zurückgegangen.

Fallbewertung

Dieser Fall ist insofern interessant, als der Homöopathie oft der Vorwurf gemacht wird, sie wirke langsam. Dieses Kind durchlief in

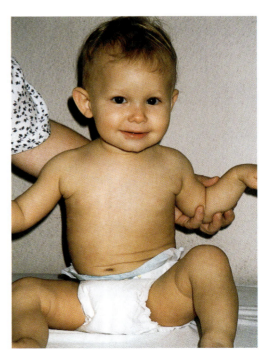
Abb. 9b

den vielen Monaten vor Beginn der homöopathischen Behandlung verschiedenste Therapien, die alle keinen Erfolg herbeiführen konnten.
Das Mittel **Calcarea carbonica** hingegen ergab Beschwerdefreiheit innerhalb weniger Wochen. Er ist nun schon seit fast vier Jahren so gut wie beschwerdefrei und man kann durchaus die Hoffnung haben, dass er es auch bleiben wird.

Kasuistik 10: 17-jähriger Jugendlicher

Dieser 17 Jahre alte Patient stellte sich erstmals am 21.10.1997 bei mir vor.
Der Untersuchungsbefund zeigte eine stark zerkratzte flächige Neurodermitis mit Betonung des Gesichtes, der Schultern, des Nackens, der ganzen Arme und der Oberschenkelinnenseiten. Ungepflegter und ungesunder Hauteindruck. Stark stinkende Achselschweiße des Patienten, die fast Übelkeit erregten.

Anamneseerhebung

▶ Familienanamnese
Keine atopischen Hinweise, keine Tuberkulose und keine venerischen Erkrankungen.

▶ Eigenanamnese
Keine schweren Krankheiten bisher. Früher habe er belastungsbedingt öfter mal Reizungen an der Achillessehne gehabt, was aber verschwunden sei, auch ein Karpaltunnelsyndrom sei einmal vorübergehend vorhanden gewesen, aber auch dies sei schon länger ganz weg.
Die Neurodermitis habe im Sommer 1995 an den Augen begonnen und sich schnell auf das ganze Gesicht ausgebreitet. Der daraufhin bei einem Hautarzt durchgeführte Allergietest habe positive Ergebnisse bei Katzen (++), Kaninchen (++) und Nickel (+) ergeben, obwohl er damit eigentlich keine Kontakte habe. Die Haut sei dann trotz hautärztlicher Behandlung immer schlimmer geworden, woraufhin er sich bis April 1996 in eine Universitätshautklinik begeben habe, wo er mit verschiedenen Salben behandelt wurde, jedoch mit nur sehr mäßigem Erfolg. Im Juli 1996 legte er seine Gesellenprüfung zum Koch ab, ab da wurde es vorübergehend etwas besser. Inzwischen sei er arbeitslos, da er seinen Beruf wegen starker Neurodermitis-Beschwerden nicht mehr ausüben könne, er warte jetzt auf die Möglichkeit einer Umschulung.

▶ Spontanbericht und zusammenfassende gezielte Befragung
Er leide unter furchtbarem Juckreiz. Die Haut nässe oft, sei entzündet, rot, heiß.
Nachts beim Warmwerden im Bett sei es am schlimmsten, er müsse deshalb immer wieder aufstehen, um kalte Umschläge zu machen. Durch Kratzen werde es immer mehr. Er habe in letzter Zeit viele Bewerbungen geschrieben und nur Absagen bekommen, was ihn sehr stark belaste. Jede Absage führe fast unmittelbar zu stundenlangem Kratzzwang. Seine Gemütslage sei sehr depressiv deshalb. Nahrungsmittel seien ohne Einfluss. Eine umfassende Diät sei auch erfolglos gewesen. Die Behandlung mit Kortisonsalben habe immer nur kurz geholfen, danach sei es jeweils noch schlimmer geworden, inzwischen verwende er eigentlich nur noch Fettsalbe. Er sei häufig erkältet, immer müde,

wohl deshalb, weil er nachts immer kratzen müsse.
Die berufliche Situation belaste ihn sehr. Als er acht Jahre alt war sei seine Mutter gestorben, das sei sehr schlimm für ihn gewesen. Im Alter von elf Jahren verlor er dann auch noch seine Oma. Im 13. Lebensjahr habe er mit Tabletten einen Selbstmordversuch unternommen. Schulprobleme, die Todesfälle, viel Streit mit seinem Vater, alles das habe bei ihm eine Todessehnsucht ausgelöst, er wollte einfach tot sein. Auch heute denke er noch oft über den Tod nach. Im 15. Lebensjahr sei er schon daheim ausgezogen. Er lebe jetzt mit seiner Freundin zusammen, mit dem Vater komme er inzwischen auch gut zurecht.
Seit dieser Neurodermitis sei er sehr oft deprimiert und traurig. Er gehe auch kaum noch aus, ziehe sich immer mehr zurück.
Sein Appetit sei eher mäßig, er esse nur einmal am Tag. Vorlieben für thailändische Kost und für Fisch. Abneigungen gegen Quark und Grieß. Kein Alkohol, kaum Kaffee. 20 Zigaretten täglich. In letzter Zeit Wechsel zwischen Verstopfung und Durchfall. Seine Ellenbogengelenke krachen beim Armdurchstrecken. Die Kiefergelenke knacken beim Kauen. Bei körperlichen Anstrengungen habe er leichte Atemnot. Herzklopfen oft abends im Bett, da spüre er den Herzschlag im Ohr. Er friere sehr leicht, habe immer kalte Hände. Sommerhitze vertrage er aber auch nicht gut, am besten sei ein mildes Sommerwetter. Schwindel beim Aufrichten. Etwas ängstlich vor Hunden und in der Höhe.

▶ Homöopathische Repertorisation

Wünscht sich den Tod (SR I 195: u.a. psor.)
Selbstmord durch Schwermut (SR I 979: u.a. **psor.**)
Schweiß stinkend (KK 462/II 56: u.a. *Psor.*)
Mangel an Lebenswärme (SR II 307: u.a. **PSOR.**)
Verzweiflung durch Juckreiz (SR I 393: **PSOR.**)

Der Patient bot die klassische Psorinum-Charakteristik, die Frösteligkeit, das verstärkte Schwitzen, die tiefe Depression mit Suizidalität, die große Verzweiflung, die Hoffnungslosigkeitsgefühle, die übel riechenden Sekrete.

Therapie und weiterer Behandlungsverlauf

Therapie: Am 21.10.1997 Einnahme von **Psorinum XM** (Schmidt-Nagel, Genf), einmalig drei Globuli.

▶ Beratung am 05.01.1998

Befund: Die Neurodermitis zeigte sich deutlich gebessert, vor allem im Gesicht, an den Armen und im Brustbereich. Sein Gemüt sei aber eher schlecht. Diese Arbeitslosigkeit belaste ihn wieder sehr. In letzter Zeit habe er ab und zu wieder Selbstmordgedanken so wie früher. Er streite auch wieder mehr mit seinem Vater. Beruflich wolle er jetzt versuchen, eine Stelle als Reiseverkehrsfachmann zu bekommen, er sehe aber wenig Chancen. Anhaltend sehr frostig, immer kalte Hände. Anhaltend Kieferknacken und Herzklopfen abends im Bett.
Therapie: Abwarten, da ich von einer Arzneimittelreaktion ausgehen musste, indem sich alte ehemalige Symptome wieder verstärkt zeigten.

▶ Beratung am 27.01.1998

Sein Gemüt sei viel besser, er ziehe sich auch nicht mehr so zurück. Das Herzklopfen sei weg. Die Verdauung sei auch geregelter. Seine Neurodermitis werde immer besser.
Therapie: Abwarten, da die Besserung überwog.

▶ Beratung am 22.02.1998

Keine Todesgedanken mehr. Gemüt sehr viel besser. Die Neurodermitis sei sehr viel besser, er könne überwiegend durchschlafen,

bis zu 15 Stunden nachts. Auch seine Frostigkeit sei viel besser. Herzklopfen falle gar nicht mehr auf, auch sein Schwindel sei nicht mehr aufgetreten.
Therapie: Abwarten.

▸ Letzte Beratung am 04.04.1998
Hervorragender Hautbefund. Bis auf zwei minimalste 1-Cent-große Stellen an der Schulter vollkommen gesunde und zarte Haut. Sehr gutes Gemüt, er habe jetzt vor zwei Wochen auch eine Praktikantenstelle im Hotelfach bekommen. Körperlich sei er vollständig beschwerdefrei. Die Behandlung wurde daraufhin abgeschlossen. Seitdem geht es ihm gut.

Fallbewertung

Dieser Fall zeigt in sehr anschaulicher Weise, wie wichtig es ist, bei jedem Neurodermitis-Patienten das ihn individuell charakterisierende Beschwerdebild zu ermitteln und dabei unter Umständen – wie bei diesem Jugendlichen – die Gemütslage in den Vordergrund der gesamten Behandlung zu stellen, wenn es sich als notwendig erweist. Der mögliche Einwand, man hätte den Patienten auch einer Psychotherapie zuführen und die Hautsymptome lokal behandeln können, wird allein durch den Erfolg der ganzheitlichen Methode der Homöopathie ausreichend entkräftet.

Kasuistik 11: 19 Monate alter Junge

Dieser 19 Monate alte Junge wurde mir erstmals am 15.06.1993 vorgestellt.
Der Untersuchungsbefund zeigte eine schwerste Neurodermitis fast der gesamten Haut mit Betonung der Extremitäten. Trockene, harte, verdickte und stellenweise nässende Haut.
Blutige Exkoriationen. Die Finger waren ekzembedingt in Beugestellung fixiert. Bewegungen mit den Extremitäten waren nur eingeschränkt möglich. Es lag ein überaus starkes Bild einer frühkindlichen Neurodermitis vor. Sehr sympathisch wirkendes und offenes Kind.

Anamneseerhebung

▸ Familienanamnese
Keine atopischen Hinweise, keine sonstigen chronischen Krankheiten.

▸ Eigenanamnese
Schwangerschaft und Geburt seien normal verlaufen. Es sei aber gleich nach der Geburt schon eine trockene Haut aufgefallen. Etwa ab der 6. Lebenswoche sei es zu den ersten Ekzemstellen gekommen, inzwischen sei er überall betroffen.
Bisherige Therapien: Verschiedene Fett- und Pflegesalben, selten auch einmal Kortisonsalbe, alles ohne jeglichen Erfolg.

▸ Spontanbericht und zusammenfassende gezielte Befragung
Es sei ganz furchtbar mit dem Juckreiz. Tagsüber gehe es ja, aber nachts sei es ein Drama. Schon beim Ausziehen, erst recht aber ab Mitternacht werde er durch heftigen Juckreiz geplagt, da könne er einfach nicht anders. Mit steigender Wärme im Sommer nehme es deutlich zu, bei Hitzeperioden sei es ganz

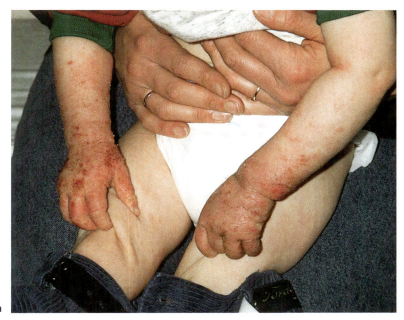

Abb. 11a

Tuberculinum / Natrium muriaticum

schlimm. Kühles Wetter lindere dagegen. Die Haut werde immer schlimmer und trockener. Sie schäle sich ab wie nach Scharlach. Hinter den Ohren dagegen nässe und verklebe alles. Nachts jammere und stöhne er nur noch im Schlaf. Ein Allergietest sei noch nicht gemacht worden, eine eindeutige Unverträglichkeit von Nahrungsmitteln im Sinne einer Sofortreaktion habe die Mutter noch nicht beobachten können.

Er sei überaus lebhaft und unruhig im Sitzen. Bei Widerspruch kratze er sich schnell. Zärtlichkeiten könne er schlecht ertragen, ein Schmusekind sei er überhaupt nicht. Bei Zorn werfe er sich hin und schlage den Kopf auf den Boden. Er spreche viel, habe keinerlei Berührungsängste. Sein Appetit sei sehr groß. Vorlieben für Fleisch und Wurst sehr deutlich. Keine Abneigungen, keine Unverträglichkeiten erkennbar. Sein Stuhlgang sei eher breiig, mit einem roten Kopf beim Pressen. Einschlafen könne er gut, gegen Mitternacht sei es dann aus, da fange er zu kratzen an, bis es blutet. Er liege bevorzugt auf den Knien und Ellenbogen. Kein Zähneknirschen. Bei Vollmond sei er vom Eindruck her noch unruhiger. Um den After herum sei er öfter gerötet. Der Stuhl sei aber noch nicht auf Pilze hin untersucht worden.

▶ **Homöopathische Repertorisation**

Schlaflage auf den Knien (SR III 62: u.a. **tub**.)
Schlagen mit dem Kopf auf die Wand (= synonym Boden) (SR I 966: u.a. **TUB**.)
Verlangen nach Fleisch (SR II 255: u.a. tub.)
Hautjucken beim Entkleiden (KK 553/II 147: u.a. *Tub*.)

Therapie und weiterer Behandlungsverlauf

Therapie: Am 15.06.1993 Einnahme von **Tuberculinum bovinum C 200** (DHU), einmalig drei Globuli.

▶ **Beratung am 15.07.1993**
Anruf der Mutter. Haut sei besser, Schlaf sei besser, Gemüt sei besser.
Therapie: Abwarten, da die Besserung überwog.

▶ **Beratung am 17.09.1993**
Befund: Neurodermitis viel besser.
Gemüt sehr trotzig mit viel Neinsagen. Er schlage jetzt den Kopf an die Wand vor lauter Wut.
Sein Stuhlgang sei flotter gehend. Er schlafe überwiegend durch. Auffallend sei, dass er trotz gutem Essverhalten nicht zunehme.
Therapie: Tuberculinum bovinum C 200 (DHU), einmalig drei Globuli, da sich die Gemütssymptome wieder im Sinne des Mittels verschlimmert hatten.

▶ **Beratung am 06.10.1993**
Er habe letzte Woche ganz eitrige Handrücken und Finger gehabt. Sein Gemüt sei schwierig, überaus unruhig, sehr zornig und fordernd. Er kratze sich vor allem an den Händen und Fingern alles blutig. Das Kopfschlagen sei weg, das viele Neinsagen gebessert, er sei aber schon noch sehr stur und zur Hysterie neigend.
Therapie: Abwarten, Umschläge mit kaltem schwarzem Tee.

▶ **Beratung am 10.11.1993**
Anruf der Mutter. Gemüt und Haut seien unverändert schlecht. Symptome unverändert.
Therapie: Tuberculinum bovinum M (Schmidt-Nagel, Genf), einmalig drei Globuli.

▶ **Beratung am 20.12.1993**
Befund: Neurodermitis der Arme und Hände anhaltend sehr stark mit viel Blutigkratzen und viel Nässen.
Gemüt in letzter Zeit von Dickköpfigkeit und Eigensinn geprägt. Er sei sehr unzufrieden, jammere viel herum. Neu aufgetreten sei eine Abneigung gegen Milch. Neu auch nächtliche Angstträume mit Aufschreien und Desorientiertheit. Er habe wohl Zahnungsprobleme, denn diese Angstträume seien seitdem aufgetreten.

▶ **Homöopathische Repertorisation**

Schreien nachts (SR I 912: u.a. calc.)
Angstträume (SR III 250: u.a. **CALC**.)
Unzufrieden (SR I 402 f.: u.a. calc.)
Abneigung gegen Milch (SR II 257: u.a. **calc**.)
Erschwerte Zahnung (KK 1355/III 221: u.a. **Calc**.)

Therapie: Calcarea carbonica M (Schmidt-Nagel, Genf), einmalig drei Globuli.

▶ **Beratung am 01.02.1994**
Gemüt, Hautbefund und Schlaf besser.
Therapie: Abwarten.

▶ **Beratung am 11.02.1994**
Er zahne gerade wieder, seitdem unausgeglichen. Er wisse nicht, was er will.
Viel Quengeln und Jammern. Der Trotzkopf komme wieder durch. Er weine viel schon bei Kleinigkeiten (SR I 1089: u.a. calc.)
Therapie: Calcarea carbonica M (Schmidt-Nagel, Genf), einmalig drei Globuli.

▶ **Beratung am 16.03.1994**
Es sei wieder gut geworden, jetzt zahne er wieder mit den entsprechenden Symptomen.
Er schlafe nicht mehr durch, will dauernd genommen werden, will immer bei den Eltern schlafen. Wieder eigensinniger, dickköpfiger.
Therapie: Abwarten, da wohl im Sinne des Mittels reagierend.

▶ **Beratung am 29.03.1994**
Keine Besserung, im Gegenteil, die Unruhe nehme gerade nachts ab Mitternacht wieder zu wie früher. Juckreiz wieder ganz erheblich mit Blutigkratzen ab Mitternacht. Allgemein

Therapie und weiterer Behandlungsverlauf

auch unruhiger nachts. Durst sei auch öfter nachts vorhanden, wenn er keine Ruhe gebe. Die Haut sah anhaltend massiv ekzematös aus, vor allem an den Händen stark nässend und krustös; das Kind konnte vor lauter Krusten die Finger nicht mehr strecken.

▶ **Homöopathische Repertorisation**

> Ruhelosigkeit nachts, nach Mitternacht (SR I 841: u.a. **ARS.**)
> Durst nachts (KK 1572/III 438: u.a. *Ars.*)
> Hautausschläge juckend nachts (KK 602/II 196: u.a. *Ars.*)

Therapie: Arsenicum album C 200 (Schmidt-Nagel, Genf), einmalig drei Globuli.

▶ **Beratung am 18.05.1994**
Es habe schon nach 3 Tagen gewirkt! Jetzt seit dem Wetterwechsel zum Sommer hin werde es wieder schlimmer. Er komme wieder ziemlich pünktlich ab Mitternacht.
Therapie: Arsenicum album C 200 (Schmidt-Nagel, Genf), einmalig drei Globuli.

▶ **Beratung am 06.07.1994**
Es habe erneut hervorragend gewirkt, seit ungefähr einer Woche habe er aber wieder sehr starke Neurodermitis mit starken Krustenentwicklungen vor allem auf den Händen und an den Fingern. In der Tat waren die Hände sehr stark ekzematös und die Haut dort stark verhärtet (Haut, Verhärtung: KK 575/II 169: u.a. *Ars.*) und verdickt (KK 575/II 169: u.a. *Ars.*), was wieder zur Beugehaltung zwang. Viel nächtlicher Durst sei auch wieder aufgefallen. Sein Gemüt sei insgesamt viel besser als früher.
Therapie: Arsenicum album M (Schmidt-Nagel, Genf), einmalig drei Globuli.

▶ **Beratung am 04.08.1994**
Vor kurzem hatte er einen Herpes an der Lippe, jetzt ein Eczema herpeticatum an beiden Armen und besonders an den Händen. Die Arme waren übersät mit Bläschen auf gerötetem Grund. Starker Juckreiz und großer Leidensdruck des Kindes.
In der linken Achselhöhle fanden sich multiple Lymphknotenschwellungen, druckschmerzhaft.
Seit diesem Herpesbefall stinke er aus dem Mund. Auch die Haut roch an den befallenen Stellen übel. Die Nächte seien seit dieser Infektion wieder sehr schlimm, er komme nicht mehr zur Ruhe; auch tagsüber sei er seitdem viel unruhiger, wohl durch den jetzt starken Juckreiz. Schmerzen äußere er nicht, auch Fieber habe die Mutter nicht beobachtet. Er lehne derzeit das Waschen kategorisch ab.

▶ **Homöopathische Repertorisation**

> Ruhelosigkeit nachts (SR I 839: u.a. **MERC.**)
> Hautausschläge Herpes (KK 586/II 180: u.a. *Merc.*)
> Hautausschläge übelriechend (KK 597/II 191: u.a. *Merc.*)
> Mundgeruch faulig (KK 1322/III 188: u.a. *Merc.*)
> Abneigung gegen Waschen/Baden (SR II 41: u.a. *merc.*)

Therapie: Mercurius solubilis C 30 (DHU), einmalig drei Globuli.

▶ **Beratung am 05.08.1994**
Es sei viel besser, er habe durchgeschlafen, die Haut sei vielleicht ein bisschen weniger entzündet.
Therapie: Abwarten.

▶ **Beratung am 10.08.1994**
Es sei alles viel besser geworden, was den Herpes anginge. Auch die Drüsenschwellungen seien deutlich zurückgegangen. Die Ekzembeschwerden seien aber noch immer erheblich.
Therapie: Abwarten.

▸ **Beratung am 17.08.1994**
Befund: Keine Bläschen mehr. Ekzem der Hände noch recht deutlich, weniger stark in den Kniekehlen und Ellenbeugen. In letzter Zeit sei er sehr ängstlich geworden, er zucke richtiggehend zusammen, wenn es irgendwo plötzlich knalle. Diese Ängstlichkeit vor lauten Geräuschen sei vorher nie aufgefallen. Seine Unruhe sei anhaltend vorhanden, sein Dickkopf und seine Unruhe ebenso. Er mag nicht angezogen werden und nicht gewaschen werden. Stillsitzen sei ein Problem. Immer noch vermehrter Mundgeruch.
Therapie: Abwarten.

▸ **Beratung am 12.12.1994**
Befund: Neurodermitis recht gut, kein Vergleich mehr mit früher, Reststellen an den Händen und Fingern aber noch vorhanden und anhaltend sehr stark. Es sei die letzten Monate bezüglich der Haut recht gut gewesen. In letzter Zeit aber wieder sehr starkes Kratzen besonders an den Händen und Fingern. Große Unruhe im Sitzen. Er könne sich nie für etwas entscheiden, sei auffallend unentschlossen. Die Lärmängste sind anhaltend vorhanden.
Er schlafe meistens auf dem Bauch. In Menschenmengen fühle er sich sichtlich unwohler.
Wenn er aufwacht, dann weine er eigentlich immer. Im Dunkeln sei er auch ängstlich geworden. Sein Leib sei oft auffallend gebläht. Verlangen nach Süßem. Die Mutter sei laut eigenen Angaben sehr gestresst durch die Familienangehörigen, die ihr von einer weiteren homöopathischen Behandlung abraten, da sich noch nichts getan hätte. Sie möchte aber weitermachen.
Diese Unsicherheit ob einer weiteren Behandlung ist uns homöopathischen Ärzten sicherlich verständlich, handelt es sich doch um ein Krankheitsbild, welches sehr starke und vor allem dauerhafte und mehr oder weniger täglich auftretende Beschwerden auslösen kann. Hier ist sowohl seitens des Patienten als auch des Arztes oft viel Geduld gefordert. Hinzu kommt, dass man nicht einmal weiß, ob sich die Geduld letztlich lohnen wird, da ein Behandlungserfolg nicht garantiert werden kann. Wir wissen aber andererseits, dass selbst eine schwere Neurodermitiserkrankung mit dem passenden homöopathischen Mittel über kurz oder auch länger in der Regel beherrschbar werden kann, dass sie sogar vollständig zurückgehen kann. Dies ist manchem Patienten aus verständlicher Unkenntnis heraus nicht immer zumutbar, sodass es dann auch manchmal leider zu Therapieabbrüchen kommt.

▸ **Homöopathische Repertorisation**

Furcht in Menschenmengen (SR I 485 f.: u.a. **lyc**.)
Furcht vor Geräuschen (SR I 514: u.a. **lyc**.)
Unruhe im Sitzen (SR I 856: u.a. **LYC**.)
Schlaflage auf dem Bauch (SR III 54 f.: u.a. **lyc**.)
Aufgetriebener Leib (KK 1663/III 529: u.a. **Lyc**.)

Therapie: **Lycopodium XM** (Schmidt-Nagel, Genf), einmalig drei Globuli.

▸ **Beratung am 30.01.1995**
Befund: Neurodermitis ganz deutlich gebessert.
Es gehe überhaupt viel besser. Er schlafe wieder recht gut, spreche aber ab und zu im Schlaf.
Man könne vermuten, dass er Angstträume habe, da er auch im Schlaf aufschreit.
Die Angst im Dunkeln und der Eigensinn seien noch gleich. Die Ruhelosigkeit sei doch gemildert, aber vorhanden. Der Hautbefund zeigte sich ganz wesentlich gebessert, am Körper sehr deutlich, aber auch die Haut an den Händen war viel weicher; er konnte auch die Finger ganz normal strecken. Die Ängste vor Geräuschen seien nicht mehr aufgetreten.
Therapie: Abwarten.

▶ Beratung am 27.03.1995

Beim Routinebesuch eines Hautarztes sei inzwischen eine Allergie auf Hundehaare und Hausstaubmilben diagnostiziert worden.
Die Haut sei vor allem an den Händen seit einer Woche wieder hart und stark juckend. Die Unruhe habe auch wieder zugenommen, auch die Aufgetriebenheit des Leibes.
Therapie: Lycopodium XM (Schmidt-Nagel, Genf), einmalig drei Globuli.

▶ Beratung am 09.05.1995

Befund: Die Neurodermitis zeigte nur noch leichte Ekzemstellen an den Handrücken, den Fingern und an der vorderen Halsfalte.
Seine Gemütslage sei aber sehr schlecht. Das schon früher aufgefallene Neinsagen sei jetzt an der Tagesordnung. Sehr viel Trotz und Eigensinn trotz besten Zuredens. Die Angst im Dunkeln sei viel stärker geworden. Die Furcht vor Krach nehme auch zu. Sein Schlaf sei schlechter, von Unruhe geprägt, meist auf Bauch oder Seite liegend. Er knirsche jetzt nachts mit den Zähnen. Die Aufgetriebenheit des Bauches sei weg. Beim Erzählen gehe es ihm nicht schnell genug, sodass er zu stottern anfange. Er schlage jetzt auch seinen Bruder. Auf Hunde reagiere er ängstlich. Wieder auffallend Verlangen nach Fleisch und Wurst.

▶ Homöopathische Repertorisation

> Eigensinn bei Kindern (SR I 788: u.a. **TUB**.)
> Antwortet Nein auf alle Fragen (SR I 50: u.a. tub.)
> Schlägt Umstehende (SR I 964: **Tub**.; von mir auf Grund eigener Erfahrungen ergänzt)
> Pavor nocturnus (SR 61: u.a. **TUB**.)
> Verlangen nach Fleisch (siehe Seite 51)

Therapie: Tuberculinum bovinum XM (Schmidt-Nagel, Genf), einmalig drei Globuli.

▶ Beratung am 06.07.1995

Alles sei zunächst viel besser geworden, seit ungefähr zwei Wochen werde alles wieder schlechter, vor allem seine seelische Lage.
Therapie: Tuberculinum bovinum XM (Schmidt-Nagel, Genf), einmalig drei Globuli.

▶ Beratung am 08.12.1995

Befund: Die Neurodermitis ist deutlich gebessert gegenüber früher, nennenswerte Stellen waren nur noch im Bereich der Handrücken und Finger zu finden.
Sein Allgemeinzustand war in den letzten Monaten auch gut. Seit einer Woche werde er aber wieder sehr zappelig und könne nicht mehr ruhig sitzen, vielleicht spiele da auch der Umzug in das neu gebaute Haus eine Rolle, wie die Mutter vermutete. Er neige in letzter Zeit dazu, viel Ohrschmalz zu produzieren, vor allem im rechten Ohr. Nachts sei die Nase oft verstopft und er müsse den Mund aufhalten, so dass er auch schnarche. Der Zorn sei weniger geworden, er sei aber herausfordernd und dickköpfig. Es falle ein unwillkürliches Einnässen auf, tags wie nachts, das störe ihn irgendwie gar nicht. Auf seinen kleinen Bruder sei er sehr eifersüchtig und er beiße ihn auch im Zorn. Er widerspreche dauernd, wisse alles besser, sei sofort beleidigt und bockig. Sein Stuhl sei hart und knollig. Vor Fremden sei er ängstlich geworden, da verstecke er sich sogar. Enge Gürtel mag er überhaupt nicht. Bauchweh ab und zu vor dem Stuhlgang. Bei Vollmond nehme die Unruhe zu. Auffallende Geruchsempfindlichkeit.

▶ Homöopathische Repertorisation

> Furcht vor Fremden (SR I 525: u.a. lyc.)
> Ruhelos im Sitzen (siehe linke Seite)
> Eifersucht (SR I 674: u.a. lyc.)
> Empfindlichkeit gegen enge Gürtel (SR II 75: u.a. **LYC**.)
> Ohrschmalz vermehrt (KK 1227/III 93: u.a. Lyc.)

Wie man sieht, hatte er sich jetzt wieder zu dem schon früher gegebenen Mittel **Lycopodium** hin entwickelt.
Therapie: Lycopodium XM (Schmidt-Nagel, Genf), einmalig drei Globuli.

▸ Beratung am 12.02.1996

Alles besser. Er sei ausgeglichener, schlafe besser, habe mehr Appetit. Das Bettnässen sei gleichbleibend.
Therapie: Abwarten.

▸ Beratung am 22.04.1996

Vor drei Wochen habe er wegen eines Hustens vom Hausarzt ein Antibiotikum eingenommen, jetzt huste er schon wieder, mehr nachts im Schlaf und ziemlich trocken.
Seine Unruhe gehe so, sein Zorn nehme wieder stark zu. Er mache alles kaputt, bekomme richtige Wutanfälle, wenn es nicht nach seinem Kopf geht. Die Haut an den Händen zeigte sich recht gut.

▸ Homöopathische Repertorisation

Zerstörungswut (SR I 397: u.a. **tub**.)
Jähzorn (SR I 26 f.: u.a. **LYC**., tub.)
Husten nachts im Schlaf (KK 1506/III 372: u.a. Lyc., Tub.)

Therapie: Tuberculinum bovinum CM (Schmidt-Nagel, Genf), einmalig drei Globuli.

▸ Beratung am 30.07.1996

Befund: Neurodermitis sehr gut geworden, nur noch ganz geringe Restspuren auf den Händen.
Viel besseres Gemüt, er sei anschmiegsam und zärtlicher geworden. Er brauche jetzt auch viel Lob und Anerkennung, Selbstbestätigung. Auffallend sei jetzt seine Schüchternheit. Bei Verlegenheit nehme er viel den Finger in den Mund. Die Haut sei fast immer gut. Er könne viel besser spielen, sich allgemein besser beschäftigen. Er schlafe recht gut, komme aber sehr oft zu den Eltern. Sein Bettnässen sei seltener, tagsüber gehe er einfach nicht, halte es zurück. Insgesamt sei laut der Mutter seine Entwicklung sehr gut.
Therapie: Abwarten.

▸ Beratung am 18.09.1996

Sein Vater musste vor kurzem ins Krankenhaus, was ihn sehr mitgenommen habe. Wohl deshalb seien wieder alte Symptome aufgetreten, so sein Neinsagen, sein Fleischverlangen, sein Erschrecken vor Hunden.
Therapie: Tuberculinum bovinum CM (Schmidt-Nagel, Genf), einmalig drei Globuli.

▸ Beratung am 04.12.1996

Alles war wieder sehr gut, jetzt aber wieder schlechterer Allgemeinzustand bei insgesamt stabiler Neurodermitis, die kaum noch nennenswerte Beschwerden machte.
Er weine bei Kleinigkeiten. Wieder großes Verlangen nach Fleisch und Wurst.
Wieder größere Furcht vor Dunkelheit. Alles das seit einer Windpockenerkrankung im November.
Therapie: Tuberculinum bovinum CM (Schmidt-Nagel, Genf), einmalig drei Globuli.

▸ Beratung am 14.05.1997

Die Hände waren trocken und rissig, insgesamt wieder recht deutlich ekzematös.
Seit dem Winter sei das wieder auffallend. Er habe dauernd Streit mit seinem Bruder.
Er sei stur, bockig, eigensinnig (bei mir im Sprechzimmer wirkte das Kind jedoch – wie übrigens immer – sehr brav, ruhig, lieb und höflich und war eigentlich ein Kind, welches man einfach gern haben musste). Er esse sehr einseitig. Vorlieben für Fleisch, Kartoffeln und jetzt auch zunehmend Saures. Salatsoße trinke er blank, auch esse er sehr gerne Gewürzgurken. Gerne auch Salziges, Brezeln, Salzstangen.
Er gehe im wahrsten Sinne des Wortes daheim mit dem Kopf durch die Wand. Er trete und schlage wohl aus Eifersucht seinen Bru-

der. Im Kindergarten falle er hingegen überhaupt nicht auf. Verstärkt habe sich seine Furcht vor Tieren, selbst im Stall. Er schlafe wieder nur mit Licht ein, sonst habe er Angst. Auffallend erschien mir heute, wie schlank der Junge trotz offensichtlich mengenmäßig normalem Essverhalten ist. Das Schlanke und Große liege laut Mutter wohl in der Familie.

Immer wieder habe er Herpes an den Lippen, das komme und gehe. Die Mutter meint, dass er sich vielleicht vor seinem eigenen Stuhl ekelt, auch würde er nie seine Genitalien anfassen. Körperliche Nähe sei ihm eher unangenehm. Trostverhalten: das sei mal so, mal so, da könne man nichts Genaues sagen. Als er noch ein Säugling war, wurde das Weinen eher schlimmer, wenn ihn die Mutter getröstet hat. Durst: Der sei groß geworden. Er verlange auch nachts nach Trinken. Er wache in letzter Zeit öfter gegen 3.00 Uhr auf.

Kummer: Ja, vielleicht meine er, dass ihn die Eltern nicht so gerne hätten.

Auch im Kindergarten kratze er mehr, wenn er wegen der Hände von anderen Kindern gehänselt werde. Aber er erzähle nichts darüber, er fresse es alles eher in sich hinein.

Fremden Kindern gegenüber sei er eher scheu, was wohl alles damit zusammenhänge.

Bei Zorn werde er eher blass im Gesicht. Er neige zu kalten Händen und Füßen. Er weine schnell. Er sei sehr wissbegierig. Am Meer sei die Haut immer sehr gut geworden, vor allem an der Ostsee.

▶ Homöopathische Repertorisation

Erneut zeigten sich bei unserem längeren Gespräch wieder neue Aspekte des Kindes, die sich erst jetzt so entwickelt hatten, also:

> Beschwerden durch stillen Kummer (SR I 19: u.a. lyc., **NAT-M.**)
> Trost < (SR I 181: u.a. lyc., **NAT-M.**)
> Furcht vor Tieren (SR I 479: **Nat-m.**; von mir auf Grund eigener Erfahrungen ergänzt)
> Zorn mit blassem Gesicht (SR I 34: u.a. **NAT-M.**)
> Verlangen Saures (SR II 270 f.: u.a. **nat-m.**)

Das sich ergebende Natrum muriaticum und die sich offenbarenden gemütsbelastenden Symptome zeigten, wie tief wir in der Behandlung seiner Persönlichkeit vorgedrungen waren.

Wir hatten jetzt mit dieser Arznei, sofern sie richtig gewählt war, die Chance, alles wirklich in Ordnung zu bringen.

Therapie: Natrum muriaticum XM (Schmidt-Nagel, Genf), einmalig drei Globuli.

▶ Beratung am 16.02.1998

Befund: Sehr gutes Befinden insgesamt. Die Haut zeigte sich phantastisch, eigentlich so gut wie ganz erscheinungsfrei und darüber hinaus von ganz gesunder Beschaffenheit. Durch eine von den Eltern veranlasste Nasenpolypen-Operation vor drei Wochen wurde das Mittel **Natrum muriaticum XM** (Schmidt-Nagel, Genf) antidotiert und deshalb am 16.02.98 einmalig wiederholt.

▶ Letzte Beratung am 23.09.1998

Befund: Neurodermitis seit Monaten so gut wie weg, nur noch minimalste trockene Stellen an den Händen und Armen, die jedoch

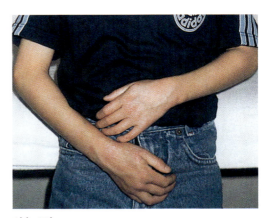

Abb. 11b

keinen Ekzemcharakter mehr besaßen und auch seit Monaten keinerlei Beschwerden auslösten. Anfang August, als es zu der Hitzeperiode gekommen war, sei die Haut in den Ellenbeugen für eine Woche etwas gereizt gewesen, das sei aber auch mit früher nicht vergleichbar. Die Mutter war ganz glücklich ob des guten Befindens ihres kleinen Sohnes. Krankheitssymptome könne sie eigentlich nicht angeben.

Die Behandlung konnte damit abgeschlossen werden.

Fallbewertung

Dieser Fall belegt, wie wichtig es ist, den auffallenden und charakteristischen Symptomen eines Neurodermitiskranken kausal zu entsprechen.

Der Junge hatte bedingt durch eine hohe Sensibilität große Probleme damit, mit seiner Erkrankung nach außen hin fertig zu werden, was entsprechende Gemütssymptome provozierte und was die Neurodermitis auch zu immer neuen Schüben veranlasste.

Die zu verordnende homöopathische Arznei musste demnach vor allem diesen Symptomen entsprechen. Eine Salbenbehandlung, eine Kur, eine umfangreiche Diät usw., alles das wäre am eigentlichen Problem vorbei gegangen. Die Behandlung dieses überaus sympathischen und lieben Kindes nahm fünf Jahre Zeit in Anspruch und wie man sieht hat es sich gelohnt.

Wie seine Entwicklung weitergehen wird, wird sich zeigen müssen, jedoch kann man wohl überaus optimistisch sein.

Bei einem Routineanruf meinerseits am 12.03.2000 wurde mir vom Vater des Kindes bestätigt, dass es seinem Sohn sehr gut gehe. Eine Behandlung war seitdem nicht mehr nötig.

Kasuistik 12: 2-jähriges Mädchen

Dieses 2 Jahre alte Mädchen wurde mir erstmals am 06.03.1995 vorgestellt.

Der Untersuchungsbefund ergab einen sehr schweren Neurodermitisfall mit hochgradig entzündeten und teilweise scharf begrenzten Erythemen. Leicht adipöses Kind, etwas weinend bei der Untersuchung.

Anamneseerhebung

▶ **Familienanamnese**

Keine atopischen Hinweise, keine Tuberkulose, keine venerischen Erkrankungen.

▶ **Eigenanamnese**

Langwierige Geburt über 48 Stunden, insgesamt 12 Tage zu früh. Als Säugling unauffällig gewesen. Obstipation von Anfang an. Neurodermitis seit circa einem Jahr mit Ausbreitung inzwischen auf die Hände, den Bereich um die Augen, Gesicht, Beine, Kniekehlen, Hals, Nacken, auf die Haut hinter den Ohren und in den Ellenbeugen.

Bisherige Therapie: Überwiegend Kortisonsalben.

▶ **Spontanbericht und zusammenfassende gezielte Befragung**

Die Kleine leide unter starkem Juckreiz, vor allem abends und nachts. Wetterwechsel von schön zu schlecht verschlimmere. Im Sommer sei es in der Regel etwas besser. Bezüglich der Nahrungsmittel vertrage sie Orangen, Limo und Kaffee schlecht. Es beste-

Therapie und weiterer Behandlungsverlauf

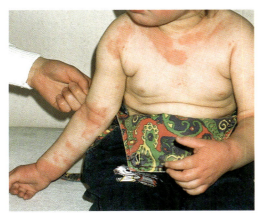

Abb. 12a *Calcarea carbonica*

he aber ein Verlangen nach Kaffee. Das Gemüt sei problemlos. Ängste habe sie nur vor lauter Musik. Sehr großer Appetit, deutliche Vorlieben für Suppe und Milch. Keine erkennbaren Abneigungen. Schon immer verstopft gewesen, weil der Stuhl so groß sei und oft erst hart, dann weich. Sie schlafe gerne und viel, meist auf dem Bauch, manchmal auch auf den Knien und oft dabei am Daumen lutschend. Sie spreche noch nicht. Auch das Gehenlernen war verzögert, es setzte erst mit 19 Monaten ein. An der Scheide sei sie oft wund.

▸ **Homöopathische Repertorisation**

Verlangen nach Kaffee (SR II 231: u.a. calc.)
Stuhl erst hart, dann weich (KK 1793/III 659: u.a. **Calc.**)
Gehen lernt spät (SR II 678: u.a. **CALC.**)
Schlaflage auf dem Bauch (SR III 54 f.: u.a. calc.)
Hautausschläge ringförmig (KK 588/II 182: u.a. *Calc.*)

Therapie: Am 06.03.1995 Einnahme von Calcarea carbonica XM (Schmidt-Nagel, Genf), einmalig drei Globuli.
Die Kortisonsalbe setzten wir ab.

▸ **Beratung am 12.04.1995**

Befund: Neurodermitis bereits deutlich gebessert!
Sie habe sofort nach der Einnahme des Mittels Fieber entwickelt; der dortige Hausarzt habe aber nichts feststellen können und am nächsten Tag sei es weggewesen. Der Juckreiz hatte auch schon deutlich nachgelassen.
Therapie: Abwarten.

▸ **Beratung am 16.06.1995**

Befund: Haut hervorragend.
Stuhlgang viel besser. Sie spreche jetzt auch mehr. Die Wundheit der Scheide sei nicht mehr aufgetreten.
Therapie: Abwarten.

▸ **Beratung am 22.06.1995**

Seit ein paar Tagen plötzlich erneut Neurodermitis-Beschwerden mit viel Juckreiz.
Vor allem nachts kratze sie sich wieder auf.
Therapie: Calcarea carbonica XM (Schmidt-Nagel, Genf) einmalig drei Globuli.

▸ **Beratung am 04.08.1995**

Es gehe sehr gut insgesamt, es ging nach dem Mittel sofort aufwärts.
Die Sprachentwicklung zeige deutliche Fortschritte. Die Verdauung klappe recht gut.
Therapie: Abwarten.

▸ **Beratung am 02.10.1995**

Anruf der Mutter: Es sei alles sehr gut gewesen. Ende September habe sie wegen einer Blasenentzündung ein Antibiotikum eingenommen, seitdem sei die Haut wieder schlechter.

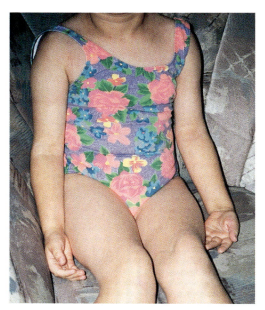

Abb. 12b

▶ **Beratung am 20.10.1995**
Befund: Die Neurodermitis war abermals deutlich herausgekommen.
Hände, Oberarme, obere Brust und Kniekehlen waren wiederum sehr ekzematös und aufgekratzt.
Auch der Stuhlgang war wieder problematisch, sehr hart und knollig, teilweise sitze sie eine Stunde auf der Toilette, bis es endlich gehe.
Gemüt weiterhin gut.
Therapie: Calcarea carbonica CM (Schmidt-Nagel, Genf), einmalig drei Globuli.

▶ **Beratung am 22.12.1995**
Kurzer Rückruf der Mutter, es habe gut gewirkt, alles sei wieder gut.
Therapie: Abwarten.

▶ **Letzte Beratung am 07.06.1997**
Anruf der Mutter, die Neurodermitis mache überhaupt keine Beschwerden, in dieser Hinsicht sei alles in Ordnung. Es hapere aber sehr mit der Konzentration, die Schulprobleme seien schon vorprogrammiert und sie hätte bereits einen Termin beim Psychotherapeuten gemacht. Ich riet der Mutter davon ab und empfahl ihr, lieber mit der homöopathischen Behandlung fortzufahren. Dieser Termin wurde jedoch seitens der Mutter aus mir nicht bekannten Gründen leider nicht gewünscht.

Fallbewertung

Dieses Kind konnte dank des richtig gewählten homöopathischen Mittels eine deutliche Besserung nicht nur seiner Neurodermitis, sondern auch seines Gesamtbefindens und seiner ganzen Entwicklung erfahren, die sprachliche Entwicklung ging voran, die Verdauung funktionierte besser und die Ekzeme heilten ab. Es hätte jetzt nur noch „der Punkt auf dem i" gefehlt.
Bei einem Kontrollanruf meinerseits im Oktober 1998 wurde mir die seit der Therapie anhaltende Beschwerdefreiheit bezüglich der Neurodermitis bestätigt, seitdem bedurfte sie auch keiner Behandlung mehr.

Kasuistik 13: 5 Monate alter Junge

Der 5 Monate alte Junge wurde mir erstmals am 22.09.1997 vorgestellt.
Der Untersuchungsbefund zeigte eine stark beugebetonte Neurodermitis in den Ellenbeugen, Kniekehlen und Achselfalten, aber auch hinter den Ohren und im Gesicht. Hinter den Ohren feucht-krustös, ansonsten überwiegend trockene und blutig gekratzte

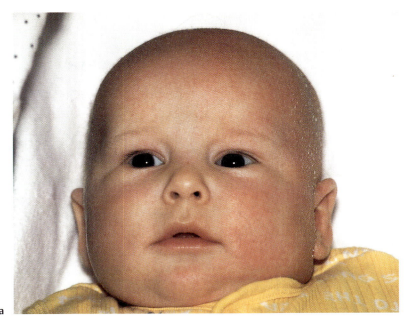

Abb. 13a

Haut. Ekzematöse Mamillen. Große dunkle Augen. Leicht gerunzelte Stirnfalten.

Anamneseerhebung

▶ **Familienanamnese**

Keine Besonderheiten, keine atopischen Krankheiten.

▶ **Eigenanamnese**

Die Geburt sei wegen 14-tägiger Übertragung eingeleitet worden. Im Juli 1997 sei die Neurodermitis zunächst am Kopf in Form von Milchschorf aufgetreten, habe sich dann rasch auf die oben erwähnten Stellen ausgebreitet. Hinter den Ohren und auf dem Kopf sei es immer zu stark entzündeten und nässenden Stellen mit dicken Krusten gekommen.
Sonst sei bis auf eine Erkältung in der 10. Lebenswoche nichts gewesen.
Bisherige Therapien: Beim Kinderarzt mit verschiedenen Fettsalben, beim Hautarzt Zinksalben und antibiotikahaltige Salben. Als auch dies erfolglos war, in der Universitätshautklinik mit desinfizierenden Externa. Im August 1998 habe die Mutter aber von sich aus alle Salben abgesetzt, da sie keinerlei Effekte sehen konnte und nicht, wie sie es nannte, „150 Salben schmieren wollte".

▶ **Spontanbericht und zusammenfassende gezielte Befragung**

Der Junge habe sehr starken Juckreiz, kratze tags wie nachts, quengle und sei unzufrieden durch den ständigen Juckreiz. Ablenkung lindere ein bisschen. Entkleiden beim Wickeln löse sofort Juckreiz aus. Er kratze und scheuere, bis es nässt und blutet. Nach dem Baden sei es viel schlechter. Hitze in jeder Form verschlimmere.
Am Hals habe er viele dicke Drüsenschwellungen. Sonst habe er keine Probleme. Sein Gemütszustand sei gut, wenn es nicht jucke. Er sei fröhlich, lache viel, sei freundlich. Bei Juckreiz jedoch sehr unausgeglichen, wei-

nerlich, verlange, getragen zu werden, was bei ihm schnell bessere. Sein Appetit sei sehr gut, er werde noch voll gestillt. Verdauung kein Problem. Schlafen sei durch den Juckreiz schlecht möglich, weil er davon oft erwache und dann getragen werden möchte. Etwas Fußschweiß. Mehr könne man nicht sagen, es drehe sich alles nur um die Haut und das Jucken.

▸ **Homöopathische Repertorisation**

Dieser Fall zeigte hinsichtlich wertvoller und individueller Symptome sehr wenig, weder im Gemütsbereich noch bei den allgemeinen Symptomen, sodass nichts anderes blieb, als nach den wenigen Lokalsymptomen zu repertorisieren.

> Ekzeme in den Gelenkbeugen (KK 839/II 432: u.a. **Graph**.)
> Hautausschläge hinter den Ohren feucht (KK 1223/III 89: u.a. **Graph**.)
> Stirn faltig (KK 482/II 76: u.a. *Graph*.)

Therapie und weiterer Behandlungsverlauf

Therapie: Am 22.09.1997 Einnahme von **Graphites C 30** (Schmidt-Nagel, Genf), einmalig drei Globuli.

▸ **Beratung am 14.10.1997**

Es gehe viel besser, er kratze bei weitem nicht mehr so oft und auch nicht mehr so heftig. Es nässe nicht mehr, die Entzündungen seien rückläufig.
Therapie: Abwarten.

▸ **Beratung am 14.11.1997**

Befund: Neurodermitis völlig erscheinungsfrei im Gesicht, in den Gelenkbeugen zu 80 % besser.

Juckreiz nur noch wenig. Gemüt weiterhin sehr gut. In letzter Zeit sei Nackenschweiß nachts aufgefallen.
Therapie: Abwarten.

▸ **Beratung am 21.01.1998**

Befund: Sehr gute Entwicklung. Nur noch sehr leichte Ekzemherde an den Handgelenken, sonst erscheinungsfrei bei schöner und weicher kleinkindlicher Haut.
Appetit habe er eigentlich immer, er sein ein guter Esser, Essen seine Lieblingsbeschäftigung. Kopfschweiß nachts weiterhin vorhanden. Gute motorische Entwicklung. Schlaf gut, überwiegend auf dem Bauch. Manchmal stöhne oder weine er kurz im Schlaf. Er könne sich gut beschäftigen, spiele auch gut alleine.
Therapie: Abwarten.

▸ **Beratung am 02.02.1998**

Befund: Rückfall der Neurodermitis seit ungefähr zwei Wochen in jedoch leichter Form, betont in den Achselfalten und Handgelenken.
Therapie: **Graphites C 30** (Schmidt-Nagel, Genf), einmalig drei Globuli.

▸ **Beratung am 09.03.1998**

Es sei schon nach drei Tagen alles wieder gut geworden, jetzt gehe es ihm hervorragend.
Therapie: Abwarten.

▸ **Beratung am 16.06.1998**

Anruf der Mutter, er sei geimpft worden, seitdem zeigten sich wieder leichte Ekzeme.
Therapie: **Graphites C 30** (Schmidt-Nagel, Genf), einmalig drei Globuli wegen Wirkungsunterbrechung durch die Impfung.

▸ **Beratung am 15.07.1998**

Befund: Es gehe sehr gut. Ekzembefunde konnte ich nicht mehr feststellen.
Sein Gemütszustand sei gut. In letzter Zeit sei er etwas trotzig geworden. Motorisch sei er sehr gut entwickelt, eher sehr lebhaft.

Abends beim Einschlafen schwitze er am Kopf. Appetit weiterhin sehr gut, neu sei eine Abneigung gegen Milch. Nachts schnarche er ab und zu. Er liege überwiegend auf dem Bauch, manchmal weine er im Schlaf, ohne dabei aufzuwachen.

▸ Homöopathische Repertorisation

> Kopfschweiß im Schlaf (KK 201/I 201: u.a. **Calc**.)
> Abneigung gegen Milch (SR II 257: u.a. **calc**.)
> Schlaflage auf dem Bauch (SR III 54 f.: u.a. calc.)

Therapie: Calcarea carbonica C 200 (Schmidt-Nagel, Genf), einmalig drei Globuli.

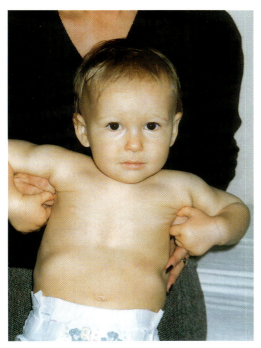

Abb. 13b

▸ Beratung am 01.10.1998
Es gehe super, keinerlei Probleme. Haut weiterhin vollständig sauber.
Therapie: Abwarten.

▸ Beratung am 17.05.2000
Seit vier Wochen habe er eine etwas unreine Haut, jedoch keine Ekzeme im eigentlichen Sinne.
Auch trotze er sehr viel, habe auffallendes Verlangen nach Speck und nach Fleisch.
Therapie: Tuberculinum bovinum XM (Schmidt-Nagel, Genf), einmalig drei Globuli.

▸ Beratung am 06.10.2000
Anruf der Mutter: Es sei alles wieder gut.
Therapie: Abwarten.
(Danach hörte ich zwei Jahre lang nichts mehr von ihm.)

▸ Letzte Beratung am 16.04.2002
Befund: Derzeit wieder ein kleiner kreisförmiger Fleck an der rechten Schulter.
Die letzten zwei Jahre sei er praktisch völlig gesund gewesen, zumindest hätte es nichts Behandlungsbedürftiges gegeben. An Ostern dieses Jahres habe er aber mit Heuschnupfen und leichten Hautreizungen reagiert, inzwischen sei es wieder abklingend. Auch hätten sich alte Symptome wie sein Dickkopf, seine Unruhe, sein Fleischverlangen und seine Angst vor Hunden gezeigt, so dass ich Tuberculinum bovinum XM wiederholte.

Fallbewertung

Dieser Fall verlief ebenfalls sehr befriedigend.
Die zuletzt aufgetretene Reaktion auf Pollen muss weiterbeobachtet werden, ich bin jedoch sehr optimistisch, dass auch diesbezüglich ein Erfolg möglich sein wird.

Kasuistik 14:
11 Monate alter Junge

Dieser 11 Monate alte Junge wurde mir erstmals am 11.09.1995 vorgestellt.
Der Untersuchungsbefund zeigte eine schwerste exsudativ-nässende Neurodermitis, betont im Gesicht, hinter den Ohren und an den Beinen. Vor allem im Gesicht lag ein stark entzündetes und sicher auch bakteriell infiziertes Ekzem mit Pusteln, Bläschen und Krusten vor. Im Nacken waren viele Lymphknoten tastbar. Das Kind zeigte sich bei der Untersuchung sehr brav und kooperativ, ließ alles geduldig über sich ergehen, trotz seiner furchtbaren Neurodermitis.

Anamneseerhebung

▸ Familienanamnese
Vorkommen von Tuberkulose und Neurodermitis.

▸ Eigenanamnese
Schwangerschaft und Geburt seien normal verlaufen.
Die Neurodermitis sei schon in der 8. Lebenswoche aufgetreten, von Anfang an stark entzündet gewesen, nässend und krustenbildend mit Blutungen der Haut nach Kratzen.
Das Ekzem verschlimmere sich seitdem immer mehr.

Bisherige Therapien: Sie hätten schon unzählige Salben versucht, allein beim Haut- und Kinderarzt seien es 12 verschiedene gewesen, unter anderem auch Kortison, alles jedoch nur momentan oder gar nicht helfend. Das Mittel Psorinoheel vom Heilpraktiker habe nach ihrem Eindruck zunehmend verschlimmernd gewirkt. Sie wüssten jetzt eigentlich gar nicht mehr, was sie noch tun könnten.

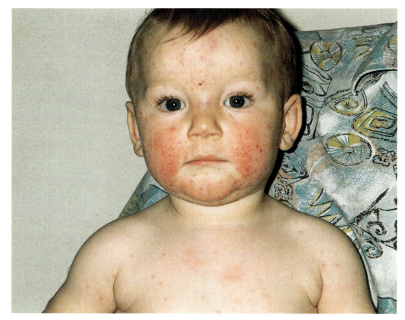

Abb. 14a

▶ **Spontanbericht und zusammenfassende gezielte Befragung**

Er habe fürchterlichen Juckreiz. Sobald er ausgezogen wird, lege er schon los.
Er kratze alles auf bis es blute. Modalitäten könnten sie sonst keine angeben, höchstens vielleicht, dass es im Schwarzwaldurlaub im Sommer dieses Jahres einmal besser geworden sei. Bei Nahrungsmitteln haben sie noch nichts bemerkt.
Die direkte Befragung ergab dann noch folgende Symptome:
Eigentlich sehr liebes Kind, könne sich auch gut alleine beschäftigen. Dunkelheit und Tiere machen ihm nichts aus. Er weine auch nicht so leicht. Beim Hochwerfen sei er ängstlich. Er sei etwas schreckhaft. Manchmal auch eigensinnig und dickköpfig.
Sein Appetit sei sehr gut. Vorlieben für Brei, Obst und Äpfel. Er sei etwas kaufaul, jedoch keine eigentliche Abneigung. Der Durst sei normal, viel Limonade, ab und zu Mineralwasser, Tee lehne er ab. Sein Stuhl sei öfters recht weich, beim Zahnen auch wundmachend, da brauche er auch viel Wundcreme. Sein Schlaf sei recht ordentlich, auch nachmittags schlafe er noch 1–2 Stunden. Kein Zähneknirschen, kein Sprechen im Schlaf, keine Mondbeeinflussung. Schlaflage sei auf der Seite. Er schwitze insgesamt leicht, auch nachts im Schlaf.

▶ **Homöopathische Repertorisation**

Hautausschläge Ekzem (KK 583/II 177: u.a. **Calc.**)
Gesicht Hautausschläge Krusten (KK 505/II 99: u.a. **Calc.**)
Ekzem feucht hinter den Ohren (KK 1223/III 89: u.a. *Calc.*)
Durchfall bei Dentitio (KK 1746/III 612: u.a. **Calc.**)
Nachtschweiß (KK 472/II 66: u.a. *Calc.*)

Therapie und weiterer Behandlungsverlauf

Therapie: Am 11.09.1995 Einnahme von Calcarea carbonica XM (Schmidt-Nagel, Genf), einmalig drei Globuli.

▶ **Beratung am 30.10.1995**

Anruf der Mutter, dass er stark huste, vor allem im warmen Zimmer, draußen sei es gleich besser, auch sei er seitdem etwas weinerlich geworden.
Therapie: Pulsatilla C 30 (DHU), einmalig drei Globuli, heilte rasch.

▶ **Beratung am 23.11.1995**

Befund: Neurodermitis anhaltend sehr schlimm, das ganze Gesicht war übersät von dicken Krusten, das Mittel habe wohl eher nicht gewirkt. Auch immer noch wunder After. Starker Juckreiz bei allerdings noch recht gutem Gemütszustand. Immer noch guter Appetit, sonst gebe es nichts Neues zu berichten.

▶ **Homöopathische Repertorisation**

Appetit vermehrt (KK 1557/III 423: u.a. **Graph.**)
Hautausschläge Krusten mit Borken im Gesicht (KK 505/II 99: u.a. **Graph.**)
Wundheit After (KK 1765/III 631: u.a. **Graph.**)

Therapie: Graphites XM (Schmidt-Nagel, Genf), einmalig drei Globuli.

▶ **Beratung am 15.01.1996**

Es sei mal ein bisschen besser gewesen, jedoch habe sich keine klare durchschlagende Wirkung gezeigt. Jetzt leide er seit circa 3 Wochen wieder unter einem besonders starken Neurodermitis-Schub im Gesicht. In der Tat zeigte der Junge erhebliche nässendkrustöse Effloreszensen im ganzen Gesicht.

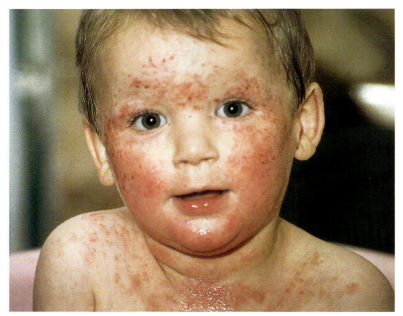

Abb. 14b

Weder **Calcarea carbonica** noch **Graphites** schienen demnach eine heilende Wirkung entfaltet zu haben, waren damit wohl beide falsch gewählt.
Der Juckreiz sei anhaltend sehr stark, besonders stark auffallend, wenn er ausgezogen werde.
Neu aufgetreten sei jetzt ein Verlangen nach Butter, die er blank esse und eine Knie-Ellenbogenlage nachts.

▸ **Homöopathische Repertorisation**

> Knieellenbogenlage im Schlaf (SR III 62: u.a. **tub**.)
> Juckreiz beim Ausziehen (KK 553/II 147: u.a. *Tub*.)
> Verlangen nach Butter (SR II 226: u.a. **Tub**.; von mir ergänzt)

Therapie: Tuberculinum bovinum XM (Schmidt-Nagel, Genf), einmalig drei Globuli.

▸ **Beratung am 29.01.1996**
Anruf der Mutter, es gehe besser, es nässe nicht mehr, der Juckreiz habe auch nachgelassen.
Therapie: Abwarten

▸ **Beratung am 02.02.1996**
Es sei wieder nässend, krustenbildend, stark juckend.
Deutlich gehäufte Knieellenbogenlage nachts.
Therapie: Abwarten, da wohl eine Reaktion auf das Arzneimittel vorlag.

▸ **Beratung am 14.02.1996**
Es habe wieder nachgelassen, die Haut auf den Wangen sehe deutlich besser aus, die Haut insgesamt nässe weniger, werde trockener.
Sein Allgemeinbefinden sei auch tendenziell gebessert.
Therapie: Abwarten.

Therapie und weiterer Behandlungsverlauf

▸ **Beratung am 28.02.1996**

Seit ungefähr einer Woche sei es wieder ganz schrecklich, überall nässe es, sei entzündet. Wieder ganz schlimmer Juckreiz. Seit kurzem habe er verteilt am Rumpf kleine Warzen, wohl Dellwarzen, ebenfalls juckend. Seine Verdauung sei erstmals schlecht, er tue sich schwer, habe lauter kleine harte „Böllerchen". Verlangen nach kalter Milch (SR II 258: u.a. **tub.**)
Therapie: Tuberculinum bovinum XM (Schmidt-Nagel, Genf), einmalig drei Globuli.

▸ **Beratung am 06.03.1996**

Anruf der Mutter, es werde besser, das Nässen habe aufgehört.
Therapie: Abwarten.

Tuberculinum
Graphites
Natrium muriaticum

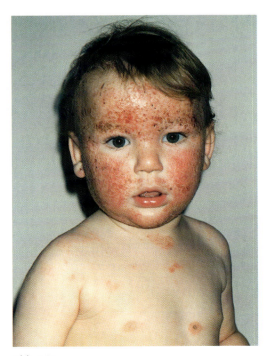

Abb. 14c

▸ **Beratung am 29.03.1996**

Seit 23.03.1996 sei es wieder schlechter geworden.
Der Befund ergab ein anhaltend starkes Ekzem im Gesicht und am Hals, weniger stark an den Beinen sowie multiple Dellwarzen am Bauch. Die Haut im Gesicht nässte und war voller eitriger Krusten. Seine Gemütslage sei recht gut, trotz allem. Er kratze sofort beim Ausziehen.
Sein Appetit sei gut. Anhaltend Verlangen nach Butter und jetzt auch zunehmend nach Fleisch. Auch ein Salzverlangen sei ihr aufgefallen. Die Schlaflage auf den Knien sei immer noch vorhanden. Seine Verstopfung ebenfalls.
Therapie: Tuberculinum bovinum XM (Schmidt-Nagel, Genf), einmalig drei Globuli.

▸ **Beratung am 21.05.1996**

Befund: Ganz wesentlich gebessert. Im Gegensatz zu früher hatte es sich jetzt mehr auf die unteren Extremitäten verlagert, war jedoch nur mäßig stark. Die Dellwarzen zeigten sich rückläufig. Anhaltend Knielage nachts. Neu aufgefallen sei eine Furcht vor Hunden.
Immer noch Verlangen nach Milch.
Therapie: Abwarten, das Mittel sollte erst bei einem deutlichen Rückfall wieder gegeben werden. Die Mutter wiederholte dann von sich aus Tuberculinum bovinum XM in Form von drei Globuli am 24.05.1996.

▸ **Beratung am 11.07.1996**

Es sei bis vor zwei Tagen viel besser gewesen, seit dem Genuss von Kirschen vor zwei Tagen sei es wieder schlechter.
Der Befund zeigte leicht gerötete und ekzematöse-krustöse Hautpartien vor allem im Gesicht, am Nacken und in den Kniekehlen. Multiple blutig aufgekratzte Dellwarzen, wohl wieder zunehmend.
Deutliche Wundheit um den After herum (KK 1765/III 631: u.a. **Graph.**, *Tub.*).
Weiterhin guter Gemütszustand, er beschäftige sich auch gut alleine. Sein Stuhlgang sei

träge und jetzt öfter auch mit Schleim bedeckt (KK 1796/III 662: u.a. Graph.). Appetit eigentlich immer, man habe den Eindruck, dass es ihm durch Essen besser gehe (SR II 168 f.: u.a. **graph.**). Anhaltend Milchverlangen. Auch gerne Saures.
Therapie: Graphites C 200 (Schmidt-Nagel, Genf), einmalig drei Globuli.

▶ Beratung am 26.07.1996
Es habe toll gewirkt, die Neurodermitis sei viel besser gewesen, seit zwei Tagen nässe es wieder.
Therapie: Graphites C 200 (Schmidt-Nagel, Genf), einmalig drei Globuli.

▶ Beratung am 22.08.1996
Befund: Alles viel besser.
Die Neurodermitis sei quasi nicht mehr der Rede wert gewesen, erst seit dem Genuss von viel Apfelsaft vor ein paar Tagen zeigten sich leichte Reizungen im Gesicht. Die Wundheit am After sei verschwunden. Die Schleimbeimengung im Stuhl sei viel seltener aufgetreten.
Therapie: Abwarten.

▶ Beratung am 16.09.1996
Sie seien jetzt an der Nordsee gewesen, wo alles hervorragend war, jedoch schon bei der Heimfahrt im Auto habe es mit dem Jucken wieder angefangen. Inzwischen seien wieder Ekzeme in den Gelenkbeugen da, auch der wunde After habe wieder zugenommen, ja sogar Schleim im Stuhl habe man wieder beobachten können.
Therapie: Graphites M (Schmidt-Nagel, Genf), einmalig drei Globuli.

▶ Beratung am 15.11.1996
Befund: Es sei wieder so schlimm wie ganz zu Anfang der Behandlung. Das Mittel im September habe gar nichts bewirkt. In der Tat zeigten sich erneut stark nässende und blutig aufgekratzte Ekzeme betont in den Gelenkbeugen, im Gesicht und hinter den Ohren.

Erheblicher Juckreiz, nachts krisenhaft ansteigend. Bettwärme verschlimmere deutlich.
Schlimmer auch bei Müdigkeit. Besser durch Ablenkung und allgemein durch Beschäftigung mit etwas, was ihm Spaß mache. Ständiger Appetit, es gäbe keine Sättigung. Unruhe und allgemeine Unfähigkeit, sich alleine zu beschäftigen. Starkes Süßverlangen. Häufiges Erwachen gegen Mitternacht, da sei es mit dem Kratzen immer besonders schlimm. Schlaflage oft flach auf dem Bauch.

▶ Homöopathische Repertorisation
Anhand des Verlaufs war klar, dass **Graphites** nicht mehr das Mittel der Wahl sein konnte, auch eine Arzneireaktion konnte ich ausschließen, da das Kind keine diesbezüglich erforderlichen Symptome zeigte. Die allgemeine Unruhe und das Süßverlangen sind darüber hinaus eher untypisch für **Graphites**. Es musste daher ein neues Medikament bestimmt werden:

> Erwacht um Mitternacht (SR III 190: u.a. **lyc.**)
> Abneigung zu spielen (SR I 796: u.a. **lyc.**)
> Verlangen nach Süßem (SR II 274 f.: u.a. **LYC.**)
> Appetit unstillbar (KK 1556/III 422: u.a. **Lyc.**)

Therapie: Lycopodium XM (Schmidt-Nagel, Genf), einmalig drei Globuli.

▶ Beratung am 20.12.1996
Akuter Schnupfen mit gelblichem Sekret, schlimmer im warmen Zimmer.
Neurodermitis deutlich gebessert. Allgemeinbefinden gebessert.
Therapie: Abwarten.

▶ Beratung am 19.02.1997
Befund: Deutlich gebesserte Neurodermitis. Nur noch trockene Stellen an den Unterarmen, ansonsten sehr harmlose anhaltend rückläufige Ekzemerscheinungen.

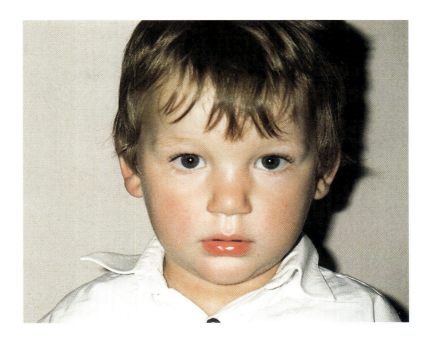

Abb. 14d

Der Mutter falle auf, dass er Furcht vor schwarzer Farbe habe. Der Juckreiz sei so gut wie ganz verschwunden gewesen, nehme seit drei Tagen wieder etwas zu.
Therapie: Abwarten.

▶ **Beratung am 09.04.1997**
Befund: Seit ein paar Tagen heftiger Neurodermitisschub mit gelblichen honigartig verkrusteten Stellen hinter den Ohren und im Gesicht. Der After sei plötzlich wieder wund.
Therapie: Lycopodium XM (Schmidt-Nagel, Genf), einmalig drei Globuli.

▶ **Letzte Beratung am 24.10.1997**
Befund: Hervorragender Hautzustand bis auf minimalste Hautstellen in weniger als 1-Cent-Größe an den Wangen; keinerlei Beschwerden mehr seit Mai 1997.
Seitdem musste er nicht mehr behandelt werden.

Fallbewertung

Dieser besonders schwere Neurodermitisfall bedurfte einer mehrjährigen Behandlung.
Gerade bei solchen Fällen drängen sich in erster Linie Hautsymptome in den Vordergrund der Bewertung, wie das auch beim gewählten **Graphites** in Form der krustösen und nässenden Ekzeme der Fall war. Es zeigt sich aber immer wieder, dass diejenigen Mittel, die den Gemüts- und Allgemeinsymptomen sehr ähnlich sind, den Fall lösen lassen, wie hier mit **Lycopodium.** Die sympathischen Eltern dieses Kindes waren während der ganzen Behandlung dieses schwer leidenden Kindes kooperativ und geduldig.
Bei einem Kontrollanruf meinerseits bestätigte mir die Mutter, dass es ihrem Sohn noch immer sehr gut gehe, dass er höchstens im Winter nach viel Orangensaft einmal für ein paar Tage Hautstellen zeige, die aber wieder verschwinden. Seit 1997 bedurfte er bis heute keiner Behandlung mehr. Nachbeobachtungszeit war bis heute über fünf Jahre.

Kasuistik 15: 6-jähriges Mädchen

Dieses 6 Jahre alte Mädchen wurde mir erstmals am 22.06.1989 vorgestellt.
Der Untersuchungsbefund dieses blonden und sehr hübschen Mädchens zeigte an beiden Fußsohlen vereinzelte blasige Eruptionen, z.T. frisch aufgetreten, z.T. aufgekratzt und trocken. In den Handinnenflächen beider Hände multiple stecknadelkopfgroße vesikulöse und gelblich gefüllte Hauterscheinungen bei insgesamt sehr trockener Haut am restlichen Körper.
Sonst keinerlei Auffälligkeiten.

Anamneseerhebung

▶ Familienanamnese
Vorkommen von Neurodermitis, Asthma, Heuschnupfen, Migräne und Tuberkulose.

▶ Eigenanamnese
Es sei bisher alles ganz normal verlaufen, sie sei auch noch nicht ernstlich krank gewesen. Im Frühling letzten Jahres sei es dann plötzlich mit der Haut losgegangen. Zuerst hätte sie an den Fußsohlen schubweise große blasige und juckende Stellen gehabt, die seitdem immer wieder einmal auftreten. Seit ungefähr einem halben Jahr komme es nun zusätzlich zu diesen kleinsten Bläschen in den Handflächen, die auch ganz schrecklichen Juckreiz verursachen.
Bisherige Therapien: Sie sei schon bei nahezu allen örtlichen Hautärzten gewesen, die sie überwiegend mit Kortison behandelt hätten, was aber auch nur im Moment der Anwendung geholfen habe; danach sei es immer wieder wie vorher. Auch bei zwei Heilpraktikern sei sie schon vorstellig gewesen, die beide sehr ausgiebige Tests mittels der Elektroakupunktur nach Voll gemacht hätten mit der Folge der Verordnung unzähliger Mittel, die jedoch alle ebenfalls erfolglos blieben.

▶ Spontanbericht und zusammenfassende gezielte Befragung
Es bestehe sehr heftiger Juckreiz, wenn ein Hautschub komme. Verschlimmernd sei Wasser, Wärme, Schulstress des jetzt ersten Schuljahres. Nahrungsmittel seien ohne erkennbare Unverträglichkeit, auch die beim Heilpraktiker getesteten angeblichen Allergien gegen Milch, Eier, Schweinefleisch, Roggen und Soja zeigen nach deren Genuss keine Beschwerdezunahme. Tageszeitlich gebe es keine Besonderheit, es jucke tags wie nachts gleich. Jahreszeitlich sei es ebenfalls unauffällig. Wenn die Blasen akut sind, dann müsse sie diese aufkratzen, womit es in der Folge zu erst nässenden, dann trockenen und auch schmerzenden Stellen komme. Die kleinen Bläschen in den Händen seien am schlimmsten, die müsse sie unbedingt aufkratzen, bis es blutet, der Juckreiz sei sonst gar nicht auszuhalten.
Ihr Gemüt sei sehr verträumt, laut Lehrerin sitze sie oft mit den Gedanken ganz woanders im Unterricht, sie sei aber sehr brav. Ihre Beteiligung am Unterricht lasse zu wünschen übrig, sie sei wohl sehr zurückhaltend, rede sehr wenig, beim direkten Abfragen müsse man ihr alles aus der Nase ziehen, aber irgendwie habe sie den Eindruck, dass das nicht eine Arbeitsverweigerung darstelle, sondern dass es ihr schwerfalle, frei zu sprechen.
Daheim sei sie ganz normal.
Ihr Appetit sei durchschnittlich, besondere Vorlieben vielleicht für Süßigkeiten, wie bei jedem Kind. Der Mutter falle auf, dass sie oft über Bauchweh klage, weniger in Verbindung mit der Schule, sondern oft nach dem Trinken. Sie trinke recht viel und auch immer

viel auf einmal. Auf Nachfragen beim Kind direkt: Ja, wenn sie trinkt, dann tue ihr der Bauch öfters weh. Nach dem Essen sei das nicht so. Besonders stark sei es, wenn sie etwas aus dem Kühlschrank trinke. Die Verdauung sei normal, keine Probleme. Der Schlaf sei so recht ordentlich. Schlaflage wechselnd. Kein Zähneknirschen, kein Träumen, kein Schweiß nachts. Sie schwitze eher leicht, besonders an den Füßen, was diese Hautbeschwerden natürlich verstärke. Es komme durchaus auch vor, dass ihre kleinen Füße schon stark nach Schweiß riechen. Frost eher nein.

▸ **Homöopathische Repertorisation**

> Abneigung Antwort zu geben (SR I 47: u.a. **MANC.**)
> Schwinden der Gedanken (SR I 1016: u.a. **manc.**)
> Bauchschmerzen nach Trinken (KK 1683/III 549: u.a. *Manc.*)
> Hautausschlag Bläschen Fußsohle (KK 856/II 450: u.a. *Manc.*)

Die Bläschenausschläge in den Handtellern und der übel riechende Fußschweiß lassen im Repertorium von Kent kein *Mancinella* erkennen, sind jedoch dem Arzneimittelbild entsprechend, was wieder einmal zeigt, wie unvollständig unsere Repertorien gerade bei den kleinen Mitteln sind.

Therapie und weiterer Behandlungsverlauf

Am 22.06.1989 Einnahme von Mancinella XM (Schmidt-Nagel, Genf), einmalig drei Globuli.

▸ **Beratung am 07.07.1989**
Verzweifelter Anruf, es sei so schlimm wie noch nie.

An beiden Fußsohlen und beiden Händen seien Dutzende von Hautstellen sichtbar, alles sei voller juckender Bläschen.
Therapie: Umschläge mit kaltem schwarzen Tee und etwas Geduld, da mit an Sicherheit grenzender Wahrscheinlichkeit eine Arzneireaktion vorlag.

▸ **Beratung am 17.11.1989**
Begeisterter Anruf der Mutter.
Es habe damals noch eine Woche gedauert, dann sei alles komplett verschwunden und bis heute sei das Kind anhaltend vollständig beschwerdefrei, weshalb sie sich auch nicht mehr vorgestellt hätten.
Therapie: Abwarten.

▸ **Letzte Beratung am 03.12.1991**
Anruf der Mutter. Keinerlei Probleme mehr, sie seien mir sehr dankbar, das wollte mir die Mutter nur einmal sagen. Übrigens sei nicht nur die Haut vollständig in Ordnung, ihre Tochter sei auch viel gesprächiger und offener geworden, es sei jetzt alles ganz normal, ob das wohl auch mit dem Mittel zu tun haben könnte?

Fallbewertung

Über einen Fall wie diesen freuen sich nicht nur die Betroffenen, sondern mit ihnen in besonderem Maße der homöopathische Arzt, da der Erfolg mit einem so seltenen Mittel wie Mancinella gelang. Bei diesen Bläschenausschlägen hätte man üblicherweise vielleicht an Rhus toxicodendron oder Cicuta virosa denken können. Die Gemüts- und Allgemeinsymptome sprachen hingegen deutlich für dieses seltene und kleine Mittel.
Auch dieser kleine Fall zeigt wieder einmal, wie unzureichend eine homöopathische Behandlung ist, die sich nach den lokalen, d.h. örtlichen Symptomen richtet, zumindest dann, wenn wichtigere, d.h. seelische oder allgemeine Symptome von Bedeutung vorhanden sind und auch als solche anamnes-

tisch erkannt werden, was natürlich auch nicht zwingend der Fall ist.
Für die weiterinteressierten homöopathischen Kollegen sei noch auf die Charakteristika von Dr. Horst Barthel (20) verwiesen. Hier werden als Charakteristika von **Mancinella** die Magenschmerzen nach Trinken, die Unverträglichkeit kalter Getränke, die Abneigung zu antworten, das Schwinden der Gedanken und die teils bläschenartigen Hautausschläge an den Fußsohlen aufgeführt.

Kasuistik 16: 3-jähriger Junge

Dieser 3 Jahre alte Junge wurde mir erstmals am 07.10.1997 vorgestellt.
Der Untersuchungsbefund zeigte betont am Bauch multiple trockene und aufgekratzte Ekzemherde. Hinter den Ohren sah man trockene schuppende Hautstellen. Der kleine Bauch schien gespannt. Auffallend hübsches Kind mit langen Wimpern und großen Augen.

Anamneseerhebung

▶ Familienamnese
Leer.

▶ Eigenanamnese
Schwangerschaft und Geburt seien ohne große Besonderheit verlaufen.
Übliche Impfungen. 1996 habe er 4-mal eine Mittelohrentzündung durchgemacht, die jeweils antibiotisch behandelt worden sei. Am 28.06.1997 habe er plötzlich Fieber bekommen, dann am gleichen Tag über den Körper verteilte Quaddeln wie nach Brennnesseln; abends um 20.30 Uhr habe er dann einen Krampfanfall erlitten, sei daraufhin 14 Tage in der Kinderklinik gewesen, wo inzwischen die Diagnose einer kindlichen myoklonischen Epilepsie gestellt worden sei. Diese Krampfanfälle hätten sich noch öfter wiederholt, immer sei es dabei auch zu Fieber und Quaddeln gekommen. Diese Anfälle seien aus dem Schlaf heraus gekommen, mit Blinzeln und Nicken einhergehend, und stets bei Fieber.
Inzwischen sei er in Dauertherapie wegen der Anfälle. Bis zum September 1997 kam es dann zu trockenen Hautstellen am Bauch und am Rücken, die heftig juckten. Es sei die Diagnose einer Neurodermitis gestellt worden.
Bisherige Therapien: Übliche Fettsalben einschließlich Kortisonsalben.

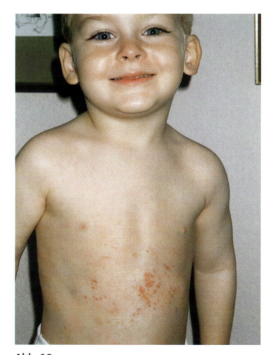

Abb. 16a

▸ Spontanbericht und zusammenfassende gezielte Befragung

Seine Haut sei furchtbar trocken geworden und er leide an Juckreiz.
Schlimmer sei es, wenn er Äpfel gegessen habe. Der Juckreiz sei auch jeweils nach Krampfanfällen stärker. Sonst könne sie zur Haut eigentlich nichts sagen.
Ansonsten sei er lebhaft, aber nicht nervös. Kurz vor dem erstmaligen Krampfanfall sei seine Tante gestorben, was ihn wohl schon sehr getroffen habe, er frage da auch immer noch nach. Eigentlich sei er ein überwiegend braves und leicht lenkbares Kind. Auffallend sei seine penible Art, es störe ihn jeder Fussel am Boden. Er sei doch schon etwas weinerlich. Nachts habe er wohl öfter einmal Angstträume, er atme dann auch sehr schnell. Schon immer habe er im Schlaf auch einmal aufgeschrien. Er rede auch im Schlaf. Er sei bei Vollmond auf die Welt gekommen und schlafe nun auch bei Vollmond unruhiger. Er sei sehr empfindlich gegen Sonnenlicht und laute Geräusche. Sein Appetit sei eher gut. Vorlieben: Schokolade, Pudding sei seine Leibspeise. Gerne Milch und Banane. Abneigung gegen Eier und Käse. Keine bis jetzt aufgefallenen Unverträglichkeiten. Der Durst sei sehr groß, schon gut zwei Liter täglich, überwiegend Mineralwasser. Am Hals könne er nichts Enges vertragen. Stuhlgang 2–3-mal am Tag. Viel Kopfschweiß nachts im Schlaf.

▸ Homöopathische Repertorisation

Hier lag eine frühkindliche Epilepsie vor, die sich quasi gleichzeitig mit der Neurodermitis entwickelt hatte. Interessant ist auch sicherlich die fiebergebundene Entwicklung von Quaddeln, an die sich nahtlos die Neurodermitis anhängte.

> Urtikaria bei Fieber (KK 597/II 191: **Apis**, Chlor., *Cop.*, Cub., **Ign.**, **Rhus-t.**, *Rhus-v.*, Sulph.)
> Konvulsionen klonisch (SR II 106: u.a. sulph.)
> Schreien im Schlaf (SR I 918 f.: u.a. **sulph.**)
> Photophobie Sonnenlicht (KK 1158/III 24: u.a. **Sulph.**)
> Durst groß (KK 1574/III 440: u.a. **Sulph.**)
> Äpfel < (SR II 218: u.a. sulph.)

Therapie und weiterer Behandlungsverlauf

Therapie: Am 07.10.1997 Einnahme von Sulphur lotum C 200 (Schmidt-Nagel, Genf), einmalig drei Globuli.

▸ Beratung am 01.12.1997

Anruf der Mutter. Es sei ihm viel besser ergangen, erst seit zwei Wochen sei die Haut wieder trockener geworden. Das nächtliche Schwitzen sei weg, der Blähbauch besser.
Therapie: Sulphur lotum C 200 (Schmidt-Nagel, Genf), einmalig drei Globuli.

▸ Beratung am 15.12.1997

Befund: Neurodermitis zu 90 % besser, er hat sehr schöne und weiche Haut bekommen.
Es gehe ihm sehr gut. Er habe auch nicht mehr gekrampft, obwohl laut Untersuchung die antikonvulsiv wirkenden Mittel noch nicht im therapeutischen Bereich liegen würden.
Die Nächte seien viel besser, er kratze nur noch sehr selten. Im Moment sei er ziemlich trotzig und eigensinnig. Er schreie richtig anhaltend, wenn er etwas nicht bekomme. Sein Appetit sei sehr gut, er verlange jetzt nach Äpfeln. Seine Schnupfenneigung sei komplett weg, obwohl die ganze Familie erkältet gewesen sei; er habe auch nichts mehr mit den Ohren gehabt. Der Nachtschweiß sei verschwunden. Auf Vollmond reagiere er noch immer mit nächtlicher Unruhe. Er sei nicht mehr so pingelig, jetzt sei er fast schon unordentlich geworden (**Sulphur lotum!**). Er könne sich aber sehr gut beschäftigen und alleine spielen.
Therapie: Abwarten.

▶ **Beratung am 04.02.1998**
Befund: Haut praktisch vollkommen erscheinungsfrei.
Es gehe ihm immer besser, auch die Nächte seien super.
In der Spezialklinik habe man nun vermutet, dass zwischen der Haut und den Anfällen ein Zusammenhang bestanden habe, es wurde jetzt prognostiziert, dass es sich verwachse.
Sein Gemütszustand sei wieder sehr gut geworden. Auffallen würde eine starke Geruchsempfindlichkeit (KK 1278/III 144: u.a. *Sulph.*), er rieche an allem. Nicht einmal seinen eigenen Stuhl könne er riechen (KK 1279/III 145: **Sulph.**). Das nächtliche Schreien sei schon lange weg. Immer noch Abneigung gegen Eier (KK 1551/III 417: u.a. Sulph.). Er sei viel fitter geworden, nicht mehr so müde und schlapp wie früher. Die Unruhe bei Vollmond sei auch nicht mehr vorhanden.
Therapie: Abwarten.

▶ **Beratung am 02.03.1998**
Anruf der Mutter. Vor zwei Tagen sei plötzlich eine Mittelohrentzündung aufgetreten und er bekomme seitdem Antibiotika vom Kinderarzt.

▶ **Beratung am 02.04.1998**
Er habe sechs Tage lang das Antibiotikum eingenommen mit rascher Erholung danach, allerdings kratze er sich seitdem wieder und die Haut vor allem am Bauch sei wieder sehr trocken geworden.
Therapie: Sulphur lotum C 200 (Schmidt-Nagel, Genf), einmalig drei Globuli.

▶ **Beratung am 18.05.1998**
Befund: Wieder deutlich trockenere Haut mit Kratzspuren am Bauch.
Alles sei nach dem letzten Mittel wieder sehr gut geworden, seit ungefähr einer Woche sei es allerdings wieder so wie jetzt zu sehen. Krämpfe habe er seit der homöopathischen Behandlung nicht mehr gehabt, auch keine

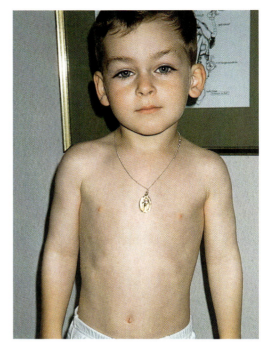

Abb. 16b

Quaddeln mehr. Es gehe ihm sonst gut, er sei sehr energisch und selbstbewusst geworden, setze sich durch. Bei Vollmond schlafe er immer noch unruhiger. Die beschriebene Geruchsempfindlichkeit sei eher wieder vermehrt zu bemerken.
Therapie: Sulphur lotum C 1000 (DHU), einmalig drei Globuli.

▶ **Beratung am 07.07.1998**
Befund: Neurodermitis hervorragend bis auf minimale Kleinststellen, leicht gerötete Analfalte.
Er habe wegen einer fieberhaften Bronchitis Ende Juni wieder ein Antibiotikum eingenommen, wonach er etwas mehr kratze. Auch leichte Wundheit sei seitdem vorhanden. Nach dem Antibiotikum habe er erstmals wieder Quaddeln gehabt.
Zu Krämpfen sei es beim Fieber aber nicht wieder gekommen. Sein Gemütszustand sei sehr ausgeglichen. Seit Monaten schlafe er

sehr gut, spreche aber noch im Schlaf. Schon lange keine Angstträume mehr, auch kein Aufschreien mehr. Beim Essen falle auf, dass er etwas kaufaul sei, er esse ungern feste Sachen. Die Abneigung gegen Eier bestehe nach wie vor. Der Kopfschweiß sei weg, der Durst habe sich normalisiert. Bei Vollmond immer noch unruhiger. Der Geruchssinn sei inzwischen normal.

▸ Homöopathische Repertorisation

> Abneigung gegen feste Speisen (SR II 269: u.a. sulph.)
> Abneigung gegen Eier (SR II 239: u.a. sulph.)
> Vollmond < (SR II 369: u.a. **sulph**.)

Therapie: Sulphur lotum C 1000 (DHU), einmalig drei Globuli.

▸ Beratung am 13.10.1998
Befund: Neurodermitis nicht mehr feststellbar, wunderbare Hautbeschaffenheit.

Es gehe ihm so gut wie noch nie. Alles sei super.
Anfälle nie mehr aufgetreten, sehr guter Gemütszustand, guter Schlaf, guter Appetit.
Therapie: Abwarten.

Bei einem Kontrollanruf meinerseits im März 2000 erfuhr ich, dass es ihm anhaltend sehr gut gehe, was mir die Mutter im Mai 2002 nochmals brieflich bestätigte.

Fallbewertung

Die homöopathische Behandlung dieses lieben Jungen war von enormer Bedeutung, da durch die ihm entsprechende Arznei **Sulphur lotum** nicht nur die Neurodermitis, sondern auch die myoklonische Epilepsie behandelt wurde, was wieder einmal ein schönes Beispiel dafür ist, wie gewinnbringend die Behandlung des Menschen in seiner Gesamtheit für seine ganze weitere Entwicklung sein kann.

Kasuistik 17:
6 Monate alter Junge

Dieser 6 Monate alte Junge wurde mir erstmals am 20.02.1998 vorgestellt.
Der Untersuchungsbefund zeigte Ekzemherde auf beiden Wangen, ansonsten keine erkennbaren Neurodermitis-Erscheinungen.

Anamneseerhebung

▸ Familienanamnese
Vorkommen von Nickelallergie, Hausstauballergie, Nussallergie.

▸ Eigenanamnese
Komplikationslose Schwangerschaft. An Medikamenten habe die Mutter nur Eisentabletten und Bierhefetabletten eingenommen. Geburt via naturalis. 2740 g, 49 cm groß, Kopfumfang 32 cm. Erste Impfung im Alter von acht Wochen, im November 1997 (Dreifach-Impfung, Pertussis).
Im Dezember 1997, also im 3. Lebensmonat, erste deutliche Ekzemstellen im Gesichtsbereich.
Seitdem bestehe das Ekzem anhaltend.
Bisherige Therapie: Harnstoffsalbe.

▸ Spontanbericht und zusammenfassende gezielte Befragung
Die Haut röte sich vor allem durch wollene Kleidungsstücke. Je frostiger das Wetter,

umso schlechter vom Eindruck her. Wasser im Gesicht röte die Stellen noch deutlicher. Noch kein Juckreiz erkennbar. Zu den Modalitäten könne sie sonst nichts sagen. Vielleicht habe die Impfung einen Teil dazu beigetragen, da es danach richtig ausgebrochen sei. Sein Gemüt sei sehr fröhlich, da gäbe es auch nichts zu sagen. Auch sonst ergaben sich bei der weiteren Befragung keine deutlichen oder auffallenden Symptome. Das einzige Symptom war noch laut Mutter ein recht deutlicher Schweiß an Händen und Füßen, überhaupt schwitze er recht leicht.

Homöopathische Repertorisation

Frostiges Wetter < (SR II 755: u.a. **calc**.)
Ekzem Gesicht (KK 502/II 96: u.a. **Calc**.)
Handschweiß (KK 929/II 523: u.a. **Calc**.)
Fußschweiß (KK 931/II 525: u.a. **Calc**.)

Therapie und weiterer Behandlungsverlauf

Therapie: Am 20.02.1998 Einnahme von Calcarea carbonica C 200 (Schmidt-Nagel, Genf), einmalig drei Globuli.

Beratung am 20.05.1998
Er habe, wie die Mutter erzählte, einige Tage sehr heftig auf das Mittel reagiert.

Inzwischen seien die Neurodermitiserscheinungen im Gesicht ganz wesentlich gebessert, seit kurzem gäbe es jedoch kleine Ekzemstellen in der linken Ellenbeuge (KK 842/II 436: u.a. Calc.).
Gemüts- und Allgemeinzustand sehr gut.
Therapie: Abwarten, da der Heilungsvorgang von oben nach unten lief.

Letzte Beratung am 11.07.1998
Befund: Vollkommen erscheinungs- und beschwerdefrei.
Er sei topfit.
Am 30.11.1998 erhielt ich einen Brief der Eltern, die berichteten, dass sich die Haut im Herbst kurz mal wieder gerührt habe, es aber schon ab November gut geworden sei, jetzt gehe es ihm prächtig. Seitdem war keine Behandlung mehr erforderlich.

Fallbewertung

Dieses Kind zeigte sich von Anfang an als ausgeglichen und körperlich – bis auf die Neurodermitis im Gesicht – gesund. Die wahlanzeigenden Symptome konnten daher nur die pathognomonischen Symptome der vorliegenden Erkrankung berücksichtigen, jedoch führte auch dies zu einem überzeugenden Erfolg.

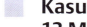

Kasuistik 18: 13 Monate altes Mädchen

Dieses 13 Monate alte Mädchen wurde mir erstmals am 30.06.1998 vorgestellt.
Der Untersuchungsbefund ergab aufgekratzte ekzematöse Haut betont an den Oberschenkeln, seitlich am Gesäß und verteilt an den Extremitäten. Leicht gerötete Schamlippen. Ansonsten zeigte der Hautbefund keine Auffälligkeiten. Das Mädchen ließ sich bereitwillig untersuchen. Es wirkte sympathisch und war ein hübsches Kind.

Anamneseerhebung

▶ **Familienanamnese**

Vorkommen von Neurodermitis; keine Tuberkulose; keine venerischen Krankheiten.

▶ **Eigenanamnese**

Schwangerschaft und Geburt seien normal verlaufen. Zahnung beginnend im 6. Lebensmonat, unauffällig bis auf etwas katarrhalische Infekte dabei. Sie laufe noch nicht, sei aber sonst sehr rege, krabble wie der Wind, klettere überall hinauf, sei auch überhaupt nicht ängstlich.
Sie müsse alles anfassen (in der Tat war mir aufgefallen, dass das Kind sofort meinen Schreibtisch untersuchte und alles anfassen wollte; auch fiel mir während der Befragung auf, dass sie ständig ihre Stirn runzelte).
Richtig krank sei sie noch nicht gewesen. Bis heute noch keine Impfungen.
Die Neurodermitis habe sich schon in der Stillzeit in Form von kleinen Grieselchen oder auch Bläschen auf den Wangen, Armen und Beinen bemerkbar gemacht. Ab der Zahnung sei es dann zur richtigen Neurodermitis gekommen, bei jedem Zahn mehr.
Bisherige Therapie: Nur Pflegesalbe.

▶ **Spontanbericht und zusammenfassende gezielte Befragung**

Vor allem im Bereich der Oberschenkel und seitlich am Gesäß habe sie eine kreisförmig gerötete Stelle, die inzwischen handgroß und auffällig scharf abgegrenzt von der umgebenden Haut sei und stark jucke, vor allem, wenn sie zahne. Jetzt zuletzt seien auch die kleineren trockenen Stellen an den Armen und Beinen aufgetaucht. Sie habe recht starken Juckreiz, kratze, sobald die Windel weg sei. Beim Schwitzen, allgemein bei Wärme, nehme es noch mehr zu, möglicherweise auch bei schwülwarmem Wetter.
Wasser mache ihr nichts aus, sie gehe auch sehr gerne in den Swimmingpool im Garten.
Kaltes Wasser lindere eher.
Bezüglich etwaiger Nahrungsmittel-Unverträglichkeiten habe sie bis jetzt noch nichts bemerkt. Am charakteristischsten sei die Verschlimmerung während des Zahnens und die Unverträglichkeit von Wärme. Sonst sei alles in Ordnung.
Ihr Charakterbild sei eine Mischung aus Fröhlichkeit, Eigensinn und Hysterie, sie könne sich fast bis in die Ohnmacht schreien, sei sehr diktatorisch und bestimmend, ein überaus selbstbewusstes Mädchen. Trost sei in solchen Momenten ganz unmöglich. Weinen komme eigentlich nie vor. Zorn ja, wenn sie etwas unbedingt durchsetzen wolle. Bei Zorn werfe sie die Dinge weg. Sie fange oft Neues an. Sehr neugierig. Alles müsse untersucht werden. Seit drei Monaten fremdle sie ein bisschen, vor allem gegenüber Männern. Typisch für sie seien sehr rasche Stimmungswechsel.
Am Kopf seien ab und zu Grieselchen aufgefallen. Auf den Zähnen habe sie einen schwärzlichen Belag. Ihr Appetit sei recht gut. Vorliebe für Wurst und Butter. Saures nicht so gerne, eher Süßes. Keine richtigen Abneigungen. Keine Unverträglichkeiten.
Durst: Eher mäßig. Vielleicht trinkt sie lieber Warmes. Stuhlgang dreimal täglich, unauffällig.
Schlaf gut, aber oft etwas unruhig. Schlaflage wechselnd. Öfter falle Nacken- und Rückenschweiß nachts auf. Sie rede ab und zu im Schlaf. Insgesamt sehr frostiges Kind mit schnell kalten Händen und Füßen.

▶ **Homöopathische Repertorisation**

Stirn faltig (KK 482/II 76: u.a. *Sep.*)
Trost < (SR I 182: u.a. **SEP.**)
Stimmung veränderlich (SR I 761: u.a. **sep.**)
Zahnung erschwert (KK 1355/III 221: u.a. Sep.)
Hautausschläge ringförmig (KK 588/II 182: u.a. **Sep.**)

Therapie und weiterer Behandlungsverlauf

Therapie: Am 30.06.1998 Einnahme von Sepia XM (Schmidt-Nagel, Genf), einmalig drei Globuli.

▶ **Letzte Beratung am 26.10.1998**
Befund: Haut so gut wie erscheinungsfrei ohne Beschwerden.
Alles habe sich schnell nach Einnahme des Mittels gegeben. Da sei jetzt alles so gut wie in Ordnung. Sehr gute körperliche Entwicklung des Kindes, sie sei ein Temperamentsbündel, gebe keine fünf Minuten Ruhe. Derzeit Trotzphase mit Bocken und teilweise auch nach der Mutter schlagend. Wenn der derzeitige Gemütszustand nicht wäre, wäre das heutige Gespräch gar nicht nötig gewesen, so die Mutter. Trotz ihres Eigensinns wirkte das Mädchen aber auch heute eher sympathisch und nett. Kein Stirnrunzeln mehr auffallend. Starke Vorliebe für Butter, die sie blank esse. Deutlich auch Vorliebe für Käse in letzter Zeit, auch Fleisch verlange sie mehr als sonst. Das Werfen von Gegenständen sei viel mehr geworden.
Bei der anamnestischen Befragung fiel ein ständiges Neinsagen des Kindes gegenüber der Mutter auf.

▶ **Homöopathische Repertorisation**

> Antwortet Nein auf alle Fragen (SR I 50: u.a. tub.)
> Ruhelosigkeit bei Kindern (SR I 846: u.a. **tub.**)
> Eigensinn bei Kindern (SR I 788: u.a. **TUB**.)
> Wirft Gegenstände (SR I 1021: u.a. tub.)
> Verlangen nach Butter (SR II 226: u.a. Tub.; von mir ergänzt)

Therapie: Tuberculinum bovinum XM (Schmidt-Nagel, Genf), einmalig drei Globuli. Seitdem hat sich keine Behandlungsbedürftigkeit mehr ergeben.

Fallbewertung

Auch dieser Fall zeigt, wie wichtig es ist, vor allem die auffallenden, psychischen und allgemeinen Symptome bei der Medikamentenauswahl zu berücksichtigen. So floss bei der Auswahl von Sepia seitens der Lokalsymptome nur die typisch ringförmige Effloreszenz mit ein, ansonsten führten wichtigere psychische und allgemeine Symptome zur Auswahl von Sepia und Tuberculinum bovinum.
Bei einem Kontrollanruf meinerseits im Mai 2000 erzählte mir der Vater, dass es seiner Tochter bezüglich der ehemaligen Ekzeme sehr gut gehe, nur noch sporadisch habe sie etwas trockene Haut. Im Mai 2002 wurde mir brieflich das anhaltend gute Befinden bestätigt.

Kasuistik 19: 1-jähriges Mädchen

Dieses 1 Jahr alte Mädchen wurde mir erstmals am 18.06.1997 vorgestellt.
Der Untersuchungsbefund zeigte eine Neurodermitis in Form von trockener und leicht schuppiger Haut betont im Gesicht. Lautes Schreien bei der Untersuchung des rötlich blonden Kindes.

Anamneseerhebung

▶ **Familienanamnese**
Vorkommen von Handekzemen, Heuschnupfen, Migräne und Psoriasis.

▶ **Eigenanamnese**
Es sei das zweite Kind. Schwangerschaft und Geburt seien normal verlaufen.
Maße bei der Geburt: 3630 g, 51 cm groß und 36 cm Kopfumfang. Den ersten Zahn habe sie im Alter von neun Monaten bekommen. Das Gehen habe im 14. Lebensmonat begonnen. Insgesamt leicht verzögerte motorische Entwicklung. Im November 1996 hatte sie eine Mittelohrentzündung, die antibiotisch behandelt worden sei, woraufhin die Neurodermitis ausbrach. Zuerst vor den Ohren, dann in das ganze Gesicht wandernd. Im Winter 1996/1997 hatte sie schließlich sehr starke Ekzemerscheinungen im Gesicht und dann auch an den Handgelenken.

Bisherige Therapien: Von einer Hautärztin sei eine Zinksalbe verschrieben worden, die jedoch keinen Erfolg herbeigeführt habe. Der daraufhin durchgeführte Allergietest habe auch kein Ergebnis gebracht. Seitdem werde ihre Tochter überwiegend mit rückfettenden Basissalben behandelt, Kortisonsalben hätten sie bisher noch nicht verwendet.

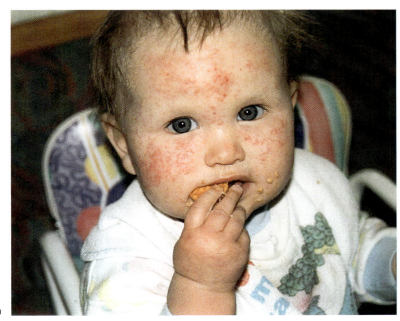

Abb. 19a

Calc

▶ Spontanbericht und zusammenfassende gezielte Befragung

Die Neurodermitis sei im Winter wohl schlimmer als im Sommer. Der Juckreiz lasse sie schlecht schlafen, vor allem nachts kratze sie sich blutig. Viel Zuwendung und Trost lindere schon. Beim Zahnen werde es auch jeweils schlimmer. Seitens Nahrungsmittel hätten sie noch nichts bemerkt. Im Zoo habe sie einmal heftig reagiert, vielleicht liege eine Tierhaarallergie vor. Beim Zahnen starke Durchfälle mit stinkenden und wundmachenden Stühlen und dann auch Daumenlutschen. Auch eine Entzündung der Scheide sei oft begleitend. Ihr Gemüt sei sehr sonnig und lieb, außer bei Neurodermitis-Schüben. Man könne sie gut lenken. Vor Fremden sei sie etwas ängstlich. Alleine beschäftigen könne sie sich recht gut. Der Appetit sei sehr gut. Am liebsten esse sie Gewürzgurken, Salatsoße und Eis. Keine Abneigungen. Keine direkten Unverträglichkeiten bis jetzt. Der Durst sei gut, am liebsten trinke sie Johannisbeersaft. Stuhlgang 1–2-mal täglich, beim Zahnen 4–5-mal.
Schlaf: Tagsüber noch 2–3 Stunden, nachts 10–12 Stunden. Meist auf dem Rücken, aber auch mal auf der Seite oder dem Bauch. Bezüglich Schweiß oder Frost falle nichts auf.
Kurz vor Vollmond sei sie insgesamt etwas unruhiger. Sie leide noch öfter an Schnupfen, erst dick grünlich, dann aber meist fließend wässrig. Warzen habe sie nicht.
Ihre Ohrläppchen reißen ab und zu ein.

▶ Homöopathische Repertorisation

> Zahnung erschwert (KK 1355/III 221: u.a. **Calc.**)
> Verlangen nach Saurem (SR II 270: u.a. **calc.**)
> Vollmond < (SR II 369: u.a. **calc.**)
> Hautausschläge im Winter (KK 605/II 199: u.a. *Calc.*)

Therapie und weiterer Behandlungsverlauf

Therapie: Am 18.06.1997 Einnahme von **Calcarea carbonica XM** (Schmidt-Nagel, Genf), einmalig drei Globuli.

▶ Beratung am 25.09.1997

Befund: Neurodermitis wesentlich gebessert.
Sie kratze nur noch ab und zu am Hinterkopf. Man sah nur noch kleinste Restbefunde am rechten Ohrläppchen und an den Handgelenken. Sie nehme in letzter Zeit oft den Finger in den Mund, wohl bei Verlegenheit (= Reaktion!). Sie sei irgendwie lebhafter geworden, traue sich mehr zu, auch im motorischen Bereich. Auffallend starke Süßvorliebe, vor allem nach Schokolade. Insgesamt auf jeden Fall positive Entwicklung.
Therapie: Abwarten.

▶ Beratung am 14.11.1997

Befund: Neurodermitis so gut wie verschwunden.
Trotz winterlicher Temperaturen gehe es bezüglich der Neurodermitis sehr gut. Nur noch sporadisch komme es zu minimalen kleinsten Stellen, die jedoch von selbst wieder verschwinden. Auch sonst gebe es keinerlei gesundheitliche Probleme mit ihr.
Therapie: Abwarten.

▶ Beratung am 08.07.1998

Befund: Neurodermitis komplett verschwunden, völlig erscheinungsfrei.
Auffallend sei in letzter Zeit eine große Furcht vor Insekten, ja fast schon eine Panik. Auch vor Hunden sei sie ängstlich geworden. Sie nehme immer noch viel den Finger in den Mund. Vorlieben immer noch stark für Süßes und für Eis. Bei zunehmendem Mond sehr unruhig.
Sonst gäbe es nichts Auffälliges zu sagen.

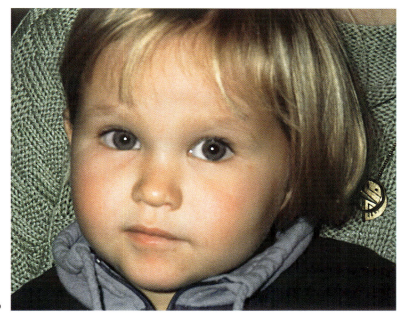

Abb. 19b

▶ **Homöopathische Repertorisation**

Furcht vor Tieren (SR I 479: u.a. calc.)
Kinder nehmen den Finger in den Mund (KK 1334/III 200: u.a. *Calc.*)
Verlangen nach Eis (SR II 250: **calc**.)
Zunehmender Mond < (SR II 370: u.a. **CALC**.)

Therapie: Calcarea carbonica XM (Schmidt-Nagel, Genf), einmalig drei Globuli.

▶ **Beratung am 16.10.1998**
Anruf der Mutter. Es gehe hervorragend, keinerlei Beschwerden oder Probleme.
Therapie: Abwarten.

▶ **Beratung am 22.01.1999**
Befund: Seit Dezember 1998 wieder kleine trockene Stellen von der Größe einer 1-Euro-Münze, vor allem an den Wangen. Sie habe ein Pfeiffer'sches Drüsenfieber gehabt, die Leber sei noch etwas geschwollen. Sie sei sehr weinerlich, anhänglich und irgendwie stiller als sonst gewesen. Ihre Hundeangst sei sehr stark. Sie sei sehr pingelig, alles müsse nach seiner Ordnung gehen. Gabel und Messer müssten korrekt liegen usw. Nach dem Spielen wasche sie sich selbst die Hände, wenn sie draußen war. Sie habe Angst, etwas zu verpassen, versuche, schnell zu sein. Sie könne sich sehr gut alleine beschäftigen und sei von der Art her sehr gut zu haben.
Therapie: Calcarea carbonica XM (Schmidt-Nagel, Genf), einmalig drei Globuli.

▶ **Beratung am 18.10.1999**
Befund: Neurodermitis nicht der Rede wert. Nur in der rechten Ellenbeuge zeigte sich eine winzige trockene Stelle.
Es gehe ihr eigentlich ganz gut. Auffallend jetzt aber wieder ihre Ängste vor Hunden, sie träume sogar von Hunden (SR III 288: u.a. calc.). Sie sei von ihrer Art her ein Traumkind. Ihre motorische Entwicklung sei normal. Eine Bronchitis hatte sie keine mehr. Sie schlafe auch gut. Anhaltend sei ihr Verlangen nach Speiseeis.

Therapie: Calcarea carbonica CM (Schmidt-Nagel, Genf), einmalig drei Globuli.

▸ **Beratung am 15.02.2000**

Anruf der Mutter. Das Mittel habe wunderbar gewirkt. Allerdings schlafe sie seit circa drei Wochen sehr schlecht. Auch habe sich ihr Gemüt verändert, sie sei sehr trotzig und zornig geworden, werfe vor lauter Wut mit Gegenständen herum. Die Neurodermitis mache aber schon lange überhaupt keine Probleme mehr.

Therapie: Tuberculinum bovinum XM (Schmidt-Nagel, Genf), einmalig drei Globuli.

Fallbewertung

Dieser Fall verlief im Grunde problemlos. Die Neurodermitis machte zuletzt seit über zwei Jahren so gut wie keine Probleme mehr, zu behandeln war nur noch die allgemeine konstitutionelle Entwicklung des Kindes.

Kasuistik 20: 4-jähriges Mädchen

Dieses 4 Jahre alte Mädchen wurde mir erstmals am 27.01.1993 vorgestellt.
Der Untersuchungsbefund zeigte ein starkes Ekzem im Bereich des rechten Handrückens, um das rechte Auge herum sowie in beiden Kniekehlen.
Warzen an den Fingern.

Anamneseerhebung

▸ **Familienanamnese**

Vorkommen von frühkindlichen Ekzemen und Migräne; sonst keine Auffälligkeiten.

▸ **Eigenanamnese**

Im Sommer 1991 traten erstmals Ekzeme im Bereich des rechten Handrückens auf, die sich trotz Therapie bei Fachärzten inzwischen auf die Lider und Kniekehlen ausgeweitet haben.
Eine Ursache für den damaligen Schub bzw. das erstmalige Auftreten könne die Mutter nicht angeben.

Bisherige Therapien: Es seien schon unzählige Salben probiert worden, oft Harnstoffsalben, Fettsalben und auch Kortison. Eine bleibende Besserung des Krankheitsbildes sei hierdurch aber nicht erreicht worden, eher im Gegenteil eine weitere Zunahme der von Neurodermitis betroffenen Stellen.

▸ **Spontanbericht und zusammenfassende gezielte Befragung**

Der Juckreiz bestehe tags wie nachts. Häufiger Milchgenuss verschlimmere, ebenso Zitrusfrüchte wie Mandarinen. Im Winter sei es eher schlechter. Wasser mache nichts aus.
Wärme und Kälte? Das könne man schlecht beurteilen. Sie schlafe nachts unruhig, rede im Schlaf. Häufiges Erwachen, wohl durch den Juckreiz. Der Appetit sei recht ordentlich. Gerne Kartoffeln und Soßen. Abneigung gegen Süßspeisen. Stuhlgang problemlos. Sie fröstle immer, habe stets kalte Füße und brauche Socken im Bett. Seitens des Gemütes sei sie öfter verquengelt und unzufrieden in letzter Zeit. Sie rede den ganzen Tag, sei fast schon geschwätzig. Weinen leicht bereits bei geringen Anlässen. Schnell ungeduldig. Laut Augenarzt sei sie weitsichtig. Ihr rechtes Bein sei 1 cm kürzer. Als Kind habe sie immer viel Sand gegessen, alles in den Mund genom-

men; auch heute noch kaue sie oft auf Kleidern herum.

> **Homöopathische Repertorisation**

Weint bei Kleinigkeiten (SR I 1089: u.a. calc.)
Sprechen im Schlaf (SR I 992: u.a. calc.)
Verlangen nach Unverdaulichem (SR II 250: u.a. calc.)
Warzen Finger (KK 835/II 429: u.a. *Calc.*)
Hautausschläge im Winter (KK 605/II 199: u.a. *Calc.*)

Therapie und weiterer Behandlungsverlauf

Therapie: Am 27.01.1993 Einnahme von **Calcarea carbonica XM** (Schmidt-Nagel, Genf), einmalig drei Globuli.

> **Beratung am 27.04.1993**

Es sei zwischenzeitlich vollkommen weg gewesen. Jetzt wieder leichte Neurodermitis, jedoch insgesamt kein Vergleich mehr zu früher.
Befund: Die Ekzeme der Lider und der Kniekehlen waren vollständig verschwunden, an den Handrücken zeigten sich kleine Reste von trockenen Hautstellen.
Das Frieren im Bett sei einem nächtlichen Schwitzen gewichen. Auffallen würde auch, dass sie jetzt Milch problemlos vertrage.
Therapie: Abwarten.

> **Beratung am 03.08.1993**

Befund: Insgesamt so gut wie beschwerde- und befundfrei.
Sie vertrage auch alles, könne alles essen. Ihr Gemütszustand sei gut, ein sehr zufriedenes Kind.
In letzter Zeit höre sie schlecht wegen eines vom Kinderarzt festgestellten Tubenkatarrhs und wohl auch wegen Nasenpolypen. Ab und zu habe sie aus nicht erklärlichen Gründen durchfallartigen Stuhl.

> **Homöopathische Repertorisation**

Schwerhörigkeit durch Tubenkatarrh (KK 1269/III 135: u.a. **Calc.**)
Nasenpolypen (KK 1287/III 153: u.a. **Calc.**)

Therapie: Calcarea carbonica XM (Schmidt-Nagel, Genf), einmalig drei Globuli.

> **Beratung am 25.08.1993**

Sie höre wieder viel besser, der HNO-Arzt habe aber zur Entfernung der Nasenpolypen geraten.
Therapie: Abwarten.

> **Beratung am 21.02.1995**

Befund: Die Neurodermitis sei seit 1993 praktisch weg gewesen, jetzt sei im Bereich der Ohrringe wieder eine Hautreaktion vorhanden. Sonst keine weiteren Hautauffälligkeiten.
Ihre Gemütslage sei schlechter geworden. Oft streite sie mit ihrer Schwester, sei sehr eifersüchtig, unzufrieden, ungeduldig, unruhig. Antriebslos, träge, sie lehne jede sportliche Betätigung ab. Konzentrationsschwäche. Auffallend große Angst im Dunkeln. Ihr Appetit sei fast zu gut.
Vorliebe für Eis, Süßigkeiten. Gerne auch Fleisch, Hähnchen, Pommes. Abneigung gegen Fett am Fleisch. Salatsoßen-Vorliebe nicht mehr beobachtet. Sehr oft Kopfschweiß im Schlaf. Der Schlaf sei unruhiger geworden, sie schnarche sehr viel. Morgens sei sie eher muffelig, schlecht gelaunt. Nägelkauen. Sie weine leicht. Vor fremden Männern sei sie ängstlich. Übelkeit beim Autofahren. Öfters Mundgeruch.

> **Homöopathische Repertorisation**

Trägheit (SR II 600: u.a. calc.)
Furcht vor Dunkelheit (SR I 487: u.a. **calc.**)
Kopfschweiß im Schlaf (KK 201/I 201: u.a. **Calc.**)
Nasenpolypen (siehe Vorseite)

Therapie: Calcarea carbonica CM (Schmidt-Nagel, Genf), einmalig drei Globuli.

▸ **Letzte Beratung am 25.04.1995**
Befund: Alles gut. Haut vollständig erscheinungsfrei, auch an den Ohrläppchen.
Gemüt wieder ausgeglichener. Schlaf gut geworden. Alles bestens.
Seitdem war keine Therapie mehr erforderlich.

Fallbewertung

Auch dieses Kind zeigte innerhalb von Wochen ein Ansprechen der Neurodermitis auf das gewählte homöopathische Mittel, eine vollständige Beschwerdefreiheit trat innerhalb nicht einmal eines Jahres ein.

Kasuistik 21: 4-jähriger Junge

Dieser 4 Jahre alte Junge wurde mir erstmals am 28.01.1993 vorgestellt.
Der Untersuchungsbefund zeigte eine schwere Neurodermitis, die fast die gesamte Hautoberfläche befallen hatte. Trocken und blutig gekratzt. Betont war das Gesicht, die Arme und die Hände.

Anamneseerhebung

▸ **Familienanamnese**
Keine atopischen Hinweise, keine schweren chronischen Krankheiten.

▸ **Eigenanamnese**
Schon bei der Geburt sei trockene Haut aufgefallen. Seitdem habe sich trotz ständiger Therapien die Neurodermitis stets weiterentwickelt. Ansonsten sei der Junge noch nicht ernstlich krank gewesen.
Bisherige Therapien: Rückfettende Ölbäder, Harnstoffsalben und teilweise Kortisonsalben.

▸ **Spontanbericht und zusammenfassende gezielte Befragung**
Die Mutter meint, sie könne mir eigentlich nicht viel sagen, es drehe sich alles nur um den Juckreiz. Sehr stark sei es meistens besonders im März/April und im November, wenn es draußen nasskalt sei. Auch an der See sei es schlechter, wenn nasskaltes Wetter vorherrsche.
Der Juckreiz trete besonders nachts auf und führe dazu, dass er sich blutig aufkratze.
Nahrungsmittel seien ohne Einfluss, auch bei Wolle oder Wasser habe sie nichts bemerkt.
Sie könne mir außer dieser Sache mit dem nasskalten Wetter eigentlich nichts sagen.
Die direkte Befragung ergab dann noch folgende Symptome:
Der Appetit sei sehr schlecht, wohl, weil er sich zum Essen keine Zeit nehme.
Deutliche Vorliebe für fettes Fleisch. Keine Abneigungen im eigentlichen Sinne. Der Durst sei groß, meist auf Säfte oder Tee. Stuhlgang und Verdauung normal. Schweiß selten, ab und zu könne man aber Schweiß

auf dem Nasenrücken beobachten. Gemüt: Er sei extrem lebhaft und auch sehr zornig, wenn ihm seine Wünsche nicht erfüllt werden. Ruhelosigkeit sei vorhanden. Schlaf: Da könne sie nichts sagen, die Lagen wechseln auch, keine Charakteristika. Soweit die kargen anamnestischen Angaben.

▶ **Homöopathische Repertorisation**

Hinsichtlich der Neurodermitis bot dieser Junge keine – im homöopathischen Sinne – sehr auffallenden Symptome. Deutlich wurde seitens der Mutter jedoch die Verschlimmerung durch nasskaltes Wetter und die Unruhe ihres Kindes dargestellt:

> Nasskaltes Wetter < (SR II 753: u.a. **CALC.**, **TUB**.)
> Ruhelosigkeit bei Kindern (SR I 846: u.a. **tub**.)
> Verlangen nach Fett (SR II 241: u.a. calc., **tub**.)

Hier zeigt sich durchgängig das Mittel **Tuberculinum bovinum**.

Therapie und weiterer Behandlungsverlauf

Therapie: Am 28.01.1993 Einnahme von **Tuberculinum bovinum XM** (Schmidt-Nagel, Genf), einmalig drei Globuli.

▶ **Beratung am 29.04.1993**

Befund: Hautbefund deutlich gebessert, trotz Frühling und nasskaltem Wetter.
Gemüt ein bisschen ausgeglichener und ruhiger laut Mutter. Vorlieben für Schinken und Fleisch. Neu aufgetreten sei eine Furcht vor Hunden. Sonst sei alles beim alten Stand, aber insgesamt besser.
Therapie: Abwarten.

▶ **Beratung am 05.08.1993**

Die Mutter zeigte sich zweifelnd ob der Wirkung des Mittels, da es ja im Sommer in der Regel immer besser sei, wie eben auch in den letzten Monaten.
Befund: Seitens der Haut zeigten sich nur noch sehr dezente Ekzemerscheinungen an den Armen, sonst war alles verschwunden.
Er habe in letzter Zeit richtiggehende Wutanfälle, sei sehr zornig und dickköpfig. Er schreie und schimpfe dann sehr laut. Die Hundeangst sei noch da, neu dazugekommen sei eine Furcht vor Dunkelheit. Sein Appetit sei sehr wechselhaft. Immer noch gerne fettes Fleisch. Daneben auch gerne Pizza und Nudeln. Anhaltend fallen der Mutter keine Nahrungsmittel-Unverträglichkeiten auf. Sein Nasenschweiß sei nicht mehr aufgetreten. Neu sei aber deutliches Zähneknirschen nachts im Schlaf.

▶ **Homöopathische Repertorisation**

> Jähzorn (SR I 26: u.a. **calc.**, tub.)
> Furcht vor Dunkelheit (SR I 61: u.a. **calc.**, **TUB**.)
> Furcht vor Hunden (SR I 495: u.a. calc., **tub**.)
> Zähneknirschen nachts im Schlaf (KK 1354/ III 220: u.a. Calc., **Tub**.)

Therapie: Tuberculinum bovinum XM (Schmidt-Nagel, Genf), einmalig drei Globuli.

▶ **Beratung am 17.02.1994**

Befund: Insgesamt viel besser. Neurodermitis trotz Winter (!) kaum der Rede wert.
Er kratze nur noch bei Aufregung, wenn man mit ihm schimpfe. Die Hundeangst sei weg, das nächtliche Zähneknirschen ebenfalls, die Dunkelangst sei zumindest deutlich weniger. Auch sein Zorn habe sich deutlich reduziert.
Therapie: Abwarten.

▶ **Beratung am 10.10.1994**

Befund: Es gehe sehr gut, keine Neurodermitisbeschwerden bei fast erscheinungsfreier Haut.
Auch psychisch habe er sich sehr gut entwickelt, er sei eben ein sturer Typ. Was der Mutter in letzter Zeit auffalle, sei eine große

Lichtempfindlichkeit der Augen früh morgens, da blende ihn immer gleich die Sonne.

▸ **Homöopathische Repertorisation**

Lichtscheu morgens (KK 1157/III 23: u.a. *Calc.*)
Eigensinn (SR I 787: u.a. **CALC., tub.**)

Therapie: Calcarea carbonica C 200 (Schmidt-Nagel, Genf), einmalig drei Globuli.

▸ **Letzte Beratung am 10.10.1995**
Befund: Ekzemfreie Haut.
Die Lichtscheu der Augen sei schon lange weg, die Gemütslage gut. Keine Ängste mehr. Es gäbe nichts mehr zu behandeln.

Fallbewertung

Auch dieser Fall wurde dank Tuberculinum bovinum rasch gelöst.
Seit 1995 war keine Therapie mehr erforderlich.

Kasuistik 22: 5 Monate alter Junge

Dieser 5 Monate alte Junge wurde mir erstmals am 31.07.1995 vorgestellt.
Der Untersuchungsbefund erbrachte eine erhebliche Neurodermitis teils nässend, teils trocken und blutig zerkratzt. Betroffenheit des nahezu ganzen Körpers, betont Arme, Beine, Beugen und Hals. Knallrote und hochgradig entzündete Haut in den Gelenkbeugen, vor allem in den intertriginösen Hautfalten. Liebes Kind, welches sich trotz der Schwere des Krankheitsbildes lachend untersuchen ließ.

Anamneseerhebung

▸ **Familienanamnese**
Vorkommen von kindlichen Handekzemen und Birkenpollenallergien.

▸ **Eigenanamnese**
Schwangerschaft und Geburt seien normal verlaufen.
Er sei mit 4450 g, einer Länge von 59 cm und einem recht großen Kopf ein sehr korpulenter Säugling gewesen. Schon bei der Geburt sei trocken-schuppende Haut aufgefallen. Etwa zwischen der 6. und 8. Lebenswoche sei es zum richtigen Ekzem gekommen, zunächst im Gesicht, dann sich ausbreitend auf die Arme, Ellenbeugen, Beine, Kniekehlen, hinter die Ohren und in die Halsfalten.
Bisherige Therapien: Verschiedene Fettsalben, zeitweise Kortisonsalben, pflegende und desinfizierende Präparate. Erfolg: Keiner, eher kontinuierliche Verschlimmerung.

▸ **Spontanbericht und zusammenfassende gezielte Befragung**
Er leide vor allem nachts an starkem Juckreiz und sei da nur schwer zu beruhigen. Zu den Modalitäten könnten die Eltern nichts sagen. Er werde noch voll gestillt. Er sei auch sonst völlig normal und ein sehr liebes Kind. Sein Appetit sei gut, seine Verdauung normal, kein erkennbares Schwitzen oder Frieren, außer vielleicht öfters einmal Schweiß am Hinterkopf nachts. Sie könnten mir sonst gar nichts erzählen.

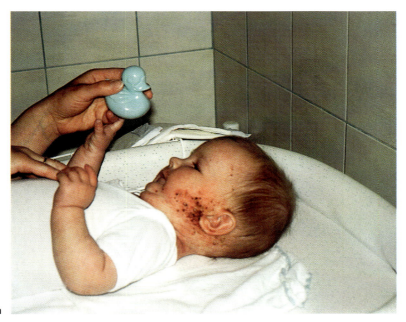

Abb. 22a

▶ **Homöopathische Repertorisation**

Kopf groß (KK 185/I 185: u.a. *Calc.*)
Korpulenz bei Kindern (SR II 394: u.a. **CALC.**)
Schweiß Hinterkopf (KK 201/I 201: u.a. *Calc.*)
Intertrigo (KK 578/II 172: u.a. Calc.)

Das sich ergebende Mittel **Calcarea carbonica** passt auch hervorragend zum Wesen des Kindes und zu den im Arzneimittelbild von **Calcarea carbonica** beschriebenen Hautsymptomen.

Therapie und weiterer Behandlungsverlauf

Am 31.07.1995 Einnahme von **Calcarea carbonica XM** (Schmidt-Nagel, Genf), einmalig drei Globuli.

▶ **Beratung am 05.10.1995**

Es sei noch keine Besserung eingetreten.
Der Befund zeigte ein sehr stark nässend-krustöses Bild hinter den Ohren und in den Gelenkbeugen.
Sonst sei alles unverändert geblieben, auch keine neuen Symptome erkennbar. War **Calcarea carbonica** falsch gewählt? Immerhin lagen nun 35 Tage Wirkzeit hinter uns und auch eine etwaige Erstreaktion war nicht erkennbar gewesen.

▶ **Homöopathische Repertorisation**

Ekzem hinter den Ohren (KK 1223/III 89: u.a. **Graph.**)
Ekzem in den Gelenkbeugen (KK 838/II 432: u.a. **Graph.**)

Therapie: Graphites C 200 (Schmidt-Nagel, Genf), einmalig drei Globuli.

▶ **Beratung am 21.11.1995**
Befund: Neurodermitis deutlich gebessert. Haut jetzt nicht mehr nässend, aber anhaltend starke Neurodermitis.
Er sei jetzt lebhafter geworden und in letzter Zeit auch eigensinniger. Beim Ausziehen wolle er immer gleich kratzen. Er neige inzwischen auch zur Verstopfung.
Therapie: Abwarten.

▶ **Beratung am 17.01.1996**
Anruf der Mutter: Der Hausarzt sei ganz entsetzt über die Neurodermitis und möchte Antibiotika innerlich und äußerlich geben, da er eine starke Infektion der Haut vermute, ob sie das geben solle? Innerlich widerstrebend stimmte ich aus formaljuristischen Gründen zu.

▶ **Beratung am 23.01.1996**
Vorstellung des Kindes in der Praxis: Sehr massive Neurodermitis des fast gesamten Hautorgans. Laut Mutter sei es seit ein paar Tagen viel schlimmer geworden (Folge der Antibiotika?), denn so stark sei es vorher nicht gewesen. In den Ellenbeugen, den Handgelenken, den Kniekehlen, in den Halsfalten, dem Gesicht und am Rücken zeigten sich starke blutig aufgekratzte Ekzemherde, hinter den Ohren auch wieder nässend-krustös.
Sein Gemüt habe sich auch zum Nachteil verändert. Er sei jetzt unruhig geworden und könne sich nicht mehr alleine beschäftigen. Er wolle dauernd getragen werden. Auch eine Dickköpfigkeit falle auf. Er ziehe andere viel an den Haaren. Er beiße gerne.
Verlangen nach Unverdaulichem wie Erde und Papier, er nehme praktisch alles in den Mund.
Sein Stuhl sei jetzt hart und fest, teilweise weine er beim Stuhlgang, wenn so ein großer Knollen komme. Schlaflage jetzt oft auf den Knien. Er sei richtiggehend verfressen. Vorliebe für Wurst und Butter. Seine Motorik sei wohl verzögert, er laufe noch nicht (Kind jetzt 11 Monate alt). Den Kopfschweiß hätten sie nicht mehr beobachtet. Am liebsten schlafe er draußen in seinem Kinderwagen. Überhaupt, draußen gehe es ihm immer am besten. Sein Durst sei normal. Er habe split-

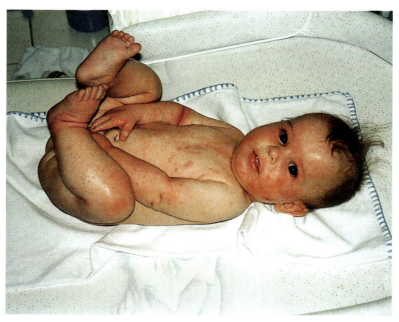

Abb. 22b

Therapie und weiterer Behandlungsverlauf

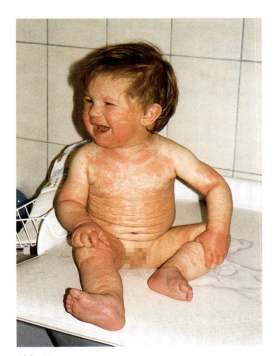

Abb. 22c

Mercurius

ternde Nägel. Bei Vollmond sei er unruhiger, kratze auch mehr.

▸ **Homöopathische Repertorisation**

Verlangen zu beißen (SR I 110: u.a. **calc.**)
Stuhl groß (KK 1789/III 655: u.a. **Calc.**)
Verlangen nach Unverdaulichem (SR II 250: u.a. **calc.**)
Vollmond < (SR II 369: u.a. **calc.**)
Nägel spröde (KK 914/II 508: u.a. Calc.)

Therapie: Wiederholung von Calcarea carbonica XM (Schmidt-Nagel, Genf), einmalig drei Globuli.

▸ **Beratung am 27.02.1996**
Gemüt etwas ausgeglichener geworden, er beschäftige sich besser alleine. Sonst sei es eher gleichbleibend.
Therapie: Abwarten.

▸ **Beratung am 26.03.1996**
Befund: Wieder schwerste Neurodermitis betont in den Gelenkbeugen, feucht und krustenbildend.
Furchtbarer Juckreiz, vor allem nachts. Unerfüllte Wünsche verschlimmern sofort.
Er könne nicht mit Stress-Situationen umgehen. Er sei oft quengelig, ruhelos, unzufrieden, wisse nichts mit sich anzufangen. Starker Eigensinn. Anhaltend Obstipationsneigung. Erhebliche Unruhe nachts. Er liege meist auf dem Bauch oder auch auf den Knien. Große Vorlieben für Wurst und Butter.
Calcarea carbonica war somit wohl als eindeutig falsches Mittel anzusehen.

▸ **Homöopathische Repertorisation**

Unzufrieden (SR I 402 f.: u.a. calc., **MERC.**, tub.)
Schlaflage auf den Knien (SR III 62: u.a. **tub.**)
Ruhelosigkeit bei Kindern (SR I 846: u.a. **MERC.**, **tub.**)
Verlangen nach Butter (SR II 226: u.a. merc., tub.; von mir ergänzt)

Therapie: Tuberculinum bovinum XM (Schmidt-Nagel, Genf), einmalig drei Globuli.

▸ **Beratung am 08.05.1996**
Befund: Unverändert. Keine Besserung erkennbar. Es war zum Verzweifeln. Anhaltend stark juckend vor allem nachts. Deutliche Reaktionen auf Vollmond. Starker Zorn mit viel Beißen. Erhebliche Unruhe, kann sich nicht beschäftigen. Vorliebe für Butter. Schläft jetzt sehr oft auf den Knien.
Therapie: Tuberculinum bovinum XM (Schmidt-Nagel, Genf), einmalig drei Globuli.

▸ **Beratung am 20.07.1996**
Befund: Neurodermitis anhaltend stark, aber doch tendenziell gebessert.
Er kratze sich auch weniger. Sonst keine deutlichen Änderungen laut Eltern.

War **Tuberculinum** richtig, musste ich noch zuwarten, oder war die Besserung vielleicht nur jahreszeitlich bedingt?
Therapie: Abwarten.

▸ Beratung am 29.08.1996
Befund: Neurodermitis insgesamt gebessert seit einem Urlaub an der Adria, anhaltend aber erhebliche Ekzemherde an den Armen, den Beinen und im Gesicht.
Juckreiz deutlich nachts mit häufigem Erwachen gegen 1.00 Uhr oder kurz nach Mitternacht.
Durst groß nachts beim Erwachen. Verlangen nach Trauben und Obst allgemein. Er teile nicht gerne, sei eher geizig. Sehr eigenwillig und dickköpfig. Oft habe er Speichelfluss, es tropfe richtig heraus, mehr tagsüber. Anhaltend großes Verlangen nach Butter. Bei Wut neige er immer noch zum Beißen.
Therapie: Abwarten.

▸ Beratung am 29.10.1996
Unveränderte Symptomlage. Das Beißen beim Zorn sei zunehmend, ebenso die nächtliche Unruhe und das Verlangen nach Butter. Die Unruhezunahme bei Vollmond sei ebenfalls noch deutlich.

▸ Homöopathische Repertorisation

> Ruhelosigkeit nachts, nach Mitternacht (SR I 841: u.a. merc.)
> Verlangen nach Butter (siehe oben)
> Speichelfluss (KK 1340/III 206: u.a. **Merc.**)
> Hautausschläge eiternd (KK 582/II 176: u.a. **Merc.**)

Therapie: Mercurius solubilis C 200 (Schmidt-Nagel, Genf), einmalig drei Globuli.

▸ Beratung am 19.11.1996
Befund: Ganz deutliche Besserung! Haut erstmals überzeugend gebessert, auch das Gemüt sei besser. Anhaltend aber nächtliche Unruhe und noch immer Kratzanfälle, jetzt besonders nach dem Mittagsschlaf. Sonst keine Neuigkeiten.
Therapie: Abwarten.

▸ Beratung am 14.01.1997
Es sei schon alles viel besser gewesen, sowohl die Haut als auch sein Allgemeinbefinden.
Seit ungefähr drei Wochen wieder zunehmende Unruhe und vermehrtes Aufkratzen. Auch wieder viel Beißen bei Zorn, sogar das Butterverlangen nehme wieder zu. Die Vollmondreaktion hätten sie auch wieder an ihm feststellen können. Starke Eifersucht. Er könne schlecht alleine bleiben. Trost lindere.
Therapie: Mercurius solubilis C 200 (Schmidt-Nagel, Genf), einmalig drei Globuli.

▸ Beratung am 20.03.1997
Es gehe ziemlich gut. Die Neurodermitis mache nur noch sporadisch Probleme.
Seine Gemütslage sei wieder ordentlich. Der Schlaf sei auch wieder recht gut.
Therapie: Abwarten.

▸ Beratung am 14.05.1997
Befund: Neurodermitis sehr gut. Reststellen nur noch an den Oberschenkeln, sonst alles so gut wie weg.
Gemütszustand aber seit kurzem schlecht. Er wolle dauernd getragen werden, sei sehr schlecht gelaunt, besonders nach dem Mittagsschlaf; er beiße wieder seine Geschwister, sei dickköpfiger geworden.
Therapie: Mercurius solubilis M (Schmidt-Nagel, Genf), einmalig drei Globuli.

▸ Beratung am 25.07.1997
Befund: Neurodermitis so gut wie verschwunden bis auf minimalste Stellen an den Beinen.
Auch das Gemüt sei sehr ausgeglichen geworden.
Therapie: Abwarten.

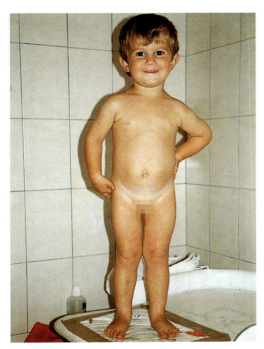

Abb. 22d

▶ **Beratung am 20.05.1998**

Seit einer Woche habe er wieder Ekzemherde in den Kniekehlen und Ellenbeugen, es sei bis jetzt alles weg gewesen. Auch sein Gemüt sei jetzt wieder verändert. Es falle erneut Dickköpfigkeit, Eigensinn und Beißen bei Zorn auf. Auch die nächtliche Unruhe habe sich wieder eingestellt. Er vertrage keine Bettwärme mehr, decke sich immer auf. Starke Vorliebe für Eis und anhaltend für Butter, jetzt auch gerne Fleisch, Käse und Eier. Abneigung gegen Bananen. Sein Stuhlgang habe sich schon lange ganz normalisiert.
Er ziehe der Mutter gerne an den Haaren. Teilweise schlafe er wieder auf den Knien.
Therapie: Mercurius solubilis M (Schmidt-Nagel, Genf), einmalig drei Globuli.

▶ **Beratung am 10.10.1998**

Anruf der Mutter. Es gehe ihm hervorragend. Alles in Ordnung.
Wir beendeten daraufhin die Behandlung. Seitdem war keine Therapie mehr erforderlich.

Fallbewertung

Dieses Kind litt an einer besonders starken und diffusen Neurodermitis, die weder durch **Calcarea carbonica** noch durch **Graphites** noch durch **Tuberculinum** überzeugend behandelt werden konnte. Zwar stellten sich jeweils leichte und vorübergehende Besserungen ein, doch vermochte keines dieser Mittel richtig zu überzeugen. Erst **Mercurius solubilis** war das wirklich ähnlichste Mittel, das Simillimum, erst hierdurch kam es zu einer überzeugenden Besserung bis zur Beschwerdefreiheit.
An diesem Fall sieht man ganz deutlich, wie schwierig es sein kann, das richtige Mittel zu finden und dass sich der wirkliche Heilerfolg auch erst dann einzustellen vermag.

Kasuistik 23: 1-jähriger Junge

Dieser 1 Jahr alte Junge wurde mir erstmals am 26.11.1998 vorgestellt.
Der Untersuchungsbefund zeigte vor allem am Rücken, in den Achseln und auf dem Brustkorb inselartige und scharfrandige rotschuppende Ekzemherde, des Weiteren Ekzeme um den Mund herum, am Hals und Nacken und an den Händen.

Anamneseerhebung

▶ Familienanamnese
Leer; keine auffallenden Vorerkrankungen.

▶ Eigenanamnese
Wegen vorzeitiger Wehen habe die Mutter ab dem 7. Monat wehenhemmende Mittel einnehmen müssen. Die Geburt sei normal verlaufen. Alle Impfungen bis heute gemacht, ohne Reaktionen. Zahndurchbruch im 6. Lebensmonat. Beim Zahnen neige er etwas zu Durchfall, auch kaue er viel auf der Zunge. Die motorische Entwicklung sei etwas verzögert gewesen, er laufe auch noch nicht frei, nur an der Hand. Es werde aber doch langsam immer besser. Sprachliche Entwicklung: Sei normal.
Die Neurodermitis sei erstmals im November 1997 in Form von kleinen Stellen auf den Wangen aufgefallen. Der daraufhin aufgesuchte Kinderarzt habe mit Fett- und Kortisonsalben zu helfen versucht, es habe sich aber trotzdem auf weitere Stellen ausgeweitet. Im Frühjahr 1998 sei es auch in die Ellenbeugen, Kniekehlen und Knöchel gewandert.
Bisherige Therapie: Übliche Fettsalben, ab und zu Kortisonsalben. Seit 10 Monaten bekomme er früh und abends jeweils das homöopathische Mittel Calcarea carbonica, ohne Erfolg.

▶ Spontanbericht und zusammenfassende gezielte Befragung

Vor allem früh beim Erwachen und nachts scheuere er sich den Rücken auf. Der Juckreiz nehme zu durch Wärme und Schwitzen. Aber auch sehr frostige Luft draußen mache ihm zu schaffen. Im Winter sei es eigentlich schlimmer als im Sommer. Nahrungsmittel hätten keine eindeutigen Bezüge. Meeresklima bessere. Ein Allergietest sei noch nicht gemacht worden, es falle da aber auch nichts auf.
Er sei eigentlich ein sehr ruhiges und überwiegend zufriedenes Kind. Er spiele auch gerne mit anderen Kindern. Auch alleine könne er sich durchaus beschäftigen. Ängste: Nein. Es falle eine öfter verstopfte Nase auf. Manchmal atme er so tief ein. Sein Appetit

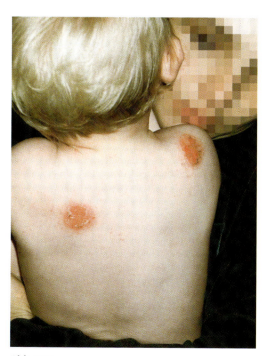

Abb. 23a

lasse sehr zu wünschen übrig, da müsse man ihn eher stimulieren. Vorlieben: Gemüse, Nudeln, Kartoffeln, Brot, Milch. Abneigungen eigentlich keine. Der Stuhlgang sei normal. Keine Blähungen, keine Bauchschmerzen. Im Genitalbereich falle auch nichts auf. Er schwitze eher zu wenig, es falle aber auf, dass er im Nacken schwitze, wenn er sich anstrenge. Frieren: Nein, überhaupt nicht. Nachts decke er sich immer auf und lege sich dann auf die Knie und Ellenbogen. Bei zunehmendem Mond sei er unruhig.

▶ **Homöopathische Repertorisation**

Knieellenbogenlage im Schlaf (SR III 59: u.a. sep.)
Hautausschläge ringförmig (KK 588/II 182: u.a. **Sep**.)
Vollmond < (SR II 369: u.a. **sep**.)

Therapie und weiterer Behandlungsverlauf

Therapie: Am 26.11.1998 Einnahme von **Sepia XM** (Schmidt-Nagel, Genf), einmalig drei Globuli.

▶ **Letzte Beratung am 09.02.1999**
Befund: Neurodermitis zu 90 % besser! Haut viel weicher, blasser, Rundherde deutlich zurückgegangen. Es gehe ihm viel besser. Er habe auch einen Entwicklungsschub gemacht, laufe jetzt flott. Er spreche auch viel mehr, esse sehr gut.
Das tiefe Einatmen sei weg. Die Knielage komme kaum noch vor.
Therapie: Abwarten bis auf weiteres.

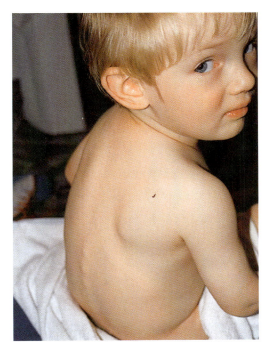

Abb. 23b

Bei einem Kontrollanruf meinerseits im April 2000 erfuhr ich von der Mutter, dass es ihm sehr gut gehe. Nur selten komme es noch einmal zu kleineren Stellen, jedoch habe sich keine Behandlungsbedürftigkeit mehr ergeben, was mir im Mai 2002 nochmals bestätigt wurde.

Fallbewertung

Wenn man sich an die vorangegangenen erfolglosen Therapien erinnert, sieht man wohl leicht ein, welch großartiger Behandlungserfolg hier gelang, und dies mit nur einer einzigen Gabe des passenden Mittels **Sepia XM**.

Kasuistik 24:
1-jähriger Junge

Dieser 1 Jahr alte Junge wurde mir erstmals am 23.06.1998 vorgestellt.
Der Untersuchungsbefund zeigte eine schwere diffuse Neurodermitis in Form von geröteten, trocken-schuppenden Herden, betont an den Hüften, auf dem Bauch und an den Armen und Beinen. Rötliche Haare. Vermehrter Ohrenschmalz. Gesichtsblässe.

Anamneseerhebung

▸ **Familienanamnese**
Vorkommen von Handekzemen, Urtikaria, Lebensmittelallergien und Tuberkulose.

▸ **Eigenanamnese**
In der Schwangerschaft sei der Mutter oft übel gewesen. Auch viele Infekte habe sie in dieser Zeit durchgemacht. Auffallend sei ein großes Verlangen nach Schokolade und Zitrusfrüchten gewesen, die sie auch vermehrt zu sich genommen habe. Die Geburt sei normal verlaufen.
Gewicht 4000 g, Größe 54 cm und 36 cm Kopfumfang. Der erste Zahn sei im Alter von sechs Monaten durchgebrochen, wobei die Zahnung jeweils Neurodermitisschübe ausgelöst habe. Geimpft wurde er erstmals im Dezember 1997, dann wieder im April 1998.
Schon seit der ersten Impfung sei das Ekzem konstant schlecht geblieben, nach der zweiten Impfung sei es geradezu explodiert. Die Neurodermitis habe von Anfang an bestanden, zunächst in Form von kleinen Pickeln auf den Wangen. Als es dann angefangen habe zu nässen, sei vom Kinderarzt eine Kortisonsalbe für die Dauer von zehn Tagen verordnet worden, nach deren Absetzen es sich dann generalisierend ausgebreitet habe. Seitdem sei es nicht mehr in den Griff zu bekommen.

Bisherige Therapien: Verschiedene Pflege- bzw. Fettsalben neben der einmaligen Anwendung von Kortison.

▸ **Spontanbericht und zusammenfassende gezielte Befragung**
Die Haut sei sehr trocken und schuppig. Es bestehe starker Juckreiz vor allem beim Ausziehen, wobei sie ihn festhalten müssen. Verschlimmernd wirke sich auch Müdigkeit, Baden mit einer Wassertemperatur von über 32 Grad, Schwitzen und Sommerhitze aus.
Bei jedem durchbrechenden Zahn sei es ebenfalls schlimmer. Auch Infekte seien schubauslösend. Bei der Zahnung sei er noch unruhiger und quengeliger als sonst.

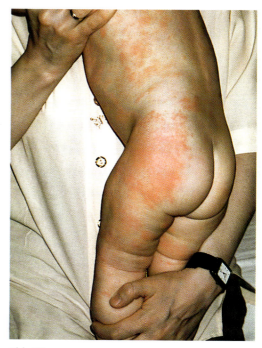

Abb. 24a

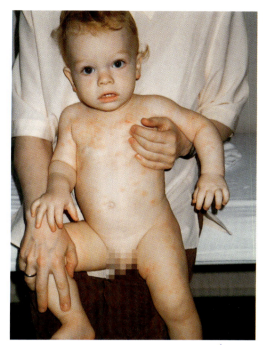

Abb. 24b *Sepia / Tuberculinum*

Ablenkung und Beschäftigung sei die einzige Möglichkeit, die Beschwerden zu lindern, überhaupt gehe es ihm immer am besten, wenn er beschäftigt sei.
Er sei zwar eigentlich lieb und auch manchmal kuschelig, neige aber durchaus auch dazu, heftigen Zorn zu entwickeln, wenn seinen Vorstellungen nicht entsprochen werde.
Er habe ganz klare Vorstellungen, die er durchsetzen wolle. Werde mit ihm geschimpft, weine er schnell. Nach dem Mittagsschlaf weine er eigentlich immer. Er könne schlecht stillsitzen, müsse immer etwas zu tun haben. Er sei eher ungeduldig, könne schlecht warten.
Seine Nase sei oft trocken mit vielen Krusten drinnen, deren Entfernen schmerze. Sein Appetit sei eher gering, er sei auch recht schnell satt. Wenn er allerdings Hunger habe, dann müsse es sofort kommen, da könne er überhaupt nicht abwarten, was aber auch mit seiner Art zu tun haben könnte. Vorlieben und Abneigungen: Da könne man noch nichts sagen. Verdauung und Harnausscheidung unauffällig. Sein Schlaf sei sehr unruhig, auffällig oft auf den Knien und Ellenbogen liegend. Oft dauere es 1–2 Stunden, bis er endlich einschlafe. Schwitzen und Frieren: Unerheblich, vielleicht etwas infektanfällig.
Mir fiel auf, dass das Kind, das wegen seiner Unruhe im Wartezimmer betreut wurde, im Verlauf der Anamnese nicht aufhörte zu schreien, was bis zu meinem Sprechzimmer zu hören war, und dies fast eine Stunde lang. Es war ein unaufhörliches, beständiges und sehr lautes, zorniges Schreien, wobei die beruhigenden Maßnahmen der Begleitperson vollkommen zwecklos schienen.

▸ **Homöopathische Repertorisation**

Jähzorn (SR I 26 f.: u.a. **SEP.**)
Trost < (SR I 181: u.a. **SEP.**)
Beschäftigung > (SR I 790: u.a. **SEP.**)
Ungeduldig (SR I 600: u.a. **SEP.**)
Knieellenbogenlage im Schlaf (SR III 59: u.a. sep.)

Therapie und weiterer Behandlungsverlauf

Therapie: Am 23.06.1998 Einnahme von Sepia C 200 (Schmidt-Nagel, Genf), einmalig drei Globuli.

▸ **Beratung am 25.08.1998**

Anruf der Mutter. Es gehe ihm mindestens zu 50 % besser.
Seine Gemütslage habe sich aber wieder etwas verschlechtert, indem er wieder mehr schreie, wenn es nicht nach seinem Kopf gehe. Auch schwitze er jetzt bei Aufregung.
Therapie: Sepia C 200 (Schmidt-Nagel, Genf), einmalig drei Globuli.

▸ **Beratung am 04.11.1998**
Befund: Haut zu fast 100 % erscheinungsfrei. Auch die Trockenheit war vollkommen einer schönen weichen Haut gewichen.
Am rechten Arm zeigten sich ein paar kleine Dellwarzen. Sein Gemüt sei viel ausgeglichener, er könne auch viel besser stillsitzen und sich ruhig beschäftigen. Die Krusten in der Nase seien auch weg. Seine Schlaflage sei inzwischen auf der Seite oder flach auf dem Bauch. Derzeit habe er einen leichten Schnupfen, mit gelblichem Sekret, der draußen an der frischen Luft eher besser sei.
Therapie: Pulsatilla C 30 (DHU), einmalig drei Globuli, heilte rasch.

▸ **Beratung am 01.12.1998**
Anruf der Mutter, er habe derzeit eine Bronchitis und der Kinderarzt wolle Antibiotika geben.
Es sei ein rasselnder bis pfeifender Husten, teilweise mit Erbrechen eines zähen Schleims.
Kein Fieber, viel Durst dabei. Zunge nicht belegt.
Therapie: Ipecacuanha C 30 (DHU), einmalig drei Globuli, heilte rasch.

▸ **Beratung am 03.12.1998**
Es habe wunderbar gewirkt, alles wieder besser, das Antibiotikum habe sie nicht gegeben.

▸ **Beratung am 17.12.1998**
Seit ein paar Tagen sei die Haut wieder etwas gereizter, wohl wegen der derzeitigen Zahnung.
Auch sei er seitdem wieder aggressiver, schlage jetzt auch, sei schlecht genießbar.
Therapie: Sepia C 200 (Schmidt-Nagel, Genf), einmalig drei Globuli.

▸ **Beratung am 22.01.1999**
Befund: Kleines trockenes Hautareal im Gesicht.
Seit einer Woche sei diese kleine Stelle wieder aufgetreten. Der Zorn sei wieder deutlich mehr geworden. Das letzte Mittel habe nicht so richtig gewirkt. Er schlage jetzt auch, schlafe wieder vermehrt auf den Knien und schwitze stärker.
Therapie: Sepia M (Schmidt-Nagel, Genf), einmalig drei Globuli.

▸ **Beratung am 11.05.1999**
Befund: Bis auf winzige trockene Stellen in der Ellenbeuge sehr gute und erscheinungsfreie Haut.
Sein Gemütszustand sei in der letzten Zeit aber wieder schlechter geworden. Er sei sehr trotzig, zornig, reizbar und zum Widerspruch neigend. Trösten sei wieder schwieriger geworden. Stillsitzen falle schwerer. Der Appetit sei eher mäßig. Vorlieben für Butter und Fleisch. Nachts liege er immer noch ab und zu auf den Knien. Nachmittags schwitze er im Nacken.

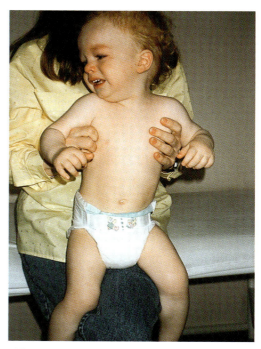

Abb. 24c

Therapie: Sepia M (Schmidt-Nagel, Genf), einmalig drei Globuli.

▸ **Letzte Beratung am 27.10.1999**
Befund: Neurodermitis praktisch verschwunden. Keine Auffälligkeiten mehr. Sonstige Symptome: Ängstlich im Dunkeln. Er brauche jetzt viel Trost. Er könne schlecht verlieren, weine dann sehr leicht. Vorliebe für Wurst und Eier. Der Stuhl sei stark übelriechend. Er schwitze im Nacken, wenn er schlafe. Häufigere Knieellenbogenlage nachts.

▸ **Homöopathische Repertorisation**

Pavor nocturnus (SR I 61: u.a. **TUB**.)
Knieellenbogenlage im Schlaf (SR III 59: u.a. **tub**.)
Verlangen nach Fleisch (SR II 255: u.a. tub.)

Therapie: Tuberculinum bovinum XM (Schmidt-Nagel, Genf), einmalig drei Globuli.

Fallbewertung

Die Neurodermitis des Kindes heilte innerhalb weniger Monate so gut wie ab, seitdem ist er bis auf ab und zu aufkommende kleine, nicht behandlungsbedürftige Stellen beschwerdefrei geblieben und bedurfte keiner Therapie mehr.

Kasuistik 25: 3-jähriges Mädchen

Dieses 3 Jahre alte Mädchen wurde mir erstmals am 17.07.1996 vorgestellt.
Der Untersuchungsbefund zeigte schwerste und über den gesamten Körper verteilte trockene und blutig aufgekratzte Ekzeme. Kind zart und anämisch-blass wirkend. Rötliche Haare. Sehr mageres Mädchen. Vergrößerte Tonsillen.

Anamneseerhebung

▸ **Familienanamnese**
Vorkommen von Sarkoidose, Ekzemen, Neurodermitis und Tuberkulose.

▸ **Eigenanamnese**
Geburtsgewicht 2830 g, 46,5 cm Größe und 34 cm Kopfumfang. Erster Zahn im Alter von 11 Monaten. Freies Laufen mit 15 Monaten. Fieberkrampf im April 1995.
Alle üblichen Impfungen durchgeführt, ohne Unverträglichkeitsreaktionen.
Die Neurodermitis bestehe seit gut einem Jahr. Es habe in den Ellenbeugen begonnen und sich von dort aus ausgebreitet. Es sei damals eine Hühnereiweiß-Allergie festgestellt worden, weshalb sie seitdem eine entsprechende Ernährung durchführen, jedoch ohne jeden Erfolg.
Auch hätten die Eltern den Eindruck, dass die Neurodermitis seit der Antibiotikabehandlung im April 1995 schlechter geworden sei.
Bisherige Therapien: Diverse Fettsalben, hydrokortisonhaltige Salben und Nachtkerzenöl-Kapseln. Erfolg: keiner.

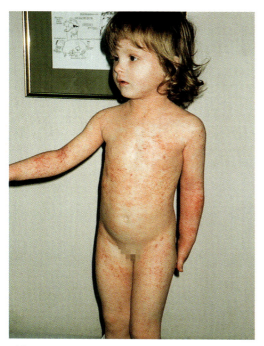

Abb. 25a

Tuberkulinum

▸ **Spontanbericht und zusammenfassende gezielte Befragung**

Es bestehe vor allem nachts starker Juckreiz. Es sei dann nur schwer möglich, sie abzulenken. Oft sei sie sehr wütend, halte vor lauter Wut die Luft an, bevor sie losschreie.
Früher hätten sie die Eltern sie bei solchen Gelegenheiten mit kaltem Wasser abgespritzt.
Sie würde bei Zorn eher blass im Gesicht. Sie esse sehr gerne Kuchen, bekomme keine Erdbeeren und keine Eier. Salat und Gemüse lehne sie ab, auch Eier. Gerne esse sie Äpfel und Birnen. Starke Vorliebe für Butter, die sie löffelweise essen könne. Auch Fleisch und Kartoffeln sehr gerne. Stark sei auch das Milchverlangen, früh bestehe sie auf ihrer Flasche. Sie sei noch nicht sauber, bräuchte noch Windeln.

Der Schlaf sei recht gut, sie schlafe auch durch. Das Kratzen komme in Schüben, sie müsse sich jedes Mal blutig kratzen, sei durch nichts abzulenken. Sie schwitze recht leicht, vor allem bei Anstrengungen, vor allem im Gesichtsbereich und hier vor allem auf der Nase. Das Schwitzen verstärke den Juckreiz. Ihre Kleidung ziehe sie sich gerne aus, nachts strample sie die Bettdecke immer runter. Auch an der Kopfhaut kratze sie sich noch ab und zu, wohl wegen des Milchschorfs. Wolle: Hätten sie noch nicht probiert.
Sie sei sehr lebhaft, spiele am liebsten Fußball mit den Jungs. Je wilder, desto besser. Sie schlafe überwiegend auf der rechten Seite, bräuchte ein Licht zum Einschlafen, sonst habe sie Angst. Zähneknirschen: Eher nein, auch kein Reden im Schlaf. Der Durst sei wohl normal, so etwa einen ¾ Liter am Tag. Ab und zu sei sie etwas verstopft. Sie spiele recht gut alleine, könne sich gut beschäftigen. Schwülheißes Wetter vertrage sie nicht gut. Bei Wetterwechsel sei sie grantiger. Autofahren gerne. Trost bessere. Bei Zorn lege sie sich auf den Boden und strample mit den Füßen.
Auffallend war das Verhalten des Kindes während der Anamnese. Es konnte nicht ruhig sitzen bleiben und wollte wirklich alles anfassen. Auch eine gewisse herausfordernde Art den Eltern gegenüber schien mir vorzuliegen, jedoch in eigentlich sympathischer Weise.

▸ **Homöopathische Repertorisation**

Ruhelosigkeit bei Kindern (SR I 846: u.a. **tub**.)
Schweiß auf der Nase (KK 1275/III 141: u.a. **Tub**.)
Verlangen Butter (SR II 226: u.a. tub.)
Tuberkulose in der Familienanamnese (KK 638/II 232: u.a. **Tub**.)
Magere Menschen (SR II 345: u.a. tub.)

Therapie und weiterer Behandlungsverlauf

Therapie: Am 17.07.1996 Einnahme von **Tuberculinum bovinum XM** (Schmidt-Nagel, Genf), einmalig drei Globuli.

▸ **Beratung am 10.09.1996**
Befund: Deutlich gebesserte Haut, kaum noch blutig zerkratzt, wesentlich weicher und gesünder.
Es sei laut Mutter erst schlimmer geworden, dann jedoch zunehmend besser. Jetzt seien sie schon sehr zufrieden. Das Kind sei inzwischen auch ganz sauber. Das Gemüt sei viel fröhlicher und ausgeglichener. Irgendwie wäre sie viel lustiger geworden. Auffallen würde weiterhin das deutliche Verlangen nach Butter. Ansonsten gäbe es nichts Neues.
Therapie: Abwarten.

▸ **Beratung am 16.10.1996**
Seit Anfang Oktober sei die Neurodermitis wieder sehr stark durchgebrochen.
Befund: Wieder diffuse, schwere, blutig aufgekratzte Neurodermitis am gesamten Körper.
Der Juckreiz sei ganz schlimm, vor allem beim Ausziehen. Ihr Gemüt habe sich noch nicht so stark verschlimmert. Vorlieben für Butter, Kartoffeln und Äpfel.
Abneigung gegen Wurst. Das Schreien sei weg, auch das Luftanhalten davor sei nicht mehr aufgetreten. Die Unruhe, das Anfassen, auch das sei nicht mehr zu beobachten. Sie sei leicht zu trösten. Am schlimmsten sei der Juckreiz beim Ausziehen (KK 553/II 147: u.a. **Tub.**)
Sie habe jetzt eiskalte Hände.
Therapie: **Tuberculinum bovinum XM** (Schmidt-Nagel, Genf), einmalig drei Globuli.

▸ **Beratung am 10.12.1996**
Befund: Anhaltend starke Neurodermitis, jedoch Tendenz zur Besserung erkennbar.

Immer noch juckend vor allem beim Entkleiden. Jetzt vor allem auch nachts stärkerer Juckreiz. Das Bettnässen sei wieder einmal aufgetaucht. Schlaflage: Wieder mehr auf dem Bauch (SR III 54 f.: u.a. **tub.**), doch flach. Die Unruhe, der Zorn usw., das sei alles viel besser geworden; im Gegenteil sei sie ein sehr liebes und hilfsbereites Mädchen. Blutig kratze sie sich eigentlich schon länger nicht mehr.
Therapie: Abwarten.

▸ **Beratung am 27.01.1997**
Die Mutter zeigte sich recht zufrieden mit dem Zustand der Haut.
Sie kratze nachts nicht mehr.
Befund: An den Ellenbeugen, den Unterarmen und Handgelenken noch aufgekratzte Hautareale, ansonsten überwiegend gute Haut und im Vergleich zum Behandlungsbeginn ganz beeindruckend besser geworden.
Sie kratze noch, wenn sie unbekleidet sei, zum Beispiel morgens auf der Toilette oder wenn es nicht nach ihrem Kopf gehe. Sie sei schon ein kleiner Dickkopf und könne in letzter Zeit recht grantig werden, wenn man ihren Vorstellungen nicht entspräche. Dann lege sie sich auf den Boden und schreie los. Sie sei am bravsten, wenn ihre zwei Brüder im Kindergarten seien.
Sie sei ziemlich schüchtern gegenüber Fremden. Ihre Hände seien nicht mehr so kalt wie früher. Wenn sie schwitze, dann kratze sie mehr. Auffallend sei in letzter Zeit wieder das Einnässen tagsüber. Sie halte es jedes Mal solange zurück, bis es zu spät sei, wohl, weil sie ihr Spielen nicht unterbrechen wolle. Verlangen nach Käse, Butter, Schinken, Salzigem. Sehr gerne wohl Fett, meint die Mutter.
Therapie: Abwarten.

▸ **Beratung am 27.02.1997**
Befund: Starke diffuse und zerkratzte Herde im Gesicht, am Hals, dem Dekolletee, am Rücken und an den Armen. Seit einer Woche sei es wieder sehr schlimm geworden. Sie

kratze sich immer nur, wenn man sie ausziehe und insgesamt häufiger, wobei auch Wut und Zorn wieder eine Rolle spielen.
Therapie: Tuberculinum bovinum XM (Schmidt-Nagel, Genf), einmalig drei Globuli.

▸ Beratung am 17.03.1997
Befund: Anhaltend starke Neurodermitis, jedoch deutlich auf dem Weg der Besserung. Sie wirkte heute sehr lieb, etwas ängstlich und schüchtern auf mich.
Als ich sie direkt ansprach, drehte sie den Kopf weg und versteckte sich hinter der Mutter.
Therapie: Abwarten.

▸ Beratung am 07.05.1997
Befund: Ganz wesentliche Besserung. Nur noch leichte Ekzemreste am Hals und an den Armen.
Der Juckreiz sei harmlos. Es gehe ihr gut. Das Einnässen tagsüber sei weg. Die Schüchternheit und das Ängstliche seien wohl noch vorhanden. Die Hände nicht mehr kalt.
Der Schlaf sei gut. Sie möge gerne Kartoffeln und Suppe. Starkes Verlangen nach Süßem. Sonst keine Auffälligkeiten.
Therapie: Abwarten.

▸ Beratung am 15.07.1997
Sie sei am 07.07.1997 gegen Hepatitis geimpft worden, seitdem sei es wieder ganz furchtbar.
Befund: Erneut generalisierte Neurodermitis schwerster Art mit papulovesikulösen Erscheinungen. An den Oberarmen zeigten sich kleine vereinzelte Dellwarzen.

▸ Homöopathische Repertorisation

> Folge von Impfungen (SR II 672: u.a. **THUJ**.)
> Warzen klein (KK 576/II 170: u.a. *Thuj.*)
> Hautausschläge eiternd (KK 582/II 176: u.a. Thuj.)

Therapie: Thuja C 30 (Schmidt-Nagel, Genf), einmalig drei Globuli.

▸ Beratung am 04.08.1997
Anruf der Mutter, es gehe schon viel besser.
Therapie: Abwarten.

▸ Beratung am 19.09.1997
Laut Mutter sei es jetzt fast drei Wochen lang vollständig verschwunden gewesen, jetzt komme es langsam wieder heraus.
Befund: Leichte Form von trockenen Ausschlägen betont an den Armen. Anhaltend liebes Mädchen, sehr schüchtern wirkend. Seitens des Gemütes gebe es überhaupt keine Klagen mehr. Das Einnässen sei weg. Ihr Appetit sei sehr gut.
Therapie: Thuja C 30 (Schmidt-Nagel, Genf), einmalig drei Globuli.

▸ Beratung am 04.11.1997
Anruf der Mutter. Es gehe sehr gut, keinerlei Haut- oder sonstige Probleme.
Therapie: Abwarten.

▸ Beratung am 27.11.1997
Sie habe ein Antibiotikum vom Hausarzt eingenommen, seitdem habe sie wieder Neurodermitis.
Befund: Aufgekratzte Haut an den Armen und Beinen.
Therapie: Thuja C 200 (Schmidt-Nagel, Genf), einmalig drei Globuli.

▸ Beratung am 11.12.1997
Leider keine Wirkung.
Befund: Sehr starke Neurodermitis an den Schultern, am Dekolletee, den Armen und Beinen sowie auch wieder im Gesicht.
Seitdem falle eine Abneigung gegen Milch und gegen Obst auf. Wieder starker Juckreiz mit blutigem Zerkratzen. Gemüt: Falle deutlich ab, sie sei wieder sehr zornig und dickköpfig.
Sie werde leicht wütend, könne schlecht ein Nein akzeptieren. Wenn ihr etwas nicht passe, dann fange sie zu kratzen an. Bei Wut lege sie sich wie früher auf den Boden, schreie und strample mit den Füßen. Die Ängstlich-

keit und Schüchternheit sei derzeit nicht zu sehen.
Beim Essen bevorzuge sie momentan Brezeln, Salzstangen und Kartoffeln. Die Butter liebe sie fast wieder mehr, so der Eindruck der Mutter. Abneigungen: Milch, Fleisch, Gemüse, Salat. Schlaflage auf der rechten Seite.

▸ **Homöopathische Repertorisation**

Eigensinn bei Kindern (SR I 788: u.a. **TUB.**)
Jähzorn (SR I 26 f.: u.a. tub.)
Verlangen nach Butter (SR II 226: u.a. Tub.; von mir ergänzt)

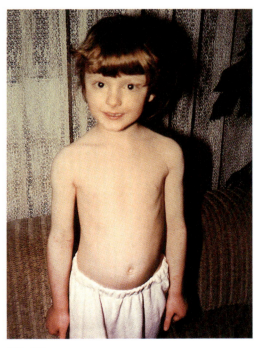

Abb. 25b

Therapie: Tuberculinum bovinum CM (Schmidt-Nagel, Genf), einmalig drei Globuli.

▸ **Beratung am 29.01.1998**
Befund: Wesentlich gebesserte Neurodermitis. Nur noch leicht trockene Haut, jedoch keinerlei Ekzeme mehr vorhanden, auch keine Kratzstellen. Es gehe ihr laut der Mutter sehr gut.
Therapie: Abwarten.

▸ **Beratung am 09.07.1998**
Befund: Vollständig erscheinungsfrei, keinerlei Neurodermitis mehr zu sehen. Es gehe seit Monaten hervorragend.
Therapie: Abwarten.

▸ **Letzte Beratung am 14.01.1999**
Anruf der Mutter wegen eines kleinen Infektes. Die Neurodermitis sei nun seit gut einem Jahr verschwunden, es gehe ihrer Tochter ausgezeichnet.

Fallbewertung

Mit diesem Fall war ich wirklich sehr zufrieden, zeigte er doch trotz einer sehr schweren und diffusen Neurodermitis innerhalb von nur 1 ½ Jahren ein überzeugendes Ergebnis, das auch bis heute anhaltend ist.
Eine chronische Behandlung war seitdem nicht mehr erforderlich.
Nachbeobachtungszeit bis heute vier Jahre.

Kasuistik 26:
6 Monate altes Mädchen

Dieses 6 Monate alte Mädchen wurde mir erstmals am 26.06.1992 vorgestellt.
Der Untersuchungsbefund ergab trockene Ekzeme verteilt im Gesicht, auf den Schultern, Armen und Beinen, noch ohne Kratzspuren. Leichter Milchschorf.

Anamneseerhebung

▸ **Familienanamnese**
Vorkommen von Asthma bronchiale; ansonsten keine auffallenden Vorerkrankungen.

▸ **Eigenanamnese**
Die Neurodermitis brach schon in der 3. Lebenswoche zunächst an den Beinen aus, erfasste dann aber rasch auch die Brust, das Gesicht und die Arme.
Bisherige Therapien: Ölbäder und pflegende Salben.

▸ **Spontanbericht und zusammenfassende gezielte Befragung**
Es bestehe eigentlich noch kein Juckreiz, in letzter Zeit fange sie aber damit an, sich die Beine aneinander zu reiben. Milch verstärke die Beschwerden, auch Wärme und Stress sei schlecht. Sonst habe die Mutter noch nichts beobachtet. Sie habe eine allgemeine Hypotonie der Muskulatur und könnte ihren Kopf nicht gut halten. Der Kinderarzt führe dies auf eine eventuelle Schädigung bei der Geburt zurück. Sie mache deshalb eine spezielle Gymnastik. Es gehe ihr sonst sehr gut. Das Gemüt sei sehr ausgeglichen. Der Appetit sei normal, sie werde noch teilgestillt. Sie schlafe auch schon durch, liege meistens auf dem Rücken. Die Verdauung sei normal, je nach Speisen, mache auch nicht wund. Sie fange jetzt wohl gerade mit dem Zahnen an.

▸ **Homöopathische Repertorisation**

> Schwere Kopf, beim Kopfheben < (KK 217/I 217: u.a. Calc.)
> Milch < (SR II 256: u.a. **CALC**.)
> Milchschorf (KK 187/I 187: u.a. *Calc.*)

Therapie und weiterer Behandlungsverlauf

Therapie: Am 26.06.1992 Einnahme von Calcarea carbonica XM (Schmidt-Nagel, Genf), einmalig drei Globuli.

▸ **Beratung am 23.10.1992**
Befund: Vollkommen erscheinungsfrei.
Die Haut habe immer wieder mal etwas reagiert, aber nur sehr gering, seit vielen Wochen sei sie vollständig erscheinungs- und beschwerdefrei. Es gehe ihr auch sonst sehr gut. Die Motorik sei gut, das Kopfhalten funktioniere inzwischen problemlos.
Therapie: Abwarten.

▸ **Beratung am 16.04.1993**
Befund: Leichte trockene Stellen in den Gelenkbeugen.
Es habe sich seit 10 Tagen entwickelt, sie habe aber keinen Juckreiz. Milch lehne sie ab.
Therapie: Calcarea carbonica XM (Schmidt-Nagel, Genf), einmalig drei Globuli.

▸ **Beratung am 02.07.1993**
Befund: Erscheinungsfreie Haut, keinerlei Ekzembefund mehr zu entdecken.

Es gehe sehr gut. Motorik hervorragend, das Problem mit dem Kopf sei auch schon lange weg.
Therapie: Abwarten.

Beratung am 14.07.1994
Befund: Deutliche Ekzeme im Bereich der Gelenkbeugen.
Es sei mit der Hitzeperiode aufgetreten. Die Mutter meint auch beobachtet zu haben, dass es sich durch Sonneneinstrahlung verschlechtere. Sonst sei alles sehr gut.

Homöopathische Repertorisation

Sonneneinstrahlung < (SR II 616 f.: u.a. **NAT-M.**)
Sommer < (SR II 570 f.: u.a. **nat-m.**)
Hautausschläge Gelenkbeugen (KK 838/II 432: u.a. *Nat-m.*)

Therapie: Natrum muriaticum XM (Schmidt-Nagel, Genf), einmalig drei Globuli.

Beratung am 06.10.1997
Befund: Erhebliche Neurodermitis um die Augen herum, trocken, gerötet, faltig werdend.
Am Körper keine Neurodermitis mehr zu sehen. Laut Mutter habe das letzte Mittel nicht so richtig überzeugt. Der jetzige schlechte Zustand trete immer dann auf, wenn sie im Schwimmbad waren. Ihre Tochter sei anhaltend gemütsmäßig stabil. Morgens gehe es bei ihnen daheim immer ziemlich hektisch zu, weil sie arbeitet und die Tochter zur Tagesmutter bringen müsste. Das mache ihr aber offensichtlich nichts aus. Sie sei trotzdem ruhig, könne sich auch gut alleine beschäftigen. Seitens der Motorik gebe es schon lange kein Problem mehr. Die sprachliche Entwicklung sei gut.
Ab und zu habe sie Bauchweh, wenn sie zu schnell esse. Groß sei ihr Verlangen nach Süßem. Auch Fleisch und Fisch esse sie sehr gerne. Viel Durst und große Trinkmengen auf einmal. Der Stuhlgang sei in Ordnung, keine Probleme. Öfters mal habe sie einen Blähbauch und wolle dann keine Gürtel tragen. Der Schlaf sei ordentlich, öfters träume sie oder spreche auch im Schlaf.
Die Schlaflage sei wechselnd. Sie schwitze viel, frieren kenne sie nicht.
Nachts versuche sie immer, die Füße aus dem Bett zu strecken oder sie entblöße sich auch mal ganz.

Homöopathische Repertorisation

Hitze Füße, entblößt sie (KK 860/II 454: u.a. **Sulph.**)
Verlangen nach Süßem (SR II 274 f.: u.a. **SULPH.**)
Durst auf große Mengen (KK 1574/III 440: u.a. **Sulph.**)
Hautausschläge um die Augen (KK 1150/III 16: u.a. **Sulph.**)

Therapie: Sulphur lotum XM (Schmidt-Nagel, Genf), einmalig drei Globuli.

Letzte Beratung am 04.11.1998
Befund: Keinerlei Ekzeme mehr festzustellen, hervorragender Befund. Laut Mutter sei seit **Sulphur lotum** alles in Ordnung, auch sonst sei das Kind völlig gesund.
Seitdem war keine Therapie mehr erforderlich.

Kasuistik 27:
2-jähriger Junge

Dieser 2 Jahre alte Junge wurde mir erstmals am 20.04.1993 vorgestellt.
Der Untersuchungsbefund zeigte ein trocken-schuppendes, rissiges, blutig zerkratztes Ekzem vor allem im Gesicht, am Hals und an der oberen Brust, den Unterarmen und Händen sowie an den Kniescheiben, Unterschenkeln und Füßen. Eingerissene Ohrläppchen, rissige Lider. Rötliche Haare. Bei der Untersuchung sich zornig und unwillig verhaltendes Kind, das nur schwer zu bändigen war.

Anamneseerhebung

▶ **Familienanamnese**
Keine Besonderheiten.

▶ **Eigenanamnese**
Schwangerschaft und Geburt seien normal verlaufen. Auch noch keine größeren Krankheiten bis jetzt. Die Neurodermitis sei im 3. Lebensmonat im Gesicht ausgebrochen und habe sich rasch ausgebreitet.
Bisherige Therapien: Konventionelle Pflege- und Fettsalben. Daneben naturheilkundliche Maßnahmen bei einem Arzt für Naturheilverfahren mittels Ausleitungen, Symbioselenkung und verschiedenen pflanzlichen Arzneimitteln, alles jedoch ohne sichtbaren Therapieerfolg, es wurde eher immer schlechter.

▶ **Spontanbericht und zusammenfassende gezielte Befragung**
Die Mutter berichtet, dass ihr Sohn ganz schrecklichen Juckreiz habe. Besonders nachts und bei Aufregung nehme er stark zu. Jahreszeitlich könne sie nichts sagen, es sei die ganzen letzten sechs Monate hindurch konstant schlecht. Bei den Nahrungsmitteln falle nur Milch als möglicher Auslöser auf. Frische Luft lindere eigentlich immer. Am schlimmsten sei Wasserkontakt, da fange er an zu schreien, sogar schon beim Gesichtwaschen. Die Haut sei ganz trocken und blutig zerkratzt, trotzdem kratze er sich immer weiter, er höre einfach nicht auf damit. Sie sei ganz verzweifelt, nichts habe bis jetzt geholfen, es sei fast nicht mehr auszuhalten. Was sonst noch auffalle, sei sein Gemütszustand, der von Zornanfällen und Eifersucht geprägt sei. Er sei manchmal richtiggehend jähzornig, schlage nach anderen oder werfe Sachen durch die Gegend. Zufriedenes Spielen und sich Beschäftigen sei ein Ding der Unmöglichkeit, stets sei ihr Sohn unzufrie-

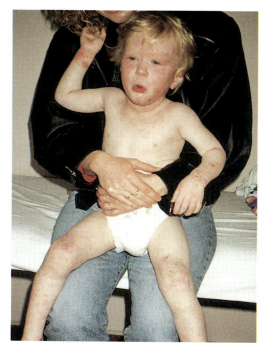

Abb. 27a

den, quengelig und quengelnd. Wenn er zornig werde, bekomme er ein knallrotes Gesicht, sei nicht oder nur sehr schwer zu beruhigen. Teilweise schreie er so lange, bis er erbrechen müsse. Im Dunkeln sei er eher ängstlich. Sein Schlaf sei sehr unruhig, er wache mindestens 10-mal jede Nacht auf, entweder wegen des Juckreizes oder einfach so. Einschlafen könne er nur auf dem Arm der Mutter.
Seine Schlaflage sei wechselnd. Sein Appetit gut, Vorlieben habe er nur für saure Gurken. Viel Durst nach Apfelsaft und auch Mineralwasser. Die Verdauung mache keine Probleme. Beim Zahnen sei die Haut immer gleich viel schlechter gewesen.

▸ **Homöopathische Repertorisation**

Erbrechen beim Zorn (KK 1595/III 461: u.a. **Cham.**)
Zorn mit rotem Gesicht (SR I 34: u.a. **CHAM.**)
Unzufrieden (SR I 402 f.: u.a. **cham.**)
Milch < (SR II 256: u.a. **cham.**)
Hautausschläge juckend (KK 601/II 195: u.a. **Cham.**)

Therapie und weiterer Behandlungsverlauf

Therapie: Am 20.04.1993 Einnahme von Chamomilla XM (Schmidt-Nagel, Genf), einmalig drei Globuli.

▸ **Beratung am 18.06.1993**
Anruf der Mutter. Seine Gemütslage sei auf jeden Fall gebessert, auch seitens der Neurodermitis habe es sich deutlich abgemildert, wenn er auch immer noch Beschwerden habe. Sonst gäbe es nichts Neues.
Therapie: Abwarten.

▸ **Beratung am 04.08.1993**
Anruf der Mutter. Haut und Gemüt zeigen sich wieder wie vor einem halben Jahr, alles sei wieder schlechter geworden.
Therapie: Chamomilla XM (Schmidt-Nagel, Genf), einmalig drei Globuli.

▸ **Beratung am 02.11.1993**
Befund: Deutlich verbesserte Haut, jedoch anhaltend Ekzemherde in den Gelenkbeugen und leicht an den Händen, im Vergleich zum Behandlungsbeginn jedoch mindestens 70%-ige Besserung. Sein Gemütszustand sei schon seit Wochen sehr schlimm. Er sei extrem zornig, schlage oft zu, sei unzufrieden, könne sich schlecht beschäftigen. Im Dunkeln sei er anhaltend ängstlich.
Beim Zornanfall komme es oft vor, dass er Sachen kaputt mache.

▸ **Homöopathische Repertorisation**

Zerstörerisch (SR I 397: u.a. **tub.**)
Unzufrieden (SR I 402 f.: u.a. **tub.**)
Jähzorn (SR I 26 f.: u.a. **tub.**)

Therapie: Tuberculinum bovinum XM (Schmidt-Nagel, Genf), einmalig drei Globuli.

▸ **Beratung am 31.01.1994**
Anruf der Mutter, es gehe sehr gut. Seitens der Neurodermitis seien nur noch einige kleine Flecke zu sehen.
Therapie: Abwarten.

▸ **Beratung am 25.04.1994**
Befund: Neurodermitiszustand sehr gut, kein Vergleich mehr zu 1993.
Die Gemütslage sei aber wieder sehr schlecht. Er sei wieder überaus zornig und stur und die Zerstörungswut habe auch wieder zugenommen. Anhaltend Angst im Dunkeln, auch Hundeängste seien jetzt vorhanden. Nachts neige er zum Schwitzen, vor allem am Kopf. Deutlich nehme die Allergie auf Milch zu, da werde er ganz rot, ebenso

auf Nüsse und Fisch. Bei Fisch bekomme er sogar eine dicke Lippe.
Therapie: Tuberculinum bovinum XM (Schmidt-Nagel, Genf), einmalig drei Globuli.

▸ **Beratung am 27.06.1994**

Anruf der Mutter, es sei alles recht gut, jetzt habe er aber eine beidseitige Ohrenentzündung.
Er sei weinerlich, suche Trost.
Therapie: Pulsatilla C 200 (DHU), einmalig drei Globuli, heilte rasch.

▸ **Beratung am 04.08.1994**

Seine Neurodermitis mache keine großen Probleme mehr, dafür aber anhaltend seine Gemütslage.
Er sei aggressiv und zornig. Oft komme es auch zum Schlagen anderer Kinder. Gehe etwas nicht nach seinem Kopf, könne er bis zu 30 Minuten durchschreien. Beim Versuch, ihn zu trösten, werde es eher noch schlimmer. Sein Eigensinn sei manchmal fast nicht zu ertragen. Die Ängstlichkeit im Dunkeln sei noch vorhanden, die Hundeangst weniger geworden. Beim Schreien würde er immer noch knallrot werden. Nachts beim Erwachen schreie er laut auf, als wenn er erst gar nicht da wäre. Er könne nur dann schmusen, wenn er es selber wolle, das komme aber selten vor. Sein Appetit sei gut. Vorlieben für Salami, Pommes, Kartoffeln.
Auf Milch reagiere er anhaltend. Abends im Bett huste er ab und zu in der Einschlafphase. Teilweise liege er jetzt nachts auf dem Bauch, manchmal sogar auf den Knien.
Manchmal habe er Nasenbluten. Sein Leib sei meistens dick aufgetrieben.

▸ **Homöopathische Repertorisation**

Abneigung gegen Zärtlichkeiten (SR I 123: u.a. **cina**)
Schlaflage auf den Knien (SR III 62: u.a. cina)
Schlagen bei Kindern (SR I 964: u.a. **CINA**)

Therapie: Cina XM (Schmidt-Nagel, Genf), einmalig drei Globuli.

▸ **Beratung am 17.01.1995**

Anruf der Mutter. Alles sei bestens, sowohl seitens der Haut als auch seitens des Gemütes. Das einzige Problem, welches noch bestehe, sei seine Milchallergie, durch die es noch zu Quaddeln und manchmal unverdauten Stühlen komme.

▸ **Homöopathische Repertorisation**

Stuhl mit unverdauten Speisen (KK 1785/III 651: u.a. **Mag-m.**)
Milch < (SR II 256: u.a. **MAG-M.**)

Therapie: Magnesium muriaticum C 200 (DHU), einmalig drei Globuli.

▸ **Beratung am 22.02.1995**

Begeisterter Anruf der Mutter, er habe jetzt sogar Sahne vertragen.
Es gehe ihm sehr gut.
Therapie: Abwarten.

▸ **Beratung am 27.03.1995**

Rückfall der Gemütssymptome mit Zorn, Eigensinn und Schreien.
Schlagen würde er aber schon lange nicht mehr.
Therapie: Cina XM (Schmidt-Nagel, Genf), einmalig drei Globuli.

▸ **Beratung am 08.05.1995**

Befund: Haut vollkommen erscheinungsfrei, seit langem keinerlei Ekzem mehr.
Auch viel ausgeglicheneres Gemüt. Er sei jetzt eher mal beleidigt, keine Zornanfälle mehr und alles wohl im normalen kindlichen Rahmen. Auffallen würde sehr starker Kopfschweiß im Schlaf. Auch sei er körperlich etwas schwächlich und träge geworden. Sein dickes Bäuchlein habe er noch immer.

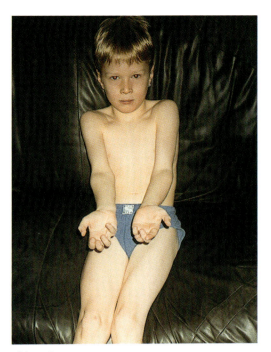

Abb. 27b

▶ **Homöopathische Repertorisation**

Trägheit (SR II 600: u.a. calc.)
Kopfschweiß im Schlaf (KK 201/I 201: u.a. **Calc.**)
Aufgetriebener Leib bei Kindern (KK 1648/III 514: u.a. **Calc.**)

Therapie: Calcarea carbonica XM (Schmidt-Nagel, Genf), einmalig drei Globuli.

▶ **Beratung am 02.08.1995**

Es gehe ihm gut. Die Neurodermitis sei Vergangenheit. Auch sonst keine Probleme mehr.
Die Behandlung wurde daraufhin beendet.

Fallbewertung

Bei diesem Kind fiel im Laufe der Erstanamnese nicht nur die sehr schwere Neurodermitis, sondern vor allem die Gemütslage auf. Kinder mit starkem Juckreiz unterliegen natürlich immer einem sehr großen Leidensdruck.
Trotzdem waren in diesem Fall die Gemütssymptome so charakteristisch und individuell bestimmend, dass sie für die Wahl des Mittels unbedingten Vorrang genießen mussten.
Eine Behandlung der Neurodermitis fand seit 1998 nicht mehr statt, er war seitdem nur noch wegen Nasenblutens und Bauchschmerzen in meiner Betreuung. Es geht ihm insgesamt gut. Seine Neurodermitis macht ihm nur sehr sporadisch und kaum erwähnenswerte Beschwerden.

Kasuistik 28: 5 Monate altes Mädchen

Dieses 5 Monate alte Mädchen wurde mir erstmals am 10.02.1999 vorgestellt.
Der Untersuchungsbefund zeigte ein trockenes fleckiges Ekzem auf den Wangen und auf der Stirn, trockene Oberlider, Ekzeme am Dekolletee und leichtere Ekzemstellen an den Beugefalten der Handgelenke. Auffallende Rechtsneigung des Kopfes.

Anamneseerhebung

▸ **Familienanamnese**

Keine Krankheiten bekannt.

▸ **Eigenanamnese**

Die Schwangerschaft sei normal verlaufen. Bei der Geburt sei es zu einem Scheidenriss gekommen, die Mutter sei deshalb operiert worden und habe prophylaktisch Antibiotika eingenommen. Ihre Tochter habe von Anfang an den Kopf etwas nach rechts gehalten, sie bekomme daher Krankengymnastik. Übliche Impfungen bis jetzt. Die Neurodermitis sei in der 4. Lebenswoche aufgetreten, zunächst in Form von kleinen Frieselchen, dann ab Dezember 1998 aber mit richtig stark geröteten Ekzemen im Gesicht. Nach einer Behandlung mit Fettsalben sei es zunächst besser geworden, die letzten zwei Wochen nehme es aber trotz der Salben immer mehr zu.

▸ **Spontanbericht und zusammenfassende gezielte Befragung**

Sie habe starken Juckreiz, werfe abends im Bett den Kopf hin und her, komme gar nicht mehr zur Ruhe. Wärme verschlimmere, frische Luft lindere. Bei den Nahrungsmitteln könne man nichts sagen, da sie hypoallergen ernährt werde.

Es falle Tränenfluss im Wind auf. Seit Wochen nehme sie die ganze Hand in den Mund.

Sie beginne wohl mit der Zahnung. Ab und zu komme es zu klebrigen oder feuchten Absonderungen hinter den Ohren. Das Drehen des Kopfes nach links sei eingeschränkt. Sie werde sehr gerne getragen, sei ziemlich stur und eigenwillig. Ängste eigentlich nicht erkennbar. Der Appetit sei gut. Sie esse auch recht schnell und hastig. Durst eher normal. Stuhlgang normal. Bei Anspannung komme es zu Handschweiß. Sie neige auch zu Fußschweiß. Der Schlaf sei wechselhaft, aber eigentlich bis auf das Einschlafen noch recht gut. Ganz selten schwitze sie auch einmal nachts. Beim Autofahren schlafe sie immer ein.

▸ **Homöopathische Repertorisation**

Torticollis, Kopf nach rechts gezogen (KK 1439/III 305: u.a. **Lyc.**)
Rollt den Kopf (KK 176/ I 176: u.a. **Lyc.**)
Getragen werden > (SR I 124: u.a. **lyc.**)

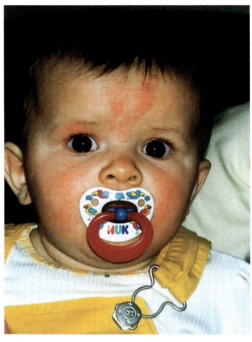

Abb. 28a

Therapie und weiterer Behandlungsverlauf

Therapie: Am 10.02.1999 Einnahme von **Lycopodium C 200** (Schmidt-Nagel, Genf), einmalig drei Globuli.

Therapie und weiterer Behandlungsverlauf

▶ **Beratung am 19.05.1999**
Befund: Neurodermitis unverändert, keine eigentliche Besserung.
Oberlider, Stirne, Wangen und Handgelenke weiterhin gerötet, trocken.
Sie sei am 26.02.1999 und 15.04.1999 geimpft worden. Am 09.04.1999 habe sie einmal Quaddeln bekommen, nachdem sie mit einer Pflegecreme in Kontakt gekommen war. Der Schiefhals sei weg. Sie sei ausgeglichen, teilweise aber auch stur. Sie nehme viel in den Mund. Jetzt, im 8. Lebensmonat, habe sie noch keinen Zahn. Sie neige zu hartem Stuhl.

▶ **Homöopathische Repertorisation**
Lycopodium hatte zwar offensichtlich den Schiefhals beseitigt, sonst aber nicht gewirkt.

> Obstipation (KK 1750/III 616: u.a. **Calc**.)
> Zahnung langsam (KK 1355/III 221: u.a. **Calc**.)
> Verlangen nach Unverdaulichem (KK 1620/III 486: u.a. *Calc*.)

Therapie: Calcarea carbonica XM (Schmidt-Nagel, Genf), einmalig drei Globuli.

▶ **Beratung am 11.08.1999**
Befund: Neurodermitis ganz wesentlich gebessert. Lidekzeme ganz verschwunden, im Gesicht nur noch etwas gerötet. Es gehe ihr auf jeden Fall besser.
Bei Zahnung weicherer Stuhl. Der Stuhl sei zwar noch hart, aber weniger als vorher. Nachts sei sie recht unruhig geworden, wohl wegen der Zahnung. Der Fußschweiß weg. Sie beiße viel.
Therapie: Calcarea carbonica XM (Schmidt-Nagel, Genf), einmalig drei Globuli.

▶ **Beratung am 23.11.1999**
Befund: Neurodermitis insgesamt ganz deutlich gebessert. Restbefund: ekzematöse Haut um den Mund herum. Sie sei in der letzten Zeit oft gerötet an den Schamlippen.
Beim Essen falle eine Vorliebe für Nudeln, Kartoffeln, Klöße, Geflügel und Putenfleisch auf.
Sie trinke gerne Säfte. Den Kopf könne sie sehr gut drehen, da sei alles in Ordnung.
Der Stuhlgang sei normal. Die nächtliche Unruhe sei geblieben, sie lache auch im Schlaf.

▶ **Homöopathische Repertorisation**

> Lachen im Schlaf (SR I 704: u.a. **SULPH**.)
> Hautausschläge um den Mund (KK 499/II 93: u.a. **Sulph**.)
> Wundheit äußere Genitalien (KK 1888/III 754: u.a. *Sulph*.)

Therapie: Sulphur lotum C 200 (Schmidt-Nagel, Genf), einmalig drei Globuli.

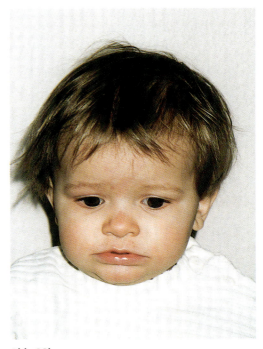

Abb. 28b

▸ **Beratung am 16.03.2001**
Befund: Bis auf minimalste trockene Stelle keine Neurodermitis mehr vorhanden.
Die Mutter habe aber das **Sulphur lotum C 200** im Januar noch einmal verabreicht.
Sie sei sehr lieb und brav. Es sei derzeit schwierig, sie ins Bett zu bekommen, das gäbe jedes Mal Probleme. Sie sei abends einfach unruhig und stehe immer wieder auf.
Therapie: Sulphur lotum M (Schmidt-Nagel, Genf).

▸ **Letzte Beratung am 09.01.2002**
Befund: Bis auf eine kleine Reizung der Haut keinerlei Anzeichen der Neurodermitis vorhanden. Im Dezember 2000 habe sie einmal kurzfristig am Mund etwas Ekzeme gehabt, was sich aber wieder verloren habe.
Bei diesem Gespräch ging es vorwiegend um eine zunehmende Infektneigung, die seit dem Kindergarten bestehe und um Paukenergüsse, die letztlich noch zur Verordnung von Baryta carbonica XM führten.
Seitens der Neurodermitis sind keine nennenswerten Symptome mehr aufgetreten.

Kasuistik 29:
1-jähriger Junge

Dieser 1 Jahr alte Junge wurde mir erstmals am 27.12.1996 vorgestellt.
Der Untersuchungsbefund zeigte trockene Ekzeme betont in den Gelenkbeugen, auf der Brust, im Nacken und auf der Stirn. Sympathisches und kooperatives Kind bei der Untersuchung. Kalte Hände.

Anamneseerhebung

▸ **Familienanamnese**
Vorkommen von Psoriasis, sonst keine auffallenden Erkrankungen, keine atopischen Hinweise, keine Tuberkulose, keine venerische Erkrankung.

▸ **Eigenanamnese**
Schwangerschaft und Geburt sei normal verlaufen. Zahnungsdurchbruch im 11. Lebensmonat, laut Eltern normal verlaufende Zahnung. Im 11. Lebensmonat erstmalig freies Laufen bei insgesamt normaler motorischer Entwicklung. Er habe von Anfang an trockene Haut gehabt. Voll gestillt habe sie ihren Sohn bis zum 4. Lebensmonat, dann kam es zu fleckartigen trockenen Hautausschlägen am Hals, dem Nacken, den Ellenbeugen, den Kniekehlen und an der Stirn. Vom Hautarzt sei dann zunächst mit einer Kortisonsalbe behandelt worden, dann von einer Ärztin für Naturheilverfahren mit einem homöopathischen Mittel, daneben seien viele verschiedene Salben ausprobiert worden.
Bisherige Therapie: Verschiedene Pflegesalben, Kortisonsalben und seit drei Monaten täglich 15 Globuli des homöopathischen Mittels Viola tricolor D 6.

▸ **Spontanbericht und zusammenfassende gezielte Befragung**
Sein Juckreiz sei vor allem nachts sehr schlimm. Nach dem Baden sei es etwas stärker herauskommend. Vom Eindruck her sei es auch im Winter schlechter als im Sommer.

Auf Mallorca sei es in nur einer Woche besser geworden. Bei den Nahrungsmitteln hätte sie den Verdacht, dass Käse verschlimmere. Ebenso zu große Wärme, Schwitzen allgemein. Er schlafe wegen des Juckreizes nie durch, werde meist schon gegen 23.00 Uhr erstmals wach, was sich dann oft bis 2.00 Uhr hinziehe. Auch an Stellen, an denen kein Ausschlag zu sehen ist, kratze er sich. Ansonsten sei er ein sehr gutmütiges und eigentlich lustiges Kind. Sein Dickkopf sei eher gering, er könne auch gut mit anderen Leuten umgehen. Allein spielen sei kein Problem. Er sei sehr lebendig, aber nicht unruhig. Ängste habe er keine. Er schmuse auch gerne, vor allem nachts, wenn es jucke. Sein Appetit sei ordentlich. Vorlieben deutlich für Salzgebäck, Wurstbrot, Käse und Fleisch. Abneigung gegen Schokolade und Süßes. Sein Stuhlgang sei normal. Der Durst sei enorm, da trinke er gut eine ganze Flasche auf einmal. Meistens Tee, Orangensaft. Sein Schlaf sei schlecht, er liege gerne auf den Knien und Ellenbogen oder auf dem Bauch. Schwitzen nein, ganz normal, auch kein Frieren. Er habe eine leichte Phimose, jedoch keine Entzündungen dort.

▸ Homöopathische Repertorisation

> Knieellenbogenlage im Schlaf (SR III 59: u.a. **calc-p.**)
> Verlangen nach Salz (SR II 266: u.a. **calc-p.**)
> Verlangen nach Käse (SR II 228: u.a. calc-p.)
> Zahnung langsam (KK 1355/III 221: u.a. **Calc-p.**)

Therapie und weiterer Behandlungsverlauf

Am 27.12.1996 Einnahme von **Calcium phosphoricum XM** (Schmidt-Nagel, Genf), einmalig drei Globuli.

▸ Beratung am 02.02.1997

Befund: Anhaltend trockene und leicht schuppende Haut, aber wohl weniger stark als zu Behandlungsbeginn. Auffallend heute der dicke Leib und die dicken gesund aussehenden Bäckchen des Kindes. Es sei laut Mutter keine deutliche Hautbesserung zu sehen, er schlafe aber jetzt überwiegend durch und das sei doch ein Fortschritt.
Er sei für ein paar Tage einmal sehr wund gewesen und hatte Durchfall, ein Zahn sei aber nicht gekommen. Sein Appetit sei immer noch gut, er bevorzuge mehr das warme Essen.
Therapie: Abwarten.

▸ Beratung am 04.04.1997

Befund: Besonders an Armen und Beinen finden sich kleinste stecknadelkopfgroße Knötchen, die heftigen Juckreiz verursachen. Laut Mutter habe es sich seit zwei Wochen wieder verschlimmert, er habe aber auch Erdbeeren und Multivitaminsaft zu sich genommen. Die Wundheit sei weg. Er schlafe noch immer viel besser als früher. Vorlieben jetzt deutlich für Wurst und Fleisch, Eier und saure Gurken.
Therapie: Meiden von Erdbeeren und Vitaminsäften sowie Wiederholung von **Calcium phosphoricum XM** (Schmidt-Nagel, Genf), einmalig drei Globuli.

▸ Beratung am 13.05.1997

Anruf der Mutter, es sei viel besser. Im Gesicht sei er fast ganz erscheinungsfrei, an den anderen Stellen seien nur noch Reste des Ekzems zu sehen. Es gehe ihm auch sonst sehr gut.
Therapie: Abwarten.

▸ Beratung am 06.06.1997

Befund: Blassrotes trockenes Ekzem in Form von kleinen zerfließenden Flecken vor allem an den Armen und Beinen.
Es sei seit zwei Wochen wieder schlechter geworden. Auch kratze er sich jetzt verstärkt

am Rücken, obwohl man da kaum etwas sehen könne. Nachts kratze er sich im Schlaf, wach werden würde er nicht mehr dabei. Er schlafe nur noch selten auf dem Bauch oder den Knien, sondern liege jetzt überwiegend auf dem Rücken. Seine Gemütslage sei ein bisschen unzufriedener als sonst, es gehe aber noch ganz gut. Der Mutter sei circa eine Woche nach der letzten Arzneigabe aufgefallen, dass er laut gequietscht habe, wenn es nicht nach seinem Kopf gegangen sei, das habe sich aber wieder gelegt. Er esse am liebsten warm, das sei immer noch so. Vorlieben deutlich für mehr salzige Dinge, Geräuchertes und Butter.
Therapie: Calcium phosphoricum XM (Schmidt-Nagel, Genf), einmalig drei Globuli.

▶ **Beratung am 22.07.1997**
Befund: Deutliche Neurodermitis an den bekannten Stellen.
Es habe sich eigentlich nichts verbessert seit der letzten Arznei, im Gegenteil, es sei sogar eher schlechter geworden. Nachts sei es jetzt wieder eine einzige Katastrophe, weil er immer wegen des Juckreizes aufwache, meist gegen 1.00 Uhr. Er wolle auch nicht mehr gebadet werden, sonst schreie er laut los. Ablenkung lindere den Juckreiz deutlich. Nach dem Baden bekomme er öfter blaue Lippen, eine Untersuchung beim Kinderarzt habe aber nichts am Herzen ergeben. Er liege wieder öfter auf den Knien. Vorliebe habe er für Fleisch. Eier verlange er, wenn er sie sieht. Kuchen lehne er eher ab, er bevorzuge Salziges. Wenn ihm sein Wille nicht erfüllt werde, dann bocke er kurz, lasse sich aber relativ rasch beruhigen. Nach dem Mittagsschlaf sei er in letzter Zeit öfter knatschig. Nachtschweiß eher nein.
Therapie: Abwarten.

▶ **Beratung am 12.09.1997**
Befund: Starke diffus zerkratzte Neurodermitis vor allem im Bereich der Gelenkbeugen.

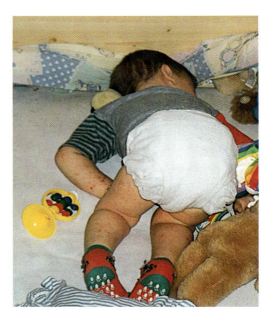

Abb. 29a Knieellenbogenlage.
Knieellenbogenlage (SR III 59: **Calc-p., carc.**, con., euph., **lyc., MED., phos.**, sep., **tub.**)
Schlaflage auf den Knien, das Gesicht in das Kissen gedrückt (SR III 62: **calc-p., carc.**, cina, eup-per., **lyc., MED., phos.**, sep. **tub.**, zinc.)

Es sei keine Besserung eingetreten, man könne eher sagen, dass alles schlechter geworden ist.
Er weine jetzt sehr viel, habe Wut- und Trotzanfälle mit Schreien über eine Stunde lang, bis er sich von allein wieder beruhige. Trost sei da unmöglich. Vor allem beim Aufwecken sei seine Laune ganz schlecht geworden, da sei ihm nichts mehr recht zu machen. Seine Schlaflage sei inzwischen fast ausschließlich auf den Knien und Ellenbogen, sie hätten das sogar einmal fotografiert (siehe Bild). Er sei ganz verrückt nach Butter, in die er blank hineinbeißen würde. Vorlieben auch sehr stark für Eier. Sein Appetit sei insgesamt weniger geworden, seinen Teller esse er nur noch selten leer, ganz anders als früher. Nachts wache er meistens zwischen 1.00 Uhr und 1.30 Uhr auf. Dann beginne das Kratzen.

Blaue Lippen nach dem Baden seien nicht mehr aufgefallen, er bade inzwischen auch wieder gerne. Der Stuhlgang sei mal härter, mal weicher, insgesamt wohl normal. Ängste habe er keine, da hätten sie nichts beobachtet.

▸ **Homöopathische Repertorisation**

> Knieellenbogenlage im Schlaf (SR III 59: u.a. **tub.**)
> Eigensinn bei Kindern (SR I 788: u.a. **TUB.**)
> Verlangen nach Butter (SR II 226: u.a. tub.; von mir ergänzt)

Therapie: Tuberculinum bovinum C 200 (Schmidt-Nagel, Genf), einmalig drei Globuli.

▸ **Beratung am 15.10.1997**
Befund: Deutlich weichere und abgeblasste Hautstellen, jedoch anhaltend diffuse Neurodermitis vorhanden.
Es sei schwer zu beurteilen, weil es sich laut Mutter oft stündlich ändere, aber insgesamt habe sie schon einen besseren Eindruck. Juckreiz trete noch immer phasenweise stark auf, vor allem, wenn man ihm die Kleider ausziehe (KK 553/II 147: u.a. *Tub.*). Nachts anhaltend Juckkrisen, jedoch nicht mehr ganz so oft. Er brülle und schreie noch immer, wenn es nicht nach seinem Kopf gehe, er werfe auch bei Zorn mit Gegenständen um sich (SR I 1021: u.a. tub.). Er würde oft sagen, dass er Angst habe. Wovor, wüssten die Eltern aber nicht. Seine Unruhe sei besser, er könne auch wieder besser spielen. Die Knieellenbogenlage nachts sei verschwunden, er liege jetzt wieder mehr auf der Seite oder dem Rücken. Anhaltend Vorlieben für Butter, Gebratenes, Bratwurst, Eier und Käse. Motorisch sei er eher vorsichtig, halte sich lieber fest. Sehr empfänglich sei er für Musik, er tanze sehr gerne.
Therapie: Abwarten.

▸ **Beratung am 04.11.1997**
Anruf der Mutter, die Neurodermitis werde wieder deutlich schlimmer.
Therapie: Tuberculinum bovinum C 200 (Schmidt-Nagel, Genf), einmalig drei Globuli.

▸ **Beratung am 07.01.1998**
Alles sei besser gewesen, seit einer Woche kratze er sich wieder auf, seit dieser Zeit liege er auch wieder verstärkt auf den Knien. Auch sein Zorn nehme wieder deutlich zu.
Therapie: Tuberculinum bovinum M (Schmidt-Nagel, Genf), einmalig drei Globuli.

▸ **Beratung am 16.02.1998**
Befund: Wesentlich gebesserte Haut mit nur kleinsten Reststellen.
Es sei ganz gut laut Mutter. Seinen Sturkopf habe er aber noch. Das Trotzen und Bocken sei aber insgesamt weniger geworden. Oft sei er eben auch ein lieber einsichtiger Junge. Sein Appetit sei auch wieder viel besser. Die Angst äußere er nicht mehr. Das Butterverlangen sei gleich geblieben. Auch möge er noch gerne geräucherte Speisen und Angebratenes. Er habe öfter kalte Hände und verlange nach Handschuhen. Juckreiz trete noch nach dem Baden auf.
Therapie: Abwarten.

▸ **Beratung am 22.05.1998**
Befund: Hervorragend. Nur noch 1-Cent-große Herde an den Handgelenken und am Gesäß.
Sein Zorn sei wieder heftig. Er beiße auch andere Kinder. Er sage viel „Nein". Er verlange oft nach Fleisch und Bratwurst. Das leichte Frieren sei noch vorhanden, trotz der Jahreszeit. Die Knieellenbogenlage nehme er noch zu gut 50% ein.
Therapie: Tuberculinum bovinum M (Schmidt-Nagel, Genf), einmalig drei Globuli.

▸ **Beratung am 20.11.1998**
Befund: Erscheinungsfreie Haut.

Sein Gemüt sei noch oft von Zorn geprägt, aber insgesamt nicht mehr so auffällig. Sein Appetit sei gut, ebenso sein Schlaf. Er friere noch immer leicht und habe schnell kalte Hände und Füße. Er sei anhaltend sehr empfänglich für Musik und tanze sehr gerne. Er schlafe überwiegend auf der Seite. Seine Motorik sei gut, die Vorsicht weg. Insgesamt gehe es gut.
Therapie: Tuberculinum bovinum XM (Schmidt-Nagel, Genf), einmalig drei Globuli.

▶ **Beratung am 23.02.1999**
Anruf der Mutter. Es gehe ihm sehr gut.
Therapie: Abwarten.

▶ **Beratung am 28.04.1999**
Anruf der Mutter. Er sei wieder sehr frech und zornig geworden, spucke anderen Kindern ins Gesicht und beschimpfe alle (SR I 7: u.a. **tub.**).
Therapie: Tuberculinum bovinum XM (Schmidt-Nagel, Genf), einmalig drei Globuli.

▶ **Letzte Beratung am 25.06.1999**
Befund: Keine Neurodermitis mehr zu sehen, sehr schöne Haut.

Im Übrigen wirkte das Kind wieder sehr ausgeglichen und brav auf mich.
Laut Mutter sei er aber schon noch ab und zu recht dickköpfig, aber wohl altersgerecht.
Beim Durchsprechen der Symptome konnten wir keine Behandlungsbedürftigkeit mehr feststellen.

Fallbewertung

Das Kind konnte vor allem dank Tuberculinum bovinum innerhalb weniger Monate beschwerdefrei werden. Entscheidend für die Arzneiwahl waren bei diesem Kind die seelischen Symptome und die in sehr anschaulicher Weise von den Eltern fotografierte Knieellenbogenlage im Schlaf, die für dieses Mittel neben einigen anderen so typisch ist.
Das von einer homöopathischen Ärztin vor meiner Behandlung verabreichte Mittel Viola tricolor hatte weder seitens des Gemütes noch seitens der Allgemein- und Lokalsymptome einen Ähnlichkeitsbezug zu diesem Kind.

Kasuistik 30: 3-jähriger Junge

Dieser 3 Jahre alte Junge wurde mir erstmals am 31.03.1993 vorgestellt.

Der Untersuchungsbefund zeigte eine sehr starke diffuse Neurodermitis des gesamten Integumentes, betont im Gesicht, hinter den Ohren und in den Gelenkbeugen. Haut lichenifiziert und stark entzündlich verändert.

Anamneseerhebung

▶ **Familienanamnese**
Vorkommen von Hauttrockenheit, Ekzembeschwerden und Allergien.

▶ **Eigenanamnese**
Die Mutter berichtet, dass sie eine schwierige Schwangerschaft mit ihm hatte.

Schon in der 26. Woche sei es zu Wehen gekommen, weshalb sie mit Spritzen, Kortison und wehenhemmenden Medikamenten behandelt worden sei. In der 30. Woche sei sie dann stationär aufgenommen worden. In der Folge wurde sie drei Wochen lang über eine Infusion erneut mit Wehenhemmern, Magnesium und teilweise auch Valium therapiert.

Die Entbindung sei schließlich termingerecht verlaufen, allerdings habe ihr Sohn die Nabelschnur dreimal um den Kopf gehabt, es sei aber alles in Ordnung gewesen.

Die Neurodermitis fiel erstmals im September 1992 auf, als sie aus dem Urlaub nach Hause kamen. Zuerst seien es nur die Ellenbeugen und Kniekehlen gewesen, dann sei es aber schnell auf andere Körpergebiete wie das Gesicht, den Hals, die Hände usw. übergegangen, trotz Salbentherapie seitens des Kinderarztes.

Ein Allergietest sei bis jetzt noch nicht gemacht worden.

Bisherige Therapien: Kortisonsalbe, verschiedene pflegende Fettsalben und Fenistil-Tropfen.

Spontanbericht und zusammenfassende gezielte Befragung

Der Juckreiz sei ganz schlimm. Auch das Fenistil ändere da gar nichts.

Nachts zwischen 2.00-4.00 Uhr sei er besonders stark, da sei er quasi immer nur am Kratzen. Kalte und frostige Tage verschlimmern ebenso, auch nach vielen Süßigkeiten oder nach Apfel- und Orangensäften sei es schlechter. Bettwärme sei offensichtlich ganz unangenehm, er lehne auch jede Zudecke ab. Draußen in der frischen Luft werde es eher besser, solange es nicht zu frostig sei.

Ansonsten sei er ganz stark unruhig. Stillsitzen sei eine Qual für ihn. In der Tat fiel mir auf, welche ständige Ruhelosigkeit ihn zu treiben schien; auch Ermahnungen seitens der Mutter vermochten nichts daran zu ändern. Er sei sehr stur, folge nicht. Man müsse praktisch immer Druck auf ihn ausüben. Sein Eigensinn und sein Dickkopf seien sehr stark. Im Dunkeln habe er Ängste. Bei Zorn werfe er sich auf den Boden, trete oder schlage auch nach anderen. „Nein" sei sein Lieblingswort. Häufig raufe oder zwirble er sich die Haare.

Sein Appetit sei sehr groß. Die größte Vorliebe seien die Süßigkeiten, gefolgt von sauren Gurken und Salatsoße. Auch Milch trinke er sehr gerne. Sein Stuhlgang sei ganz normal. Zum Einschlafen verlange er noch eine Flasche. Die bevorzugte Schlaflage sei auf den Knien und Ellenbogen. Schwitzen ja, aber eigentlich nur beim Rennen, nachts nicht. Gürtel: Das mag er gar nicht gerne, er wolle es immer locker haben.

Homöopathische Repertorisation

Ruhelosigkeit im Sitzen (SR I 856: u.a. **LYC**.)
Eigensinn bei Kindern (SR I 788: u.a. lyc.)
Ungehorsam (SR I 413: u.a. **lyc**.)
Knieellenbogenlage im Schlaf (SR III 59: u.a. **lyc**.)
Verlangen nach Süßem (SR II 274 f.: u.a. **LYC**.)

Therapie und weiterer Behandlungsverlauf

Therapie: Am 31.03.1993 Einnahme von Lycopodium XM (Schmidt-Nagel, Genf), einmalig drei Globuli.

Beratung am 27.04.1993

Anruf der Mutter. Es sei insgesamt zwar besser geworden, seit dem Wechsel zum warmen Wetter nehme es aber wieder zu. Die Gemütslage sei ruhiger, aber noch immer schwierig.

Therapie: Abwarten.

▸ **Beratung am 13.05.1993**
Befund: Schwere eitrige und pustulöse Hauterscheinungen um die Augen und auf den Händen.
Im Gesicht und hinter den Ohren nässende und krustöse Hautausschläge.
Hier musste eine bakterielle Superinfektion vorliegen, was man schon makroskopisch erkennen konnte.

▸ **Homöopathische Repertorisation**

Hautausschläge eiternd (KK 582/II 176: u.a. **Graph.**)
Hautausschläge hinter den Ohren feucht klebrig (KK 1223/III 89: u.a. **Graph.**)

Therapie: Graphites C 200 (Schmidt-Nagel, Genf), einmalig drei Globuli, daneben Waschungen mit kaltem schwarzem Tee.

▸ **Beratung am 24.05.1993**
Befund: Wesentliche Besserung der Haut. Das Gemüt sei viel ausgeglichener, er schlafe auch ruhiger. Die Zornanfälle hätten deutlich nachgelassen.
Therapie: Abwarten.

▸ **Beratung am 13.09.1993**
Befund: Wunderbar, fast erscheinungsfrei, so gut wie keine Ekzeme mehr zu sehen. Alles sonst sei auch sehr stabil. Ab und zu kratze er sich am behaarten Kopf, das Raufen der Haare sei aber weg.
Therapie: Abwarten.

▸ **Beratung am 29.11.1993**
Befund: Neurodermitis vollkommen verschwunden.
Sein Gemütszustand sei jedoch katastrophal. Seine Unruhe, sein ständiger Bewegungsdrang habe sehr zugenommen. Auch das Trotzen und Schlagen sei wieder an der Tagesordnung, obwohl die Haut gut sei. Es komme zu richtigen Kämpfen mit ihm. Wenn die Mutter nicht im Haus sei, neige er zur Panik. Im Dunkeln sei seine Angst noch viel größer geworden. Er neige zum Schwitzen auf der Nase. Das Süßverlangen habe auch stark zugenommen.
Die Knieellenbogenlage im Schlaf nehme er auch wieder oft ein.

▸ **Homöopathische Repertorisation**

Jähzorn (SR I 26 f.: u.a. tub.)
Knieellenbogenlage im Schlaf (SR III 59: u.a. **tub.**)
Schweiß auf der Nase (KK 1275/III 141: u.a. Tub.)

Therapie: Tuberculinum bovinum XM (Schmidt-Nagel, Genf), einmalig drei Globuli.

▸ **Beratung am 03.03.1994**
Befund: Neurodermitis anhaltend unauffällig, auf die Haselnussblüte habe er aber kurz reagiert.
Sein Gemüt sei erst noch schlimmer geworden, seit 14 Tagen aber viel besser. Das Neinsagen habe nachgelassen, er sei wieder kooperativer. Der Schlaf sei besser, die Mutterbezogenheit habe auch abgenommen, er habe jetzt sogar bei der Oma geschlafen. Er bleibe jetzt auch einmal allein zu Hause.
Therapie: Abwarten.

▸ **Beratung am 05.05.1994**
Befund: Neurodermitis bleibend unauffällig. Seine Gemütslage habe sich weiter stabilisiert, das Schlagen sei ganz weg, der Trotz viel besser. Bei Anstrengungen schwitze er am Kopf. Der Nasenschweiß sei verschwunden, es sei jetzt mehr diffus. Seine Schlaflage wechsle, da könne die Mutter keine spezielle Lage mehr erkennen. Sein Appetit sei immer noch gut.
Therapie: Abwarten.

▸ **Beratung am 20.09.1994**
Befund: Wieder etwas trockene Hautpartien, jedoch keine aufgekratzten Ekzeme.
Seine seelische Lage sei wieder schlechter. Der Eigensinn, der Trotz und die Aggressivität seien wieder zunehmend. Viel Neinsagen, nichts passe ihm, oft sei er unzufrieden mit allem. Er schlafe wieder auf den Knien, das Verlangen nach Süßem und Saurem nehme ebenfalls zu. Der Nasenschweiß sei auch wieder aufgetreten. Nachts decke er sich wegen Hitze die Beine ab.
Therapie: Tuberculinum bovinum XM (Schmidt-Nagel, Genf), einmalig drei Globuli.

▸ **Beratung am 24.10.1994**
Befund: Neurodermitis vor allem um die Augen, im Gesicht und in den Ellenbeugen.
Das letzte Mittel habe zunächst schnell gut gewirkt, dann sei es allerdings schnell wieder schlechter geworden. Sein Gemütszustand sei auch wieder schlechter im bereits bekannten Sinne.
Therapie: Abwarten, da eine Arzneimittelreaktion nicht auszuschließen war.

▸ **Beratung am 18.11.1994**
Befund: Neurodermitis um die Augen und jetzt stärker am Hals. Haut gerötet, verhärtet und jetzt auch aufgekratzt. Es habe sich trotz Abwartens keine Besserung gezeigt.
Er sei fast hysterisch. Er schreie, bocke, weine oder lache, alles sehr heftig.
Wieder dauerndes Neinsagen, erst einmal prinzipiell dagegen sein, sei die Devise. Die Angst beim Alleinsein sei zwar besser, aber immer noch vorhanden.
Es falle in letzter Zeit öfter morgendlicher Mundgeruch auf. Seine Laune sei vor allem morgens sehr schlecht. Der Juckreiz trete vor allem nachts und beim Schwitzen auf. Der Appetit sei ganz gut. Keine auffallenden Vorlieben außer für Süßes.
Therapie: Tuberculinum bovinum CM (Schmidt-Nagel, Genf), einmalig drei Globuli.

▸ **Beratung am 29.11.1994**
Anruf der Mutter. Alles sei etwas besser geworden, auch die Neurodermitis.
Therapie: Abwarten.

▸ **Beratung am 21.12.1994**
Befund: Schwerste Neurodermitis vor allem im Gesicht, am Hals und den Armen. Die Haut war verdickt, hart und hochgradig entzündet. An der vorderen Halsfalte nässende, offene Haut.
Das Kind musste einen unerträglichen Schmerz und Juckreiz haben. **Tuberculinum bovinum** hatte somit nicht überzeugt, war trotz der hohen CM-Potenz und der noch nicht abgelaufenen Wirkzeit nicht mehr richtig. Die Mutter meinte ebenfalls, dass sie keine Wirkung beobachtet hätte, die auf eine Reaktion hätte schließen lassen, es sei vielmehr kontinuierlich schlimmer geworden.
Sein Juckreiz sei furchtbar, auch klage er immer mehr über Schmerzen an der Haut, vor allem bei Wärme. Der Junge, den ich nun schon seit fast zwei Jahren betreute, tat mir wirklich sehr leid. Er sei anhaltend stark unruhig, könne überhaupt nicht stillsitzen. Er sei bockig und dickköpfig, folge einfach nicht. Seine Morgenmuffeligkeit sei sehr stark. Er habe Kopfschweiß vor allem bei Anstrengung. Sein Süßverlangen sei immer noch vorhanden.

▸ **Homöopathische Repertorisation**

Ruhelosigkeit im Sitzen (SR I 856: u.a. **LYC**.)
Mürrisch morgens (SR I 766: u.a. lyc.)
Verlangen nach Süßem (SR II 274 f.: u.a. **LYC**.)
Hautverhärtung, verdickt (KK 575/II 169: u.a. *Lyc*.)

Therapie: Lycopodium XM (Schmidt-Nagel, Genf), einmalig drei Globuli.

▸ Beratung am 16.01.1995

Das Gemüt sei besser geworden, vor einer Woche hatte er allerdings plötzlich hohes Fieber und überall Rötungen und Schwellungen auf der Haut. Der daraufhin aufgesuchte Kinderarzt habe ihn für zwei Tage mit einem Kortisonsalbenpräparat behandelt. Jetzt sei die Haut besser.
Therapie: Abwarten.

▸ Beratung am 13.02.1995

Befund: Haut deutlich gebessert, aber anhaltend leichtere Ekzemherde um die Augen, im Gesicht, am Hals und an den Armen. Insgesamt aber viel weichere Haut und vor allem nicht mehr entzündet. Sein Befinden sei laut Mutter besser geworden, auch seine seelische Lage habe Fortschritte gemacht.
Therapie: Abwarten.

▸ Beratung am 27.06.1995

Befund: Wieder deutliche Neurodermitis, betont an seinen bekannten Stellen. Haut trocken und zerkratzt. Sie hätten sich jetzt länger nicht gemeldet, weil sie es mit der Bioresonanztherapie probiert hätten. Dabei hätten sich unzählige Allergien ergeben. Die daraufhin durchgeführten Maßnahmen hätten allerdings keinerlei Besserung bewirkt, sodass sie jetzt doch wieder zu mir kommen möchten, um homöopathisch weiterzuarbeiten.
Seit vielen Wochen müsse er wegen starkem Juckreiz Antihistaminika-Tabletten einnehmen.
Wegen eines angeblichen Darmpilzes habe er auch über längere Zeit ein Nystatinpräparat eingenommen. Die Symptome seien eigentlich unverändert, er sei anhaltend zornig und bockig sowie sehr unruhig. Die Dunkelangst sei wieder vorhanden. Das Verlangen nach Süßem sei etwas geringer, das Verlangen nach Saurem dafür stärker geworden. Trost brauche er trotz seiner Gemütslage sehr, das könne er durchaus annehmen.
Therapie: Keine an diesem Tag, da ich kein Mittel sehen konnte. Wir verabredeten für den 25.07.1995 ein neues längeres Anamnesegespräch.

▸ Beratung am 25.07.1995

Befund: Diffuse, trockene Neurodermitis besonders im Gesicht, um die Augen und am Hals.
Die Mutter berichtete mir, dass sie eine Weinerlichkeit bei Kleinigkeiten beobachtet habe, vor allem aber, wenn man ihm etwas verbieten würde. Mit der Aggressivität gehe es so einigermaßen. Folgen könne er sehr schlecht, er habe eben noch immer seinen Dickkopf.
Nachts wache er öfter auf, weil er Angstträume habe. Er wolle immer nur bei der Mutter bleiben, sei sehr auf sie fixiert. In den Kindergarten gehe er aber sehr gerne. Wenn er sich ärgert, dann schreie er sehr laut. Überhaupt sei er sehr laut, auch beim Weinen.
Beim Schreien würde sich sein Gesicht dunkelrot färben. Körperlich fühle er sich am wohlsten, wenn er sich austoben könne. Er sei immer in Bewegung, plantsche am liebsten im kalten Wasser. Kaltes Wasser lindere auch den Juckreiz. Sein Appetit sei sehr gut.
Vorlieben habe er für Süßes, Salz, Milch, Saures und Eier. Abneigungen habe er eigentlich keine. Unverträglichkeiten oder dergleichen seien keine aufgefallen, er könne alles essen.
Seine Verdauung sei normal. Öfter einmal habe sie Darmgeräusche hören können.
Der Schlaf sei 2–3-mal durch Aufschreien oder Aufwachen unterbrochen, wohl durch schlechte Träume. Meistens liege er auf der Seite oder auf dem Bauch. Er neige vor allem nachts zu Kopfschweiß. Er sei ein insgesamt eher ängstliches Kind.

Homöopathische Repertorisation

Schreien im Schlaf (SR I 918: u.a. calc.)
Zorn mit rotem Gesicht (SR I 34: u.a. calc.)
Kopfschweiß im Schlaf (KK 201/I 201: u.a. **Calc.**)

Therapie: Calcarea carbonica XM (Schmidt-Nagel, Genf), einmalig drei Globuli.

Beratung am 27.09.1995

Befund: Anhaltend starke Neurodermitis um die Augen, am Hals und an den Armen. Haut wie verbrannt, heiß, trocken.
Es war zum Verzweifeln, offensichtlich hatte auch **Calcarea carbonica** keine Wirkung.
Was tun? Aufgeben? Kortison? – Noch einmal sprachen wir die Symptome durch, wobei sich wieder deutlich die Aggressivität, die Knieellenbogenlage im Schlaf, eine Dunkelangst, das Süßverlangen und jetzt neu eine erhebliche Eifersucht ergaben.

Homöopathische Repertorisation

Knieellenbogenlage im Schlaf (SR III 59: u.a. **MED.**)
Eifersucht (SR I 674: u.a. **med.**)
Furcht vor Dunkelheit (SR I 487: u.a. **med.**)
Verlangen nach Süßem (SR II 274 f.: u.a. **med.**)

Therapie: Medorrhinum XM (Schmidt-Nagel, Genf), einmalig drei Globuli.

Beratung am 24.10.1995

Befund: Trotz Winter erheblich verbesserte Haut!
Gemüt besser!
Therapie: Abwarten.

Beratung am 08.11.1995

Befund: Ganz deutlich gebesserte Neurodermitis.
Seit ein paar Tagen sei aber plötzlich ein heißes und gerötetes Kniegelenk rechts und ein am Kniegelenk lokalisierter Abszess aufgetreten. Er sei derzeit extrem aufgedreht, könne überhaupt nicht mehr sitzen bleiben.
Therapie: Abwarten, da wohl eine Reaktion auf Medorrhinum vorlag (Schwellung Knie nach Gonorrhoe: KK 938/II 532: *Clem.*, **Med.**).

Beratung am 15.12.1995

Befund: Knie vollkommen in Ordnung, Neurodermitis hervorragend!
Die Mutter berichtet, dass sich der Abszess von alleine geöffnet habe, seine allgemeine Entwicklung sei sehr gut. Seine Gesichtszüge seien viel ausgeglichener, irgendwie ruhiger.
Therapie: Abwarten.

Beratung am 14.03.1996

Befund: An den Schläfen und am Hals leichte trockene Stellen, jedoch keine Ekzemerscheinungen mehr.
Es sei schon alles so gut wie weg gewesen, seit 14 Tagen nehme die Trockenheit der Haut etwas zu. Auffallender sei, dass sich sein Gemütszustand wieder verschlechtert habe. Er sei wieder zorniger, schlage auch mal zu, sei sehr eifersüchtig. Sein Süßverlangen falle mehr auf. Die Dunkelangst sei viel weniger gewesen, nehme auch wieder stark zu. Er schlafe unruhiger, liege aber derzeit in verschiedenen Lagen.
Ab und zu rede er im Schlaf.
Therapie: Medorrhinum XM (Schmidt-Nagel, Genf), einmalig drei Globuli.

Beratung am 15.07.1996

Befund: Wunderschöne Haut, keinerlei Auffälligkeiten, laut Mutter schon lange nicht mehr.
Auch sonst gehe es sehr gut, sowohl seitens des Gemütes, als auch seitens des allgemeinen körperlichen Befindens.
Therapie: Abwarten.

▶ **Beratung am 17.03.1997**
Befund: Geringgradig trockene Hautstellen an der Stirn und an den Armen, insgesamt aber sehr mäßig ausgeprägt.
Es sei alles vollkommen in Ordnung gewesen, seit ungefähr zwei Wochen habe er diese kleinen Stellen entwickelt, er kratze sich aber so gut wie nicht. Seine Gemütslage sei wieder etwas dickköpfiger und zorniger, alles jedoch harmlos in Vergleich zu früher.
Therapie: Abwarten.

▶ **Beratung am 02.02.1998**
Befund: Winzige trockene Stelle am Kinn und seitlich am Hals, sonst alles sehr gut.
Seit Dezember 1997 habe es sich wieder verschlechtert, weniger mit der Haut, als mit der seelischen Lage. Er wolle abends wieder Licht, könne sich wegen Unruhe schlechter auf seine Hausaufgaben konzentrieren (SR I 155: u.a. **med.**), was jetzt auch der Lehrerin wieder aufgefallen sei. Er sei fahrig, vergesse Buchstaben und mache vermehrt Leichtsinnsfehler. Dem Bruder gegenüber werde er wieder handgreiflicher.
Er sei sehr schnell beleidigt, knalle die Türen zu. Man könne ihn sehr leicht ärgern.
Vorlieben wieder deutlich für Süßes. Er schwitze wieder vermehrt am Kopf.
Nachts bevorzuge er wieder die Bauchlage, jetzt aber flach auf dem Bauch.
Therapie: Medorrhinum XM (Schmidt-Nagel, Genf), einmalig drei Globuli.

▶ **Letzte Beratung am 03.02.1999**
Befund: Minimal trockene Stelle an der linken Schläfe.
Laut Mutter sei er jetzt ein Jahr lang vollkommen gesund gewesen, seit November werde er wieder etwas unruhiger.
Die Haut reagiere noch ab und zu auf frostiges Wetter, jedoch immer nur ein paar Tage, dann sei alles wieder weg. Er schlafe schon lange durch.
Seine Konzentrationsfähigkeit lasse seit kurzem wieder zu wünschen übrig, laut Lehrerin schwätze er zu viel. Die Unruhe im Sitzen sei wieder etwas stärker, jedoch kaum auffallend.
Auf Haselnüsse reagiere er schon lange nicht mehr. Der Junge machte auf mich einen ganz gesunden und vor allem auch sehr ausgeglichenen Eindruck.
Therapie: Medorrhinum CM (Schmidt-Nagel, Genf), einmalig drei Globuli.
Seitdem war keine Therapie mehr erforderlich.

Fallbewertung

Dieser seit sechs Jahren in Behandlung stehende Junge war sehr schwer zu therapieren.
Umso größer ist die Freude über die seit sieben Jahren erreichte stabile Gesundheit des Kindes.
Medorrhinum war sicherlich dasjenige Mittel, welches den Durchbruch ermöglichte.
Interessant war hier auch die Reaktion über das Knie und den sich nach außen öffnenden Abszess.
Man kann an diesem Fall auch sehen, dass eine positive Reaktion stets nur vom wirklich ähnlichsten Mittel ausgehen kann und dass falsch gewählte Medikamente (wie hier Tuberculinum bovinum) sicherlich keinen Effekt auszulösen imstande sind.

Kasuistik 31: 2-jähriger Junge

Dieser 2 Jahre alte Junge wurde mir erstmals am 09.12.1993 vorgestellt.
Der Untersuchungsbefund zeigte eine aufgekratzte Neurodermitis vor allem in der rechten Ellenbeuge, dem rechten Handrücken und im Gesicht, mehr auf der rechten als auf der linken Wange. Schmächtiges, feingliedriges und sehr sympathisches Kleinkind.

Anamneseerhebung

▶ **Familienanamnese**
Vorkommen von Heuschnupfen, Asthma bronchiale, Nickelallergie und Tuberkulose.

▶ **Eigenanamnese**
Schwangerschaft und Geburt seien normal verlaufen.

Er wurde vier Monate lang voll gestillt und dann auf normale Kost umgestellt. Mit dem Zufüttern von Quark und Joghurt habe sich dann das Ekzem entwickelt, zunächst im Gesicht, dann auf den Hals, die Arme und Hände übergreifend, immer schlimmer auf der rechten Seite.
Ein Allergietest sei noch nicht durchgeführt, auch eine Stuhluntersuchung sei noch nicht gemacht worden. Sonst habe er noch keine Krankheiten gehabt.
Bisherige Therapien: Seit zwei Jahren werde er vom Kinder- und Hautarzt mit den üblichen Fett- und Pflegesalben sowie zeitweise Kortisonsalben behandelt. Ein Erfolg habe sich dabei aber nicht eingestellt.

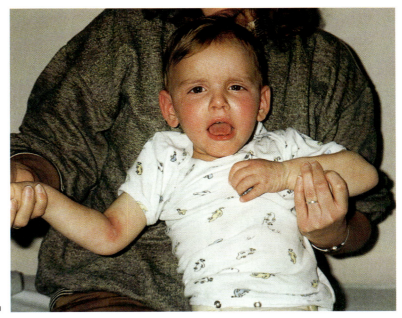

Abb. 31a

▶ Spontanbericht und zusammenfassende gezielte Befragung

Er kratze vor allem nachts sehr intensiv und werde davon oft wach. Er weine und schreie dann viel und sei schlecht zu beruhigen. Er kratze bis es blutet oder nässt, da sei nichts zu machen. Auch das Tragen von Handschuhen oder Einwickeln mit Binden helfe nur geringfügig. Verschlimmernd seien Sommerhitze, Zitrusfrüchte und vor allem auch Nüsse, die bei ihm eine sofortige Allergie mit Quaddeln auslösen würden. Auch ein Wetterwechsel zum nasskalten Wetter begünstige die Beschwerden. Ebenso könnten Hitze, allgemein Schwitzen und direkte Sonnenbestrahlung verschlimmern. Bei starkem Juckreiz verlange er, kalte Sachen anzufassen, das lindere.

Er sei ein liebes und braves Kind, habe aber sehr durch seinen Juckreiz zu leiden, was ihn dann auch ab und zu trotzig und quengelig mache. Er weine recht leicht, auch schon bei Kleinigkeiten. Er sei sehr empfindsam. Ängste habe er nicht. Beschäftigen könne er sich sehr gut auch alleine. Sein Appetit sei normal. Vorlieben für Pommes, Kartoffeln. Keine eigentliche Abneigungen. Bei Vollmond werde er wesentlich unruhiger. Trösten sei auf jeden Fall gut.

▶ Homöopathische Repertorisation

Seite rechts < (SR II 590 f.: u.a. **LYC**.)
Schwere Speisen < (SR II 247: u.a. lyc.)
Weint beim geringsten Verdruss (SR I 1089: u.a. lyc.)
Vollmond < (SR II 369: u.a. **LYC**.)

Therapie und weiterer Behandlungsverlauf

Therapie: Am 09.12.1993 Einnahme von **Lycopodium C 200** (Schmidt-Nagel, Genf), einmalig drei Globuli.

▶ Beratung am 31.01.1994

Befund: Neurodermitis ein bisschen besser, jedoch anhaltend Ekzeme vorhanden.
Es sei laut Mutter zuerst viel besser geworden, jetzt kratze er wieder stark, auch blutig und auch noch immer nachts. Was sich deutlich verändert habe, sei seine seelische Lage. Er sei sehr launisch und zornig geworden, sage zu allem immer erst einmal „Nein", weine viel, vor allem abends beim Einschlafen. Er habe jetzt auch plötzlich Hundeangst entwickelt, obwohl er kein entsprechendes Erlebnis hatte, auch die Dunkelheit mache ihn ängstlich.
Beim Essen falle nun Verlangen nach Fleisch und Eis auf.
Therapie: Lycopodium C 200 (Schmidt-Nagel, Genf), einmalig drei Globuli.

▶ Beratung am 14.04.1994

Befund: Anhaltend starke Neurodermitis, keine deutliche Verbesserung zu sehen.
Es sei eigentlich gleichbleibend.
Lycopodium musste somit wohl nicht das richtig gewählte Mittel sein.

▶ Homöopathische Repertorisation

Furcht vor Hunden (SR I 495: u.a. **tub**.)
Antwortet Nein auf alle Fragen (SR I 50: u.a. tub.)
Verlangen nach Fleisch (SR II 255: u.a. tub.)
Verlangen nach Speiseeis (SR II 250: u.a. tub.)

Therapie: Tuberculinum bovinum XM (Schmidt-Nagel, Genf), einmalig drei Globuli.

▶ Beratung am 20.05.1994

Befund: Neurodermitis ganz deutlich verbessert.
Es sei alles besser, nicht nur die Haut, sondern auch seine seelische Verfassung.
Therapie: Abwarten.

▶ **Beratung am 11.06.1994**
Befund: Neurodermitis sehr gut, nur leichte Ekzeme zu sehen.
Trotz des guten Befundes sei er aber nachts ab Mitternacht überaus unruhig und will dauernd trinken. Tagsüber sei das alles normal. Sonst gehe es ihm insgesamt sehr gut.

▶ **Homöopathische Repertorisation**

> Ruhelosigkeit nachts, nach Mitternacht (SR I 841: u.a. **ARS.**)
> Durst nachts (KK 1572/III 438: u.a. *Ars.*)

Therapie: Arsenicum album C 200 (Schmidt-Nagel, Genf), einmalig drei Globuli.

▶ **Beratung am 01.07.1994**
Befund: Schwerer Neurodermitisschub mit nässend-krustösen und stark entzündeten Stellen in den Ellenbeugen, hinter den Ohren, auf den Händen. Es habe sich seit ungefähr einer Woche so schlimm entwickelt, einen Grund hierfür könne sich die Mutter nicht vorstellen.
Er sei nachts furchtbar unruhig. Er entblöße sich ständig, vertrage nicht mehr die geringste Wärme. Die derzeitige Hitzeperiode mache ihm sehr zu schaffen. Trotzdem lehne er das Baden ab, er wolle absolut nichts davon wissen. Die Haut stinke richtiggehend. Das Fleischverlangen habe zugenommen. Die Ängste seien nicht mehr aufgefallen.

▶ **Homöopathische Repertorisation**

> Hautausschläge juckend; < durch Waschen (KK 602/II 196: u.a. Sulph.)
> Verlangen nach Fleisch (SR II 255: u.a. **sulph.**)
> Hautausschläge juckend, Wärme < (KK 602/II 196: u.a. *Sulph.*)
> Hautausschläge übelriechend (KK 597/II 191: u.a. **Sulph.**)

Therapie: Sulphur lotum M (Schmidt-Nagel, Genf), einmalig drei Globuli.
Des Weiteren riet ich zu Umschlägen mit kaltem schwarzem Tee.

▶ **Beratung am 06.07.1994**
Anruf der Mutter. Es gehe ihm besser, die Haut heile langsam ab.
Therapie: Abwarten.

▶ **Beratung am 25.08.1994**
Befund: Hautzustand ordentlich.
Es ginge so ganz gut. Anhaltend sei die Neurodermitis nach dem Baden besonders schlimm, da komme es zu starken Kratzattacken. Der nächtliche Durst sei immer noch vorhanden. Oft beklage er, dass ihm zu warm sei, er ziehe sich auch dauernd aus.
Therapie: Sulphur lotum XM (Schmidt-Nagel, Genf), einmalig drei Globuli.

▶ **Beratung am 28.10.1994**
Befund: Neurodermitis hochakut, aufgekratzt, nässend, blutend.
Es habe sich eigentlich seit dem letzten Mittel nicht viel getan.
Auch seine seelische Verfassung sei ganz schlecht. Starke Trotzanfälle, dauerndes Neinsagen, viel Weinen bei der geringsten Kleinigkeit, zunehmende Furcht vor Hunden.
Am liebsten esse er Fleisch, auch Eis sei ein deutliches Verlangen bei ihm.
Ich musste nun annehmen, dass **Sulphur lotum** nicht mehr das richtige Mittel sein konnte, denn die höher gewählte XM-Potenz hätte inzwischen auf jeden Fall bessern müssen, so dass ich jetzt wieder auf **Tuberculinum bovinum** setzte.
Therapie: Tuberculinum bovinum XM (Schmidt-Nagel, Genf), einmalig drei Globuli.

▶ **Beratung am 23.12.1994**
Befund: Neurodermitis deutlich gebessert, kaum noch aufgekratzte Herde vorhanden.

Es habe sich nach **Tuberculinum bovinum** schnell beruhigt, wie mir die Mutter erzählte.
Auch sein Gemütszustand sei sehr gut geworden. Sonst gäbe es wenig Neues zu berichten.
Er sei wohl wasserscheu und lehne es ab, gewaschen zu werden. Seinen nächtlichen Durst habe sie nicht mehr beobachtet. Nach wie vor esse er am liebsten Fleisch und Wurst sowie Eis.
Therapie: Abwarten.

▶ Beratung am 14.03.1995

Befund: Schwerer und diffuser Neurodermitisschub. Überall nässende und hochgradig entzündete Hautstellen. Blutige Exkoriationen. Krustenentwicklungen.
Alles habe sich seit ungefähr zwei Wochen ganz plötzlich so entwickelt, zeitgleich seien auch wieder alle anderen Symptome herausgekommen, wie früher. Einen Grund für den Rückfall könne sich die Mutter nicht vorstellen.
Therapie: **Tuberculinum bovinum XM** (Schmidt-Nagel, Genf), einmalig drei Globuli.

▶ Beratung am 23.06.1995

Befund: Sehr viel bessere Neurodermitis. Nur noch in den Beugen waren leichte Ekzeme vorhanden.
Es habe sich laut Mutter sehr schnell gebessert. Auch sonst gehe es gut, alles sei zufriedenstellend.
Therapie: Abwarten.

▶ Beratung am 15.09.1995

Befund: Neurodermitis weiter gebessert, nur noch sehr geringfügige Beugenekzeme, sonst gute Haut. Die Mutter könne nicht klagen, es gehe gut.
Therapie: Abwarten.

▶ Beratung am 24.11.1995

Befund: Neurodermitis wieder deutlich vorhanden, wenn auch kein Vergleich mehr zu früher, jedoch auf jeden Fall schlechter als in den letzten Monaten. Stellenweise wieder aufgekratzte und auch nässende Haut, betont Gelenkbeugen, Achselhöhle und Hodensack.
Laut Mutter sei es ungefähr seit drei Wochen wieder schlimmer.
Seine Weinerlichkeit, seine Abneigung gegen Waschen und Baden, seine Vorliebe für Fleisch und Eis habe erneut zugenommen. Auch klage er immer wieder darüber, dass ihm zu warm sei, trotz der jetzt herbstlich-kalten Witterung.
Er wache auch wieder öfter auf. Auffallen würde ihr, dass er nachts im Schlaf häufiger lache.
Therapie: **Tuberculinum bovinum XM** (Schmidt-Nagel, Genf), einmalig drei Globuli, wenngleich ich auch jetzt wieder deutliche Bezüge zu **Sulphur lotum** sah, so die Wärmeempfindlichkeit, die Abneigung gegen Baden und Waschen, die Fleischvorliebe.

▶ Beratung am 10.01.1996

Anruf der Mutter, es tue sich gar nichts, alles sei gleichbleibend. Ihr sei neu aufgefallen, dass er husten müsse, wenn er sich sehr anstrenge.
War **Tuberculinum bovinum** nicht mehr wirksam? Hätte ich eventuell auf eine höhere Potenzstufe gehen müssen? War es doch **Sulphur lotum**? Oder mussten wir einfach noch Geduld haben?

▶ Homöopathische Repertorisation

Lachen im Schlaf (SR I 704: u.a. **SULPH**.)
Abneigung gegen Waschen/Baden (SR II 41: u.a. **SULPH**.)
Fleischverlangen (siehe Vorseite)
Husten bei Anstrengung (KK 1495/III 361: u.a. Sulph.)

Therapie: Wie man hier sieht, zeigten sich erneut starke Ähnlichkeitsbezüge zu **Sulphur lotum**.

Sulphur lotum C 200 (Schmidt-Nagel, Genf), einmalig drei Globuli.

▶ Beratung am 02.02.1996
Befund: Neurodermitis sehr stark, entzündlich, feucht, blutig gekratzt.
Es sei nach **Sulphur lotum** sofort besser geworden, habe aber nur eine Woche gehalten, seit zwei Wochen sei es immer schlechter geworden.
Therapie: Sulphur lotum M (Schmidt-Nagel, Genf), einmalig drei Globuli.

▶ Beratung am 01.03.1996
Befund: Neurodermitis gebessert, aber noch stark ausgeprägt.
Das Nässen und die Entzündungen der Haut hätten seit ungefähr einer Woche nachgelassen.
Es hätten sich laut Mutter neue Symptome ergeben. Er friere immer abends im Bett, nachts sei es ihm aber stets zu warm, da strecke er Hände und Füße aus dem Bett, um sie abzukühlen.
Das nächtliche Lachen sei auffallend, zumindest zeitweise. Er sei trostbedürftig geworden, suche die Zärtlichkeiten seiner Eltern. Die Trotzsymptome von früher habe er nicht mehr.
Sein Appetit sei eher schlecht. Wurst werde noch immer gerne gegessen. Das Baden sei in letzter Zeit wieder schwierig.
Therapie: In Anbetracht der Besserung und der Tatsache, dass hier eine klare Reaktion auf **Sulphur lotum M** vorlag, riet ich der Mutter zum Zuwarten, bei einer deutlichen Wiederverschlechterung sollte sie dann drei Globuli **Sulphur lotum XM** geben.

▶ Beratung am 10.05.1996
Befund: Neurodermitis vollständig verschwunden.
Es gehe ihm hervorragend. Das **Sulphur lotum XM** habe sie ihrem Sohn am 14.03.1996 verabreicht.
Therapie: Abwarten.

▶ Beratung am 29.11.1996
Befund: Kleine recht harmlose trockene Hautstellen auf dem rechten Handrücken und in der rechten Ellenbeuge, ansonsten unauffällig.
Laut Mutter gehe es ihm sehr gut. Er habe auch keine Angst mehr vor Wasser. Im Gegenteil, er sei da kaum mehr rauszukriegen. Er schlafe durch, außer bei Vollmond.
Therapie: Wiederholung von **Sulphur lotum XM** (Schmidt-Nagel, Genf), einmalig drei Globuli.

▶ Beratung am 14.03.1997
Befund: Neurodermitisschub. Deutlich entzündete und nässende Herde, vor allem um die Ohren und am Penisschaft.
Laut Mutter habe es sich seit Dezember 1996 immer mehr verschlimmert.
Er schlafe auch wieder schlechter, werde öfter wach. Bettwärme verschlimmere wohl. Sonst nichts Neues.
Therapie: Sulphur lotum CM (Schmidt-Nagel, Genf), einmalig drei Globuli.

▶ Beratung am 05.05.1997
Befund: Neurodermitis sehr gut geworden, alles vielleicht zu 90 % besser.
Der Schlaf sei wieder gut. Er huste auch nicht mehr. Seine Gemütslage sei stabil.
Therapie: Abwarten.

▶ Beratung am 24.09.1997
Befund: Neurodermitis fast ganz verschwunden, trotz Herbst und nasskaltem Wetter.
Auffallend sei für die Mutter, dass er ab und zu wieder den Husten habe. Der sei nur sporadisch mal so zwei bis drei Tage auftretend, vor allem, wenn er sich viel angestrengt habe. Abends im Bett sei es mehr, da könne es sogar vorkommen, dass er zu pfeifen beginne. Sie behandle das mit Thymiantee, was schnell beruhige.
Sein Gemüt sei gut. Nachts zwischen Mitternacht und 2.00 Uhr komme er auf jeden Fall

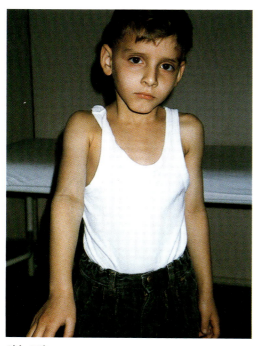

Abb. 31b

ebenfalls nicht mehr. Bei Kontakt zu Haselnüssen müsse er öfter niesen, öfter auch morgens beim Erwachen. Sein Appetit sei sehr gut geworden. Auf Vollmond habe die Mutter keine Reaktion mehr gesehen. Die Füße strecke er aber immer noch heraus. Das Lachen im Schlaf sei nicht mehr aufgetreten. Sein Gemüt sei sehr ausgeglichen.

▶ **Homöopathische Repertorisation**

Niesen morgens im Bett (KK 1308/III 174: u.a. *Sep.*)
Risse Ohrläppchen (KK 1224/III 90: u.a. *Sep.*)

Therapie: Sepia C 30 (DHU), einmalig drei Globuli.

▶ **Letzte Beratung am 06.11.1998**
Befund: Neurodermitis hervorragend bis auf minimalste Risse der Ohrläppchen.
Kein Husten mehr, kein Niesen mehr, Gemütslage sehr gut. Wir beendeten daraufhin unsere Behandlung.

zu den Eltern ins Bett. Auf Vollmond reagiere er immer noch. Seine Füße strecke er nachts auch anhaltend heraus.
Therapie: Da immer noch deutliche Bezüge zu **Sulphur lotum** ersichtlich waren und es ihm insgesamt viel besser ging, einigten wir uns darauf, abzuwarten bzw. das Mittel **Sulphur lotum CM** weiter wirken zu lassen.

▶ **Beratung am 03.03.1998**
Befund: Neurodermitis bis auf einen minimalen Riss der Ohrläppchen vollständig erscheinungsfrei.
Der Husten sei schon lange nicht mehr aufgetreten, trotz Anstrengung. Das Pfeifen

Fallbewertung

Dieses Kind konnte trotz einer sehr schweren Neurodermitis vor allem dank **Tuberculinum** und **Sulphur lotum** beschwerdefrei werden. Für diesen Erfolg war jedoch eine fünfjährige Behandlungsdauer notwendig, die viel Geduld erforderte, da es in solchen Fällen zwischendurch immer wieder zu Schüben kommen kann, oder man einfach nicht auf Anhieb das wirklich passendste homöopathische Mittel findet. Wie dieser Fall zeigt, wird man für die Geduld jedoch meistens belohnt.

Kasuistik 32: 4-jähriges Mädchen

Dieses 4 Jahre alte Mädchen wurde mir erstmals am 16.01.1996 vorgestellt.
Der Untersuchungsbefund ergab eine starke Neurodermitis der gesamten Hautoberfläche.
Die Haut war überall blutig aufgekratzt, nässte, war heiß und stark entzündet.
Das Kind war schwerstens beeinträchtigt. Eine so schlimme Neurodermitis bekommt man glücklicherweise nur selten zu sehen.

Anamneseerhebung

▶ Familienanamnese
Vorkommen von Neurodermitis, Allergien, Asthma bronchiale und Arthrose.

▶ Eigenanamnese
Die Schwangerschaft sei bis auf das Asthma der Mutter gut verlaufen. Bei der Geburt habe sie 3400 g gewogen, sei 52 cm groß gewesen und hatte einen normal großen Kopf.
Alle Impfungen seien durchgeführt worden, ohne Reaktionen. Zahnungsdurchbruch im 6. Lebensmonat. Freies Gehen im 11. Lebensmonat. Normale Sprachentwicklung.
Die Neurodermitis habe im 3. Lebensmonat in Form von rauer und trockener Haut begonnen. Zunächst habe sie stark gelitten, habe viel kratzen müssen, es habe sich dann aber doch wieder gebessert. Ab Herbst 1993 sei es geradezu explodiert.
Bisherige Therapien: Sie hätten bereits alles probiert. Neben der üblichen dermatologischen Behandlung seien sie auch in Hautfachkliniken gewesen, letztmals zweimal im Jahr 1993; auch eine Bioresonanztherapie sei durchgeführt worden, alles ohne durchschlagenden Erfolg.

Zuletzt sei ihnen seitens des Kinderarztes eine Diät empfohlen worden, da man in einem Allergietest eine Milcheiweißallergie festgestellt habe, doch auch das sei erfolglos geblieben.
Sie wüssten jetzt nicht mehr weiter, seien am Ende ihrer Kraft und sehr verzweifelt.

▶ Spontanbericht und zusammenfassende gezielte Befragung

Sie habe schrecklichen Juckreiz. Vor allem am Hals, im Gesicht, an den Armen und Beinen, eigentlich überall. Die Haut sei furchtbar trocken. Nachts sei alles noch schlimmer. Durch Antibiotika nehme es ebenfalls zu. Nur einmal sei es wirklich besser gewesen, und zwar am Meer in Italien. Nahrungsmittelallergien habe die Mutter noch nicht feststellen können. Seit kurzem bestehe ein furchtbarer Husten, anfallsweise, ohne erkennbaren Grund. Nachts beginne sie ab 22.00 Uhr zu husten, was bis ungefähr 1.00 Uhr andauere. Auf Nachfragen: Es sei exakt 22.00 Uhr, da könne man die Uhr danach stellen.
Beim Husten bekomme sie Atemnot, werde ganz rot im Gesicht. Schlimmer sei es beim Reinkommen von draußen, besser durch kalte Getränke. Auch jetzt während der Anamnese fiel mir ein ständig wiederkehrender harter und trockener Husten auf, so als ob sie einen steten Reiz verspüren würde. Der Hausarzt habe Bellis Oligoplex und Sanasepton verschrieben. Daneben nehme sie schon seit Monaten Mucosolvansaft ein, der Husten lasse aber nicht nach. Sie habe den Eindruck, dass sich Husten und Neurodermitis zunächst abgewechselt hätten, seit kurzem aber gleichzeitig schlecht sind.
Sie sei eigentlich sehr ruhig und lieb, sie spiele auch schön. Auffallen würde die

Furcht vor Dunkelheit, die seit Monaten bestehe. Bei Infekten, oft auch sonst, verlange sie, getragen zu werden, suche überhaupt immer viel Trost. Ihr Appetit sei gut. Vorlieben habe sie für Süßes und Mandarinen. Abneigung gegen Milch. Nahrungsmittel-Unverträglichkeiten im Sinne einer Sofortreaktion habe sie bis heute nicht bemerkt. Durst: Durchschnittlich. Der Stuhl sei normal, öfter falle aber eine Geblähtheit auf, ab und zu auch Darmgeräusche. Bauchweh beklage sie des Öfteren, jedoch ohne erkennbaren Grund. Ihr Schlaf sei sehr schlecht wegen des abwechselnden Hustens und Juckens. Bettnässen manchmal noch vorkommend. Ihr Lippenrand sei wegen ständigen Leckens gerötet, auch die Mundwinkel würden einreißen.

▶ Homöopathische Repertorisation

Dieses Kind war als schwerstkrank zu bezeichnen. Deutlich war auch die Entwicklung zum asthmatischen Krankheitsbild (siehe Familienanamnese). Da hier trotz der schweren Hautstörungen innere Symptome in Form dieses asthmatischen Hustens vorlagen, die einen enormen Leidensdruck verursachten, wählte ich zunächst ein diesen Beschwerden entsprechendes Mittel aus:

> Husten 22.00 Uhr bis 1.00 Uhr (KK 1491/III 357: Cupr.)
> Husten, kalte Getränke > (KK 1501/ III 367: u.a. **Cupr**.)
> Husten krampfhaft (KK 1525 f./III 392: u.a. **Cupr**.)
> Pfeifen beim Atmen (KK 1478/III 344: u.a. Cupr.

Therapie und weiterer Behandlungsverlauf

Therapie: Am 16.01.1996 Einnahme von **Cuprum metallicum C 30** (DHU), einmalig drei Globuli, im Bedarfsfall zu wiederholen.

▶ Beratung am 30.01.1996

Der Husten sei sofort locker geworden, inzwischen sei er ganz weg, sie habe das Mittel auch nicht wiederholen müssen. Nun gingen wir die Neurodermitis an:

▶ Homöopathische Repertorisation

> Reaktionsmangel (SR II 556 f.: u.a. **SULPH**.)
> Hautausschläge abwechselnd mit Asthma (KK 605/II 199: u.a. *Sulph*.)
> Verlangen nach Süßem (SR II 274 f.: u.a. **SULPH**.)
> Röte Lippen (KK 496/II 90: u.a. **Sulph**.)

Therapie: **Sulphur lotum XM** (Schmidt-Nagel, Genf), einmalig drei Globuli.

▶ Beratung am 03.02.1996

Anruf der Mutter. Das Gemüt wirke besser, sie kratze aber noch stärker. Die Haut nässe, bilde überall Krusten.
Therapie: Abwarten und Umschläge mit kaltem schwarzem Tee.

▶ Beratung am 08.02.1996

Befund: Schwerster Neurodermitiszustand mit Verdacht auf Superinfektion vor allem im Gesichtsbereich. Auch am Rumpf und in den Gelenkbeugen lagen überall nässende und wohl auch infektiöse Herde vor.
Das Kind wirkte erheblich geschwächt und adynamisch, sodass ich nicht umhin kam, sie in die Hautklinik einzuweisen, da ich ein generalisiertes Eczema herpeticatum annehmen musste.

▶ Bericht der Universitätshautklinik Würzburg vom 04.03.1996

Stationärer Aufenthalt vom 10.02.1996–01.03.1996.
Diagnosen: Superinfiziertes atopisches Ekzem; Oxyuriasis.
Lokalbefund: Am gesamten Stamm multiple, relativ scharf begrenzte, teilweise gering

Therapie und weiterer Behandlungsverlauf

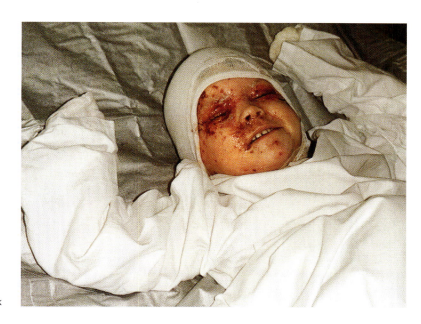

Abb. 32a
Aufenthalt in der Klinik

infiltrierte Erytheme. Im Bereich der Ellenbeugen und Kniekehlen nässende Erytheme. Im Bereich des Gesichtes multiple Papeln sowie Exkoriationen, die z.T. krustig belegt sind. Am Kapillitium eine extrem trockene Kopfhaut mit feinlamellarer Schuppung belegt.
Laborbefunde: Pathologisch: LDH 336 U/l, Harnstoff 8,6 mg/dl, Kreatinin 0,4 mg/dl. Gesamt IgE 906,19 IU/ml. Stuhl auf Oxyuren positiv, bei Kontrolluntersuchung negativ.
Bakteriologie: 10.02.1996: Hals: reichlich Staphylococcus aureus. Kniekehle: massenhaft Staphylococcus aureus, reichlich Acinetobacter. 20.02.1996: Anal: massenhaft Streptokokken der Gruppe D, reichlich Klebsiellae peumoniae.
Mykologie: Stuhl auf Candida, anal und Hals: kein Wachstum.
Therapie und Verlauf: Unter einer Behandlung mit zunächst antiseptischen und kortikoidhaltigen Lokaltherapeutika sowie systemisch für 10 Tage Staphylex oral besserte sich der Befund zunächst deutlich. Bei Umstellung auf kortikoidfreie Externa kam es allerdings zu einem erneuten Rezidiv, sodass kurzfristig wieder mit kortikoidhaltigen Lokaltherapeutika behandelt werden musste. Nach Ausschleichen der kortikoidhaltigen Externa entließen wir die Patientin in einem weitgehend stabilen Hautzustand.
Wir empfehlen eine Weiterbehandlung mit 2-mal täglich Dermatop Basissalbe am Stamm und Extremitäten und Unguentum Leniens 2-mal täglich im Gesicht. Der Patientin wurde ein Neurodermitisanzug rezeptiert. Bei Wiederauftreten von Rezidiven empfehlen wir die kurzfristige Behandlung mit Dermatop Basissalbe mit Dermatop Creme (Verhältnis 1:1). Die Anwendung von rückfettenden Ölbädern wurde empfohlen.

▶ Beratung am 01.03.1996

Befund: Neurodermitis zwar leicht gebessert, anhaltend aber schwere und diffuse Ausbreitung.
Laut Mutter sei es wegen des Kortisons besser gewesen, heute seien sie entlassen worden und es gehe jetzt schon wieder

schlechter. Da sie bis jetzt Kortison angewendet hatte und sich somit wohl keine wirklich individuellen Symptome zeigen konnten, vereinbarten wir, zunächst abzuwarten.

▸ Beratung am 08.03.1996

Anruf der Mutter aus der Kinderklinik in Bamberg.
Ihre Tochter habe wieder einen ganz schlimmen Hautzustand, sei wieder in die Klinik eingewiesen worden. Das ganze Gesicht sei mit Bläschen bedeckt, sie habe 40 Grad Fieber gehabt. Die Salben, die man ihr in der Universitätsklinik Würzburg empfohlen hatte, habe sie alle genommen, trotzdem sei es so schlimm geworden.

▸ Bericht Klinikum Bamberg (Kinderklinik) vom 18.04.1996

Stationärer Aufenthalt vom 19.03.1996–02.04.1996.
Diagnose: Superinfizierte Neurodermitis. Eczema herpeticatum.
Anamnese: Bei der Patientin ist seit 2 ¼ Jahren eine Neurodermitis bekannt. Erst vor 6 Wochen erfolgte ein 3 ½ Wochen dauernder stationärer Aufenthalt in der Hautklinik Würzburg bei Verschlechterung des Hautzustandes. Bei der Entlassung zeigte sich nach Angaben der Mutter eine Besserung. Jetzt verschlechtere sich seit einigen Tagen das Hautbild wieder deutlich, vor allem im Gesicht trat starker Juckreiz auf, das Kind kratzte sich am gesamten Körper sehr stark. Es kam dann eine Infektion der Haut mit Fieber bis 40 Grad hinzu. Das Kind wird zu uns in die Kinderklinik eingewiesen.
Aufnahmebefund: Vier Jahre altes Mädchen in deutlich reduziertem Allgemeinzustand, zentralisiert mit kühlen Händen und Füßen, superinfizierte Neurodermitis mit gelb-eitrigen Krusten vor allem im Gesichtsbereich besonders auch periaurikulär und periorbital, teilweise mazeriert und nässend; am restlichen Körper ausgeprägte Neurodermitis mit vielen Kratzspuren, beide Augen eitrig schmierige Sekretion, Trommelfelle bei eitrig-blutigem Sekret im Gehörgang kaum einsehbar, Rachen gerötet, Mundschleimhaut ansonsten frei von Effloreszenzen, Herz, Lunge und Abdomen unauffällig. Körpergewicht 17,8 kg, Körpergröße 105 cm.
Befund: Labor bei Aufnahme: HB 12,2 g/dl, Leuko 7 000/µl, Thrombo 238 000/µl, Differentialblutbild unauffällig, CRP-Wert negativ, BKS 30/70, Elektrolyte und Gesamteiweiß im Normbereich, Immunglobuline bis auf massiv erhöhtes IgE mit 1530 U/ml im Normbereich. Transaminasen, Amylase, Lipase und Blutzucker im Normbereich.
Labor bei Entlassung: Hb 12 g/dl, Leuko 10 400/µl, Thrombo 488 000/µl, 6 % Eos, ASL-Titer und CRP im Normbereich, BKS 18/48, IgE 402 U/ml.
Urinstatus unauffällig.
Blutkultur negativ.
Rachenabstrich: Nachweis von Enterokokken der Gruppe D.
Ohrabstrich: Nachweis von Enterokokken der Gruppe D.
Vaginalabstrich: Nachweis von Escherichia coli und Enterokokken der Gruppe D.
Augenärztliches Konsil: Derzeit kein Herpes corneae.
RAST-Teste: Negativ auf Milcheiweiß, Karotten, Gräser, Bäume und Epithelien.
Schwach positiv bei Schimmelpilzmischung.
Hoch positiv bei Hühnereiweiß und Hausstaubmischung.
Therapie und Verlauf: Wir therapierten über eine Woche hinweg mit Glukose-Elektrolyt-Infusionen und gaben Augmentan, Zovirax sowie Sobelin i.v., zusätzlich Fenistil i.v. und bei Bedarf Paracetamol oder Novalgin zur Schmerzbekämpfung. Unter dieser Therapie entfieberte das Kind innerhalb von zwei Tagen rasch, der Allgemeinzustand besserte sich deutlich. Da sich auf der infizierten Haut sowohl Herpes-Effloreszenzen als auch eitrige Beläge zeigten, führten wir parallel eine Lokaltherapie der Haut mit Aureomycin-Salbe sowie Zovirax-Salbe im Wechsel durch; die nicht infizierten Hautareale wurden mit Zinkschüttelmixtur sowie Wintz'scher Salbe gepflegt.

Die eitrige Bindehautentzündung wurde mit Ecolicin-Augentropfen und zur Herpesprophylaxe sicherheitshalber mit Zovirax-Augensalbe im Wechsel behandelt.
Während der ersten sieben Tage besserte sich der Hautbefund erfreulicherweise sehr rasch, wir konnten ab dem 8. Behandlungstag auf Infusionstherapie verzichten und therapierten mit Augmentan sowie Fenistil-Tropfen oral weiter.
Da das Kind zu husten begann [Eigene Anmerkung: Unterdrückungsfolge!] und ausgeprägt verschleimt war, gaben wir Myxofat oral.
Ab dem 10. Tag war der Hautbefund so deutlich gebessert, dass wir die Lokaltherapie auf Zinkschüttelmixtur und Fettsalbe beschränkten.
Wir baten um Fortsetzung der Hautpflege mit Zinkmixtur sowie Linola-Fettsalbe, um die Gabe von Fenistil-Tropfen und Epogam-Kapseln sowie um Weiterbehandlung der bei Entlassung noch bestehenden Konjunctivitis mit Refobacin- Augentropfen.

▸ Beratung am 15.04.1996

Befund: Erneute schwere und diffuse Neurodermitis im Gesicht und an den Extremitäten.
Es sei nach der Klinik besser gewesen, gehe aber laut Mutter schon wieder los. Es zeigten sich wieder Bläschen im Gesicht und in den Ellenbeugen, die Haut nässte und war offen und blutig gekratzt. Sie huste auch wieder, jedoch verteilt über den ganzen Tag. Das Gemüt sei von Weinerlichkeit und Verzweiflung geprägt. Die Dunkelangst sei sehr schlimm geworden, ohne Licht könne sie nicht schlafen. Es bestehe große Furcht vor allen Hunden. Der Blähbauch sei deutlicher geworden. Starkes Verlangen nach Fleisch. Sie möchten aber nicht schon wieder in die Klinik gehen, da es langfristig ja überhaupt nicht helfe.

▸ Homöopathische Repertorisation

Reaktionsmangel (s. Seite 128, u.a. **TUB**.)
Pavor nocturnus (SR I 61: u.a. **TUB**.)
Furcht vor Hunden (SR I 495: **tub**.)
Verlangen nach Fleisch (SR II 255: u.a. tub.)

Therapie: Tuberculinum bovinum XM (Schmidt-Nagel, Genf), einmalig drei Globuli.

▸ Beratung am 25.04.1996

Befund: Neurodermitis ganz wesentlich gebessert! Keine Hautinfektionen mehr.
Es habe sich erst einige Tage verschlimmert, sei dann aber rasch viel besser geworden, inzwischen gehe es ihr deutlich besser.
Therapie: Abwarten.

▸ Beratung am 05.05.1996

Anruf der Mutter. Es liege ein fieberhafter Infekt vor. Es habe ganz plötzlich mit hohem Fieber begonnen, sie sei sehr schmerzempfindlich am Kopf, liege ganz ruhig da und wolle sich nicht bewegen, der Rücken oder der Nacken sei aber nicht steif. Der Kinderarzt habe sie untersucht und einen grippalen Infekt diagnostiziert.
Therapie: Belladonna C 30 (DHU), einmalig drei Globuli besserte rasch.

▸ Beratung am 10.05.1996

Befund: Neurodermitis wesentlich gebessert. Nur noch kleine Stellen in den Beugen. Der Husten sei seltener, auch locker. Ihr Appetit sei sehr gut geworden. Die Dunkelangst sei geringer, aber noch vorhanden. Auch die Hundeangst habe vom Eindruck her nachgelassen. Derzeit habe sie einen gelblichen Schnupfen, der sich an der frischen Luft bessere.
Therapie: Pulsatilla C 30 (DHU), einmalig drei Globuli heilte schnell.

▸ Beratung am 18.06.1996

Befund: Neurodermitis wieder stärker geworden, vor allem an den Beinen zeigten sich einige Pusteln; Kopf, Hals, Rumpf und Arme aber weiterhin sehr viel besser.

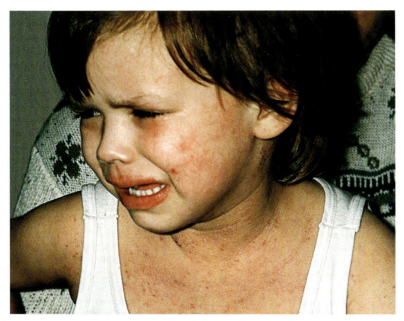
Abb. 32b

Ihr Gemüt sei sehr temperamentvoll geworden, sie lasse sich nichts mehr gefallen, sei fast etwas eigensinnig. Bei Zorn schreie sie laut und anhaltend, vor allem bei unerfüllten Wünschen. Sie könne nicht alleine einschlafen, nachts müsse sich die Mutter zu ihr ins Bett legen. Sie wache noch oft gegen Mitternacht oder 1.00 Uhr auf, meist zwischendrin.
Therapie: Abwarten und Umschläge mit kaltem schwarzem Tee an den Beinen.

▸ **Beratung am 29.07.1996**
Anruf der Mutter, sie habe einen akuten Durchfall. Meist wache sie gegen Mitternacht oder kurz danach auf und habe Bauchweh, bis es dann zu faulig stinkendem Durchfall komme.
Nachts sehr viel Durst dabei und große innere Unruhe.
Therapie: Arsenicum album C 30 (DHU), einmalig drei Globuli heilte rasch.

▸ **Beratung am 27.11.1996**
Befund: Neurodermitis hervorragend. Nur noch eine kleine Stelle am seitlichen Hals vorhanden.
Sie sei laut Mutter schon vollständig erscheinungsfrei gewesen, nur heute habe sie diese kleine Stelle am Hals entwickelt. In letzter Zeit huste sie wieder vermehrt, meist gegen Mitternacht oder kurz danach (KK III 357: u.a. *Ars.*) Sie stecke viel den Finger in den Mund. Sie sei oft albern (SR I 537: u.a. **ars.**) und kindlich im Benehmen.
Therapie: Arsenicum album C 200 (Schmidt-Nagel, Genf), einmalig drei Globuli.

▸ **Beratung am 05.01.1997**
Befund: Neurodermitis so gut wie verschwunden, derzeit aber Windpocken-Effloreszenzen.
Sie wolle nicht in den Kindergarten.
Bei Zorn fange sie zu beißen an, vor allem, wenn es nicht nach ihrem Kopf gehe.

Der Eigensinn nehme wieder deutlich zu. Nachts wache sie wieder vermehrt gegen Mitternacht auf und wolle trinken. Schon früh zum Frühstück verlange sie nach Wurst. In letzter Zeit liege sie nachts oft auf den Knien.
Im Dezember 1996 habe sie einmal für ein paar Tage nachts mit den Zähnen geknirscht, das sei aber inzwischen wieder vorbei. Sie sei insgesamt viel unruhiger geworden.
Therapie: Abwarten.

▸ **Beratung am 27.01.1997**
Anruf der Mutter. Zorn, Unruhe und nächtliches Erwachen nehmen noch mehr zu.
Therapie: Tuberculinum bovinum XM (Schmidt-Nagel, Genf), einmalig drei Globuli.

▸ **Beratung am 24.04.1997**
Anruf der Mutter, das Kind habe starken Schnupfen, sei seitdem weinerlich. Abends nach dem Hinlegen müsse sie husten. Die Neurodermitis sei ganz wunderbar geworden.
Therapie: Pulsatilla C 30 (DHU), einmalig drei Globuli.

▸ **Beratung am 16.07.1997**
Anruf der Mutter. Die Neurodermitis sei wieder ein bisschen herausgekommen, sie kratze wieder vermehrt, alles jedoch viel weniger als früher. Der Zorn, der Eigensinn und das Sich-durchsetzen-Wollen nehme wieder zu.
Therapie: Tuberculinum bovinum XM (Schmidt-Nagel, Genf), einmalig drei Globuli.

▸ **Beratung am 30.09.1997**
Anruf der Mutter. Es gehe sehr gut.
Therapie: Abwarten.

▸ **Beratung am 14.10.1997**
Anruf der Mutter. Seit ein paar Tagen huste sie wieder. Es höre sich sehr hart und trocken an. Meist kurz nach Mitternacht oder um 1.00 Uhr wache sie davon auf. Tagsüber huste sie mehr bei Anstrengung.
Die Neurodermitis sei weiterhin sehr gut, keine Probleme.
Therapie: Arsenicum album C 200 (Schmidt-Nagel, Genf), einmalig drei Globuli.

▸ **Beratung am 11.12.1997**
Anruf der Mutter. Das Mittel habe sofort geholfen, seit gestern nacht um Mitternacht huste sie aber schon wieder. Sonst sei alles sehr gut.
Therapie: Arsenicum album C 200 (Schmidt-Nagel, Genf), einmalig drei Globuli.

▸ **Beratung am 26.03.1998**
Anruf der Mutter. Ihre Tochter habe einen wässrigen und ganz wundmachenden Schnupfen. Der Husten sei nur leicht, mehr tagsüber. Ihre Haut sei etwas gereizter. Die

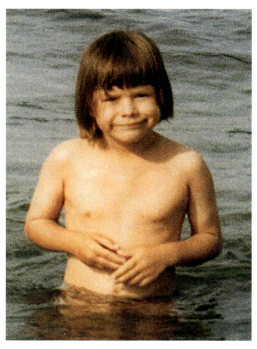

Abb. 32c

Gemütslage sei fast wieder ein wenig schlechter.
Therapie: Tuberculinum bovinum XM (Schmidt-Nagel, Genf), einmalig drei Globuli.

▶ Beratung am 28.05.1998
Befund: Haut sehr gut, nur noch kleinste Stellen um den Mund herum.
Sie lecke sich dauernd die Lippen, dadurch sei es seit kurzem dort etwas gereizt.
Sonst mache die Neurodermitis überhaupt keine Probleme mehr. Der Nachthusten und das Aufwachen sei weg. Sie sei eigentlich sehr ausgeglichen. Vorlieben habe sie sehr für Süßes.
Therapie: Abwarten.

▶ Letzte Beratung am 10.02.1999
Befund: Neurodermitis praktisch verschwunden. Nur noch eine seit kurzem bestehende kleine Stelle an der Oberlippe war zu sehen (seit sie wieder mehr lecke).
Ihre seelische Verfassung sei wieder zorniger und dickköpfiger geworden. Sie streite viel mit der Schwester. Sie sei ziemlich unruhig, in der Schule klappe es aber gut. Vorliebe für Süßes habe sie anhaltend. Abneigung nur gegen Milch. Sie neige in letzter Zeit mehr zu Infekten der oberen Atemwege, sei recht oft verschnupft und huste dann auch, jedoch locker und ohne Atemnot.
Therapie: Tuberculinum bovinum CM (Schmidt-Nagel, Genf), einmalig drei Globuli. Seitdem geht es ihr überwiegend gut.

Fallbewertung

Dieses Kind stellte einen meiner bis jetzt schlimmsten Neurodermitisfälle dar.
Das Mädchen war zu Behandlungsbeginn als schwerkrank zu bezeichnen.
Auch die zweimaligen Klinikaufenthalte vermochten ihr nur einige Tage lang zu helfen, dies jedoch nur unter Einsatz von Kortison und Antibiotika, wobei es jeweils schon kurz danach zu gravierenden Rückfällen gekommen war. Dank Arsenicum album und Tuberculinum bovinum konnte dieses Kind trotz der Schwere seines Krankheitsbildes und ohne Kortisoneinsatz so gut wie gesund werden, soweit dies bei Neurodermitis möglich ist. Es geht ihr jetzt schon seit über drei Jahren sehr gut und die Neurodermitis macht nur noch sporadisch kleinere Probleme.

Kasuistik 33: 6 Monate altes Mädchen

Dieses damals knapp 6 Monate alte Mädchen wurde mir erstmals am 01.11.2000 vorgestellt.
Der Untersuchungsbefund dieses sehr lieb wirkenden Kindes zeigte ein recht deutliches Ekzem auf dem Kopf, den Schultern, am Rumpf, an der Halsfalte und in den Kniekehlen.

Anamneseerhebung

▶ Familienanamnese
Vorkommen von Neurodermitis und Allergien.

▶ Eigenanamnese
Sie sei das 2. Kind.
In der Schwangerschaft habe die Mutter unter einer recht starken Übelkeit gelitten, die

Geburt sei am 6. Tag eingeleitet worden, es sei jedoch außer einer stark schuppenden Haut bei ihrer Tochter nichts aufgefallen. Von Anfang an sei es zu einer Striktur der Tränenkanäle gekommen, die seitdem auch immer verklebt seien, vor allem morgens.
Die Neurodermitis sei schon im 2. Lebensmonat ausgebrochen, zunächst am Kopf, vor und hinter den Ohren, dann auf dem behaarten Kopf, um den Mund herum und schließlich auch sich ausdehnend auf den Körper. Bis heute noch keine spezielle Therapie.

▶ **Spontanbericht und zusammenfassende gezielte Befragung**

Sie habe vor allem am Kopf starken Juckreiz. Auch am Hals reibe sie viel. Beim Stillen, wenn sie von draußen hereinkomme, wenn die Mutter Tomaten esse und bei Aufregung kratze sie mehr. Vor allem am Kopf kratze sie sich blutig. Vom Kratzen nässe die Haut, das Sekret sei scharf, wundmachend, vor allem am Kopf. Sie nehme viel die Finger in den Mund. Immer wieder einmal komme es zu Rissen an den Ohrläppchen.
Vom Gemüt her sei sie sehr ausgeglichen und brav, sie könne sich auch schon ganz alleine gut beschäftigen, sei sehr geduldig, sie habe „die Ruhe weg", sei eher der gemütlichere Typ.
Motorisch sei sie eher nicht so sehr aktiv, sie beobachte aber äußerst wach ihre Umgebung.
Sie lache viel und herzhaft.
Beim Einschlafen quietsche und jammere sie vor sich hin. Am liebsten liege sie auf der Seite. Der Appetit sei gut, sie trinke schnell und sei in 10 Minuten fertig. Sie nehme gerne alles in den Mund, was sie kriegen könne. Sie habe Fuß- und Handschweiß. Beim Autofahren schlafe sie sofort ein.

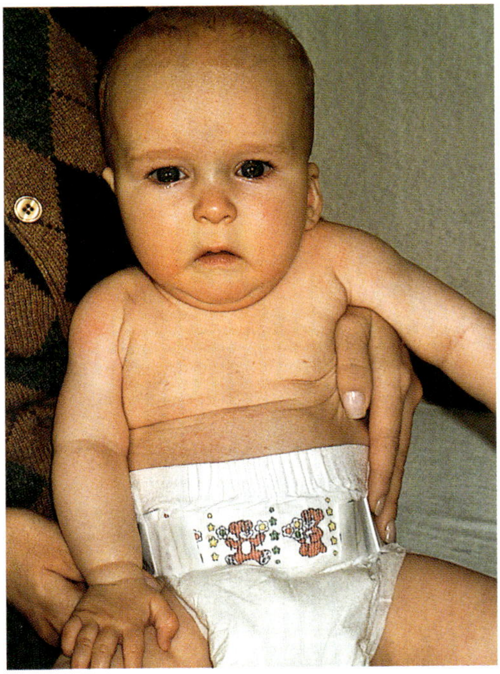

▶ **Homöopathische Repertorisation**

Kinder stecken den Finger in den Mund (KK 1334/III 200: u.a. *Calc.*)
Striktur Tränengang (KK 1163/III 29: u.a. *Calc.*)
Kopf; Hautausschläge wundmachend (KK 189/I 189: u.a. *Calc.*)

Therapie und weiterer Behandlungsverlauf

Therapie: Am 06.11.2000 Einnahme von **Calcarea carbonica XM** (Schmidt-Nagel, Genf), einmalig drei Globuli.

▶ **Beratung am 15.01.2001**

Anruf der Mutter. Es habe sich deutlich verbessert, sei jetzt aber wieder etwas schlimmer geworden, insgesamt jedoch noch immer besser als vor der Arzneigabe. Sonst gehe es recht gut.
Therapie: Abwarten.

Abb. 33a

▶ **Beratung am 03.03.2001**
Befund: Bis auf kleine restliche Stellen in der rechten Kniekehle und an der Schulter wunderbare Haut.
Es gehe auch sonst gut, nur die Tränengangstenose sei noch gleich.
Therapie: Abwarten.

▶ **Letzte Beratung am 13.08.2001**
Befund: Neurodermitis komplett verschwunden.
Sie hätten inzwischen die Tränengangstenose durchstoßen lassen, jetzt sei er jedoch schon wieder verschlossen und sondere eine gelbliche Flüssigkeit ab. Sonst gäbe es keinerlei Beschwerden mehr.
Therapie: Silicea C 200 (Schmidt-Nagel, Genf), einmalig drei Globuli.

Fallbewertung

Auch hier kam es nach der Gabe des wohl offensichtlich richtig gewählten Mittels zur prompten Abheilung der Neurodermitis.
Seitdem geht es ihr gut und sie war nicht mehr behandlungsbedürftig.

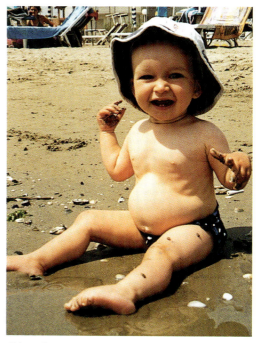

Abb. 33b

Kasuistik 34: 2-jähriges Mädchen

Dieses 2 Jahre alte Mädchen wurde mir erstmals am 06.10.1994 vorgestellt.
Der Untersuchungsbefund ergab eine relativ kräftige trockene Neurodermitis in den Gelenkbeugen. Aufgetriebener Leib. Sehr gut mitmachendes und lieb wirkendes Mädchen.

Anamneseerhebung

▶ **Familienanamnese**
Vorkommen von Heuschnupfen, Neurodermitis und Psoriasis.

▶ **Eigenanamnese**
Schwangerschaft und Geburt verliefen vollkommen unauffällig. Keine stärkeren frühkindlichen Erkrankungen. Bis jetzt habe sie alle Impfungen erhalten. Neurodermitis bestehe seit Mai 1994.
Bisherige Therapie: Anfangs sei sie mit Kortisonsalben behandelt worden, danach habe sie viele verschiedene Komplexmittel von einem Heilpraktiker erhalten, alles jedoch ohne Erfolg.

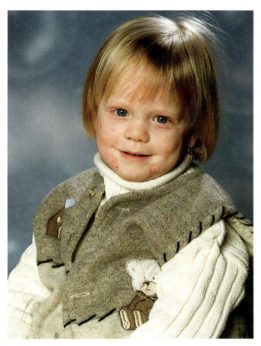

Abb. 34a

▸ **Spontanbericht und zusammenfassende gezielte Befragung**

Der Juckreiz trete vor allem bei Erregung auf, aber auch mitten im Spielen. Im Sommer bei großer Hitze, durch Wolle und beim Entkleiden sei es schlimmer. Nahrungsmittel seien unauffällig.

Sie sei ein ruhiges und ausgeglichenes Mädchen, könne sich sehr gut alleine beschäftigen, aber auch auf andere problemlos zugehen. Ängste hätten die Eltern noch nicht bemerkt. Der Appetit sei wechselhaft, mal sehr gut, dann wieder schlecht.

Vorlieben seien nicht so deutlich. Sie esse ganz gerne Gemüse, Kartoffeln, Suppen, Nudeln, Soßen und Pommes. Weniger gerne Butter, Käse und Bohnen. Der Stuhlgang sei unproblematisch. Im Schlaf kratze sie sich wohl mehr, trotzdem schlafe sie ganz gut.

Auf die Mondphasen reagiere sie nicht. Manchmal lutsche sie am Daumen.

Sie nehme aber deutlich alles gerne in den Mund. Nachts habe sie ab und zu einmal Nasenbluten. Ihr Leib sei oft sehr dick und aufgetrieben, mache aber keine Beschwerden.

▸ **Homöopathische Repertorisation**

Dieses im Wesen sehr unkomplizierte Kind bot an auffallenden Symptomen nicht viel.

> Auftreibung des Leibes bei Kindern (KK 1648/III 514: u.a. **Calc**.)
> Nasenbluten nachts (KK 1284/III 150: u.a. **Calc**.)
> Verlangen nach Unverdaulichem (SR II 250: u.a. **calc**.)

Therapie und weiterer Behandlungsverlauf

Therapie: Am 06.10.1994 Einnahme von Calcarea carbonica XM (Schmidt-Nagel, Genf), einmalig drei Globuli.

▸ **Beratung am 05.12.1994**

Befund: Neurodermitis eher schlimmer, deutliche nässende und krustenbildende Ekzeme im Gelenkbeugenbereich.
Es sei wohl schon kurz besser gewesen, habe sich aber wieder verschlimmert.
Therapie: Calcarea carbonica XM (Schmidt-Nagel, Genf), einmalig drei Globuli.

▸ **Beratung am 07.02.1995**

Befund: Neurodermitis stark. Die Gelenkbeugen waren stark nässend und mit gelblichen Krusten belegt.
Sie sei jetzt auch schlechter gelaunt, habe sehr viel mehr Juckreiz, das letzte Mittel habe eigentlich nicht richtig gewirkt. Es falle auf, dass sie eine deutliche Abneigung gegen Fleisch und Wurst entwickelt. Das nächtliche Nasenbluten habe eher zugenommen.
Calcarea carbonica war somit doch nicht das richtige Mittel gewesen.

▶ **Homöopathische Repertorisation**

Abneigung gegen Fleisch (SR II 253 f.: u.a. **GRAPH**.)
Nasenbluten nachts (KK 1284/III 150: u.a. Graph.)
Hautausschläge Gelenkbeugen (KK 838/II 432: u.a. **Graph**.)

Therapie: Graphites C 200 (Schmidt-Nagel, Genf), einmalig drei Globuli.

▶ **Beratung am 14.02.1995**
Anruf der Mutter. Es habe schnell gebessert, seit ein paar Tagen nehme es aber schon wieder zu.
Therapie: Graphites M (Schmidt-Nagel, Genf), einmalig drei Globuli.

▶ **Beratung am 10.03.1995**
Anruf der Mutter. Arme und Beine seien besser, an der vorderen Halsfalte werde es aber wieder feucht und krustenbildend.
Das Nasenbluten sei auch wieder aufgetreten.
Therapie: Graphites M (Schmidt-Nagel, Genf), einmalig drei Globuli.

▶ **Beratung am 28.04.1995**
Befund: Neurodermitis sehr stark, erhebliche beugenbetonte Exkoriationen und teilweise nässende Stellen. Sehr trockene Haut. Laut Eltern sei es immer noch sehr schlimm. Der Juckreiz trete sehr stark bei Wärme auf, beispielsweise abends im Bett oder im warmen Auto. Das Nasenbluten sei weg. Der seelische Zustand sei eher ungeduldig, genervt wirkend vom ständigen Juckreiz.
Graphites hatte nicht überzeugend gewirkt, es musste neu repertorisiert werden:

▶ **Homöopathische Repertorisation**

Hautausschläge juckend, Wärme < (KK 602/II 196: u.a. *Sulph*.)
Hautausschläge Ekzem Gelenkbeugen (KK 838/II 432: u.a. *Sulph*.)

Therapie: Sulphur lotum M (Schmidt-Nagel, Genf), einmalig drei Globuli. (Ich war mit der Arzneiwahl aber sehr unsicher, da sich keine wirklich guten individuellen Symptome zeigten.)

▶ **Beratung am 22.06.1995**
Befund: Neurodermitis deutlich besser. Nacken und Kniekehle fast erscheinungsfrei, Reststellen noch seitlich am Hals.
Das Befinden sei auf jeden Fall viel besser geworden, erst jetzt seit der heißen und schwülen Witterung habe es sich wieder verschlimmert. Die Neurodermitis sei zuvor schon fast ganz weg gewesen. Sie schlafe seitdem auch wieder unruhiger.
Therapie: Sulphur lotum M (Schmidt-Nagel, Genf), einmalig drei Globuli.

▶ **Beratung am 11.09.1995**
Befund: Neurodermitis sehr gut, nur noch kleinste Reste an der vorderen Halsfalte, dem Handrücken und in den Kniekehlen. Bezüglich der Haut so gut wie keine Beschwerden.
Derzeit sei sie in der Trotzphase, schreie und werfe sich auf den Boden, wenn ihr etwas nicht passe. Sie versuche auch, zu schlagen. Alles sei „blöd". Sie beschimpfe viel ihre Eltern. Große Furcht vor Hunden, auch vor Dunkelheit. Sie habe deutliches Verlangen nach Süßem entwickelt. Auch möge sie gerne Eier. Nachts schnarche sie öfters.

▶ **Homöopathische Repertorisation**

Pavor nocturnus (SR I 61: u.a. **TUB**.)
Furcht vor Hunden (SR I 495: u.a. **tub**.)
Eigensinn bei Kindern (SR I 788: u.a. **TUB**.)
Verlangen nach Süßem (SR II 274 f.: u.a. **tub**.)

Therapie: Tuberculinum bovinum XM (Schmidt-Nagel, Genf), einmalig drei Globuli.

Beratung am 17.11.1995

Befund: Neurodermitis weiterhin sehr gut geworden. Nur noch kleine trockene Stellen am Hals und in den Gelenkbeugen. Von Kratzspuren war schon lange nichts mehr zu sehen.
Die Neurodermitis mache eigentlich überhaupt keine Probleme mehr. Das Gemüt jedoch schon. Der beschriebene Trotz und die Zornanfälle seien eher noch stärker geworden. Auch bei der Untersuchung des Kindes fiel mir heute erstmals ein trotziges, „nein" sagendes und sich heftig wehrendes Wesen auf.
Therapie: Abwarten.

Beratung am 10.01.1996

Anruf der Mutter. Neurodermitis wieder da, stärkere Ekzeme mit Juckreiz, alles jedoch kein Vergleich mehr zu früher, wenn es auch noch auffalle. Die Gemütslage sei unverändert.
Therapie: Tuberculinum bovinum XM (Schmidt-Nagel, Genf), einmalig drei Globuli.

Beratung am 26.01.1996

Anruf der Mutter. Sie habe seit heute nacht Ohrenschmerzen, mehr links. Auch gelblicher Schnupfen seit einer Woche, der draußen besser sei. Sehr weinerlich und trostbedürftig.
Therapie: Pulsatilla C 30 (DHU), einmalig drei Globuli heilte rasch.

Beratung am 01.03.1996

Befund: Neurodermitis insgesamt sehr gering bis auf eine kleinere Stelle seitlich am Hals.
Es habe sich auf jeden Fall wieder stabilisiert, so die Eltern. Sie kratze aber noch bei Erregung oder wenn es sehr warm werde. Das Schlagen sei weg, jetzt schreie oder weine sie mehr, wenn sie in Wut gerate. Keine Ängste mehr erkennbar. Der Schlaf sei recht gut, sie schlafe meistens durch. Vorlieben seien neu: Salatsoße, Salatgurke und Eier.
Therapie: Abwarten.

Beratung am 23.04.1996

Befund: Neurodermitis kaum auffällig.
Die Gemütslage sei recht gut, die Trotzphase wohl überstanden. Auffallen würde jetzt starkes nächtliches Schnarchen, ein stets geöffneter Mund, eine mehr oder weniger dauernd verstopfte Nase und ein großes Verlangen nach Eiern.

Homöopathische Repertorisation

Verlangen nach Eiern (SR II 239: u.a. **calc.**)
Stockschnupfen chronisch (KK 1313/III 179: u.a. *Calc.*)
Schnarchen (KK 1479/III 345: u.a. Calc.)
Nasenpolypen (Verdacht auf) (KK 1287/III 153: u.a. **Calc.**)

Therapie: Calcarea carbonica XM (Schmidt-Nagel, Genf), einmalig drei Globuli.

Beratung am 17.07.1996

Befund: Neurodermitis so gut wie vollständig verschwunden.
Keine Verschnupftheit mehr. Schnarchen viel weniger. Gutes Allgemeinbefinden insgesamt.
Therapie: Abwarten.

Beratung am 16.09.1996

Befund: Sehr dezente trockene Stelle an der vorderen Halsfalte.
Die Neurodermitis sei bis vor zwei Tagen verschwunden gewesen. Im August habe sie wegen einer Ohrenentzündung ein Antibiotikum eingenommen. In der letzten Zeit sei die Nase wieder mehr verstopft. Insgesamt könne man jedoch überhaupt nicht klagen.
Therapie: Abwarten.

Beratung am 09.10.1996

Anruf der Mutter. Vorne am Hals sei sie wieder ziemlich aufgekratzt. Die Verstopfung der Nase habe erneut sehr stark zugenommen. Sie habe Risse in den Ohrläppchen. Der Dickkopf zeige sich wieder vermehrt.

Therapie: Calcarea carbonica XM (Schmidt-Nagel, Genf), einmalig drei Globuli.

▸ **Beratung am 20.11.1996**
Befund: Nässend-krustöses Ekzem an der vorderen Halsfalte, sonst nichts. Seit vier Wochen sei es mehr geworden, sie habe auch wieder ziemlichen Juckreiz. Das Gemüt sei schwankend. Der HNO-Arzt habe Nasenpolypen diagnostiziert. Sie sei überaus empfindlich gegenüber Spott. Sie weine sehr leicht, sei auch dickköpfiger geworden. Es überwiege aber die Empfindlichkeit und das leichte Weinen. Das Schnarchen sei recht stark, die verstopfte Nase ebenfalls. Sie verlange anhaltend nach Eiern.
Therapie: Calcarea carbonica XM (Schmidt-Nagel, Genf), einmalig drei Globuli.

▸ **Beratung am 19.03.1997**
Befund: Minimales Ekzem am Hals.
Im Februar sei es schlechter gewesen, auch der Frost im Skiurlaub habe eher belastet. Sonst haben sie keine neuen Beobachtungen gemacht.
Therapie: Abwarten.

▸ **Beratung am 21.07.1997**
Befund: Neurodermitis vollkommen verschwunden.
Das einzige Problem seien die Polypen und das damit verbundene Schnarchen sowie die verstopfte Nase, was sich trotz **Calcarea carbonica** bisher nicht entscheidend verbessert habe.
Therapie: Calcarea carbonica CM (Schmidt-Nagel, Genf), einmalig drei Globuli.

▸ **Beratung am 08.01.1998**
Befund: Neurodermitis keine, nur stellenweise etwas trockene Haut ohne subjektive Beeinträchtigung.
Das Schnarchen und die verstopfte Nase seien nicht gewichen, im Dezember 1997 habe sie auch einen Tubenkatarrh gehabt.

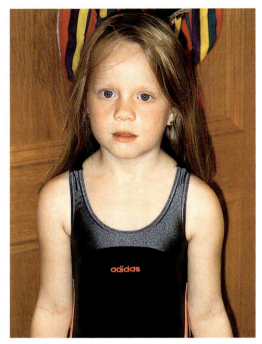

Abb. 34b

Therapie: Wir überlegten gemeinsam, wie wir weiterverfahren sollten. Der Leidensdruck durch die wohl großen Nasenpolypen war sehr deutlich vorhanden, eine Besserung durch die homöopathische Behandlung ist bis heute nicht erzielt worden, sodass wir uns auf die auch vom HNO-Arzt empfohlene operative Entfernung der Polypen einigten. Diese Operation wurde am 10.02.1998 vorgenommen.

▸ **Letzte Beratung am 01.09.1998**
Anruf der Mutter. Es gehe hervorragend, keinerlei Probleme mehr.
Wir beendeten daraufhin die Behandlung.

Fallbewertung

Die Neurodermitis bei diesem Kind heilte vor allem dank **Calcarea carbonica** sehr gut ab. Die bestehenden Nasenpolypen wollten hingegen trotz mehrfacher Arzneigaben nicht weichen, sodass eine operative Entfernung zu verantworten war, auch wenn dies nicht ganz konform mit den Regeln der homöopathischen Behandlungsweise ist. Doch hat es ihr nicht geschadet, denn es geht ihr noch immer prächtig, wie die Eltern im Mai 2002 nochmals brieflich bestätigten:

„Sehr geehrter Herr Dr. Eichler, als wir mit der Behandlung unserer Tochter bei Ihnen begannen, konnten wir uns nicht vorstellen, dass sie in absehbarer Zeit ohne ersichtliche Neurodermitis leben könnte. Deshalb war der Erfolg, der sich nach der Behandlung ergab, für uns sehr erfreulich. Wir möchten Ihnen hiermit nochmals für Ihre Arbeit danken. Unserer Tochter geht es immer noch sehr gut, sie zeigt keine äußeren Zeichen der Neurodermitis. Wer sie nicht schon als kleines Kind kannte, wird niemals vermuten, wie sich ihre Haut mit zwei Jahren bis zu ihrem 6. Lebensjahr verändert hat. Nur ganz selten und dann oft nur einen Tag lang zeigen sich in ihren Armbeugen mal kleine rote Flecken, die dann aber wieder von ganz alleine verschwinden. Ihre Haut ist wirklich sehr schön geworden. Nachdem uns Ihr Brief erreicht hat und wir die alten Bilder sahen, wurde uns noch einmal bewusst, wie erfolgreich Ihre Arbeit war. Unsere Tochter wollte die Bilder und den Behandlungsverlauf nicht ansehen bzw. lesen, für sie ist diese Zeit nicht sehr angenehm in der Erinnerung. Wir wünschen Ihnen für die Zukunft weiterhin viel Erfolg bei der Behandlung Ihrer Patienten."

Kasuistik 35: 5 Monate altes Mädchen

Dieses Mädchen wurde mir erstmals am 05.12.1995 vorgestellt. Der Untersuchungsbefund zeigte ekzematöse Risse der Ohrläppchen sowie Risse in den Mundwinkeln. Insgesamt sehr trockene Haut vor allem auf den Wangen und in den Kniekehlen.

Anamneseerhebung

▶ **Familienanamnese**
Leer.

▶ **Eigenanamnese**
Kurz nach der ersten Impfung sei das Ekzem am Mundwinkel in der Größe einer Euro-Münze entstanden.
Es sei dann wieder besser geworden, nach der zweiten Impfung jedoch erneut aufgetreten und seitdem auch nicht wieder zurückgegangen. Bis heute keine sonstigen schweren Erkrankungen.

▶ **Spontanbericht und zusammenfassende gezielte Befragung**

Sie kratze sich vor allem beim Stillen im Gesicht und hinter den Ohren, wo es gerade jetzt auch anfange, ekzematös und feucht zu werden. Sie habe eine oft verschnupfte Nase und schnorchle etwas beim Atmen. Nachts sei sie deshalb wohl unruhig, weil die Nase immer zugehe. Vom Gemüt her sei sie ein richtiges Tragekind, das immer auf den Arm wolle.
Ihre Grundstimmung sei gut. Beim Stillen sei sie schnell satt, das dauere höchstens fünf Minuten. Ihr Stuhl sei meist weich und süßlich riechend. Keine Wundheit. Häufiger habe sie kalte Füßchen. Sie wisse schon, was sie wolle, könne auch sehr hartnäckig einfordern.

Beim Stillen sei sie sehr unruhig in den Beinen. Sie habe Schwierigkeiten beim Einschlafen.

▶ **Homöopathische Repertorisation**

Da die Impfung hinsichtlich der Auslösung der Neurodermitis doch eine Rolle gespielt zu haben schien, stellte ich dieses Symptom an die erste Stelle.

> Impffolge (SR II 672: u.a. **SULPH**.)
> Schnell satt (KK 1556/III 422: u.a. *Sulph.*)
> Will getragen werden (SR I 124: u.a. sulph.)
> Unruhe in den Beinen (KK 956/II 550: u.a. *Sulph.*)

Therapie und weiterer Behandlungsverlauf

Therapie: Am 05.12.1995 Einnahme von Sulphur lotum XM (Schmidt-Nagel, Genf), einmalig drei Globuli.

▶ **Beratung am 01.03.1996**

Befund: Neurodermitis um den Mund herum deutlich gebessert, hinter den Ohren nichts mehr zu sehen. Haut insgesamt weniger trocken. Sie schlafe besser, habe jetzt viel Hunger.
Noch kein Zahndurchbruch bis jetzt. Die verstopfte Nase vor allem nachts sei unverändert.
Sonst gehe es ihr sehr gut.

▶ **Homöopathische Repertorisation**

> Zahnung langsam (KK 1355/III 221: u.a. **Calc**.)
> Verstopfte Nase nachts (KK 1318/III 184: u.a. *Calc.*)

Therapie: Calcarea carbonica C 200 (Schmidt-Nagel, Genf), einmalig drei Globuli.

▶ **Beratung am 23.04.1996**

Befund: Ekzemherde am Schienbein und leichter um den Mund herum.
Es sei recht gut geworden, seit einigen Tagen aber wieder schlechter. Sie sei sehr zornig, fordernd, werfe Sachen durch die Gegend, vertrage es überhaupt nicht, wenn sie jemand anfasse. Ihre Atmung sei sehr laut. Wohl Zahndurchbruch.

▶ **Homöopathische Repertorisation**

> Will nicht angefasst werden (SR I 1028: u.a. **CHAM**.)
> Wirft Gegenstände (SR I 1021: u.a. cham.)
> Atmung laut (KK 1478/III 344: u.a. **Cham**.)

Therapie: Chamomilla XM (Schmidt-Nagel, Genf), einmalig drei Globuli.

▶ **Beratung am 17.07.1996**

Völlig beschwerde- und befundfrei.
Therapie: Abwarten.

▶ **Letzte Beratung am 22.12.1998**

Befund: Keine Neurodermitis mehr.
Sie sei jedoch oft erkältet, huste oder sei verschnupft. Sie sei sehr unruhig geworden, habe große Hundeängste entwickelt, könne sich nicht mehr alleine beschäftigen. Trösten ginge schon. Der Appetit sei schlechter geworden. Vorlieben für Kartoffeln und Süßspeisen. Durst normal gut. Verdauung in Ordnung. Nachts komme sie derzeit zweimal, sie müsse dann auch oft auf die Toilette. Ihre Schlaflage sei auffällig, sie liege jetzt sehr häufig auf den Knien. Nasskaltes Wetter scheint die Erkältungen zu provozieren.

▶ **Homöopathische Repertorisation**

> Furcht vor Hunden (SR I 495: u.a. **tub**.)
> Schlaflage auf den Knien (SR III 59: u.a. **tub**.)
> Erkältungsneigung (SR II 86: u.a. **TUB**.)
> Nasskaltes Wetter < (SR II 754: u.a. **TUB**.)

Therapie: Tuberculinum bovinum XM (Schmidt-Nagel, Genf), einmalig drei Globuli (gegeben am 12.01.1999).
Seitdem bedurfte sie keiner Therapie mehr.

Fallbewertung

Die Neurodermitis sprach sehr gut auf **Sulphur lotum** und dann **Chamomilla** an, diesbezüglich ist sie seit 1996 befund- und beschwerdefrei. Die Infektanfälligkeit wurde zuletzt erfolgreich durch **Tuberculinum bovinum** behandelt.

Kasuistik 36:
1-jähriges Mädchen

Dieses knapp 1 Jahr alte Mädchen wurde mir erstmals am 10.08.1995 vorgestellt.
Der Untersuchungsbefund ergab über den Körper verteilte trockene Ekzeme, vor allem im Nacken, an den Armen und Beinen, am Kinn und an den Händen. Hände kaltschweißig.
Lautes ängstliches Weinen des Kindes bei der Untersuchung.

Anamneseerhebung

▶ **Familienanamnese**
Keine Besonderheiten.

▶ **Eigenanamnese**
Schwangerschaft normal. Geburt per via naturalis.
Zustand nach Icterus neonatorum. Ausbruch der Neurodermitis in der 11. Lebenswoche. Vorher habe sie schon eiternde Hauterscheinungen im Gesicht gehabt, die mit Penizillin behandelt worden seien. Inzwischen habe sie an verschiedenen Körperstellen trockene und juckende Ekzemherde entwickelt. Zahnungsdurchbruch im 10. Lebensmonat mit Fieber und jeweils stärkeren Hautschüben während der Zahnung. Bis jetzt alle üblichen Impfungen durchgeführt.

Bisherige Therapien: Übliche Fettsalben sowie zeitweise Kortisonanwendungen.

▶ **Spontanbericht und zusammenfassende gezielte Befragung**
Der Juckreiz trete vor allem bei gemütsbedingten Problemen auf, beispielsweise, wenn sie ihren Willen nicht habe durchsetzen können. Auch ihre häufige Geblähtheit spiele eine Rolle, davor sei der Juckreiz stärker, nach Luftabgang gebessert. Hitze und Schwitzen verschlimmere, vor allem an den Stellen, an denen sie schwitze. Gehe es ihr schlecht, habe sie auffallend kalten Schweiß, sonst eher nicht. Trinken von Milch verschlechtere ebenfalls. Die Impfung vor vier Wochen habe es stark herauskommen lassen, seitdem sei es auf jeden Fall viel schlimmer geworden. Nahrungsmittelallergien könne die Mutter nicht angeben, da habe sie außer der Milch noch nichts bemerkt.
Das Kind sei oft verschnupft, die Nase fast chronisch verstopft. Auffallen würde kalter Hand- und Fußschweiß. Auch im Nacken schwitze sie öfter.
Ihr Gemüt sei ausgeglichen, solange es ihr gut gehe. Habe sie jedoch den Juckreiz, sei sie unausstehlich, da müsse man sie festhalten, sonst zerfleische sie sich richtiggehend. Derzeit starkes Fremdeln. Ängste habe die Mut-

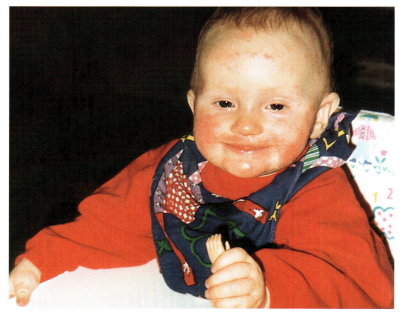

Abb. 36a

ter noch keine bemerkt. Abends müsse man sie auf den Armen in den Schlaf wiegen, sonst kratze sie. Beim Essen falle nichts auf, Milch habe die Mutter weggelassen und durch Ziegenmilch ersetzt. Der Stuhlgang sei ebenfalls normal, beim Zahnen sei sie allerdings immer wund. Auffallend seien ihre Blähungen, vor allem nach dem Essen sei der Bauch ganz dick, öfters abends. Wenn man sie wiege, schwappe es im Bauch wie im Wasserglas. Bedingt durch den chronischen Schnupfen habe sie öfters Ohrenentzündungen. Ihr Schlaf ginge so einigermaßen, ohne Bevorzugung einer speziellen Lage. Bei Vollmond schlafe sie immer sehr unruhig.

▸ **Homöopathische Repertorisation**

Schweiß kalt (KK 463/II 57: u.a. *Calc.*)
Flatulenz nach dem Essen (KK 1662/III 528: u.a. Calc.)
Milch < (SR II 256: u.a. **CALC.**)
Vollmond < (SR II 369: u.a. **calc.**)

Therapie und weiterer Behandlungsverlauf

Therapie: Am 10.08.1995 Einnahme von **Calcarea carbonica XM** (Schmidt-Nagel, Genf), einmalig drei Globuli.

▸ **Beratung am 12.01.1996**

Befund: Neurodermitis anhaltend stark vorhanden. Das Gesicht, die Gelenkbeugen und die Arme und Beine zeigten sich sehr trocken und aufgekratzt. Laut Mutter habe das Mittel nichts gebracht, weshalb sie dann schließlich vom 20. Oktober bis Ende November 1995 zur Kur an die Ostsee gefahren seien. Dadurch habe sich jedoch auch keinerlei Erfolg eingestellt.
Der Juckreiz sei unverändert stark. Auffallend heftig seien ihre Blähungen, jetzt auch nachts. Die Luft im Bauch plage sie doch sehr. Sie zahne derzeit mit vier Zähnen gleichzeitig.

Therapie und weiterer Behandlungsverlauf

Sie sei sehr unruhig geworden, könne sich nur noch schlecht alleine beschäftigen.
Die Ängstlichkeit vor Fremden habe zugenommen.

▸ **Homöopathische Repertorisation**

Calcarea carbonica war eindeutig falsch gewesen, weshalb ich nun folgende Symptome auswählte:

> Furcht vor Fremden (SR I 525: u.a. lyc.)
> Abneigung, alleine zu spielen (SR I 796: u.a. **lyc**.)
> Blähungen nachts (KK 1640/III 530: u.a. Lyc.)

Therapie: Lycopodium XM (Schmidt-Nagel, Genf), einmalig drei Globuli.

▸ **Beratung am 09.02.1996**

Anruf der Mutter. Es sei eher schlechter, sie kratze sehr viel. Seit dem Zahndurchbruch sei sie extrem zornig, schlage und kratze, man könne ihr gar nichts mehr recht machen, sie sei derzeit schwer zu führen und oft unzufrieden.

▸ **Homöopathische Repertorisation**

> Schlagen bei Kindern (SR I 964: u.a. **CHAM**.)
> Zornige Kinder (SR I 31: u.a. **CHAM**.)
> Zahnung erschwert (KK 1355/III 221: u.a. **Cham**.)

Therapie: Chamomilla C 30 (DHU), einmalig drei Globuli, Lycopodium XM ließen wir weiterwirken.

▸ **Beratung am 15.02.1996**

Anruf der Mutter. Ihr Gemütszustand sei viel besser und sie kratze auch weniger.
Therapie: Abwarten.

▸ **Beratung am 21.02.1996**

Wiederauftreten der Symptome wie am 09.02.1996.
Therapie: Chamomilla C 30 (DHU), einmalig drei Globuli.

▸ **Beratung am 07.03.1996**

Anruf der Mutter. Erneut habe das Mittel gut gewirkt, jetzt sei es aber schon wieder das „alte Lied".
Die Haut sei jedoch besser geblieben.
Therapie: Chamomilla C 200 (DHU), einmalig drei Globuli.

▸ **Beratung am 17.04.1996**

Befund: Neurodermitis wesentlich gebessert, nur an den Wangen und in den Ellenbeugen zeigten sich noch mittelgradig ausgeprägte Ekzemherde. Die Befunderhebung war jedoch ob des Zornes des Kindes sehr schwierig. Laut Mutter lasse sie sich nur schwer von anderen anfassen. Die Blähungen hätten deutlich nachgelassen.
Therapie: Abwarten.

▸ **Beratung am 16.07.1996**

Befund: Neurodermitis deutlich gebessert, nur noch kleinere Stellen vorhanden
Die derzeitige Hitzeperiode vertrage sie gar nicht gut. Sie kratze vor allem nachts im Bett (Hautausschläge juckend durch Bettwärme: KK 602/II 196: u.a. **Sulph**.), Kühlung lindere.
Der Gemütszustand sei ganz zufriedenstellend, auch sonst gäbe es nichts zu berichten.
Therapie: Sulphur lotum C 200 (DHU), einmalig drei Globuli.

▸ **Beratung am 20.08.1996**

Befund: Neurodermitis schwach ausgeprägt, leichte Stellen am Bauch und im Genitalbereich.
Das Kratzen sei viel besser geworden, sie schlafe auch meistens durch. Das Gemüt sei schon noch ab und zu von Jähzorn und Sturheit geprägt. Vor dem Stuhlgang sei sie

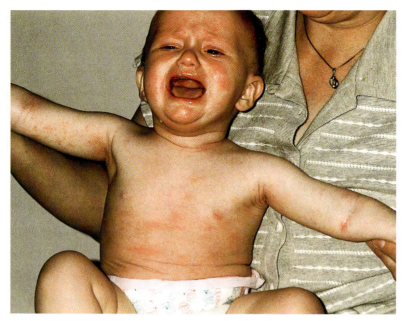
Abb. 36b

besonders unruhig, danach sei es besser. Das Spielen alleine falle schwer. Sie esse auffallend gerne Wurst, sonst lieber weiche Sachen. Derzeit habe sie Husten, vor allem nachts im Schlaf. Die Blähungen seien weg.
Therapie: Wiederholung von **Sulphur lotum C 200** (DHU), einmalig drei Globuli.

▶ **Beratung am 25.10.1996**
Befund: Neurodermitis ganz wesentlich gebessert, nur noch kleine Stellen am Rumpf und am Handgelenk.
Es gehe ihr insgesamt viel besser als vor einem Jahr, auch das Gemüt sei sehr ausgeglichen geworden.
Das Verlangen nach Wurst sei jetzt ergänzt durch ein Verlangen nach Süßem. Sie habe etwas Haarausfall, der aber seit **Sulphur lotum** deutlich nachgelassen habe. Sie schwitze recht leicht, beziehungsweise sei ihr Wärme sehr unangenehm.
Therapie: Abwarten.

▶ **Beratung am 08.01.1997**
Befund: Neurodermitis wieder etwas stärker an den Unterarmen und an der rechten Wange.
Das Kind weinte sofort beim Betreten des Sprechzimmers. Sie sei sehr ängstlich und weinerlich geworden, habe Angst vor dem Schnee. Sie kratze beim Ausziehen. Nachts sei sie wieder unruhiger, wache auch öfter auf. Auch vor dem Stuhlgang sei sie wieder unruhiger. Sie sei ungeduldiger und fordernder geworden. Schnell werde sie jähzornig und werfe mal Dinge vom Tisch oder sich selbst auf den Boden. Sie bekomme wohl wieder schnell Blähungen im Liegen, nachts im Schlaf. Der Bauch sei wie ein hohl klingendes Fass, wenn man draufklopfe. Er sei auch wieder dicker geworden. Essen könnte sie immer, sie habe ständig Hunger. Die Mutter meint, sie sei im Vergleich zu anderen Kindern öfter unbeholfen und fauler. Beim Klettern sei sie eher ängstlich und übervorsichtig. Vor Hunden habe sie sehr großen Respekt. Es sei ein Allergietest beim Kinderarzt durchgeführt worden, bei dem sie nur

leicht auf Nüsse reagiert habe. Sie sei keine Schmuserin, das dauere immer nur einen kurzen Moment.

▶ **Homöopathische Repertorisation**

Angst bei Kindern (SR I 66: u.a. calc.)
Vor Stuhlgang < (SR II 604: u.a. calc.)
Vermehrter Appetit (KK 1557/III 423: u.a. **Calc.**)
Aufgetriebener Leib bei Kindern (KK 1662/III 528: u.a. **Calc.**)

Therapie: Calcarea carbonica XM (Schmidt-Nagel, Genf), einmalig drei Globuli.
Das Mittel hatte ich zwar ursprünglich als nicht passend beiseitegelegt, die jetzigen Symptome zeigten aber eine anhaltend imponierende Ähnlichkeit.

▶ **Beratung am 04.03.1997**
Befund: Neurodermitis anhaltend leichtgradig vorhanden.
Es habe sich laut Mutter nach ungefähr 3 Wochen gebessert, seit einiger Zeit wiederhole sich aber wieder das damals geschilderte Symptombild.
Therapie: Calcarea carbonica XM (Schmidt-Nagel, Genf), einmalig drei Globuli.

▶ **Beratung am 05.06.1997**
Befund: Neurodermitis am Bauch, den Lenden, in den Achseln und an den Unterarmen sowie an den Waden.
Es sei alles viel besser gewesen, seit drei Wochen habe sich jedoch wieder alles verschlimmert.
Das Gemüt sei wieder angegriffener, sie sei weinerlicher, ängstlicher, beharrender.
Die Blähungen seien wieder vorhanden und auch vor dem Stuhlgang fühle sie sich wieder schlechter.
Sie habe jetzt auch Verstopfung, der Stuhl sei hart und komme nur noch alle zwei bis drei Tage. Die Haare fallen ihr beim Föhnen und Waschen aus.

Therapie: Calcarea carbonica CM (Schmidt-Nagel, Genf), einmalig drei Globuli.

▶ **Beratung am 17.07.1997**
Anruf der Mutter. Alles sei viel besser, auch der Haarausfall.
Therapie: Abwarten.

▶ **Beratung am 04.03.1998**
Anruf der Mutter. Es gehe sehr gut, nur der Haarausfall trete wieder auf.
Therapie: Calcarea carbonica CM (Schmidt-Nagel, Genf), einmalig drei Globuli.

▶ **Beratung am 30.04.1998**
Befund: Neurodermitis in minimaler Form als leicht eingerissene Mundwinkel und kleinste Ekzemstelle am Handgelenk.
Der Haarausfall sei weg. Die Blähungen und Winde seien nachts wieder aufgetreten, wodurch sie unruhig werde. Es falle Schweiß in den Handflächen auf (KK 930/II 524: u.a. Lyc.). Die Gemütslage sei recht gut. Sie sei sehr ängstlich vor Neuem (Erwartungsangst: SR I 15: u.a. **LYC.**), vor allem, was sie noch nicht kenne. Beim Rutschen sei sie übervorsichtig. Es bestehe Verlangen nach Süßem (SR II 274: u.a. **LYC.**). Aufs Butterbrot wolle sie Salz. Oft gluckse und gurgle (KK 1666/III 532: u.a. *Lyc.*) es im Bauch. Sie könne es nicht leiden, wenn sie enge Sachen am Bauch tragen solle. Bei Vollmond schlafe sie unruhig.
Therapie: Lycopodium C 200 (DHU), einmalig drei Globuli.

▶ **Beratung am 26.08.1998**
Anruf der Mutter. Es habe gut gewirkt, sei jetzt aber wieder schlechter.
Therapie: Lycopodium C 200 (DHU), einmalig drei Globuli.

▶ **Beratung am 29.10.1998**
Befund: Neurodermitis sehr gut. Nur noch minimalste Stellen in Größe eines Centstücks am Kinn und an den Fingern.

Es gehe ihr sehr gut. Die Blähungen seien weg, ebenso der Haarausfall. Der Stuhlgang sei zumindest besser. Das Gemüt sei ausgeglichen, man könne wirklich sehr zufrieden sein.
Therapie: Abwarten.

▸ **Beratung am 10.11.1998**
Anruf der Mutter. Die Tochter habe einen fieberhaften Infekt. Seitdem seien die Blähungen wieder aufgetreten.
Sonst gehe es ihr anhaltend sehr gut.
Therapie: Wiederholung von Lycopodium C 200 (DHU), einmalig drei Globuli.

▸ **Letzte Beratung am 29.05.2001**
Anruf der Mutter. Seit ein paar Wochen habe sie insgesamt wieder etwas trockenere Haut, jedoch keine eigentlichen Ekzeme. Seit Herbst 2000 (Schule?) auch viele Erwartungsängste.
Die Geblähtheit sei wieder mehr geworden. Starkes Süßverlangen. Ab und zu Risse in den Mundwinkeln.
Therapie: Lycopodium M (Schmidt-Nagel, Genf), einmalig drei Globuli.

Fallbewertung

Dieses Kind hatte eine recht starke und diffuse Neurodermitis. Die vorher durchgeführte Therapie mittels Salben hatte keinen Erfolg, ebenso die Kurmaßnahme an der Ostsee.

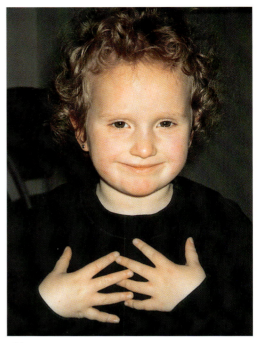
Abb. 36c

Vor allem dank der Mittel Calcarea carbonica und Lycopodium setzte dann eine zwar langsame aber doch überzeugende Besserung bis zur Beschwerdefreiheit ein.
Seit 1998 geht es ihr überwiegend gut.
Ein Kontrollanruf meinerseits im März 2002 ergab, dass es ihr bis auf tageweise einmal aufkommende kleinere trockene Stellen im Winter gut gehe.

Kasuistik 37:
7 Monate alter Junge

Dieser 7 Monate alte Junge wurde mir erstmals am 10.03.1997 vorgestellt.
Der Untersuchungsbefund zeigte eine deutliche Neurodermitis in den Gelenkbeugen, an der vorderen Halsfalte und besonders heftig um die Ohren sowie in den Ohrmuscheln. Starker schuppiger Milchschorf auf dem behaarten Kopf.
Auffallend viel Ohrenschmalz beidseits. Feuchtkalte Hände und Füße.

Anamneseerhebung

▶ Familienanamnese
Vorkommen von Neurodermitis, Heuschnupfen und Heuasthma.

▶ Eigenanamnese
Schwangerschaft und Geburt seien ohne Besonderheit verlaufen.
Bei der Geburt habe er 3700 g gewogen, sei 51 cm groß gewesen und habe einen normalen Kopfumfang gehabt. Im 3. Lebensmonat sei er erstmals geimpft worden. Schon häufiger habe er Bronchitis und Erkältungsschnupfen gehabt. Die ersten Neurodermitis-Anzeichen seien bereits in der 3. Lebenswoche in Form von trockenen Stellen auf den Wangen aufgetreten, seit einigen Wochen habe es sich auf die jetzigen Stellen ausgebreitet. Von der Geburt an träne das linke Auge, es sei eine Tränengangverengung diagnostiziert worden, weshalb er ab und zu antibiotische Augentropfen bekomme.
Ein Mundsoor sei mit einem Nystatin-haltigen Mundgel behandelt worden, Blähungskoliken mit entblähenden Tropfen, jedoch ohne Erfolg. Die Koliken habe er von Anfang an gehabt, tags wie nachts, inzwischen seien sie besser.

Bisherige Therapien: Fettsalben, Harnstoffsalben und rückfettende Ölbäder sowie ab und zu auch Kortisonsalben.

▶ Spontanbericht und zusammenfassende gezielte Befragung
Sein Juckreiz sei ziemlich schlimm, sodass es ohne Kortison oft einfach nicht gehe.
Verschlimmernd sei Baden, Wärme, Hitze, bessernd ein langer Schlaf.
Nahrungsmittelallergien habe die Mutter noch nicht entdecken können, auch sei altersbedingt noch kein Allergietest möglich gewesen.
Der Mutter falle sehr auf, dass er häufig nachts im Schlaf aufschreie. Das sei ganz eigenartig und mache ihr oft Angst. Mitten in der Nacht und zu ganz unterschiedlichen Zeiten höre sie ihn laut und kurz, als ob ihm etwas weh getan habe. Wenn sie dann schnell zu ihm hingehe, dann liege er mit etwas überstrecktem Kopf da und sei gar nicht richtig wach, reagiere auch nicht, seine Augen seien offen. Als wäre er nicht bei Bewusstsein und doch wieder auch nicht. Die ersten Male habe sie ihn wachgerüttelt. Inzwischen mache sie gar nichts mehr, denn er schlafe einfach weiter, als wäre nichts gewesen. Der Kinderarzt habe ihn untersucht, auch beim Neurologen seien sie gewesen, aber keiner habe etwas gefunden, sie solle es einfach nicht beachten. Er sei auch sonst sehr schreckhaft gegenüber Geräuschen.
Seine Stimmung sei sehr wechselhaft, Lachen und Weinen liegen nahe beieinander. Nachts werde er oft gegen 4.00 Uhr wach, schlafe aber auch gleich wieder weiter.
Sein Appetit sei sehr gut, teilweise stille sie ihn noch, er esse aber auch schon am Tisch mit. Liege Papier herum, versuche er, es sich in den Mund zu stecken, als ob es ihm schmecken würde. Sein Stuhl sei normal. Die

Analfalte sei öfter stark gerötet. Schweiß falle ihr nicht auf, eher kalte Hände und Füße. Er lutsche gerne am Daumen oder nehme auch alle Finger in den Mund.

▸ **Homöopathische Repertorisation**

Cri encéphalique (SR I 913: u.a. cic.)
Erschrickt leicht (SR I 549: u.a. cic.)
Überstreckter Kopf im Schlaf (SR III 61: u.a. cic.)
Verlangen nach Unverdaulichem (SR II 250: u.a. cic.) Hautausschlag schuppend Kopf (KK 189/I 189: u.a. *Cic.*)

Die sich hierbei ergebende Arznei **Cicuta virosa** zeigt beim Blick in die Charakteristika von H. Barthel (21) starke Ähnlichkeitsbezüge zum hier vorgestellten Kind, so den Milchschorf, die Psora, die Unterdrückung von Hautausschlägen, das Verlangen nach Unverdaulichem und das Auffahren und Schreien im Schlaf.

Therapie und weiterer Behandlungsverlauf

Am 10.03.1997 Einnahme von **Cicuta virosa XM** (Schmidt-Nagel, Genf), einmalig drei Globuli.

▸ **Beratung am 22.04.1997**

Befund: Neurodermitis nur noch leicht vorhanden, wesentliche Besserung.
Alles habe sich zunächst verschlimmert, ab der 3. Woche sei laut Mutter jedoch eine kontinuierliche Besserung eingetreten. Das nächtliche Aufschreien sei gänzlich ausgeblieben. Auch sonst gutes Befinden.
Therapie: Abwarten.

▸ **Beratung am 10.07.1997**

Befund: Neurodermitis vollständig verschwunden.
Seit Mai sei sie komplett zurückgegangen, seit Juni seien aber die nächtlichen Schreie wieder aufgetreten. Auch falle wieder das Verlangen nach Unverdaulichem auf, keine Pflanzkübel seien vor ihm sicher, er schlucke die Erde sogar hinunter.
Therapie: Cicuta virosa XM (Schmidt-Nagel, Genf), einmalig drei Globuli.

▸ **Letzte Beratung am 12.11.1997**

Befund: Neurodermitis anhaltend nicht mehr vorhanden.
Es gehe ihm hervorragend. Das Aufschreien sei schon lange nicht mehr aufgetreten. Er entwickle sich sehr zufriedenstellend.
Wir beendeten daraufhin die Behandlung. Bis heute kam es zu keinem Rückfall mehr.

Fallbewertung

Ein überaus interessantes Schlafsymptom führte mich zum passenden homöopathischen Mittel. Wie auch dieser Fall zeigt, sind die Symptome der Haut selbst oft von untergeordneter Wertigkeit. Um ein Mittel zu finden, welches wirklich erfolgversprechend bei der Behandlung der Neurodermitis eingesetzt werden kann, sollten wir demnach besonders nach charakteristischen Gemüts- und Allgemeinsymptomen suchen.

Kasuistik 38: 10 Monate altes Mädchen

Dieses 10 Monate alte Mädchen wurde mir erstmals am 06.07.2000 vorgestellt.
Der Befund zeigte deutliche überwiegend trockene Ekzeme an den Oberschenkeln, an den Knien und Knöcheln und an den Handgelenken. Das Kind wirkte etwas zornig und wehrte sich heftig bei der gesamten Untersuchung, wohl aus Angst heraus.

Anamneseerhebung

▶ **Familienanamnese**
In den Familien kommen Bulimie und verschiedene psychische Erkrankungen vor; des Weiteren Hautausschläge, Allergien, Nierensteine, Harnweginfekte und Herzinfarkt.
Keine Tuberkulosen, keine venerischen Erkrankungen.

▶ **Eigenanamnese**
Laut Mutter sei die Schwangerschaft problemlos verlaufen.
Auch die Geburt sei schnell gegangen. Impfungen im Februar, März und Mai 2000, ohne Unverträglichkeitsreaktionen. Im 3. Lebensmonat sei ein kleiner Ventrikelseptumdefekt festgestellt worden, jedoch ohne hämodynamische Folgen. Bis jetzt habe sie noch keinen Zahn bekommen, seit Juli 2000 kaue sie aber auf allen möglichen Sachen herum. Im Juni 2000 habe sie einen Harnweginfekt durchgemacht, der zu einer 10 Tage langen Antibiotikabehandlung führte. Die Neurodermitis begann im März 2000 mit kleinen Stellen an den Fingern und breitete sich dann allmählich aus.
Bisherige Therapie: Fett- und Teersalben.

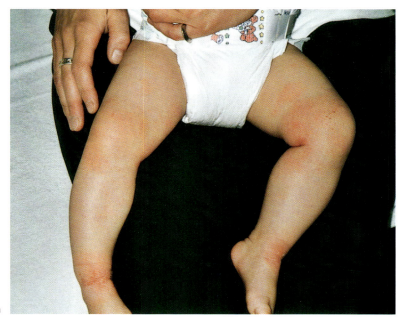

Abb. 38a

▶ **Spontanbericht und zusammenfassende gezielte Befragung**

Sie leide unter heftigem Juckreiz, der meist nachmittags gegen 16.00 oder 17.00 Uhr einsetze.
Nachts würde sie davon wach werden, oft gegen 4.00 Uhr. Hitze und Schweiß verschlimmern.
Gleich nach dem Entkleiden kratze sie los. Wasser und Wolle verschlechtern ebenfalls.
Bei den Nahrungsmitteln habe die Mutter noch nichts bemerkt.
Sie habe ab und zu kleine raue Pünktchen unter den Augen. Beim Stillen schwitze sie auf der Nase. Die Augen seien windempfindlich und dann schnell gerötet. Sie sei sehr lebhaft und auch teilweise anstrengend, weil sie immer etwas unternehmen möchte und viel unter Leute wolle, dann sei sie zufrieden. Sie sei teilweise recht fordernd und möchte ihren Willen durchsetzen. Wenn sie nicht beschäftigt werde, dann weine sie, aber auf eine nervtötende Art und Weise. Ängste habe sie keine. Beim Essen sei sie recht schnell satt und bevorzuge immer noch das Stillen. Der Stuhlgang sei eigentlich normal, rieche aber manchmal säuerlich. Mit den Armen und Beinen zapple sie ständig herum, sie komme nicht zur Ruhe. Die Fingernägel seien leicht splitternd. Sie schwitze sehr wenig und werde schon durch kleine Geräusche schnell wach.

▶ **Homöopathische Repertorisation**

Beschäftigung bessert (KK 17/I 17: u.a. **Sep**.)
Erwachen vom kleinsten Geräusch (SR III 208: u.a. sep.)
Spröde Fingernägel (KK 914/II 508: u.a. Sep.)

Therapie und weiterer Behandlungsverlauf

Therapie: Am 12.07.2000 Einnahme von **Sepia C 200** (Schmidt-Nagel, Genf), einmalig drei Globuli.

▶ **Beratung am 25.09.2000**
Befund: Neurodermitis so gut wie weg!
Sie sei auch viel zufriedener geworden, spiele jetzt auch mal alleine. Sie schlafe durch und werde nicht mehr durch Geräusche wach. Die Fingernägel seien ebenfalls besser.
Therapie: Abwarten.

▶ **Letzte Beratung am 17.01.2001**
Befund: Vor 5 Tagen habe die Mutter (endlich) abgestillt, was für die Tochter offensichtlich eine Stress-Situation war, denn seitdem habe sie wieder kleine Flecken im Nacken und an der Wade.
Therapie: Sepia C 200 (Schmidt-Nagel, Genf), einmalig drei Globuli.
Seitdem geht es ihr bezüglich der Neurodermitis sehr gut, eine weitere Behandlung war nicht mehr erforderlich.

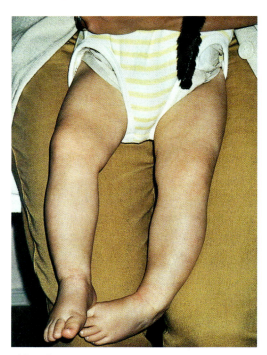

Abb. 38b

Fallbewertung

Dieses Kind kam mit einer stark juckenden Neurodermitis, die bis dahin nicht nur jeglicher Salbenbehandlung getrotzt, sondern sich weiter verschlimmert hatte.
Dank einer einzigen Gabe **Sepia C 200** kam es innerhalb kürzester Zeit zur Abheilung.

Kasuistik 39: 5-jähriges Mädchen

Dieses 5 Jahre alte Mädchen wurde mir erstmals am 07.01.1992 vorgestellt.
Der Untersuchungsbefund zeigte eine blutig gekratzte Neurodermitis vor allem an der vorderen Halsfalte sowie in den Ellenbeugen und Kniekehlen. Sehr trockene Haut insgesamt. Das Kind wirkte bei der Untersuchung überaus sympathisch und kooperativ.

Anamneseerhebung

▶ **Familienanamnese**
Leer

▶ **Eigenanamnese**
Schwangerschaft und Geburt ohne Besonderheiten. Zahndurchbruch im 8. Lebensmonat, freies Gehen ab dem 13. Lebensmonat, Sprachentwicklung ebenfalls normgerecht.
Keine schwereren Erkrankungen bis jetzt. Die Neurodermitis sei im 9. Lebensmonat ausgebrochen und habe sich schnell von den Handgelenken aus über die Kniekehlen, Ellenbeugen und Leistenbeugen ausgebreitet.
Bisherige Therapien: Übliche Fett- und Pflegesalben sowie ab und zu eine Kortisonsalbe.

▶ **Spontanbericht und zusammenfassende gezielte Befragung**
Der Juckreiz sei sehr stark. Vor allem im Frühling, wenn es warm werde, aber auch bei sehr frostigem Wetter sei es mehr. Nachts im Bett kratze sie auch sehr häufig. Frische Luft sei dagegen eher gut. Wasser, vor allem warmes Wasser verschlimmere. Kaltes Wasser lindere eher ein bisschen. Deutliche Besserung bringe der Sommer, vor allem ein Urlaub am Meer.
Ihr Gemüt sei sehr ausgeglichen. Der Appetit lasse etwas zu wünschen übrig. Vorlieben habe sie für Süßes und Grießbrei. Abneigungen oder etwaige Unverträglichkeiten habe sie nicht bemerkt. Ihre Verdauung sei inzwischen normal. Lange Zeit habe sie Verstop-

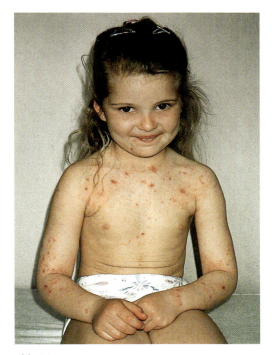

Abb. 39a

fung gehabt mit sehr hartem Stuhl. Ihr Schlaf sei recht gut, sie komme aber noch jede Nacht zu den Eltern. Die Schlaflage sei wechselnd, nicht auffallend. Sie kaue jedoch im Schlaf. Sie neige sehr deutlich zu Kopfschweiß, vor allem bei Anstrengung, nachts eigentlich nicht. Frostigkeit: Eher nein.

▸ **Homöopathische Repertorisation**

Kaubewegungen im Schlaf (KK 514/II 108: u.a. **Calc.**)
Frühling < (SR II 570 **CALC.**)
Frostiges Wetter < (SR II 755: u.a. **calc.**)
Kopfschweiß (KK 200/I 200: u.a. **Calc.**)

Therapie und weiterer Behandlungsverlauf

Therapie: Am 07.01.1992 Einnahme von **Calcarea carbonica XM** (Schmidt-Nagel, Genf), einmalig drei Globuli. Die Kortisonsalbe setzten wir ganz ab.

▸ **Beratung am 16.01.1992**
Anruf der Mutter.
Seit Absetzen der Kortisonsalbe sei es viel schlimmer geworden, sie kratze wie verrückt, alles blute.
Therapie: Abwarten und Umschläge mit kaltem schwarzem Tee.

▸ **Beratung am 24.02.1992**
Befund: Neurodermitis gebessert, jedoch noch immer deutliche Ekzeme der Gelenkbeugen.
Laut Mutter habe es sich seit Ende Januar zu bessern begonnen. Tagsüber sei der Juckreiz inzwischen fast ganz verschwunden, nachts sei er zumindest besser. Die Kaubewegungen im Schlaf habe sie nicht mehr beobachtet. Der Kopfschweiß sei auch weg. Die Rötung der Haut habe sehr nachgelassen. Ihre Gemütslage sei immer noch gut.
Therapie: Abwarten.

▸ **Beratung am 14.04.1992**
Befund: Neurodermitis erneut stark hervorgetreten. Blutig gekratzte Gelenkbeugen.
Laut Mutter sei alles ganz toll besser geworden, seit den Frühlingstemperaturen sei es aber wieder ausgebrochen. Auch den Kopfschweiß habe sie wieder entdecken können.
Therapie: **Calcarea carbonica XM** (Schmidt-Nagel, Genf), einmalig drei Globuli.

▸ **Beratung am 05.06.1992**
Befund: Neurodermitis erneut sehr gebessert, nur leichte Beugenekzeme vorhanden. Alles sei wieder recht gut. Kopfschweiß und Kaubewegungen nachts seien wieder verschwunden. Auch sonst gehe es gut.
Therapie: Abwarten.

▸ **Beratung am 21.08.1992**
Befund: Neurodermitis wieder schlimmer, recht deutliche Ekzeme in den Ellenbeugen, an der vorderen Halsfalte und am Oberkörper.
Die Mutter berichtet, dass ihre Tochter im Juli überall Vereiterungen gehabt habe. Seit ein paar Wochen leide sie an gelblichem Ausfluss. Auffallend sei das Heimweh ihrer Tochter, weshalb sie sogar fast einen Urlaub abgebrochen hätten. Das Kauen nachts sei wieder aufgetreten. Neu seien Warzen an den Fußsohlen.

▸ **Homöopathische Repertorisation**

Heimweh (SR I 576: u.a. sep.)
Kaubewegungen im Schlaf (KK 514/II 108: u.a. Sep.)
Warzen Fußsohle (KK 835/II 429: diese Rubrik fehlt hier, Sep. von mir ergänzt)
Fluor bei kleinen Mädchen (KK 1894/III 760: u.a. **Sep.**)

Therapie: **Sepia C 200** (DHU), einmalig drei Globuli.

Therapie und weiterer Behandlungsverlauf

▸ **Beratung am 29.09.1992**
Anruf der Mutter. Alles sei sofort viel besser geworden, komme jetzt aber langsam wieder.
Therapie: Sepia C 200 (DHU), einmalig drei Globuli.

▸ **Beratung am 30.10.1992**
Anruf der Mutter. Es sei sehr schwankend, mal auf, mal ab. Sie kratze sich doch noch ziemlich oft blutig.
Der Ausfluss sei weg. Vor allem abends sei sie recht weinerlich und verzweifelt ob ihrer Erkrankung. Trösten lindere ja. Ab nachmittags gehe es meist schlechter.
Kalte Umschläge seien lindernd. Die Kaubewegungen im Schlaf seien noch immer vorhanden. Sie esse sehr gerne Saures, auch Salatsoße mit Essig.

▸ **Homöopathische Repertorisation**

> Weinerliche Stimmung (SR I 1066 f.: u.a. **PULS.**)
> Trost bessert (SR I 181: u.a. **PULS.**)
> Verlangen nach Saurem (SR II 270 f.: u.a. **puls.**)

Therapie: Pulsatilla C 200 (DHU), einmalig drei Globuli.

▸ **Beratung am 29.11.1992**
Anruf der Mutter. Das Mittel habe nichts gebracht, alles sei gleich.

▸ **Homöopathische Repertorisation**

> Verzweiflung an der Genesung (SR I 394: u.a. **CALC.**)
> Weinerlich abends (SR I 1068: u.a. **calc.**)
> Verlangen nach Saurem (SR II 270: u.a. **calc.**)

Therapie: Calcarea carbonica C 200 (Schmidt-Nagel, Genf), einmalig drei Globuli.

▸ **Beratung am 09.12.1992**
Anruf der Mutter. Die Tochter habe jetzt ganz akut Windpocken.
Der Juckreiz sei sehr stark, vor allem bei Wärme, die Pusteln seien sehr verbreitet.
Kälte lindere. Immer noch gerne Saures essend.
Therapie: Antimonium crudum C 30 (Schmidt-Nagel, Genf), einmalig drei Globuli.

▸ **Beratung am 28.12.1992**
Befund: Neurodermitis ganz wesentlich gebessert, kaum noch ekzematös aufgekratzte Haut.
Laut Mutter habe sie seit dem 10.12.1992 nicht mehr gekratzt. Das letzte Mittel habe hervorragend gewirkt. Das Weinen sei auch ganz verschwunden, sie sei auch wieder optimistischer und fröhlicher. Auffallen würde noch ab und zu eine Wundheit im Genitalbereich. Die Windpocken seien ganz rasch abgeheilt.
Therapie: Abwarten.

▸ **Beratung am 01.02.1993**
Anruf der Mutter. Seit dem Tod des Opas (Beschwerden durch Tod eines Angehörigen: SR I 16: u.a. calc.) vor kurzem gehe es schlechter. Sie müsse auch wieder mehr kratzen und wache auch wieder sehr oft auf. Eventuell spiele auch das derzeitige Schneewetter eine Rolle (SR II 601: u.a. **calc.**).
Therapie: Calcarea carbonica C 200 (Schmidt-Nagel, Genf), einmalig drei Globuli.

▸ **Beratung am 31.03.1993**
Befund: Neurodermitis recht ordentlich, nur leichtere Ekzeme in den Gelenkbeugen.
Am Hals vorne müsse sie sich vermehrt kratzen.
Es habe sich nach dem letzten Mittel gebessert, sei aber nicht so ganz durchschlagend gewesen. Die Warzen an den Fußsohlen stören sie jetzt doch ziemlich.
Die Wundheit am After sei unverändert, der Ausfluss wieder vorhanden. Die Scheide sei

auch oft entzündet. Das Gemüt sei aber anhaltend stabil. Auch der Schlaf sei gut, sie liege jetzt aber mehr auf dem Bauch. Das Verlangen nach Saurem sei gleichbleibend. Die Fingerspitzen des zweiten und dritten Fingers rechts seien öfter etwas entzündet und schmerzhaft an den Nagelrändern.

▶ **Homöopathische Repertorisation**

Schlaflage auf dem Bauch (SR III 54 f.: u.a. **sep.**)
Warzen Fußsohle (siehe oben)
Panaritium (KK 818/II 412: u.a. *Sep.*)
Entzündung Vagina (KK 1892/III 758: u.a. Sep.)

Therapie: Sepia M (Schmidt-Nagel, Genf), einmalig drei Globuli.

▶ **Beratung am 12.05.1993**

Anruf der Mutter. Nach **Sepia** sei alles komplett abgeheilt gewesen, seit fünf Tagen sei es wieder etwas juckend.
So gut sei es früher im Frühling noch nie gewesen.
Die Nagelbettentzündungen seien nicht mehr da, allerdings löse sich derzeit der betroffene Nagel des Zeigefingers ab. Es falle Bauchschmerz abends vor dem Stuhlgang auf. Sie habe ein Verlangen nach Fleisch entwickelt, auch nach Steaks und Gegrilltem. In letzter Zeit hätte sie auch nachts öfter einmal mit den Zähnen geknirscht. Neu sei auch, dass sie panische Furcht vor Hunden entwickelt hätte. Insgesamt könne man nicht klagen, es gehe recht gut.
Therapie: Abwarten.

▶ **Beratung am 28.07.1993**

Befund: Neurodermitis erneut stärkeren Ausmaßes in den Gelenkbeugen und am Rumpf.
Sie seien am Meer gewesen, wo sie einen starken Schub bekommen habe. Seitdem kratze sie wieder. Dabei sei alles schon so gut gewesen. Die Fußsohlenwarzen seien weg.

Sie schlafe jetzt so eigenartig, meist auf den Knien und Ellenbogen. Die Hundefurcht sei ganz furchtbar, fast schon panisch. Nachts habe das Zähneknirschen zugenommen.

▶ **Homöopathische Repertorisation**

Furcht vor Hunden (SR I 495: u.a. **tub**.)
Meeresklima < (SR II 30: u.a. **tub**.)
Knieellenbogenlage im Schlaf (SR III 59: u.a. **tub**.)
Zähneknirschen nachts (KK 1354/III 220: u.a. **Tub**.)
Verlangen nach Fleisch (SR II 255: u.a. tub.)

Therapie: Tuberculinum bovinum XM (Schmidt-Nagel, Genf), einmalig drei Globuli.

▶ **Beratung am 19.08.1993**

Anruf der Mutter, es sei wunderbar, fast alles weg!
Therapie: Abwarten.

▶ **Beratung am 14.10.1993**

Befund: Neurodermitis fast nicht erwähnenswert bis auf kleinste harmlose Stellen.
Das Mittel habe ganz toll gewirkt. Sie habe inzwischen sogar einen Bernhardiner gestreichelt.
Das Zähneknirschen sei auch ganz verschwunden. Derzeit habe sie jedoch etwas Schulängste mit Bauchweh und flotterem Stuhl bei Erwartungsdruck.
Therapie: Abwarten.

▶ **Beratung am 19.11.1993**

Anruf der Mutter. Alles sei wieder schlechter geworden, auch die Furcht vor Hunden sei wieder aufgetreten.
Therapie: Tuberculinum bovinum XM (Schmidt-Nagel, Genf), einmalig drei Globuli.

▶ **Beratung am 07.02.1994**

Anruf der Mutter. Es gehe gut.
Therapie: Abwarten.

Therapie und weiterer Behandlungsverlauf

▶ Beratung am 16.03.1994
Anruf der Mutter. Es habe sich wieder deutlich verschlimmert, wohl wegen des Frühlings.
Die Haut sei wieder gereizt, aufgekratzt und gerötet.
In der Schule sei sie sehr ehrgeizig, mache sich das Leben unnötig schwer. Sie kaue an den Nägeln. Neu sei Handschweiß, wohl bei Nervosität. Die Schlaflage sei überwiegend auf dem Bauch. Die Furcht vor Hunden sei anhaltend vorhanden.
Therapie: Tuberculinum bovinum CM (Schmidt-Nagel, Genf), einmalig drei Globuli.

▶ Beratung am 13.06.1994
Anruf der Mutter. Alles sei bestens. Sie sei sehr sensibel in der Art, weine leicht. Morgen ginge ihre Tante auf Kur, deshalb sei sie sehr traurig.
Therapie: Abwarten.

▶ Beratung am 18.08.1994
Befund: Neurodermitis wieder etwas stärker in den Gelenkbeugen, jedoch viel besser als zu Beginn der Behandlung. Seit ungefähr drei Wochen habe es wieder zugenommen.
Die Gemütslage sei gut, aber leicht weinerlich und sensibel. Das Nägelkauen sei deutlicher geworden, auch die Warzen an den Fußsohlen seien wiedergekommen. Die Knielage im Schlaf trete wieder häufiger auf, überhaupt schlafe sie auch unruhiger. Momentan habe sie eher eine Abneigung gegen Fleisch.
Therapie: Tuberculinum bovinum CM (Schmidt-Nagel, Genf), einmalig drei Globuli.

▶ Beratung am 19.10.1994
Anruf der Mutter. Es habe sich nichts besonderes getan. Sie sei sehr nervös und unruhig. Sie wirke in letzter Zeit etwas verschlossener. Das Nägelkauen sei sehr stark. Sie schlafe schlecht, meistens auf dem Bauch oder seltener den Knien. Die Neurodermitis sei doch sehr massiv, mit erheblichen Ekzemstellen großflächig an den Armen. Durch warme Räume nehme der Juckreiz sofort zu, draußen sei es besser. Sie weine sehr schnell und bräuchte immer viel Trost, was rasch helfe. Vor Hunden habe sie wieder mehr Furcht. Sie sei frostig, friere leicht. Zum Essen könne man nichts sagen.

▶ Homöopathische Repertorisation

Weint bei Kleinigkeiten (SR I 1089: u.a. puls.)
Trost > (SR I 181: u.a. **PULS**.)
Schlaflage auf dem Bauch (SR III 54 f.: u.a. **puls**.)

Therapie: Pulsatilla XM (Schmidt-Nagel, Genf), einmalig drei Globuli.

▶ Beratung am 12.01.1995
Befund: Neurodermitis stark ausgeprägt. Deutliche aufgekratzte Ekzemherde, teilweise blutige Krusten.
Es gehe anhaltend schlecht, das letzte Mittel habe nicht gebessert. Sie kaue viel an den Nägeln. Viele Ängste vor allem, vor dem Skilift, vor Stromausfall usw. Immer feuchtkalte Hände. Die Warzen an den Fußsohlen stören sehr. Sie kaue wieder nachts im Schlaf.
Verlangen nach Saurem.

▶ Homöopathische Repertorisation

Kauen im Schlaf (siehe Seite 154)
Verlangen nach Saurem (SR II 270 f.: u.a. **sep**.)
Handschweiß kalt (KK 929/II 523: u.a. **Sep**.)

Therapie: Sepia XM (Schmidt-Nagel, Genf), einmalig drei Globuli.

▶ Beratung am 20.03.1995
Befund: Neurodermitis deutlich gebessert. Das Nägelkauen sei weniger. Der Gemütszustand gut. Hautbeschwerden kaum vorhan-

den. Auffallend sei eine leichte Konzentrationsschwäche, vor allem beim Rechnen, und eine Größenzunahme der Fußsohlenwarzen.
Therapie: Abwarten.

▸ **Beratung am 12.04.1995**
Befund: Neurodermitis eher mäßig, jedoch über beide Arme verteilte Superinfektion der Haut wohl durch Staphylokokken in Form von diffusen eitergefüllten Bläschen.
Diese Infektion habe sich in den letzten Tagen entwickelt und sei stark juckend. Das Ekzem zeige sich öfters noch an der vorderen Halsfalte, sei aber schwächer als früher. Sie sei trotzdem immer noch sehr gutmütig, mild und leicht weinend im Sinne einer starken Sensibilität. Sie rede seit einiger Zeit laut im Schlaf. Ihre Schlaflage sei überwiegend auf dem Bauch, das Kauen im Schlaf komme wieder etwas häufiger. Die Warzen an den Fußsohlen machen noch immer Beschwerden, wollen nicht weichen. Anhaltend nervöser kalter Handinnenflächen-Schweiß. Der Appetit sei gut. Auch sonst könne man nicht klagen.
Therapie: Sepia XM (Schmidt-Nagel, Genf), einmalig drei Globuli.

▸ **Beratung am 17.08.1995**
Befund: Von der Neurodermitis so gut wie nichts zu sehen.
Alles sei ganz hervorragend gewesen, bis sie in den Urlaub gefahren seien. Dort habe sie wieder starkes Heimweh entwickelt, weil nicht die ganze Familie am Urlaubsort gewesen sei. Schlagartig habe es wieder zu jucken begonnen. Genauso rasch habe es sich dann aber auch wieder gebessert, nachdem die letzten Familienmitglieder auch noch eingetroffen waren. Jetzt sei, wie ersichtlich, alles wieder gut.
Therapie: Abwarten.

▸ **Beratung am 05.10.1995**
Befund: Neurodermitis in Form von kleineren aufgekratzten Stellen an den Schultern, den Ellenbeugen und zwischen den Oberschenkeln. Seit kurzem sei es wieder etwas da. Sie kratze auch wieder. Ob das mit dem ersten Schultag zusammenhängen könne? Da sei sie extrem aufgeregt gewesen. Sie nehme die Schule sehr ernst, sei sehr fleißig und gewissenhaft.
Die Mutter habe sie zweimal beim Schlafwandeln (SR I 933: u.a. sep.) ertappt. Sie kaue wieder etwas mehr im Schlaf, teilweise schmatze sie richtiggehend. Sie sei immer noch ein sehr fürsorgliches und liebes Mädchen.
Therapie: Sepia CM (Schmidt-Nagel, Genf), einmalig drei Globuli.

▸ **Beratung am 07.12.1995**
Befund: Neurodermitis in leichter Form in den Ellenbeugen und am Hals.
An der rechten Großzehe und an der rechten Fußsohle jeweils eine große juvenile Warze. Es sei wechselhaft gewesen, die Schule mache ihr psychisch etwas zu schaffen, weil sie gerne gute Noten hätte. Sie mache sich viel zu viele Gedanken. Beim Schreiben schleichen sich leicht Fehler ein, sie vergesse einfach einmal einen Buchstaben oder stelle Buchstaben um, obwohl sie es eigentlich könnte. Das Nägelkauen sei wohl auch in diesem Zusammenhang zu sehen. Ihr Appetit sei durchschnittlich. Fleisch möge sie überhaupt nicht mehr, eher Süßes. Enge Gürtel seien ihr sehr unangenehm, alles müsse locker sitzen. Sie sei immer noch sehr fürsorglich, Trost sei immer gut für sie. Nachts bevorzuge sie im Moment die Knielage.

▸ **Homöopathische Repertorisation**

Beschwerden durch Erwartungsspannung (SR I 15: u.a. **LYC.**)
Fehler beim Schreiben, stellt Buchstaben um (SR I 752: u.a. **lyc.**)
Nägelkauen (SR II 64: u.a. **lyc.**)
Enge Gürtel < (SR II 75: u.a. **LYC.**)

Therapie: Lycopodium XM (Schmidt-Nagel, Genf), einmalig drei Globuli.

▶ Beratung am 25.07.1996
Befund: Neurodermitis kaum der Rede wert. Nur dezente kleine trockene Stellen.
Es habe sich insgesamt alles gebessert, sie seien alle recht zufrieden. Beobachtete Symptome seien die Warzen an den Fußsohlen, das anhaltende Nägelkauen und Abzupfen der Nägel, die noch immer gerne eingenommene Schlaflage auf den Knien und die jetzt neu beobachtete Furcht vor Gewittern. Diese Symptome seien auch unter **Lycopodium** nicht gewichen.

▶ Homöopathische Repertorisation

> Schlaflage auf den Knien (SR III 59: u.a. **MED.**)
> Nägelkauen (SR II 64: u.a. med.)

Therapie: Medorrhinum C 200 (Schmidt-Nagel, Genf), einmalig drei Globuli.

▶ Beratung am 19.09.1996
Befund: Neurodermitis sehr gut, nur kleine trockene Stellen in den Ellenbeugen.
Sie seien kürzlich wieder im Urlaub in Italien gewesen und erstmals habe sich dort weder die Neurodermitis verschlimmert noch sei das Heimweh aufgetreten.
Sie komme langsam in die Pubertät, neige etwas zu fetten Haaren. Das Nägelkauen sei noch vorhanden. Zur Furcht vor Gewittern sei jetzt auch noch eine Furcht vor Einbrechern hinzugekommen. Sie esse gerne Saures, Essig, Öl, Zwiebeln und Dill. Insgesamt gehe es ihr sehr gut.
Therapie: Abwarten.

▶ Beratung am 21.11.1996
Befund: Neurodermitis anhaltend in nur leichter Form, kaum der Rede wert.
Das Schlafen auf den Knien habe wieder deutlich zugenommen. Sie spreche auch wieder mehr im Schlaf. Das Nägelkauen sei erneut stärker aufgetreten. Auffallend sei ein Verlangen nach rohen Zwiebeln (SR II 259: u.a. med.). Ihr Gemütszustand sei viel besser, sie nehme inzwischen alles viel lockerer.
Therapie: Abwarten.

▶ Beratung am 29.01.1997
Befund: Neurodermitis anhaltend stabil, keine Beschwerden diesbezüglich.
Das größte Problem sei eigentlich die Schule, weil sie gerne aufs Gymnasium gehen würde, sich jedoch wegen des erforderlichen Notendurchschnitts verrückt mache. Diese Angst, es vielleicht nicht zu schaffen, führe zu entsprechenden Beschwerden. Abends im Bett habe sie Bauchschmerzen. Sie könne schlecht einschlafen, liege lange wach im Bett. Beim Schreiben und Rechnen mache sie vor lauter Nervosität viele unnötige Leichtsinnsfehler.
Die Warzen seien besser gewesen, jetzt aber wieder größer geworden. Der Appetit sei sehr schlecht, sie sei eher lustlos beim Essen und rasch satt. Sie ziehe sich am liebsten nur noch Leggings an, vertrage nichts Enges mehr am Bauch, sei oft gebläht. Die nächtliche Knielage sei verschwunden.

▶ Homöopathische Repertorisation

> Beschwerden durch Erwartungsspannung (siehe linke Seite)
> Schlaflosigkeit durch Gedankenandrang (SR III 179 f.: u.a. **lyc.**)
> Appetit, schnell satt (KK 1556/III 422: u.a. **Lyc.**)
> Enge Gürtel < (siehe oben)

Therapie: Lycopodium XM (Schmidt-Nagel, Genf), einmalig drei Globuli.

▶ Beratung am 07.03.1997
Befund: Neurodermitis anhaltend nur noch als harmlose kleine Reststellen, jedoch immer noch recht große Fußsohlenwarze.

Es gehe ihr sehr gut. Sie hätten sich darauf geeinigt, dieses Jahr noch nicht auf das Gymnasium zu gehen, was eine große Last von ihr genommen habe. Seitdem sei alles gut. Sie könne wieder einschlafen, habe keine Bauchbeschwerden mehr, mache auch weniger Leichtsinnsfehler.
Therapie: Abwarten.

Beratung am 15.05.1997
Anruf der Mutter. Es gehe sehr gut, die Haut sei praktisch erscheinungsfrei.
Therapie: Abwarten.

Beratung am 24.07.1997
Anruf der Mutter. Die Blähungen nähmen wieder zu. Der Bauch sei wieder empfindlich gegen Enges, die Warzen wieder stärker.
Therapie: Lycopodium XM (Schmidt-Nagel, Genf), einmalig drei Globuli.

Beratung am 31.10.1997
Befund: Neurodermitis nur als kleines Fleckchen an der rechten Halsseite, sonst nichts. Sie kaue wieder sehr stark an den Nägeln. Deutlich sei jetzt wieder das Verlangen nach rohen Zwiebeln und nach Saurem. Sie könne nichts Enges am Bauch vertragen. In einem Allergietest seien 28 Substanzen getestet worden, alle ohne Ergebnis. Der jetzige Fleck könnte evtl. damit zu tun haben, dass der Vater die Dienststelle wechseln müsse, wovor sie große Angst habe, denn dann müsste er an einen weit entfernten Dienstort ziehen.

Homöopathische Repertorisation

Verlangen nach rohen Zwiebeln (siehe Vorseite)
Beschwerden durch Erwartungsspannung (SR I 15: u.a. **MED**.)
Nägelkauen (siehe Vorseite)
Verlangen nach Saurem (SR II 270 f.: u.a. **med**.)

Therapie: Medorrhinum C 200 (Schmidt-Nagel, Genf), einmalig drei Globuli.

Beratung am 15.12.1997
Alles sei wieder gut gewesen.
Jetzt wieder Zunahme des Nägelkauens. Neu sei eine derzeit vorhandene Entzündung, Rötung und Jucken der Scheide mit leicht gelblichem Ausfluss (KK 1891/III 759: u.a. Med.).
Therapie: Medorrhinum C 200 (Schmidt-Nagel, Genf), einmalig drei Globuli.

Beratung am 23.01.1998
Befund: Neurodermitis nicht mehr vorhanden. Scheide in Ordnung.
Es gehe gut, mit dem Gymnasium wolle sie es dieses Jahr noch einmal probieren.
Das Nägelkauen sei weniger, kaum auffallend. Die Warzen an der Fußsohle seien geringer ausgeprägt. Der allgemeine Zustand sei sehr gut.
Therapie: Abwarten.

Beratung am 26.01.2000
Befund: Seit kurzem wieder dezente kleine trockene Stellen am Hals und in der Ellenbeuge, insgesamt aber sehr harmlos.
Es sei die letzten zwei Jahre insgesamt sehr gut und stabil gewesen, erst seit ungefähr zwei Monaten fallen diese kleinen Stellen wieder auf. Sie sei nun in der Realschule in der Probezeit, es belaste sie offensichtlich, ob sie es schaffen werde. Ob das wohl der Grund für den kleinen Rückfall sein könne? Sie habe wohl Angst vor den Prüfungen, Furcht, zu versagen.
Sie kaue seitdem auch Nägel. Verlangen nach Nutella.
Therapie: Lycopodium XM (Schmidt-Nagel, Genf), einmalig drei Globuli.

Beratung am 15.02.2000
Anruf der Mutter. Sie sei geimpft worden, seitdem sei die Haut schlimmer.

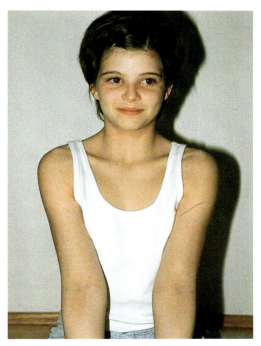

Abb. 39b

Therapie: Thuja C 30 (Schmidt-Nagel, Genf), einmalig drei Globuli.

▸ **Beratung am 21.03.2000**

Anruf der Mutter. Das Mittel habe nicht gewirkt. Ihre Tochter sei sehr weinerlich, suche viel Trost und Anlehnung, weine viel.

Therapie: Pulsatilla C 30 (Schmidt-Nagel, Genf), einmalig drei Globuli.

▸ **Beratung am 24.03.2000**

Anruf der Mutter. Alles sei wieder besser, es gehe konsequent bergauf.

▸ **Letzte Beratung am 20.03.2002**

Wegen eines Streites mit ihrer Freundin sei es wieder zu gereizten Hautstellen gekommen.
Therapie: Lycopodium CM (Schmidt-Nagel, Genf), einmalig drei Globuli.

Fallbewertung

Dieses emotional leicht aus der Bahn zu werfende liebenswürdige Kind litt an einer sehr hartnäckigen und rezidivfreudigen Neurodermitis, die stark von psychischen Konflikten abhing. Dank der gut 10-jährigen homöopathischen Behandlung wurde die Neurodermitis über weite Strecken kontinuierlich gebessert, wenngleich eine vollständige Beschwerdefreiheit bis heute nicht erreicht werden konnte. Sie hat sich aber auch in ihrer gesamten Entwicklung hervorragend stabilisiert. Ganz entscheidenden Einfluss auf den bisherigen Erfolg nahm hier auch die vertrauensvolle und geduldige Zusammenarbeit mit den Eltern. Man wird das Mädchen jedoch weiter betreuen müssen.

Kasuistik 40: 1-jähriges Mädchen

Dieses 1 Jahr alte Mädchen wurde mir erstmals am 07.04.1994 vorgestellt.
Der Untersuchungsbefund zeigte eine diffuse über den ganzen Körper verstreute, trockene und blutig aufgekratzte Neurodermitis. Besonders betroffen waren Gesicht, Halsfalten, Rücken, Bauch, Hände und Füße. Auffallend vorgetriebener Leib, bei der Palpation straffer gespannter Eindruck. Eiskalte Händchen und Füßchen.

Anamneseerhebung

▸ **Familienanamnese**
Vorkommen von Asthma bronchiale.

▸ **Eigenanamnese**
Schwangerschaft und Geburt seien ohne Auffälligkeiten verlaufen.
Im November 1993 habe sie abgestillt, woraufhin plötzlich die Ekzeme herausgekommen seien. Gleichzeitig sei bei einer Kinderärztin eine starke Darmpilzbesiedlung mit Candida diagnostiziert worden, was die Kinderärztin für die Ursache des Ekzems gehalten habe. Eine daraufhin durchgeführte Behandlung mit Nystatin habe nicht geholfen. Sie hätten es dann mit intensiver Diät und zuletzt mit der Bioresonanzbehandlung versucht, alles jedoch ohne durchgreifenden Erfolg. Die letzte Stuhlprobe vor drei Wochen habe anhaltend starken Pilzbefall ergeben.

▸ **Spontanbericht und zusammenfassende gezielte Befragung**
Der Juckreiz an der Haut sei ganz furchtbar. Tagsüber gehe es noch, aber nachts sei es ganz schlimm, da könne sie nie länger als zwei Stunden am Stück schlafen. Sie sei äußerst unruhig, finde keine Schlaflage, wälze sich ständig hin und her. Nachts könne sie stundenlang weinen und sei schlecht zu trösten, die Eltern seien am Ende ihrer Kraft. Wenn sie Salz oder Milch zu sich nehme, fange die Haut sofort zu blühen an, es nässe dann auch. Nachts werde sie von heftigen Blähungen geplagt, es falle ihr jedoch schwer, die Luft abzulassen. Aufstoßen sei sehr erleichternd, dann schlafe sie ruhiger, das sei schon immer so gewesen, als wenn alles nach oben abgehen müsse. Der Juckreiz sei schlimmer durch Wärme, durch ein zu warmes Bett, auch durch warmes Badewasser. Sie habe stets leicht bläuliche Hände, obwohl sie nicht kalt seien. Sie sei extrem verschmust und anhänglich, sehr lieb in ihrer Art. Ängste habe

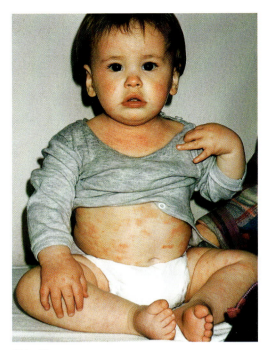

Abb. 40a

sie keine. Ihr Appetit sei sehr gut. Vorlieben: Spinat und Gemüse. Der Stuhlgang komme ungefähr fünfmal am Tag, sei eher normal und kräftig riechend. Nachts bevorzuge sie die Bauchlage. Der Juckreiz und das Kratzen nachts führe immer dazu, dass die Haut zu Nässen beginne. Der Durst sei schon sehr groß, sie trinke gut 1,5 Liter täglich. Im Schlaf schwitze sie leicht im Nacken.

▸ **Homöopathische Repertorisation**
In diesem Fall war die Bauchsymptomatik besonders auffallend, die wohl auf die Besiedlung mit dem Candida-Pilz zurückzuführen war und bis heute jeder Therapie getrotzt hatte.

> Blähungen nachts (KK 1664/III 530: u.a. Carb-v.)
> Aufstoßen bessert (KK 1662/III 528: u.a. Carb-v.)

> Bläuliche Hände (KK 821/II 415: u.a. *Carb-v.*)
> Salz < (SR II 266: u.a. **carb-v.**)
> Milch < (SR II 256: u.a. **carb-v.**)

Diese Symptome sind dem homöopathischen Arzneimittel **Carbo vegetabilis** sehr ähnlich.
Auch die Symptome der Haut lassen sich hier übereinstimmend finden:

> Ekzem (KK 583/II 177: u.a. *Carb-v.*)
> Hautausschläge trocken (KK 595/II 189: u.a. *Carb-v.*)
> Hautausschläge mit Absonderung nach Kratzen (KK 580/II 174: u.a. *Carb-v.*)

Therapie und weiterer Behandlungsverlauf

Therapie: Am 07.04.1994 Einnahme von **Carbo vegetabilis XM** (Schmidt-Nagel, Genf), einmalig drei Globuli.

▶ Beratung am 20.07.1994

Befund: Neurodermitis ganz erheblich gebessert.
Bauch nicht mehr aufgetrieben. Diese furchtbaren Blähungen seien sofort verschwunden, seitdem schlafe sie besser und auch die Haut habe sich wunderbar entwickelt! Der Mutter seien auch keine kalten Hände und Füße mehr aufgefallen.
Therapie: Abwarten. Auch riet ich nun zu einer erneuten Stuhlkontrolle.

▶ Beratung am 24.10.1994

Anruf der Mutter. Es sei alles ganz weg gewesen, seit ungefähr zwei Wochen seien wieder vereinzelte Ekzemstellen da. Sie kratze wieder, vorzugsweise nachts. Der Leib sei auch wieder etwas vorgetrieben. Die letzte Stuhlprobe vor drei Wochen habe aber keinen Pilzbefall mehr ergeben. Sonst ginge es recht gut.

Sie sei ziemlich unruhig im Sitzen geworden, jedoch laut Mutter in einem altersgerechten Rahmen. Blähungen seien wieder etwas mehr vorhanden, sie vertrage überhaupt keine blähenden Speisen, das führe fast unmittelbar zu Beschwerden.
Wenn sie Zwiebeln oder Gemüse esse, komme es zu lautem Gurgeln im Bauch.

▶ Homöopathische Repertorisation

> Ruhelosigkeit im Sitzen (SR I 856: u.a. **LYC.**)
> Blähende Speisen < (SR II 242: u.a. **carb-v., LYC.**)
> Gurgeln im Leib (KK 1666/III 532: u.a. *Lyc.*)
> Aufgetriebenheit des Leibes (KK 1661/III 527: u.a. **Carb-v., Lyc.**)

Therapie: **Lycopodium C 200** (Schmidt-Nagel, Genf), einmalig drei Globuli.
Carbo vegetabilis läuft zwar auch durch die erwähnten Bauchsymptome durch, hat jedoch nicht die von **Lycopodium** bekannte Unruhe im Arzneimittelbild, weshalb ich nun **Lycopodium** den Vorzug gab.

▶ Beratung am 15.03.1995

Befund: Neurodermitis nicht erwähnenswert. Nur ein kleiner Fleck im Nacken und eine 1-Cent-große trockene Stelle an der rechten Ellenbeuge war zu sehen.
Laut Mutter sei alles komplett verschwunden gewesen, sowohl seitens der Haut als auch seitens des Bauches. Vor einer Woche seien dann diese zwei kleinen Stellen erschienen. Beschwerden habe ihre Tochter jedoch keine.
Auffallend sei eher, dass sie seit ein paar Wochen wieder sehr unruhig geworden sei. Sie könne sich nicht gut alleine beschäftigen. Sie sei recht eigensinnig und dickköpfig, wohl in die Trotzphase gekommen. Beim Einschlafen komme sie gar nicht zur Ruhe, zwirble immer mit den Haaren und schlafe bevorzugt auf dem Arm der Mutter ein.
Es bestehe sehr starkes Süßverlangen (KK 1619/III 485: u.a. **Lyc.**), sonst sei der Appetit

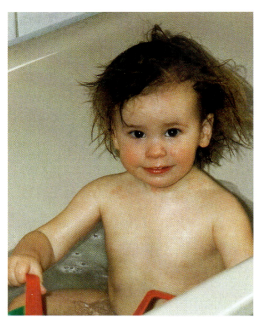

Abb. 40b

schlecht geworden. Die bläulichen Hände habe sie schon lange nicht mehr beobachtet.
Therapie: Lycopodium M (Schmidt-Nagel, Genf), einmalig drei Globuli.

▶ **Letzte Beratung am 24.02.1996**
Befund: Neurodermitis vollkommen verschwunden. Laut Mutter gehe es ihrer Tochter seit über einem Jahr hervorragend.
Die Neurodermitis sei vollständig abgeklungen, die Bauchbeschwerden seien nie mehr rückfällig geworden, die bläulichen Hände ebenfalls nicht und auch sonst sei alles hervorragend.
Wir beendeten daraufhin die Behandlung.

Fallbewertung

Dieser Fall ist durch die Tatsache einer kausalen Verbindung zwischen einer Darmbesiedlung mit Pilzen und der Neurodermitis recht interessant, was auch untermauert, wie wichtig eine solide und vernünftige Diagnostik ist. Vor allem aber zeigt er, dass eine reine Pilztherapie mit einem dafür gegebenen Pilzmittel nur den Pilz, nicht aber das ganze Kind zu behandeln in der Lage ist. Carbo vegetabilis hingegen führte dazu, dass nicht nur der Pilz verschwand, sondern sich zeitgleich auch das ganze Kind gesundheitlich stabilisierte und die Neurodermitis zurückging.

Kasuistik 41: 3-jähriges Mädchen

Dieses 3 Jahre alte Mädchen wurde mir erstmals am 08.07.1996 vorgestellt.

Der Untersuchungsbefund zeigte trockene Ekzemstellen am Handrücken sowie in den Gelenkbeugen. Am Rumpf mehrere stecknadelkopfgroße Papeln. Trockene und schuppende Haut hinter den Ohrmuscheln. Vergrößerte Tonsillen.

Anamneseerhebung

▶ **Familienanamnese**
Leer.

▶ **Eigenanamnese**
Schwangerschaft und Geburt seien normal verlaufen. Geburtsgewicht 3450 g, Größe 49 cm, 36,5 cm Kopfumfang. Zahndurchbruch im 6. Lebensmonat, ohne Auffälligkeiten.

Gehen mit dem 12., Reden mit dem 15. Lebensmonat. Bis heute keine Infektionskrankheit.

Anfang Juni hätten sich am Tag nach einem Schwimmbadbesuch an Bauch und Brust viele kleine rote Knötchen entwickelt, die dann auch hinter den Ohren und schließlich auch im Genitalbereich aufgetreten seien. Trotz des vom Kinderarzt verordneten juckreizstillenden Fenistils sei es dann weiter schlimmer geworden. Schließlich seien auch noch die Nackenlymphknoten angeschwollen, sodass der Kinderarzt die Diagnose Röteln gestellt habe.

Sie habe sich dann immer schlimmer gekratzt, es habe zu bluten begonnen, was schließlich zur Einweisung in die Hautklinik führte, in der man sie mit Kortisonsalben und Teersalben behandelt und die Diagnose Ekzem gestellt habe. Ende Juni sei sie entlassen worden, seitdem verschlimmere es sich wieder, solange sie nicht eingecremt werde. In früherer Kindheit habe sie schon einmal allergisch auf Kuhmilch reagiert, damals einen Ausschlag auf den Wangen entwickelt.

▶ **Spontanbericht und zusammenfassende gezielte Befragung**

Wärme scheine den Juckreiz zu verschlimmern. Sie neige auch dazu, sich ständig auszuziehen, auch nachts entblöße sie sich stets ganz und liege oben auf der Decke.

Die Gemütslage sei recht gut, sie könne sich auch sehr gut alleine beschäftigen. Sie komme schnell mit anderen Kindern in Kontakt, sei auch sehr mitfühlend mit anderen, denen es schlecht gehe oder die gerade weinten. Vor Dunkelheit habe sie etwas Angst, jedoch nicht sehr.

Vor Tieren habe sie keine Furcht. Sie brauche wenig Schlaf und öffne nachts immer das Fenster. Sie friere eigentlich nie.

Der Appetit sei ganz gut, sie sei aber recht wählerisch.

Vorlieben: Fleisch, Eis, Bratwurst, Milch, Zucker, Cremetorten, Fisch. Abneigungen: Gemüse. Bei Müdigkeit drehe sie den rechten Fuß nach innen. Sonst könne mir die Mutter nichts erzählen.

▶ **Homöopathische Repertorisation**

Dieses Kind erlitt den ersten richtigen Neurodermitisschub nach dem Besuch des Schwimmbades, was durchaus Berücksichtigung finden musste.

> Baden < (SR II 40: u.a. **SULPH.**)
> Bettwärme < (SR II 687: u.a. **SULPH.**)
> Hautausschläge unterdrückt (KK 597/II 191: u.a. **Sulph.**)
> Verlangen nach Fleisch (SR II 255: u.a. **sulph.**)
> Verlangen nach Süßem (SR II 274: u.a. **SULPH.**)

Therapie und weiterer Behandlungsverlauf

Therapie: Am 08.07.1996 Einnahme von Sulphur lotum XM (Schmidt-Nagel, Genf), einmalig drei Globuli; wir verabredeten außerdem, keine Kortisonsalbe mehr einzusetzen.

▶ **Beratung am 27.08.1996**

Befund: Neurodermitis vollständig verschwunden.

Laut Mutter sei es die ersten vierzehn Tage erst schlimmer geworden, dann aber rasch und kontinuierlich besser bis zur vollständigen Abheilung. Es gehe ihr sehr gut.
Therapie: Abwarten.

▶ **Letzte Beratung am 11.06.1997**

Befund: Neurodermitis weiterhin vollständig erscheinungsfrei, jedoch seit ein paar Tagen leichte allergische Reaktion am Rücken durch den Genuss von Erdbeeren.
Es gehe insgesamt sehr gut.
Therapie: Fragaria C 30 (DHU), einmalig drei Globuli.
Seitdem geht es ihr bestens.

Fallbewertung

Dieses Kind entwickelte im Anschluss an einen Schwimmbadbesuch eine generalisierte Neurodermitis, die durch Kortisonanwendungen und Teersalben unterdrückt wurde und sich demzufolge auch nach Entlassung aus der Klinik wieder verschlechterte.

Dank **Sulphur lotum** verschwand die Hauterkrankung völlig. Seitdem geht es ihr überwiegend gut. Bei einem Kontrollanruf meinerseits im Mai 2000 wurde mir das anhaltend gute Befinden des Kindes bestätigt. Seitdem war keine Therapie mehr erforderlich.

Kasuistik 42: 5 Monate alter Junge

Dieser 5 Monate alte Junge wurde mir erstmals am 20.06.1996 vorgestellt. Der Untersuchungsbefund zeigte seine sehr schwere Ganzkörperneurodermitis mit akut entzündlichen und nässenden bis trockenen Ekzemen, vor allem im Gesicht, hinter den Ohren, auf den Wangen, an der Halsfalte, am Rumpf und an den Beinen. Haut überall blutig aufgekratzt, große Hitze in der Haut. Kopf groß wirkend. Sehr liebes Kind bei der Untersuchung, das gut mitmachte und kaum schrie.

Anamneseerhebung

▶ **Familienanamnese**
Vorkommen von Neurodermitis.

▶ **Eigenanamnese**
Die Schwangerschaft sei normal verlaufen, die Geburt sei aber wegen seines großen Kopfumfanges von 39 cm schwierig gewesen. Er sei bis heute schon 2-mal geimpft worden, einmal Anfang Mai und das zweite Mal vor einer Woche. In der 5. Lebenswoche sei er wegen einer Bindehautentzündung mit antibiotikahaltigen Augentropfen behandelt worden. In der 8. Lebenswoche habe er wegen Staphylokokken im Darm ein Antibiotikum einnehmen müssen.
Eine Woche nach diesen Antibiotika sei die Neurodermitis ausgebrochen, die bis jetzt therapieresistent war und sich kontinuierlich über den ganzen Körper weiterentwickelt habe.
Bisherige Therapien: Übliche Fettsalben sowie phasenweise eine Kortisonsalbe.

▶ **Spontanbericht und zusammenfassende gezielte Befragung**
Er leide unter ganz schrecklichem Juckreiz. Er müsse kratzen, bis alles nässe oder blutig sei, dagegen sei nichts zu machen. Nachts sei es eine Katastrophe, tagsüber kratze er aber auch beim Ausziehen sofort. Es sei schlimmer, wenn ihm warm werde, oder bei Müdigkeit. Ein kühles Tuch lindere nur kurzfristig. Nahrungsmittelallergien kämen nicht in Betracht, da er hypoallergen ernährt werde, die Mutter habe auch noch nichts bemerkt.
Er sei ein sehr liebes Kind, sehr aufmerksam, nur beim Juckreiz quengelig und unzufrieden.
Er bewege sich gerne, auch, wenn er seine Flasche trinke, müsse er stets Arme und Beine bewegen. Sein Appetit sei sehr gut, er

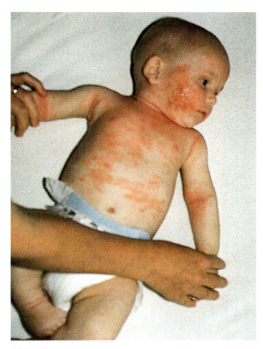

Abb. 42a

komme circa alle 3 Stunden. Nachts stöhne er seltsam im Schlaf. Sein Stuhl sei recht kräftig riechend. Er schwitze nicht, habe jedoch oft kalt-schweißige Füßchen und Händchen. Er lutsche viel am Daumen. Vollmond vertrage er schlecht, da gehe es ihm schlechter, er sei unruhiger. Die Ohrläppchen reißen leicht ein.

▸ **Homöopathische Repertorisation**

Stöhnen im Schlaf (SR I 757: u.a. calc.)
Kopf groß (KK 185/I 185: u.a. *Calc.*)
Daumenlutschen (KK 1334/III 200: u.a. *Calc.*)
Vollmond < (SR II 369: u.a. **calc.**)

Obwohl ich nun auch nicht zuletzt wegen der Kausalität der verabreichten Antibiotika vor allem an **Sulphur lotum** dachte, gab ich zunächst **Calcarea carbonica** den Vorzug, da das Kind vom Typ her eher zu diesem Mittel passte.

Therapie und weiterer Behandlungsverlauf

Therapie: Am 20.06.1996 Einnahme von **Calcarea carbonica XM** (Schmidt-Nagel, Genf), einmalig drei Globuli.

▸ **Beratung am 29.07.1996**

Befund: Neurodermitis deutlich gebessert, kein Nässen mehr.
Es gehe ihm laut Mutter auch besser. Er kratze viel weniger. Er schlafe besser, werde nicht mehr so lange aus dem Schlaf gerissen. Ganz beschwerdefrei sei er natürlich noch nicht.
Therapie: Abwarten.

▸ **Beratung am 27.09.1996**

Befund: Neurodermitis hervorragend gebessert. Am Körper zu gut 90 % erscheinungsfrei, keine Ekzeme mehr hinter den Ohren.
Er werde nachts auch nur noch einmal wach. Der Urlaub auf Borkum habe ihm wohl auch gut getan. Auch sonst bestes Befinden. Gemütslage und Schlaf gut.
Therapie: Abwarten.

▸ **Beratung am 13.11.1996**

Befund: Neurodermitis am Körper vollständig verschwunden.
Wegen der derzeitigen Zahnung leicht gereizte Haut hinter den Ohren. Es gehe ihm sehr gut. Keine Symptome.
Therapie: Abwarten.

▸ **Beratung am 21.01.1997**

Befund: Neurodermitis sehr gut bis auf sehr kleine trockene Stellen am Mund.
Vor ein paar Wochen sei er wegen einer bakteriellen Hautinfektion vom Kinderarzt mit Fucidine behandelt worden. Anfang Dezember sei er auch noch innerlich mit Antibiotika behandelt worden. Seit dieser Zeit huste er immer wieder, auch oft krampfhaft, schlimmer im Liegen.

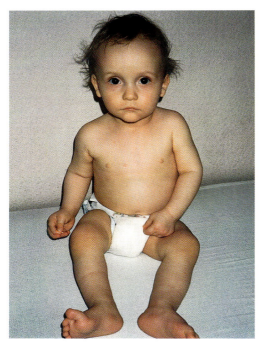

Abb. 42b

Er habe dann auch noch ein Kortisonzäpfchen gebraucht, jetzt bekomme er schon seit Wochen Sinupret. Seine Gemütslage sei sehr gut, er sei eigentlich immer gut gelaunt.
Auch sonst falle der Mutter körperlich nichts mehr auf.

▶ Homöopathische Repertorisation

Hier war nun eine Entwicklung zu inneren Symptomen (= Husten) eingetreten, die an eine Unterdrückungsfolge durch die Antibiotikabehandlung denken ließ. Dass sich daraus Asthma entwickeln kann, ist in der Praxis immer wieder zu beobachten.

> Unterdrückung von Hautausschlägen (SR II 618: u.a. **SULPH**.)
> Asthma nach Unterdrückung von Hautausschlägen (KK 1436/III 332: u.a. *Sulph.*)
> Husten schlimmer im Liegen (KK 1501/III 367: u.a. *Sulph.*)

Therapie: Sulphur lotum XM (Schmidt-Nagel, Genf), einmalig drei Globuli.

▶ Beratung am 18.03.1997

Befund: Neurodermitis so gut wie nicht zu sehen.
Auch sonst gehe es wieder sehr gut. Kein krampfhafter Husten mehr, keinerlei Belastungsprobleme. Gemütslage gut. Schlaf hervorragend, kein Problem mehr. Stöhnen im Schlaf schon lange nicht mehr. Fußschweiß nur noch ansatzweise. Stuhlgeruch normal.
Therapie: Abwarten.

▶ Letzte Beratung am 17.07.1997

Befund: Neurodermitis anhaltend vollkommen beschwerde- und befundfrei.
Auch sonst sehr gutes Befinden. Wir beendeten daraufhin unsere Behandlung.

Fallbewertung

Das Mittel Sulphur lotum war für diesen Jungen enorm wichtig, da dadurch die durch die Antibiotika und Kortisone eingeleitete Entwicklung der Krankheit von außen nach innen wieder umgekehrt werden konnte.
Es geht ihm seitdem überwiegend gut.

Kasuistik 43:
14 Monate altes Mädchen

Dieses 14 Monate alte Mädchen wurde mir erstmals am 16.06.1998 vorgestellt.
Der Untersuchungsbefund zeigte eine starke Neurodermitis mit diffusem Befall an den Beinen, den Armen, im Nacken, an den Lidern, den Achseln, am Bauch und an den Füßen.
Sehr trockene und teilweise lichenifizierte Hautareale. Ansonsten alles Normalbefunde.
Bei der Untersuchung sehr zornig und dickköpfig wirkendes Kind, welches unaufhörlich schrie und kaum zu beruhigen war.

Anamneseerhebung

▶ **Familienanamnese**
Vorkommen von Ekzemen und Allergien.

▶ **Eigenanamnese**
Sie sei das zweite von zwei Kindern. Schwangerschaft und Geburt seien normal verlaufen.
Geburtsgewicht 3260 g, Größe 50 cm und Kopfumfang 35 cm. Im 4. Lebensmonat sei sie vom Wickeltisch gefallen, was zu einer kurzfristigen stationären Beobachtung geführt habe. Zahnungsdurchbruch im 6. Lebensmonat. Freies Laufen bis jetzt noch nicht, jedoch sehr agil, sie klettere überall hinauf. Sie spreche schon sehr viel. Bei der Zahnung nehme sie oft den Finger in den Mund, verlange, getragen zu werden, sei dann unzufrieden und quengelig. Oft komme es dabei auch zu Durchfällen und Wundsein.
Die Neurodermitis habe sich nach dem Abstillen im 8. Lebensmonat in den Kniekehlen und Ellenbeugen entwickelt. Die daraufhin aufgesuchte homöopathische Kinderärztin habe den Eltern empfohlen, doch weiterzustillen und auf Milch zu verzichten. Diese Maßnahmen hätten aber nicht gegriffen, es habe sich trotzdem weiter verschlimmert.
Die Kinderärztin habe ihrer Tochter daraufhin **Sulphur lotum C 30** verschrieben, was sie ihr wöchentlich geben sollten (von Dezember 1997 bis Januar 1998 durchgeführt), jedoch sei auch dieses Medikament wirkungslos geblieben. Man habe dann noch viele andere Salben versucht. Die zuletzt gegebene homöopathische Arznei sei vor sechs Wochen **Carcinosinum C 200** gewesen.

▶ **Spontanbericht und zusammenfassende gezielte Befragung**

Der Juckreiz sei ziemlich schlimm. Auslösend und verschlechternd sei Müdigkeit, Hunger, Bettwärme, Orangen und warmes Baden. Durch Kratzen fange die Haut das Nässen an, ansonsten sei sie immer sehr trocken. Bezüglich der Milch könnten die Eltern keine allergischen Reaktionen erkennen, sie trinke aber sehr wenig davon. Besserung der Haut trete draußen im Freien auf. Aussprechen von Verboten seitens der Eltern löse schnelles Kratzen aus. (Für mich auffallend war das fast ständige unzufriedene Quengeln des Kindes während der Anamneseerhebung.)
Eigentlich sei sie ein fröhliches Kind. Sie könne aber auch durchaus zornig werden, schlage dann vor Wut mit dem Kopf auf den Boden oder an die Wand. Draußen könne sie sich gut beschäftigen. Trösten ginge ganz gut. Sie sei schon etwas fordernd und diktatorisch.
Ängste: Nein. Sie ist blond, hat blaue Augen. Auf dem Kopf befinden sich noch Reste von Milchschorf.
Sie schnorchle öfter beim Atmen. Meistens dicke grünliche Krusten in der Nase erkennbar.
(Mir fiel auf, dass das Kind jetzt versuchte, sich die Haare auszureißen.) Der Appetit sei

sehr gut. Vorlieben: Süßes, Fett, Butter und Wurst. Bei Hunger wolle sie sofort essen, da könne sie nicht warten. Abneigungen: Warme Speisen. Unverträglichkeiten: Keine. Der Durst sei groß, meist Mineralwasser.
Stuhlgang: Breiig, unregelmäßig. Der Urin rieche sehr penetrant, farblich falle hingegen nichts auf. Der Leib sei meist aufgetrieben, vor allem vor Stuhlgang. Schlaf: Durch Juckreiz öfter erwachend, Schlaflage entweder Bauch- oder Knie-Ellenbogen-Lage, letztere bevorzugend. Sie nehme alles in den Mund. Ab und zu einmal Risse in den Nagelbetten der Finger.

▸ Homöopathische Repertorisation

Die Hautsymptome bringen keine überaus auffallenden Hinweise, sind eher pathognomonisch einzustufen. Wichtiger schien mir die seelische und allgemeine Symptomatik des Kindes zu sein:

> Schlägt mit dem Kopf gegen die Wand (SR I 966: u.a. **TUB**.)
> Verlangen nach Fett (SR II 241: u.a. **tub**.)
> Knie-Ellenbogen-Lage im Schlaf (SR III 59: u.a. **tub**.)
> Urin stark riechend (KK 1856/III 723: u.a. Tub.)

Das Symptom mit dem Ausreißen der Haare findet sich im SR I 996, wo die Mittel **Belladonna**, **Lilium tigrinum** und **Tarentula** angegeben werden, was ich zunächst unberücksichtigt ließ, jedoch im Auge behalten wollte.

Therapie und weiterer Behandlungsverlauf

Therapie: Am 16.06.1998 Einnahme von **Tuberculinum bovinum XM** (Schmidt-Nagel, Genf), einmalig drei Globuli.

▸ Beratung am 25.08.1998

Befund: Neurodermitis erheblich gebessert. Laut Mutter sei es recht schnell besser geworden, zeitweise sei es sogar fast verschwunden. Der Juckreiz sei kaum noch vorhanden. Das Gemüt sei wesentlich ausgeglichener. Sie schlafe sehr viel besser und auch mehr. Die Knielage im Schlaf sei einer Rückenlage gewichen. Der Stuhlgang habe sich ebenfalls normalisiert.
Therapie: Abwarten.

▸ Beratung am 22.10.1998

Befund: Hervorragend. Nur noch an der Schulter ließ sich eine kleine Ekzemstelle erkennen.
Das Gemüt sei zwar insgesamt viel ausgeglichener, sie habe sich in letzter Zeit jedoch wieder etwas trotziger gezeigt. Auch der Zorn, das Fußstampfen nehme zu. Viel Neinsagen in letzter Zeit. Das Verlangen nach Fett, Butter, Wurst und Süßem sei anhaltend. Der Urin rieche inzwischen normal. Mittags liege sie ab und zu wieder auf den Knien. Sie kaue auffallend viel auf Papier. Die Niednägel seien auch wieder aufgefallen.
Therapie: **Tuberculinum bovinum XM** (Schmidt-Nagel, Genf), einmalig drei Globuli.

▸ Letzte Beratung am 16.02.1999

Befund: Neurodermitis praktisch abgeheilt. An der linken Schulter ließ sich noch eine winzige Ekzemstelle erkennen, auch zeigten sich die Gelenkbeugen etwas trocken, jedoch waren alle Ekzemherde, wie 1997/1998 beschrieben, abgeheilt. Die Gemütslage sei recht ausgeglichen.
Der Appetit habe eher nachgelassen. Vorlieben anhaltend für Süßes, Butter, Sahne, Wurst, Geräuchertes und jetzt neu auch saure Gurken. Sie kaue immer noch gerne auf Papier herum, überhaupt knabbere sie alles an. Der Uringeruch falle nicht mehr auf. Das geblähte Bäuchlein habe sie noch immer. Sie laufe etwas ungeschickt, sei grobmotorisch eher schlechter als feinmotorisch. Der Stuhl sei oft gelblich gefärbt. Das Haarereißen sei nicht mehr aufgetreten.

Anamneseerhebung

▶ **Homöopathische Repertorisation**

Verlangen nach Unverdaulichem (SR II 250: u.a. **calc.**)
Aufgetriebenheit des Leibes bei Kindern (KK 1662/III 528: u.a. **Calc.**)
Verlangen nach Saurem (SR II 270: u.a. **calc.**)
Stuhl gelblich (KK 1787/III 653: u.a. *Calc.*)

Therapie: Calcarea carbonica C 200 (Schmidt-Nagel, Genf), einmalig drei Globuli.

Im April 1999 schickten mir die Eltern die Gesundbilder ihrer Tochter zu und teilten mir mit, dass es ihr insgesamt gut gehe, was sie im März 2000 nochmals bestätigten. Es käme nur noch sporadisch zu kleineren Ekzemstellen.
Im Mai 2002 erfuhr ich, dass sie im Januar 2001 wegen eines furchtbaren seelischen Kummers einmal für die Dauer von zwei Monaten mit Ekzemstellen reagiert habe, was sich dann wieder verloren habe.

Fallbewertung

Die recht starke Neurodermitis dieses Kindes war – wie in vielen anderen Fällen auch – nicht über die Symptome der Haut, sondern nur über die Gemüts- und Allgemeinsymptomatik erfolgreich zu behandeln. Hätte man bei diesem Kind das Mittel über die Hautsymptome verordnet, wäre sicherlich **Sulphur lotum** herausgekommen (Verschlimmerung durch Bettwärme, nachts, im warmen Wasser, besser durch frische Luft), was aber mit Sicherheit nicht geholfen hätte.

Kasuistik 44: 4-jähriger Junge

Dieser 4 Jahre alte Junge wurde mir erstmals am 16.09.1992 vorgestellt.
Der Untersuchungsbefund ergab eine diffuse und überaus trockene Ekzemhaut vor allem an der vorderen Halsfalte, an Armen und Beinen in den Beugen.

Anamneseerhebung

▶ **Familienanamnese**
Leer.

▶ **Eigenanamnese**
Keine frühkindlichen Auffälligkeiten. Beginn der Neurodermitis in der 6. Lebenswoche, zunächst sehr gering ausgeprägt, dann jedoch mit zunehmender Verschlimmerung bis zum 1. Lebensjahr, was dazu geführt habe, dass sie mit Kortisonsalben behandelt hätten. Danach habe es sich leider noch weiter ausgebreitet.
Im Mai 1992 seien die Tonsillen entfernt worden, da diese so groß gewesen seien, dass er den Mund nicht mehr richtig habe öffnen können.

Derzeitige Therapien: Rückfettende Basissalben.

▶ **Spontanbericht und zusammenfassende gezielte Befragung**
Er habe sehr heftigen Juckreiz. Ab Mitternacht beginne es und dauere bis früh morgens.
Im Winter sei es eher schlechter. Ausziehen führe zu sofortigem Kratzen. Auch Hitze im

Sommer sei eher schlechter. Bei den Nahrungsmitteln sei die Mutter unsicher, eventuell habe sie eine Reaktion beim Multivitaminsaft sehen können. Er kratze sich stets blutig, das Kopfkissen und seine Bettwäsche seien ständig verschmutzt. Der Appetit sei sehr einseitig, es bestehe starkes Verlangen nach Milch. Der Stuhl sei hart und das Pressen falle ihm häufig schwer. Er schlafe auf dem Rücken, mache oft kauende Bewegungen im Schlaf mit einem auch nachts offenen Mund.

Sein Gemüt sei schwierig, oft aggressiv, ungeduldig, aber auch überaus sensibel und gutmütig. Er weine leicht, bräuchte auch viel Zärtlichkeiten von den Eltern. Seine Stimmungslagen seien schnell wechselnd. Er schwitze rasch, vor allem im Gesicht und auf der Nase. Der Durst sei sehr gut. Enge Gürtel möge er nicht. Sein Geruchssinn sei sehr empfindlich.

▶ Homöopathische Repertorisation

Stimmung wankelmütig, veränderlich (SR I 761: u.a. calc.)
Kaubewegungen im Schlaf (KK 514/II 108: u.a. **Calc**.)
Verlangen nach Milch (SR II 258: u.a. calc.)
Geruchssinn empfindlich (KK 1278/III 144: u.a. *Calc*.)
Schweiß im Gesicht (KK 518/II 112: u.a. **Calc**.)

Therapie und weiterer Behandlungsverlauf

Therapie: Am 16.09.1992 Einnahme von **Calcarea carbonica XM** (Schmidt-Nagel, Genf), einmalig drei Globuli.

▶ Beratung am 29.12.1992
Befund: Neurodermitis insgesamt leicht gebessert, jedoch anhaltend stark.

Der Stuhlgang funktioniere viel leichter, auch seine Gemütslage sei ausgeglichener gewesen. Seit ein paar Wochen sei er jedoch sehr zornig, werfe mit Gegenständen um sich, wenn ihm etwas nicht passe.
Therapie: **Calcarea carbonica XM** (Schmidt-Nagel, Genf), einmalig drei Globuli.

▶ Beratung am 25.01.1993
Befund: Neurodermitis seit ein paar Tagen bakteriell superinfiziert mit Pusteln an den Armen und am Hals. Stark nässende Haut.
Therapie: Abwarten.

▶ Beratung am 27.01.1993
Anruf der Mutter, das Nässen und Eitern sei zurückgegangen.
Therapie: Abwarten.

▶ Beratung am 10.03.1994
Befund: Neurodermitis anhaltend sehr stark, keine durchgreifende Besserung feststellbar. Es sei laut Mutter ein ständiges Auf und Ab. Er habe noch immer sehr starken Juckreiz, komme nachts nicht zur Ruhe. Er leide an erheblicher Verstopfung. Der Stuhl sei sehr hart und nur schwer herauszupressen.
Sein seelischer Zustand sei extrem wechselhaft, Weinerlichkeit, Trotz, Aggressivität und vor allem diese schreckliche Ruhelosigkeit in ihm seien immer wieder auffällig. Mit Widerspruch und Verboten könne er nur schwer umgehen. Auch beim Essen sehr unruhig. Im Dunkeln sei er sehr ängstlich. Tieren gehe er lieber aus dem Weg. Sein Sozialverhalten sei durch seine Wechselhaftigkeit eher problematisch. Er weine auch bei jeder Kleinigkeit. Zum Essen könne sie mir nicht viel sagen. Gegenüber engen Gürteln sei er sehr empfindlich.

▶ Homöopathische Repertorisation

Ruhelosigkeit innerlich (SR I 851: u.a. lyc.)
Weinen beim geringsten Verdruss (SR I 1089: u.a. lyc.)

Ungehorsam (SR I 413: u.a. **lyc**.)
Enge Kleidung am Bauch < (KK 1671/III 537: u.a. **Lyc**.)
Schwergehender Stuhl (KK 1751/III 617: u.a. Lyc.)

Therapie: Lycopodium XM (Schmidt-Nagel, Genf), einmalig drei Globuli.

▶ **Beratung am 07.04.1994**
Befund: Neurodermitis leicht gebessert.
Die Haut sei etwas besser, jedoch kein deutlicher Fortschritt. Das Gemüt sei etwas besser geworden. Er gehe auch den Tieren nicht mehr so aus dem Weg, das sei aufgefallen. Die Verdauung sei immer noch schlecht.
Therapie: Abwarten.

▶ **Beratung am 29.04.1994**
Befund: Neurodermitis deutlich trockener und aufgekratzter, an den Armen und Händen zeigten sich viele kleine akut bläschenartige Hauterscheinungen, die sich durchaus auch mit einer eventuellen Sonnenallergie in Verbindung bringen ließen.
Laut Mutter habe es sich mit zunehmender Sonnenbestrahlung sehr verschlechtert. Mit Beginn des schönen Frühlingswetters habe es sich jetzt ganz akut entwickelt. Der Juckreiz sei ganz massiv, nur kaltes Wasser lindere. Sein Gemüt sei hinsichtlich der Stimmungsschwankungen viel besser. Mir fiel auf, dass er während der Anamneseerhebung kaum den Mund halten konnte, dass er ständig in unser Gespräch hineinredete. Die Verstopfung sei gleichbleibend. Neu sei ein starkes Verlangen nach Salzstangen. Sein Appetit sei gut, der Durst sehr gut. Die Furcht vor Hunden sei verschwunden. Das Weinen bei Kleinigkeiten ebenfalls.

▶ **Homöopathische Repertorisation**

Geschwätzigkeit (SR I 713: u.a. nat-m.)
Sonnenbestrahlung < (SR II 617: u.a. **NAT-M**.)
Baden kalt > (SR II 42: u.a. **nat-m**.)
Verlangen nach Salz (SR II 266: u.a. **NAT-M**.)
Hautausschläge Bläschen (KK 580/II 174: u.a. **Nat-m**.)

Therapie: Natrum muriaticum M (Schmidt-Nagel, Genf), einmalig drei Globuli.

▶ **Beratung am 10.05.1994**
Anruf der Mutter. Es gehe deutlich besser.
Therapie: Abwarten.

▶ **Beratung am 18.07.1994**
Anruf der Mutter. Seit fünf Tagen kratze er wieder mehr. Die Haut habe sich anhaltend gebessert, kaum noch Juckreiz. Das Salzverlangen falle auch wieder mehr auf. Sonst gehe es gut, die Verstopfung sei kein großes Problem mehr.
Therapie: Natrum muriaticum XM (Schmidt-Nagel, Genf), einmalig drei Globuli.

▶ **Beratung am 05.08.1994**
Anruf der Mutter. Die Neurodermitis sei im Gesicht und am Hals so gut wie weg, an den Beinen nur noch in Resten zu sehen. Es gehe gut.
Therapie: Abwarten.

▶ **Beratung am 12.09.1994**
Anruf der Mutter. Sie seien auf Mallorca gewesen, wo er sofort ganz erscheinungsfrei gewesen sei (Besserung durch Meeresluft; dieses Symptom bestätigte ebenfalls die Richtigkeit des gewählten Mittels Natrum muriaticum: SR II 31: u.a. **nat-m**.), nach der Rückkehr habe es sich wieder verschlimmert, sei jedoch insgesamt recht harmlos. Das Salzverlangen habe sich wieder deutlicher gezeigt, auch die schlechte Verdauung sei erneut auffälliger.
Therapie: Natrum muriaticum XM (Schmidt-Nagel, Genf), einmalig drei Globuli.

▸ **Beratung am 11.11.1994**
Befund: Neurodermitis mäßig an den Armen und Beinen in Form von trockenen und stellenweise aufgekratzten Herden.
Es sei durchwachsen. Zunächst habe es sich ganz deutlich verbessert, seit ein paar Wochen habe es jedoch wieder zugenommen. Seine Gemütslage sei gut, die Zappeligkeit deutlich rückläufig.
Hinsichtlich der Verdauung klappe es ganz gut.
Therapie: Abwarten.

▸ **Beratung am 24.03.1995**
Befund: Neurodermitis nur mäßig ausgeprägt. Leichte Ekzemstellen an den Armen und in den Kniekehlen.
Sein Juckreiz trete vor allem bei Wärme auf, sodass er sich nachts immer aufdecke und die Füße aus dem Bett herausstrecke. Die Ruhelosigkeit habe deutlich zugenommen. Er könne nur noch schlecht still sitzen. Der Stuhl sei hell gefärbt und recht hart.

▸ **Homöopathische Repertorisation**

> Hitze der Füße nachts, entblößt sie (KK 860/ II 454: u.a. **Sulph.**)
> Ruhelosigkeit im Sitzen (SR I 856: u.a. sulph.)
> Stuhl hell gefärbt (KK 1788/III 654: u.a. **Sulph.**)
> Stuhl hart (KK 1792/III 658: u.a. **Sulph.**)

Therapie: Sulphur lotum XM (Schmidt-Nagel, Genf), einmalig drei Globuli.

▸ **Beratung am 26.05.1995**
Anruf der Mutter. Er reagiere wieder extrem auf Sonne, habe Quaddeln und sei ganz rot. Kaltes Wasser lindere.
Therapie: Natrum muriaticum C 200 (DHU), einmalig drei Globuli.

▸ **Beratung am 10.06.1995**
Sein Gemütszustand sei sehr schlimm. Er steigere sich in Kleinigkeiten hinein, sei extrem zappelig, könne überhaupt nicht mehr stillsitzen. Großer Dickkopf. Er schwitze nicht mehr so viel.
Sein Durst sei weniger geworden. Salzstangen esse er noch täglich, jedoch nicht mehr so viel wie früher. Enge Hosen seien inzwischen kein Problem mehr. Der Stuhl sei immer hart, er habe aber täglich Stuhlgang.
Therapie: Abwarten.

▸ **Beratung am 21.06.1995**
Anruf der Mutter. Alles sei sehr gut gewesen. Seit kurzem falle ihr jedoch auf, dass er wieder mehr Salz verlange und dass er sehr unruhig werde.
Therapie: Wir verabredeten, zunächst abzuwarten, bei weiter fortschreitendem Rückfall sollte sie Natrum muriaticum M verabreichen.

▸ **Beratung am 02.08.1995**
Anruf der Mutter. Das Natrum muriaticum M habe sie ihm am 27.06.1995 verabreicht. Es gehe ihm ganz gut, keine Probleme größerer Art.
Therapie: Abwarten.

▸ **Beratung am 28.08.1995**
Befund: Stark krustige Ekzeme an den Lidern, in der Halsfalte, an den Handgelenken und Ellenbeugen und stellenweise nässende Ekzeminseln an den Beinen. Es sei ganz plötzlich aufgetreten, jucke sehr massiv. Sonst habe sich nichts Besonderes gezeigt.
Er sei wieder unruhiger geworden und auch die Salzstangen esse er immer noch gerne.

▸ **Homöopathische Repertorisation**

> Krustige Hautausschläge Lider (KK 1151/III 17: u.a. *Graph.*)
> Hautausschläge Gelenkbeugen (KK 838/II 432: u.a. *Graph.*)

Therapie: Graphites C 30 (DHU), einmalig drei Globuli.

▸ Beratung am 25.10.1995
Anruf der Mutter. Es habe sofort geholfen, sei jetzt aber wieder schlechter.
Therapie: Graphites C 30 (DHU), einmalig drei Globuli.

▸ Beratung am 17.11.1995
Befund: Neurodermitis sehr gering, überaus erfreulicher Befund.
Es gehe recht gut. Keine größeren Beschwerden, auch mit dem Stuhlgang klappe es inzwischen besser.
Therapie: Abwarten.

▸ Beratung am 22.12.1995
Anruf der Mutter. Sein Gesamtbefinden lasse nach. Die Haut verursache wieder verstärkten Juckreiz. Er sei wieder unruhiger und verlange wieder deutlicher nach Salz.
Therapie: Natrum muriaticum M (Schmidt-Nagel, Genf), einmalig drei Globuli.

▸ Beratung am 26.01.1996
Befund: Neurodermitis schwach, leichte trockene Stellen.
Laut Mutter sei es zwar insgesamt recht gut, aber schon besser gewesen. Seine Verdauung sei in Ordnung. Er sei sehr nervös und unruhig, eventuell könnte dies auch damit zusammenhängen, dass sein Vater wegen eines Unfalles schon seit neun Wochen im Krankenhaus liege.
Therapie: Abwarten.

▸ Beratung am 03.05.1996
Befund: Neurodermitis insgesamt sehr wenig, stellenweise noch leichte trockene Hautbereiche vor allem in den Beugen.
Gesicht und Hals vollkommen erscheinungsfrei. Trotz der guten Haut kratze er sich wieder mehr, seit das Wetter wärmer geworden sei. Stark zunehmende Unruhe im Sitzen.

Sehr empfindlich gegen Spott und Geringschätzung (SR I 22: u.a. **nat-m.**), das vertrage er überhaupt nicht. Sehr schnell beleidigt. Auffallend sei ganz neu eine Furcht vor Einbrechern (SR I 520: u.a. **nat-m.**) Das Verlangen nach Salz habe wieder deutlich zugenommen.
Therapie: Abwarten, da sich **Natrum muriaticum** anhaltend deutlich zeigte, jedoch insgesamt die Besserung noch zu überwiegen schien.

▸ Beratung am 05.07.1996
Befund: Neurodermitis hervorragend. Nur noch minimalste Reste an den Ellenbeugen. Sein Salzverlangen sei auch verschwunden. Geblieben sei hingegen seine Unruhe, etwas sei immer in Bewegung. Der Stuhl sei zwar noch fest, störe ihn aber nicht mehr. Er sei anhaltend geschwätzig, rede den ganzen Tag. Der Mutter sei aufgefallen, dass er im Schlaf kauende Mundbewegungen mache.
Therapie: Abwarten.

▸ Beratung am 28.08.1996
Befund: Neurodermitis nicht mehr der Rede wert, so gut wie erscheinungsfrei. Fast kein Kratzen mehr, höchstens einmal, wenn er sehr viel geschwitzt habe. Auch sonst alles bestens.
Therapie: Abwarten.

▸ Beratung am 29.10.1996
Befund: Neurodermitisrückfall an den Handgelenken, Ellenbeugen, am Hals und den Ohrläppchen, jedoch in recht harmloser Form und mit früher nicht zu vergleichen. Laut Mutter liege das wohl an der winterlichen Jahreszeit. Es habe vor ungefähr zwei Wochen wieder zugenommen, bis dahin sei es anhaltend sehr gut gewesen.
Der Juckreiz sei wieder deutlicher. Das Salzverlangen habe sich ebenfalls wieder gemeldet. Der Stuhl zeige wieder mehr Härte, sei schwieriger. Schnell zorniges Gemüt, er könne überhaupt nicht verlieren.

Sehr empfindlich gegen Kritik und Spott. Ungeduldig. Auch sehr weich, gutmütig.

▶ Homöopathische Repertorisation

> Überempfindlichkeit (SR I 898: u.a. **NAT-M.**, **SULPH**.)
> Ungeduldig (SR I 600: u.a. **nat-m.**, **SULPH**.)
> Hautausschläge, Winter < (KK 605/II 199: u.a. Sulph.)

Therapie: Sulphur lotum C 200 (DHU), einmalig drei Globuli.
Dies war jedoch eine schlechte Entscheidung. Leider weiß ich heute auch nicht mehr, warum ich damals **Sulphur lotum** gegeben habe.

▶ Beratung am 05.12.1996

Anruf der Mutter, es sei zu einem sehr schlimmen Ekzem gekommen. Vor allem in der vorderen Halsfalte sei es nässend, rot, entzündet, krustig. In den anderen Gelenkbeugen nehme es ebenfalls zu.
Therapie: Graphites C 200 (DHU), einmalig drei Globuli.

▶ Beratung am 18.12.1996

Befund: Neurodermitis insgesamt deutlich gebessert.
Er sei auch wieder viel ausgeglichener, fühle sich einfach wohler.
Die Ohrläppchen seien derzeit etwas einreißend (KK 1224/III 90: u.a. **Graph**.)
Therapie: Abwarten.

▶ Beratung am 19.02.1997

Befund: Neurodermitis so gut wie vollständig abgeheilt.
Auch sonst sehr gutes Befinden, sowohl seitens der seelischen, als auch körperlichen Lage.
Therapie: Abwarten.

▶ Beratung am 10.06.1998

Befund: Minimale Ekzemstellen in den Ellenbeugen.
Er sei im November 1997 wegen einer Armfraktur öfters geröntgt worden, wonach sich dann auch ab und zu wieder leicht trockene Stellen entwickelt hätten. Es sei aber insgesamt alles sehr schön, wenn man es mit früher vergleiche. Sie hätten deshalb auch keinen Handlungsbedarf gesehen. Seitens der Symptomentwicklung habe die Mutter Folgendes zu berichten: Er sei recht sensibel, weine ziemlich schnell, vor allem, wenn man mit ihm schimpfe. Mit anderen Kindern komme er gut zurecht. Verlieren könne er noch immer nicht.
Seine Unruhe und Zappeligkeit habe sich gelegt. Er wolle stets der Erste und der Beste sein.
Das Kauen im Schlaf sei immer noch ab und zu vorhanden, auch das Salzverlangen. Jetzt auch gerne Süßes. Sein Durst sei recht groß. Er schwitze sehr viel auf dem Nasenrücken (KK 1275/III 141: u.a. Nat-m.). Er spreche noch immer gerne, es sei aber nicht mehr so auffallend wie früher.
Gegenüber Sonne sei er überaus empfindlich. Sein Schweiß schmecke sehr salzig.
Therapie: Natrum muriaticum XM (Schmidt-Nagel, Genf), einmalig drei Globuli.

▶ Beratung am 07.04.1999

Befund: Neurodermitis nicht der Rede wert, praktisch erscheinungsfrei. Es gehe ihm nun schon seit 1997 sehr gut.
Das Mittel **Natrum muriaticum XM** habe hervorragend gewirkt, er sei vollständig gesund gewesen.
Seit Januar 1999 komme es ab und an zu winzigen trockenen Stellen in den Ellenbeugen und an den Handgelenken, die jedoch so gut wie keine Beschwerden auslösten.
Sein Gemüt habe sich sehr gut gemacht, er komme mit allen zurecht. Sein Einschlafen sei manchmal etwas schwierig.

Sein Verlangen nach Salzstangen und nach Süßem sei anhaltend. Sein Nasenschweiß sei gleichbleibend, auch schmecke der Schweiß noch immer salzig. Der Durst sei sehr groß geblieben.
Therapie: Natrum muriaticum XM (Schmidt-Nagel, Genf), einmalig drei Globuli.

▶ **Letzte Beratung am 18.04.2000**
Befund: Neurodermitis hervorragend. Am seitlichen Hals winzige und eigentlich nicht behandlungsbedürftige Stelle, circa markstückgroß.
Die Mutter komme vorsichtshalber vorbei. Es gehe ihm aber sehr gut. Das Gemüt sei sehr ausgeglichen, der Stuhlgang regelmäßig. Sein Salzverlangen habe wieder zugenommen, er gehe sogar extra noch einmal zum Einkaufen, wenn die Mutter vergessen habe, Salzstangen zu kaufen. In letzter Zeit falle Nasenschweiß auf. Er schlafe etwas schwer ein, sei früh aber sofort fit. Kritik möge er gar nicht, da sei er schon noch empfindlich, seine Gemütsentwicklung sei aber insgesamt wirklich sehr positiv. (Auch auf mich machte er während des ganzen Gesprächs einen sehr ausgeglichenen Eindruck.)
Er habe laut Mutter letztes Jahr nicht auf die Sonne reagiert.

▶ **Homöopathische Repertorisation**

Verlangen nach Salz (SR II 266: u.a. **NAT-M.**)
Schweiß auf der Nase (KK 1275/III 141: u.a. Nat-m.)

Therapie: Natrum muriaticum CM (Schmidt-Nagel, Genf), einmalig drei Globuli.

Fallbewertung

Bei diesem Kind war eine mehrjährige Behandlungszeit erforderlich, die schließlich in einen sehr stabilen Zustand führte, was vor allem dem Mittel **Natrum muriaticum** zu verdanken war. Er ist jetzt seit 1997 praktisch beschwerde- und erscheinungsfrei, wenn man einmal von seltenen kleineren trockenen Stellen absieht. Aber auch das Kind insgesamt hat sich sehr gut entwickelt, was sicherlich zu einem großen Teil auf das Homöopathikum zurückzuführen sein dürfte. Dieser Fall lehrt uns einmal mehr, wie wichtig es ist, Geduld und Ausdauer zu bewahren und sich durch Rückschläge nicht entmutigen zu lassen. In einem Gespräch mit der Mutter im März 2002 erfuhr ich, dass es ihm seitens der Neurodermitis sehr gut gehe.

Kasuistik 45: 2-jähriger Junge

Dieser 2 Jahre alte Junge wurde mir erstmals am 08.12.1994 vorgestellt.
Der Untersuchungsbefund zeigte ein stämmig-adipös wirkendes Kind mit stark geröteten und trockenen Ekzembereichen zwischen den Oberschenkeln. Haut verdickt und hart.
Bei der Untersuchung zorniges und sich stark wehrendes Kind, beständig „Nein", „nein" schreiend.

Anamneseerhebung

▸ **Familienanamnese**

Vorkommen von Neurodermitis.

▸ **Eigenanamnese**

Geburt vier Wochen vor dem errechneten Termin, jedoch problemlos. Er habe 3100 g gewogen, sei 49 cm groß gewesen, sein Kopfumfang habe 35,5 cm betragen.
In den ersten drei Monaten habe er heftige Blähungen gehabt. Die Neurodermitis sei schon ziemlich früh in Form von kleineren trockenen Stellen aufgetreten, beispielsweise an den Ohrläppchen. In der jetzt starken Ausprägung sei es seit Juli 1994 vorhanden. Sonst sei er noch nicht nennenswert erkrankt gewesen.
An diagnostischen Maßnahmen sei noch nichts unternommen worden.

Bisherige Therapien: Von Anfang an sei er von einem homöopathischen Arzt behandelt worden, bezüglich der Neurodermitis jedoch ohne durchgreifenden Erfolg.

▸ **Spontanbericht und zusammenfassende gezielte Befragung**

Der Juckreiz trete vor allem abends und nachts auf. Er kratze sich sofort beim Entkleiden, das sei überaus auffallend. Ablenken sei sehr schwierig, eigentlich kaum möglich.
Modalitäten seien kaum zu beurteilen, auch bei den Nahrungsmitteln habe die Mutter noch nichts festgestellt. Aus prophylaktischen Gründen gebe sie ihm aber keine Kuhmilch. Auch jahreszeitlich sei es unauffällig.
Er habe ein sehr vielschichtiges Gemüt. Es könne gut sein, dass er sich vor lauter Wut auf den Boden werfe, dann sei er aber auch wieder sehr ausgeglichen. Bei Zorn beiße er sich teilweise selbst. Alleine zu spielen falle recht schwer. Ängste sehr stark vor Hunden, sonst keine.

Sein Appetit sei sehr gut, wie man sehe. Er könnte den ganzen Tag essen. Vorlieben: Blanke Butter, scharfer Käse, Eier, Senf, Fleisch. Abneigungen keine. Unverträglichkeiten keine. Sein Durst sei eher durchschnittlich. Probleme mache der Stuhlgang. Er habe zwar mehrmals täglich Entleerungen, jedoch stets hart und kleine Mengen. Auch sein Bauch sei meist von Luft aufgetrieben.
Ihr falle auf, dass er unter Fußschweiß leide, er habe dabei aber eiskalte Füßchen. Bis vor drei Monaten habe er nachts auch am Kopf geschwitzt. Sein Schlaf sei problemlos. Bevorzugte Lage: Auf den Knien.

▸ **Homöopathische Repertorisation**

Furcht vor Hunden (SR I 495: u.a. **tub**.)
Eigensinn bei Kindern (SR I 788: u.a. **TUB**.)
Verlangen nach Butter (SR II 226: tub. ergänzt)
Knie-Ellenbogen-Lage im Schlaf (SR III 59: u.a. **tub**.)

Therapie und weiterer Behandlungsverlauf

Therapie: Am 08.12.1994 Einnahme von Tuberculinum bovinum XM (Schmidt-Nagel, Genf), einmalig drei Globuli.

▸ **Beratung am 16.02.1995**

Anruf der Mutter. Sein Gemütszustand habe sich wesentlich verbessert, er wirke viel ausgeglichener und ruhiger. Die Haut sei zwar insgesamt auch besser, jedoch nur leicht.
Therapie: Abwarten.

▸ **Beratung am 17.01.1996**

Anruf der Mutter. Alles sei wieder schlechter geworden, auch die Ekzeme.
Therapie: Tuberculinum bovinum XM (Schmidt-Nagel, Genf), einmalig drei Globuli.

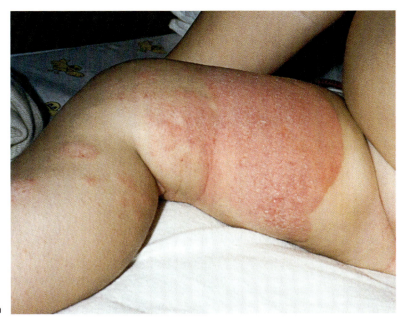
Abb. 45a

▸ **Beratung am 31.01.1996**
Anruf der Mutter. Er habe einen knallrot entzündeten Lippenrand, auch die Harnröhrenmündung einschließlich der Eichel sei sehr stark gerötet.
Therapie: Sulphur lotum C 30 (DHU), einmalig drei Globuli.

▸ **Beratung am 02.02.1996**
Anruf der Mutter. Haut wieder deutlich gebessert. Jetzt aber vor allem tagsüber sehr viel Husten, draußen in der frischen Luft sei es trotz Kälte besser. Der Husten sei recht festsitzend, keine Atemnot, kein nennenswerter Schnupfen.
Therapie: Pulsatilla C 30 (DHU), einmalig drei Globuli.

▸ **Beratung am 21.02.1996**
Anruf der Mutter. Er habe jetzt eine akute, sehr schmerzhafte Ohrenentzündung. Wärmeauflage lindere. Auch gelblicher Schnupfen dabei.

Therapie: Hepar sulphuris C 30 (DHU), einmalig drei Globuli.

▸ **Beratung am 04.04.1996**
Anruf der Mutter. Die Neurodermitis sei sehr gut geworden.
Er leide jedoch oft unter seinen Blähungen, sein Leib sei häufig aufgetrieben und gespannt.
Er sei wieder unruhig im Sitzen, könne sich nicht gut alleine beschäftigen. Bei Aufregung stottere er ein bisschen.

▸ **Homöopathische Repertorisation**

Eingeklemmte Blähungen (KK 1664/III 530: u.a. *Lyc.*)
Aufgetriebenheit des Leibes (KK 1661/III 527: u.a. **Lyc.**)
Abneigung zu spielen (SR I 796: u.a. **lyc.**)
Ruhelosigkeit im Sitzen (SR I 856: u.a. **LYC.**)

Therapie: Lycopodium XM (Schmidt-Nagel, Genf), einmalig drei Globuli.

▸ **Beratung am 08.07.1996**

Anruf der Mutter. Die Arznei habe gut gewirkt, die Bauchprobleme seien so gut wie verschwunden. Jetzt sei er aber wieder sehr hektisch und aufgedreht, knirsche nachts (KK 1354/III 220: u.a. **Tub.**) mit den Zähnen, sei auch wieder zorniger geworden. Er liege auch wieder öfter auf den Knien. Seine Haut mache nur noch wenig Probleme.
Therapie: Tuberculinum bovinum XM (Schmidt-Nagel, Genf), einmalig drei Globuli.

▸ **Beratung am 06.12.1996**

Befund: Neurodermitis kaum noch der Rede wert. Es ließen sich keine aktuellen Ekzeme feststellen, nur bei extremem Frost käme es noch ab und zu zu kleinen Risschen an den Ohrläppchen und zu kleinen trockenen Stellen im Gesicht. Er sei öfter einmal erkältet, neige dann zu Husten vor allem in der Einschlaf- und Aufwachphase. Die Mutter meint, dass hier vor allem nasskaltes Wetter eine kausale Rolle spiele.
Seinen Blähbauch habe er zwar noch, jedoch kaum erwähnenswert. Der Stuhl sei recht trocken, aber leichter. Er sei noch immer ein richtiger Fresser, könne immerzu essen.
Die Furcht vor Hunden sei noch immer vorhanden. Der Fußschweiß und das nächtliche Zähneknirschen seien ebenfalls gleichbleibend. Die Gemütslage sei sehr gut.

▸ **Homöopathische Repertorisation**

Nasskaltes Wetter < (SR II 753: u.a. **CALC.**)
Furcht vor Hunden (SR I 495: u.a. calc.)

Therapie: Calcarea carbonica XM (Schmidt-Nagel, Genf), einmalig drei Globuli.

▸ **Beratung am 15.09.1997**

Befund: Neurodermitis komplett verschwunden.

Es sei ihm insgesamt gesehen sehr gut ergangen. Auffallend seien aber noch einige Symptome:
Er sei seit einer Woche erkältet und huste nachts bellend zu unterschiedlichen Zeiten im Schlaf. Seine Nase laufe, morgens müsse er öfter niesen.
Das Zähneknirschen nachts sei bereits weg gewesen, seit dieser Zeit jedoch wieder vorhanden.
Der Bauch sei seit ungefähr zwei Wochen wieder dicker geworden. Der Stuhlgang sei ebenfalls gut gewesen, werde jetzt aber zunehmend schwieriger. Er sei schnell beleidigt, möchte überall der Erste, Beste und Größte sein. Sein Selbstvertrauen sei jedoch eher gering. Vor Hunden habe er zwar keine Furcht mehr, er sei aber schon noch vorsichtig. In letzter Zeit träume er öfter von irgendwelchen Monstern und komme dann weinend zu den Eltern. Sein Appetit habe sich normalisiert. Vorlieben: Eier, eher kalte Sachen, Eis. Abneigung gegen Milch. Sein Schlaf sei gut, inzwischen meistens auf dem Rücken liegend. Derzeit mache er Ergotherapie wegen Balance-Schwierigkeiten. Seine Zehennägel seien spröde. Beim Autofahren sei ihm öfter übel. Die chronischen rezidivierenden Hustenbeschwerden seien schon lange weg. Bei der heutigen Befragung wirkte das Kind sehr brav und kooperativ.

▸ **Homöopathische Repertorisation**

Husten im Schlaf (KK 1506/III 372: u.a. Calc.)
Schnell beleidigt (SR I 791: u.a. **CALC.**)
Träume schrecklich (SR III 304: u.a. **CALC.**)
Verlangen nach Eiern (SR II 239: u.a. **calc.**)
Abneigung Milch (SR II 257: u.a. calc.)
Inkoordination (KK 905/II 499: u.a. Calc.)
Übelkeit Autofahren (KK 1610/III 476: u.a. Calc.)

Therapie: Calcarea carbonica XM (Schmidt-Nagel, Genf), einmalig drei Globuli.

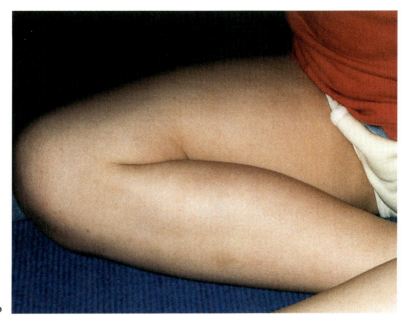
Abb. 45b

▶ **Beratung am 17.07.1998**
Befund: Neurodermitis jetzt schon seit 1996 verschwunden.
Es sei ihm sehr gut gegangen. Seit letzter Woche huste er wieder, nachts im Schlaf, hart klingend. Auch das Niesen komme morgens wieder vermehrt vor. Der Fußschweiß falle auch wieder mehr auf. Das Stottern sei weniger geworden. Ergotherapeutisch gäbe es keine Probleme mehr. Da mache er weiter gute Fortschritte. Übelkeit beim Autofahren trete vermehrt auf, sei zuvor fast gut gewesen. Das nächtliche Zähneknirschen sei sehr stark.
Therapie: Calcarea carbonica CM (Schmidt-Nagel, Genf), einmalig drei Globuli.

▶ **Letzte Beratung am 10.03.1999**
Es gehe ihm sehr gut. Das Gemüt sei sehr ausgeglichen, seine Verdauung mache keine Probleme mehr. Die Neurodermitis sei seit nun drei Jahren Vergangenheit. Erwähnenswert sei lediglich, dass das nächtliche Knirschen immer noch ab und zu vorhanden sei.

Die Feinmotorik sei nicht ganz so gut, beispielsweise beim Schreiben. Seitens seiner Balance sei aber alles ganz normal. Er sei durchaus sehr bewegungsfreudig, auch die grobe Kraft sei gut. Seine spröden Fußnägel fallen noch etwas auf.
Ab und zu erkälte er sich noch, huste oder sei verschnupft. Sein Appetit sei immer noch groß. Vorlieben für Brot, Eier und eher kalte Sachen. Insgesamt sei er aber sehr gesund geworden.
Therapie: Calcarea carbonica CM (Schmidt-Nagel, Genf), einmalig drei Globuli.

Fallbewertung

Dieses Kind gesundete sehr rasch von der Neurodermitis, es war hier nur eine knapp 1-jährige Therapiedauer erforderlich. Der Junge ist seit 1996 beschwerdefrei.
Auch der weitere der konstitutionellen Entwicklung des Kindes dienende Behandlungsverlauf war komplikationslos.

Kasuistik 46:
5-jähriges Mädchen

Dieses 5 Jahre alte Mädchen wurde mir erstmals am 08.01.1998 vorgestellt.
Der Untersuchungsbefund erbrachte eine derzeit durch Kortisonsalben unterdrückte Neurodermitis, ansatzweise waren an den Armen leichte Stellen des trockenen Ekzems zu erkennen. Hübsches, blauäugiges Mädchen ohne weitere Auffälligkeiten. Trotz der derzeit geringgradigen Ausmaße schien die Mutter sehr besorgt und verzweifelt, weinte wegen der Erkrankung ihrer Tochter.

Anamneseerhebung

▶ **Familienanamnese**

Vorkommen von Asthma bronchiale, Heuschnupfen, Hausstauballergie und Katzenhaarallergie.

▶ **Eigenanamnese**

In der Schwangerschaft sei die Mutter sehr nervös und aufgeregt gewesen, weil sie sich stets um alles viele Sorgen gemacht habe, vor allem um mögliche Krankheiten usw. Die Geburt sei eigentlich normal verlaufen. Ihre Tochter sei breit gewickelt worden. Zahneinschuss im 5. Lebensmonat, Gehen mit zehn Monaten. Beim Sprechen sei sie etwas faul gewesen, habe eigentlich erst so richtig mit zwei Jahren angefangen, wohl aber auch deshalb, weil die Mutter beim kleinsten Laut gleich gerannt sei. Die motorische Entwicklung sei immer normal gewesen. Bis heute habe ihre Tochter 2-mal einen Pseudokruppanfall gehabt, des Weiteren mehrere Male Bronchitis. 1997 im Juli seien Streptokokken im Rachen nachgewiesen worden. Bis heute habe sie schon 4-mal ein Antibiotikum einnehmen müssen. Sie sei für Ansteckungen sehr anfällig. Die Neurodermitis sei erstmals im Winter 1996 im Gesicht, am Hals und am Dekolletee in Erscheinung getreten. Durch ein Kortisonsalbengemisch sei es abgeheilt, im Sommer dann gut gewesen. Im Winter 1996/1997 erneuter Rückfall und wieder Kortisonsalben. Im Winter 1997/1998 erneuter Rückfall mit dann sich ausbreitender Neurodermitis auf die Arme. Wieder sei sie mit Kortisonsalbe behandelt worden. Im Sommer sei es stets besser bzw. gar nicht vorhanden.

▶ **Spontanbericht und zusammenfassende gezielte Befragung**

Sie kratze sich nicht. Es störe sie aber vom äußeren Aspekt her sehr.
Sie sei ein überaus lebhaftes Kind. Still zu sitzen, falle sehr schwer. Auch durchaus eigensinnig und dickköpfig. Alleine spielen könne sie nur schwer. Sie sei beharrend und manchmal unausgeglichen. Sie spreche teilweise im Schlaf. Gegenüber äußeren Eindrücken sei sie sehr empfänglich. Der Appetit sei wechselhaft. Deutliche Vorliebe für Essigsoße, die trinke sie blank. Sie lasse sich beim Essen auch immer schnell ablenken.
Keine Abneigungen und Unverträglichkeiten. Der Durst sei groß.
Stuhlgang normal. Ab und zu knirsche sie nachts mit den Zähnen. Die Schlaflage sei wechselnd. Weinen, wenn man ihr etwas verbiete, oder wenn sie ihren Willen nicht bekomme. Ab und zu etwas Handschweiß. Trost könne sie annehmen, außer, sie bocke gerade, dann sei nichts zu machen.

▶ **Homöopathische Repertorisation**

> Ruhelosigkeit im Sitzen (SR I 856: u.a. **sep.**)
> Hautausschläge im Winter (KK 605/II 199: u.a. *Sep.*)
> Verlangen nach Essig (SR II 278: u.a. **sep.**)
> Erkältungsanfälligkeit (SR II 86: u.a. **SEP.**)

Therapie und weiterer Behandlungsverlauf

Therapie: Am 08.01.1998 Einnahme von **Sepia C 200** (Schmidt-Nagel, Genf), einmalig drei Globuli.
Die Kortisonsalben sollten nicht mehr eingesetzt werden.

▶ **Beratung am 19.01.1998**
Anruf der Mutter. Ihre Tochter habe einen kleinen Fleck am Arm, so wie früher. Es sei aber nicht so stark wie sonst.
Therapie: Abwarten, beruhigen.

▶ **Beratung am 21.01.1998**
Anruf der Mutter. Ihre Tochter habe Windpocken.
Therapie: Abwarten.

▶ **Beratung am 27.01.1998**
Befund: Nur leichte trockene Hautstellen an den Armen, kaum der Rede wert.
Laut Mutter sei es sehr gut geworden. Nach der Einnahme von **Sepia C 200** sei ihre Tochter erst ein paar Tage etwas aggressiver geworden, inzwischen aber viel ausgeglichener. Auch sonst gehe es sehr gut.
Therapie: Abwarten. Trotz des hervorragenden Ergebnisses bis jetzt war die Mutter in einem weiterhin so erregten Zustand, dass ich zur diagnostischen Abklärung (und damit zur Beruhigung der Mutter) in der Hautfachklinik Sanaderm riet, in die sie vom 28.01.–18.02.1998 stationär aufgenommen wurde.

▶ **Bericht der Hautfachklinik Sanaderm vom 18.02.1998**
Diagnose: Neurodermitis constitutionalis.
Anamnese: Im Säuglingsalter zeigte sich Milchschorf. Im Alter von 2 ½ Jahren wurden erstmalig Hauterscheinungen im Winterurlaub an Wangen und Hals sichtbar. Im Sommer ist die Haut immer erscheinungsfrei, im Gegensatz zur Verschlechterung im Winter. Einmal wurde ein akuter Schub nach Mehlstaubexposition beobachtet. Vermutete Nahrungsmittel-Unverträglichkeiten: Mandarinen. Es bestehe gelegentlicher Kontakt zu Hund und Katze. Im Haushalt wird eine allergiearme Bettdecke verwandt. Eine Wolle-Unverträglichkeit ist bekannt, aber weder Pollinosis noch Asthma. Die Mutter scheint sehr ängstlich zu sein.
Familienanamnese: Atopie positiv.
Aufnahmebefund: Integument, besonders obere Extremitäten: Disseminiert, unscharf begrenzte, streckseitig betonte, kleieförmig schuppende, trockene, z.T. exkoriierte, diskrete Eryhteme. Atopiestigmata positiv.
Laborbefunde/Testungen: Das Ergebnis des inhalativen Allergiesuchtests war negativ. Das Gesamt-IgE lag bei 16,4 kU/l. Auch im orientierend durchgeführten Nahrungs-RAST konnten keine Sensibilisierungen festgestellt werden.
Pädiatrisches Konsil: Mutter sehr ängstlich, Angst vor Verschlechterung des Hautbefundes, Mutter-Kind Overprotection. Organisch keine Auffälligkeiten.
Interne Therapie: Quintesal.
Lokalbehandlung: Kratzartefakte/Beugen: Tagsüber Linola Fett, abends Pasta zinci mollis; Gesicht: Laceran Omega; Pflege: Excipial U Lipolotio.
Physikalische Therapie: Die Patientin nahm an den im Rahmen unseres Gesamtkonzeptes angebotenen Veranstaltungen teil. Dabei erhielt sie Fußreflexzonenmassagen und ihre Mutter besuchte die Ernährungsberatung, die Psychotherapeutin und die hausinterne Fortbildung für Neurodermitiker.
Therapie und Verlauf: Wir führten eine kombinierte Balneo-Photo-Therapie mit Ölbädern und Bestrahlungen durch die Saalmann UVA-PUR-Lampe bis drei Minuten durch. Hierdurch besserte sich die Haut bis zur Erscheinungsfreiheit.
Procedere: Wir empfahlen die ausschleichende Lichttherapie und die Anwendung geeigneter Externa.

▸ **Konsiliarische homöopathische Beratung am 04.02.1998**
während des stationären Aufenthaltes:
Befund: Neurodermitis vollständig verschwunden.
Sie habe sich auffallend gut entwickelt, sei viel fröhlicher geworden. In der Tat wirkte sie zwar noch immer sehr lebhaft, konnte sich aber während des ganzen Gesprächs gut beschäftigen. Ihre ehemalige Unruhe sei laut Mutter deutlich rückläufig. Sie habe auch keinen Infekt mehr gehabt. Das Essigverlangen sei nicht mehr zu beobachten. Der Appetit sei insgesamt besser. Keine kalten Hände mehr. Kein Weinen mehr bei Zorn. Sie sei viel anschmiegsamer geworden, viel zärtlicher. Sie könne jetzt sogar küssen, vorher habe sie das nie gemacht.
Therapie: Abwarten.

▸ **Letzte Beratung am 10.03.1998**
Befund: Neurodermitis vollständig weg. Bestes Allgemeinbefinden. Wir beendeten daraufhin die Behandlung. Seitdem geht es ihr anhaltend sehr gut.

Fallbewertung

Dieses Kind litt an einer immer zur Winterzeit durchbrechenden Neurodermitis, die nur durch Kortisonsalben behandelt werden konnte. Dank **Sepia** ist sie ohne Kortisonsalben beschwerdefrei geworden und geblieben. Doch heilte nicht nur die Neurodermitis ab, sondern auch die Gesamtkonstitution des Kindes erfuhr eine beeindruckende Wendung zum Guten.

Kasuistik 47: 4-jähriges Mädchen

Dieses 4 Jahre alte Mädchen wurde mir erstmals am 06.02.1998 vorgestellt.
Der Untersuchungsbefund zeigte blutig gekratzte Neurodermitisherde vor allem an den Armen, am Hals, stellenweise im Gesicht.

Anamneseerhebung

▸ **Familienanamnese**
Vorkommen von Neurodermitis und Heuschnupfen.

▸ **Eigenanamnese**
Die Mutter berichtet, dass sie in der Schwangerschaft bis zur 18. Woche sehr viel erbrochen habe, was zur Einweisung ins Krankenhaus geführt habe, wo sie verschiedene Mittel und Infusionen erhalten habe. Die Geburt sei normal und spontan verlaufen. Bei ihrer Tochter sei ein leicht verlängerter Icterus neonatorum aufgefallen, jedoch ohne große Bedeutung.
Der Zahndurchbruch sei im 8. Lebensmonat erfolgt, gelaufen sei sie erst mit 17 Monaten, jedoch habe sie schon sehr früh zu sprechen begonnen. Es falle ihr auf, dass ihre Tochter Ängste habe, wenn sie Treppen hinuntergehen möchte, nur bei diesen Abwärtsbewegungen, sonst nicht. Im Dezember 1997 habe sie Scharlach gehabt.
Die Neurodermitis habe so richtig im Herbst 1994 begonnen und sich seitdem eigentlich nicht deutlich gebessert.

Bisherige Therapien: Verschiedenste Fett- und Pflegesalben, Kortisonsalben, Diäten, Nachtkerzenpräparate, Fenistil, verschiedene Badezusätze. Alles das habe letztlich entweder gar nicht, oder nur kurzfristig Linderung gebracht. Im Moment behandeln sie ihre Tochter mit einer Salbe aus dem Reformhaus, eine Kortisonsalbe hätten sie letztmals vor 14 Tagen verwendet.

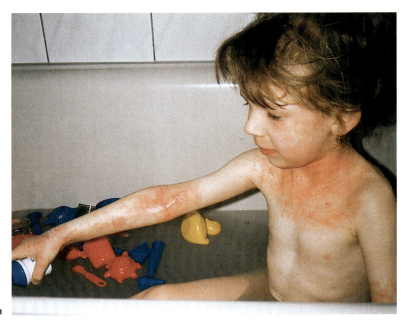

Abb. 47a

▶ **Spontanbericht und zusammenfassende gezielte Befragung**

Der Juckreiz sei vor allem nachts schlimm, meist gegen 23.00 Uhr oder Mitternacht beginnend. Je mehr sie kratze, umso heftiger sei der Juckreiz. Verschlimmernd seien gleichzeitige Infekte, Winter- und vor allem Schneeluft, Tränen im Gesicht, Baden sowie Wolle, aber auch Synthetik. Man habe den Eindruck, dass der Juckreiz schon beim Berühren der Ekzemstellen ausgelöst werde, Kratzen führe dann zur schnellen Verschlimmerung.
Besserung erfahre sie draußen durch frische und eher kalte Luft.
Nahrungsmittel seien wohl ohne Einfluss.
Sie habe abends im Bett oft eine verstopfte Nase. Ihr seelischer Zustand sei recht gut.
Nur wenn sie Hunger habe, dann sei sie schlecht gelaunt. Sie sei vom Typ her schüchtern.

Vor Hunden habe sie panische Angst, obwohl sie nie gebissen worden sei. Sie sei zwar eher unruhig und könne nicht so gut ruhig stehen, sei aber durchaus in der Lage, sich allein zu beschäftigen. Sie weine recht leicht, sei auch sehr schmerzempfindlich. Nachts verlange sie nach einem Nachtlicht. Auf der Rutsche sei sie sehr ängstlich, wenn es an das Herunterrutschen gehe. Schmusen tue gut, Trösten gehe.
Ihr Appetit sei sehr schlecht, sie möge vieles nicht. Sie habe geradezu eine Sucht nach Süßem. Sehr gerne möge sie auch gekochte Eier. Ihr Stuhl sei recht hart, schmerze teilweise sogar. Bei stärkerem Erwartungsdruck habe sie meist Stuhldrang und sei appetitloser. Der Durst sei normal. Die Scheide sei ab und zu einmal gerötet und wachse immer wieder zu. Sie schlafe überwiegend auf der linken Seite, Vollmond verschlechtere den Schlaf. Ab und zu spreche sie auch im Schlaf. Sehr häufig habe sie eiskalte Hände und Füße.

▶ **Homöopathische Repertorisation**

Besonders auffallend erschien mir in diesem Fall zum einen die Verschlimmerung durch Berührung und zum anderen diese Furcht des Kindes vor Abwärtsbewegungen.

> Furcht vor Abwärtsbewegung (SR I 495: **BOR.**, coca, cupr., gels., hyper., lac-c., lit-t., sanic.)
> Berührung < (SR II 639: u.a. sanic.)
> Lernt spät gehen (SR II 678: u.a. **sanic**.)
> Hände eiskalt (KK 876/II 470: u.a. Sanic.)

Therapie und weiterer Behandlungsverlauf

Therapie: Am 06.02.1998 Einnahme von **Sanicula aqua C 200** (Schmidt-Nagel, Genf), einmalig drei Globuli.

▶ **Beratung am 13.05.1998**

Befund: Neurodermitis insgesamt gebessert, leichtere Ekzemerscheinungen in den Ellenbeugen, an den Handgelenken, am Hals, dem Rücken und im Gesicht. Laut Mutter sei es jedoch mehr oder weniger auf dem Stand vom Februar 1998.
Nach dem Mittel habe sie zwei Wochen lang viel mehr gekratzt, dann sei es besser geworden. Jedoch habe es sich schon drei Wochen später wieder verschlechtert. Der nächtliche Juckreiz sei immer noch deutlich vorhanden. Die Ängstlichkeit beim Treppengehen sei gleichbleibend.
Die schlechte Laune bei Hunger sei sehr deutlich, Essen würde jedoch sofort bessern. In den letzten zwei Wochen habe sie große Verstopfungsprobleme, der Stuhl sei sehr hart, wie bei Hasen. Nachts klage sie darüber zu frieren.
Ich zweifelte daran, dass **Sanicula aqua** das richtige Mittel war.

▶ **Homöopathische Repertorisation**

> Essen > (SR II 168: u.a. calc.)
> Furcht vor Hunden (SR I 495: u.a. calc.)
> Ängstlichkeit bei Kindern (SR I 66: u.a. calc.)
> Stuhl wie Bällchen (KK 1789/III 655: u.a. Calc.)
> Schneeluft < (SR II 756: u.a. **calc**.)

Therapie: Calcarea carbonica XM (Schmidt-Nagel, Genf), einmalig drei Globuli.

▶ **Beratung am 28.07.1998**

Befund: Neurodermitis ganz erheblich gebessert, kaum noch sichtbare Ekzeme.
Sie schlafe laut Mutter jetzt auch alleine ein, was vorher nie möglich gewesen sei.
Das Gemüt sei sehr wechselhaft, die Hundeangst weiterhin fast panikartig.
Auffallend auch noch immer ihre Erwartungsangst, die zu Durchfall und Bauchweh führe. Morgens vollkommen appetitlos. Der Stuhl sei wieder ganz normal, das nächtliche Frieren ausgeblieben. Vollmond sei inzwischen ohne Einfluss. Die Furcht vor Abwärtsbewegungen sei verschwunden. Die verstopfte Nase sei seit einem Nordseeaufenthalt auch rückläufig.
Therapie: Abwarten.

▶ **Beratung am 25.08.1998**

Anruf der Mutter, die Haut melde sich wieder, sie fange auch erneut zu kratzen an.
Therapie: Calcarea carbonica XM (Schmidt-Nagel, Genf), einmalig drei Globuli.

▶ **Beratung am 28.10.1998**

Befund: Neurodermitis wieder deutlich hervorkommend. Aufgekratzte Haut am Dekolletee, den Armen und stellenweise im Gesicht.
Deutlicher Dermographismus beim Kratzen nachweisbar. Der Juckreiz sei wieder sehr stark, vor allem nachts. Die seelische Lage sei sehr gut und ausgeglichen. Die Furcht vor

Hunden sei viel geringer ausgeprägt gewesen, komme jetzt aber wieder stärker hervor. Der Appetit sei ordentlich. Ab und zu sei Herpes an den Lippen aufgefallen. Nachts klage sie über Knieschmerzen.

▸ **Homöopathische Repertorisation**

> Hautausschläge im Winter (KK 605/II 199: u.a. *Calc.*)
> Urtikaria durch Kratzen (KK 598/II 192: u.a. *Calc.*)
> Furcht vor Hunden (siehe linke Seite)

Therapie: Calcarea carbonica CM (Schmidt-Nagel, Genf), einmalig drei Globuli.

▸ **Beratung am 25.11.1998**

Anruf der Mutter. Die Haut werde immer schlimmer. Seit der Schneeluft sei es deutlich schlechter. Auffallend sei ihre Gereiztheit, da könne man sie auch überhaupt nicht mehr trösten. Kalte, frostige Luft verschlechtere sehr.

▸ **Homöopathische Repertorisation**

> Reizbarkeit (SR I 654: u.a. **SEP.**)
> Trost < (SR I 181: u.a. **SEP.**)
> Frostige Luft< (SR II 755: u.a. **SEP.**)
> Schneeluft < (SR II 756: u.a. **SEP.**)

Therapie: Sepia C 30 (DHU), einmalig drei Globuli, obwohl **Calcarea carbonica CM** erst vier Wochen vorher gegeben worden war. Der Leidensdruck des Kindes war jedoch erheblich, so dass ich in Zugzwang geriet.

▸ **Beratung am 02.12.1998**

Anruf der Mutter. Es gehe viel besser. Ende November sei es noch zu einem Herpes gekommen. Inzwischen habe sich alles beruhigt.
Therapie: Abwarten.

▸ **Beratung am 15.01.1999**

Anruf der Mutter. Die Tochter habe eine Bronchitis und huste vor allem abends im Bett.
Auch sei es wieder zu einem Herpes an der Nase, an der Lippe und im Mundwinkel gekommen.
Therapie: Natrum muriaticum C 30 (DHU), einmalig drei Globuli.

▸ **Beratung am 18.01.1999**

Anruf der Mutter. Die ganze Familie habe einen Brechdurchfall.
Vor allem nachts habe sie fast stündlich erbrochen.
Therapie: Arsenicum album C 30 (DHU), einmalig drei Globuli.

▸ **Beratung am 22.01.1999**

Befund: Neurodermitis deutlich gebessert. Bis auf sehr kleine Reströte in den Ellenbeugen alles verschwunden.
Auffallend jedoch die Schmächtigkeit des Kindes. Die Mutter betont die infektgebundene Herpesneigung an Lippen und Nase. Der Appetit sei wieder sehr schlecht. Die Furcht vor Hunden sei anhaltend. Abends im Bett sei ihr oft zu kalt. Die Nase sei noch ab und zu verstopft.

▸ **Homöopathische Repertorisation**

> Abmagerung bei Kindern (SR II 173: u.a. **NAT-M.**)
> Frost abends im Bett (KK 423/II 17: u.a. Nat-m.)
> Herpes labialis (KK 504/II 98: u.a. **Nat-m.**)

Therapie: Natrum muriaticum C 200 (DHU), einmalig drei Globuli.

▸ **Beratung am 10.05.1999**

Befund: Neurodermitis bis auf minimalste Reste nicht mehr der Rede wert, sehr guter Befund.

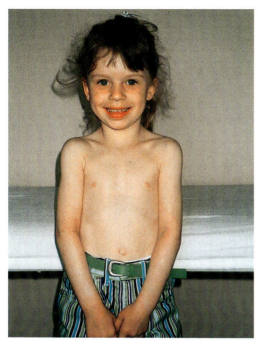

Abb. 47b

Der Appetit sei besser, sie esse gut und habe auch 2 Kilogramm zugenommen. Die Furcht vor Tieren sei noch vorhanden. Die Nase sei nicht mehr auffallend verstopft, sie schnarche aber noch ab und zu. Das Bauchweh bei Stress habe sie nicht mehr. Die nächtlichen Knieschmerzen habe sie auch nicht mehr. Abwärtsbewegungen machen ihr keine Probleme mehr, sie sei aber vom Typ her einfach vorsichtig. Die Verdauung sei gut.
Das Frieren abends sei auch verschwunden. Herpes sei nicht mehr aufgetreten.
Therapie: Abwarten.

▸ **Letzte Beratung am 30.04.2001**
Die Neurodermitis sei praktisch nicht mehr vorhanden, derzeit habe sie aber ein paar Dellwarzen.
Therapie: Calcarea carbonica CM (Schmidt-Nagel, Genf), einmalig drei Globuli.

Fallbewertung

Das Kind litt an einer recht starken Neurodermitis, die bisher allen herkömmlichen und sehr umfangreichen Therapieversuchen getrotzt hatte. Die Beschwerden des Kindes konnten in relativ kurzer Zeit deutlich gemildert werden, inzwischen ist sie beschwerdefrei. Seit über drei Jahren benötigte sie nun keine Neurodermitisbehandlung mehr.

Kasuistik 48: 1-jähriger Junge

Dieser 1 Jahr alte Junge wurde mir erstmals am 02.10.1996 vorgestellt.

Der Untersuchungsbefund zeigte stark entzündliche und aufgekratzte Ekzeme mit Betonung von Kniekehlen und Armbeugen bei insgesamt trockener Haut. Überaus liebes und kooperatives Kind bei der Untersuchung.

Anamneseerhebung

▸ **Familienanamnese**
Vorkommen von Asthma bronchiale und Tuberkulose.

▸ **Eigenanamnese**
Die Mutter erzählt, dass sie in der Schwangerschaft viel Übelkeit und Sodbrennen gehabt habe, was homöopathisch behandelt

worden sei. Die Geburt sei normal verlaufen. Im 4. Lebensmonat sei es erstmals zur Entwicklung von Ekzemen in den Armbeugen, Kniekehlen und an der vorderen Halsfalte gekommen. Sonst sei er noch nicht nennenswert erkrankt gewesen.

Bisherige Therapie: Antibiotische Salben, Kortisonsalben und rückfettende Salben.

▶ **Spontanbericht und zusammenfassende gezielte Befragung**

Er kratze sich sofort nach dem Entkleiden. Nahrungsmittel seien ohne Einfluss, es komme und gehe, wie es wolle. Sie hätten keine Regelmäßigkeit erkennen können. Wolle sei schlecht, da bekomme er an den Füßen gleich Rieselchen. Die Hitze auf Mallorca habe ihm nicht gut getan, die Haut sei dort auch von diesen Rieselchen bedeckt gewesen. Jahreszeitlich gebe es keine Auffälligkeiten. Ein Allergietest sei noch nicht durchgeführt worden, auch eine Stuhlprobe stehe aus.

Er schlafe sehr unruhig, wandere oft durch das ganze Bett, liege fast immer auf den Knien und Ellenbogen. Knirschen: Nein. Nachts wache er ab und zu schreiend auf, wolle dann die Flasche. Sein Gemüt sei phasenweise quengelig und unzufrieden, dann aber auch wieder fröhlich und ausgeglichen. Allein spielen könne er sehr gut. Ängste: Keine.

Sein Essverhalten sei recht gut. Deutliche Vorlieben: Vor allem nach Süßem und Fleisch. Auch gerne saure Gurken. Abneigungen: Keine. Unverträglichkeiten: Keine. Seine Verdauung sei gut, meist zweimal täglich mit etwas Wundheit am After. Schweiß: Keiner. Durst: Sehr groß. Meist nach Tee oder Limonade. Wettereinfluss: Heißes Wetter vertrage er gar nicht, da fühle er sich einfach unwohl. Am Meer auf Mallorca habe er sogar einen richtigen Schub gehabt. Trotzdem immer kalte Hände und Füße.

▶ **Homöopathische Repertorisation**

Hitze, Wärme < (SR II 684: u.a. **tub.**). (Hier wird mancher evtl. die Verschlimmerung durch Meeresluft vermissen. Die Tatsache, dass vor allem die Hitze auf Mallorca verschlimmert hatte, ließ mich jedoch eher an die Modalität der Wärme denken, als an einen klimatischen Einfluss.)
Knie-Ellenbogen-Lage im Schlaf (SR III 59: u.a. **tub.**)
Verlangen nach Fleisch (SR II 255: u.a. **tub.**)
Verlangen nach Süßem (SR II 274: u.a. **tub.**)
Juckreiz beim Entkleiden (KK 553/II 147: u.a. Tub.)

Therapie und weiterer Behandlungsverlauf

Therapie: Am 02.10.1996 Einnahme von **Tuberculinum bovinum XM** (Schmidt-Nagel, Genf), einmalig drei Globuli.

▶ **Beratung am 31.10.1996**

Befund: Neurodermitis anhaltend schlecht. Es sei erst viel besser geworden, seit einer Woche aber wieder schlechter.
Das Kind wirkte bei der heutigen Untersuchung unwillig, unzufrieden.
Das Jucken beim Entkleiden habe stark zugenommen.
Therapie: Abwarten, da vermutlich eine Arzneireaktion vorliegt.

▶ **Beratung am 14.11.1996**

Befund: Neurodermitis stark, teilweise sogar schlechter als zu Beginn der Behandlung.
Er wache teilweise stündlich auf, meist beginnend ab 23.00 Uhr. Es falle ein Verlangen nach Eiern auf, da sei er ganz wild drauf. Er sei bei Verboten zum Zorn neigend, schlage durchaus auch mal um sich. (Beim Ansprechen des Kindes jedoch schnell lächelnd und freundlich.)

Er nehme alles in den Mund. Ängste kenne er überhaupt nicht, auch nicht vor Hunden. Die Schlaflage auf den Knien und Ellenbogen habe sich eher verstärkt.
Fleisch esse er immer noch gerne. Butter: Eher normal.
Therapie: Abwarten.

▸ Beratung am 21.11.1996
Anruf der Mutter. Es gehe jetzt plötzlich alles viel besser. Er schlafe auch viel besser.
Therapie: Abwarten.

▸ Beratung am 06.12.1996
Anruf der Mutter. Seit zwei Tagen plötzlicher Einbruch. Alles sei wieder deutlich schlechter werdend, auch seine Schlaflage auf den Knien nehme er wieder ein.
Therapie: Tuberculinum bovinum XM (Schmidt-Nagel, Genf), einmalig drei Globuli.

▸ Beratung am 17.02.1997
Befund: Durchschlagender Erfolg. Neurodermitis bis auf minimale Fleckchen an den Beinen sehr gut.
Er schlafe ganz durch, liege jetzt meist entspannt auf dem Rücken. Seine Gemütslage sei gut.
Es gäbe nichts zu berichten, alles sei gut.
Therapie: Abwarten.

▸ Beratung am 07.04.1997
Befund: So gut wie nichts zu sehen, Neurodermitis nur noch in Form von winzigen Fleckchen in Ansätzen vorhanden. Sein Schlaf sei gut. Bei Wind und Sonne habe er Tränenfluss. Derzeit sei er in der Trotzphase und sage viel „Nein". Immer noch gerne Eier, Fleisch und Wurst.
Therapie: Abwarten.

▸ Letzte Beratung am 13.06.1997
Befund: Neurodermitis vollständig abgeheilt.
Es gehe gut. Die Mutter berichtet, dass sie ihm am 04.05.1997 noch einmal das Mittel **Tuberculinum bovinum XM** gegeben habe, weil es da wieder etwas schlechter gewesen sei.
Seine Gemütslage sei gut, ebenso sein Schlaf. Seitdem bedurfte er keiner chronischen Behandlung mehr.

Am 12.12.1997 teilte mir die Mutter mit, dass ihr Sohn keine Neurodermitisbeschwerden mehr habe.
Im April 2000 berichtete sie mir, dass es nur noch sehr selten, wenn extrem heißes Wetter sei, zu kleinen Reizungen in den Beugen komme, die jedoch keinen Juckreiz mehr auslösen und auch jeweils ohne Behandlung wieder zurückgingen.

▪ Kasuistik 49: 2-jähriger Junge

Dieser 2 Jahre alte Junge wurde mir erstmals am 08.11.1995 vorgestellt.

Der Untersuchungsbefund ergab eine trockene ringförmige Ekzemstelle am Gesäß beiderseits, randbetont gerötet, bei insgesamt trocken-schuppiger Haut vor allem in den Gelenkbeugen und an den Waden. Doppelte Lidfalte.

Anamneseerhebung

▸ Familienanamnese
Vorkommen von Neurodermitis.

▸ Eigenanamnese
Die Neurodermitis sei im 18. Lebensmonat ausgebrochen. Seitdem komme es immer

wieder zu schubweisem Auftreten vor allem an diesen Gesäßstellen, ohne dass man eine wiederkehrende Ursache finden könne.
Bisherige Therapien: Diverse Fettsalben.

▶ **Spontanbericht und zusammenfassende gezielte Befragung**

Er habe zeitweise sehr heftigen Juckreiz. Die Mutter könne jedoch keinerlei Kausalität mit irgendwelchen äußeren Faktoren erkennen. Im Winter sei es wohl eher schlechter als im Sommer. Fettsalbe lindere etwas. Bezüglich der Nahrungsmittel habe sie keinen Verdacht. (Das Kind wirkte während der Anamnese überaus unruhig, konnte einfach nicht sitzen bleiben, fasste auf meinem Schreibtisch alles an.)
Ihr Sohn sei sehr umgänglich, aufgeweckt und fröhlich. Er könne aber auch durchaus ein Dickkopf sein. Bei plötzlichem Lärm erschrecke er leicht, Gewitterdonner mache ihm Angst. Bei Zorn neige er zum Beißen und Schlagen. Er werfe dann auch Gegenstände gezielt nach einer Person. Sein Appetit sei eher durchschnittlich. Vorlieben: Deutlich für Fleisch und Wurst sowie für Hartkäse. Abneigungen keine.
Großer Durst auf Wasser, Tee und Säfte. Stuhlgang: Normal. Er schlafe gut, in wechselnden Lagen und ohne zu knirschen. Er neige zu Kopfschweiß bei Anstrengung und selten auch einmal nachts im Schlaf. Sonne blende ihn schnell.

▶ **Homöopathische Repertorisation**

Hautausschlag ringförmig (KK 588/II 182: u.a. **Tub**.)
Kindliche Unruhe (SR I 846: u.a. **tub**.)
Wirft Gegenstände nach Personen (SR I 1021: u.a. tub.)
Verlangen nach Fleisch (SR II 255: u. a. tub.)

Therapie und weiterer Behandlungsverlauf

Therapie: Am 08.11.1995 Einnahme von **Tuberculinum bovinum XM** (Schmidt-Nagel, Genf), einmalig drei Globuli.

▶ **Beratung am 16.01.1996**

Befund: Neurodermitis deutlich gebessert. Am Gesäß war nur noch ein kleiner blassroter Fleck zu sehen, ansonsten so gut wie erscheinungsfrei.
Laut Mutter sei er nach dem Mittel zunächst sehr weinerlich gewesen, dann habe er eine zornige und dickköpfige Phase durchgemacht, in der er eine zerstörerische Wut entwickelt habe (Zerstörungswut: SR I 397: u.a. **tub**.).
Dann erst habe sich alles normalisiert. Jetzt sei alles viel besser als vor dem Mittel.
Therapie: Abwarten.

▶ **Beratung am 20.03.1996**

Befund: Neurodermitis vollständig verschwunden.
Therapie: Abwarten.

▶ **Beratung am 30.06.1998**

Befund: Völlig erscheinungsfrei.
Laut Mutter habe er seit nun zwei Jahren überhaupt keine Ekzembeschwerden mehr, auch sonst gehe es ihm sehr gut. Wir beendeten daraufhin die Behandlung.

Fallbewertung

Besser könnte es wohl nicht laufen. Eine einzige Arzneigabe reichte zur vollständigen Befundfreiheit aus. Auch in einer inzwischen mehrjährigen Nachbeobachtungszeit kam es zu keinem behandlungsbedürftigen Rückfall mehr.

Kasuistik 50: 1-jähriges Mädchen

Dieses 1 Jahr alte Mädchen wurde mir erstmals am 01.05.1996 vorgestellt.
Der Untersuchungsbefund zeigte eine trockene und ekzematöse Haut, betont an den Händen und Fingern in Form von rissigen und teilweise bläschenartigen Hauterscheinungen. Gesichtshaut sehr schuppig. Risse in den Mundwinkeln. Beim Hereinkommen des Kindes fiel mir sofort ein durchdringender und übler Stuhlgeruch auf.

Anamneseerhebung

Familienanamnese
Vorkommen von Asthma bronchiale, Heuschnupfen und Neurodermitis.

Eigenanamnese
Die Mutter berichtet, dass sie in der Schwangerschaft wegen Blutungen viel liegen musste, auch wehenhemmende Mittel seien eingesetzt worden. Die Geburt sei dann eine Woche vor dem errechneten Termin gewesen. Den ersten Zahn habe sie erst jetzt vor kurzem, im 13. Lebensmonat, bekommen. Sie zahne wohl sehr langsam. Bei Vollmond schlafe sie immer unruhiger. Im Februar 1996 habe sie wegen einer Bronchitis und im März 1996 wegen einer Ohrenentzündung ein Antibiotikum eingenommen.
Die Neurodermitis sei ausgebrochen, als sie ihr im 7. Lebensmonat erstmals Kuhmilch gegeben habe. Es sei ein sehr schlimmer Hautzustand gewesen, der schließlich zur Kortisonbehandlung seitens eines Hautarztes geführt habe. Durch Umstellung auf Sojamilch habe es sich leicht gebessert. Seit der winterlichen Jahreszeit sei es jedoch wieder viel schlimmer. Seit Januar nehme es nun kontinuierlich zu, trotz Kuhmilchverzicht.

Bisherige Therapien: Fettsalben, Harnstoffsalben und zeitweise Kortisonsalben.

Spontanbericht und zusammenfassende gezielte Befragung
Der Juckreiz sei vor allem dann schlimm, wenn sie nichts zu tun habe. Ablenkung lindere, nachts aber sei auch das erfolglos. Frostige Luft im Winter verschlimmere ebenfalls. Die Haut sei sehr trocken und schuppig. Nahrungsmittel seien ohne Einfluss, außer der Milch. Bei viel Süßigkeiten sei die Haut vorübergehend etwas gereizter. Wasser sei egal.
Sie sei ein „Hansdampf in allen Gassen", sehr willensstark, unruhig im Sitzen und auch manchmal halsstarrig, gebe immer gerne den Ton an. Sehr schnell beleidigt.
Sie tanze gerne, gehe sehr gerne auf Feste. Sobald sie Musik höre, fange sie schon zu tanzen an. Sie sei wohl auch ein sehr lebenslustiges Kind. Je mehr los sei, desto besser.
Ängste: Seien ihr völlig fremd. Sie klettere auch überall hinauf. Sie lutsche noch gerne und viel am Daumen.
Ihr Schlaf sei sehr gut, außer bei Juckreizkrisen. Bevorzugt liege sie auf den Knien oder ganz zusammengerollt. Nachts ziehe sie sich fast immer aus, weil es ihr zu warm sei. Ihr Schlaf sei sehr oberflächlich, kleinste Geräusche wecken sie schon. Beim Erwachen habe sie oft verklebte Augen. Sie neige zum Schwitzen, auch nachts und vor allem am Kopf. Sie suche immer mehr die Kühle, sei überhaupt nicht verfroren.
Beim Essen falle eine starke Süßvorliebe auf, auch sehr gerne Suppen. Der Stuhl stinke furchtbar, zum Davonlaufen, sei oft weich und gelblich verfärbt. Der Durst sei sehr groß, meist trinke sie Apfelsaft mit Wasser. Häufige Blähungen, die ebenfalls übelriechend seien. Ab und zu sei sie wund am After.

Ihre Wunden heilen nicht so gut, brauchen lang. Ihre Nägel seien recht brüchig.

▸ **Homöopathische Repertorisation**

Stuhl übelriechend (KK 1790/III 656: u.a. **Sulph.**)
Erwachen vom kleinsten Geräusch (SR III 208: u.a. **sulph.**)
Vollmond < (SR II 369: u.a. **sulph.**)
Schwitzen nachts (KK 472/II 66: u.a. **Sulph.**)
Milch < (SR II 256: u.a. **SULPH.**)

Therapie und weiterer Behandlungsverlauf

Therapie: Am 01.05.1996 Einnahme von Sulphur lotum XM (Schmidt-Nagel, Genf), einmalig drei Globuli.

▸ **Beratung am 10.05.1996**
Befund: Neurodermitis hervorragend gebessert. Nur noch kleine trockene Stellen an den Fingern, sonst bereits vollkommen abgeheilt.
Es habe sich laut Mutter zunächst für vier Tage verschlimmert. Danach sei es zu einer raschen und anhaltenden Besserung gekommen. Inzwischen sei sie beschwerdefrei, habe keinen Juckreiz mehr. Auch der Stuhlgeruch sei jetzt ganz normal, die allgemeine Unruhe insgesamt zurückgegangen.
Therapie: Abwarten.

▸ **Beratung am 21.08.1996**
Befund: Neurodermitis so gut wie weg. Keinerlei Beschwerden.
Therapie: Abwarten.

▸ **Letzte Beratung am 11.03.1999**
Befund: Neurodermitis in Form einer minimal trockenen Stelle am Handgelenk seit Januar diesen Jahres.

Die Neurodermitis sei nun seit 1996 weg gewesen. Seit Dezember 1998 habe sie ein paar Mal eine Ohrenentzündung gehabt.
Die Ohrenschmerzen seien immer rechts gewesen. Seitens des Gemütes sei charakteristisch, dass sie schlecht teilen könne. Auch etwas eigensinniger und viel Neinsagen. Sie mache oft einfach das Gegenteil von dem, was man ihr sage. Sie sei schon ein kleines (aber liebes) „Luder". Öfter einmal habe sie brüchige Nägel.

▸ **Homöopathische Repertorisation**

Geiz (SR I 102: u.a. sulph.)
Ohrschmerzen rechts (KK 1229/III 95: u.a. **Sulph.**)
Nägel spröde (KK 914/II 508: u.a. Sulph.)

Therapie: Sulphur lotum XM (Schmidt-Nagel, Genf), einmalig drei Globuli.

▸ **Letzte Beratung am 15.05.1999**
Befund: Neurodermitis vollständig verschwunden.
Es gehe sehr gut, keinerlei Probleme. Wir beendeten daraufhin die Therapie der Neurodermitis.
Seitdem waren nur noch einige Infekte zu behandeln.

Fallbewertung

Das Kind hatte bei der ersten Vorstellung alle gängigen Therapiemaßnahmen hinter sich, ohne dass es zu einer bleibenden Besserung gekommen wäre.
Sulphur lotum ermöglichte dagegen eine rasche Abheilung in nur wenigen Wochen mit einem beschwerdefreien Intervall von zwei Jahren, das durch die Einnahme eines Anti-biotikums nur kurzfristig und geringfügig unterbrochen wurde. Seitdem geht es ihr überwiegend gut.

Kasuistik 51:
1-jähriger Junge

Dieser 1 Jahr alte Junge wurde mir erstmals am 11.12.1998 vorgestellt.
Der Untersuchungsbefund erbrachte eine schwerste exsudativ nässend-krustöse Neurodermitis, betont im Gesicht, hinter den Ohren und am Hals. Leichtere Ekzemerscheinungen an den Händen und am Bauch. Sehr liebes und freundlich wirkendes Kind.

Anamneseerhebung

▶ **Familienanamnese**
Vorkommen von Heuschnupfen, Asthma bronchiale und Psoriasis.

▶ **Eigenanamnese**
Schwangerschaft und Geburt seien normal verlaufen. Bei Geburt sei er 3400 g schwer und 56 cm groß gewesen. Zahndurchbruch im 4. Lebensmonat. Er zahne wohl über die Haut, die sich immer beim Zahnen verschlimmere, auch komme es dabei zu Durchfällen. In der 2. Lebenswoche habe man einen leichteren Magenpförtnerkrampf festgestellt, er sollte ursprünglich sogar operiert werden, ab dem 4. Lebensmonat sei es jedoch plötzlich weg gewesen. Es habe sich durch sofortiges Wiedererbrechen von Speisen gezeigt. Impfungen: Seien alle gemacht worden. Seine motorische Entwicklung sei schon sehr weit, er sei auch bereits mit zehn Monaten gelaufen.
Die Neurodermitis habe im 5. Lebensmonat in Form eines kleinen Fleckchens auf der rechten Wange begonnen. Dieses habe sich dann rasch zu einem etwa 2-Euro-großen Fleck vergrößert. Der Arzt habe wegen des Juckreizes Fettsalbe verschrieben. Es habe jedoch nicht geholfen, sondern sich auf der linken Wange weiterentwickelt. Der Kinderarzt habe deshalb andere Fettsalben und Ölbäder rezeptiert, auch dies sei jedoch wirkungslos gewesen, es habe im Gegenteil immer mehr zugenommen. Sie hätten dann eine naturheilkundliche Ärztin aufgesucht, die mit Serumtherapie und Symbioselenkung arbeite. Auch diese Maßnahmen seien völlig wirkungslos geblieben.
Im September 1998 seien sie schließlich in einer Hautfachklinik in Inzell gewesen, in der eine ausgiebige Allergietestung vorgenommen worden sei, die jedoch keinerlei Ergebnis gezeigt habe. Die trotzdem empfohlene Spezialnahrung habe auch nichts gebracht.
Bisherige Therapien: Verschiedenste Fettsalben, harnstoffhaltige Salben, antibiotisch wirksame Salben, Kortisonsalben, pflegende Öle, Antihistaminika.

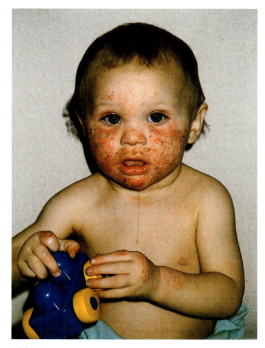

Abb. 51a

Spontanbericht und zusammenfassende gezielte Befragung

Starker Juckreiz, vor allem beim Einschlafen, bei unerfüllten Wünschen, wenn er weine. Die Haut nässe, bilde Krusten, nach deren Abkratzen sich das Spiel stets wiederhole. Immer mehr Körperstellen kämen jetzt dazu. Modalitäten könne mir die Mutter nicht angeben, da habe sie nichts Eindeutiges erkennen können. Er gehe der Sonne aus dem Weg. Nahrungsmittel seien ohne Einfluss. Im Sommer habe er an den Beinen auf Gräser reagiert.

Seit der Kindheit habe er einen grünlichen und sehr stinkenden Stuhlgang. Der Geruch sei kaum auszuhalten, eklig, wie sauer.

Sein Gemüt sei recht fröhlich und ausgeglichen. Er könne aber auch trotzig sein und sich auf den Boden werfen. Er sei ein eher sensibles Kind. Ängste habe er nicht. Sein Appetit sei riesengroß, kaum zu stillen. Er esse alles, und zwar schon Erwachsenenportionen. Sehr oft aufgebläht und dick vorstehender Leib. Der Stuhl sei wundmachend, scharf, stinkend und dunkelgrün.

Der Schlaf sei durch den Juckreiz sehr belastet. Liebste Schlaflage sei die Knie-Ellenbogen-Lage, die er fast immer einnehme. Er schnarche leicht. Immer warme und leicht verschwitzte Füße.

Homöopathische Repertorisation

Stuhl übelriechend (KK 1790/III 656: u.a. *Calc.*)
Zahnung erschwert (KK 1355/III 221: u.a. **Calc.**)
Leib aufgetrieben bei Kindern (KK 1648/III 514: u.a. **Calc.**)
Gesichtsausschläge feucht (KK 503/II 97: u.a. *Calc.*, *Viol-t.*)

Therapie und weiterer Behandlungsverlauf

Therapie: Am 11.12.1998 Einnahme von **Calcarea carbonica XM** (Schmidt-Nagel, Genf), einmalig drei Globuli.

Beratung am 07.01.1999

Befund: Neurodermitis in Form von schwersten nässenden Herden betont im Gesicht.
Es werde immer schlimmer, sei fast nicht mehr zu ertragen. Es sei wie immer, nehme aber stetig zu. Diese jetzt so akute weitere Verschlimmerung ohne erkennbares Reaktionszeichen ließ mich trotz der eigentlich noch zu kurzen Nachwirkzeit von **Calcarea carbonica** an diesem Mittel zweifeln.

Homöopathische Repertorisation

Hautausschläge Gesicht mit gelber Absonderung (KK 579/II 173: u.a. *Viol-t.*)
Hautausschläge Krusten nach Kratzen (KK 590/II 184: u.a. *Viol-t.*)

Therapie: **Viola tricolor C 30** (DHU), einmalig drei Globuli.

Beratung am 12.01.1999

Anruf der Mutter. Es sei wunderbar, die Krusten gingen zurück, seien fast weg, auch der Juckreiz lasse deutlich nach.
Therapie: Abwarten.

Beratung am 17.02.1999

Befund: Neurodermitis wesentlich gebessert. Nur noch leichte krustöse Reststellen im Gesicht.
Laut Mutter sei es bis vor einer Woche so gut wie verschwunden gewesen. Sein Allgemeinbefinden sei sehr gut. Der Juckreiz sei erst in den letzten Tagen wieder etwas erkennbar geworden.

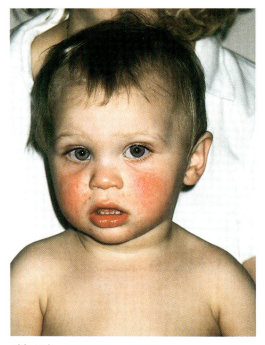
Abb. 51b

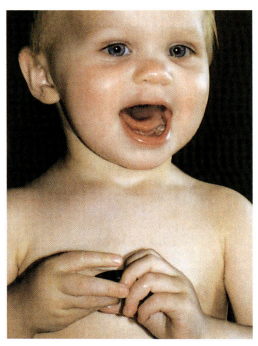
Abb. 51c

Der Stuhl stinke nicht mehr, sei eher normal, nicht mehr grün.
Dafür sei ihr aber aufgefallen, dass der Urin sehr unangenehm rieche. Es falle viel Speichelfluss auf. Er habe ein Verlangen nach Schokolade. Der Durst sei groß.

▸ **Homöopathische Repertorisation**

Urin übelriechend (KK 1857/III 723: u.a. **Viol-t.**)
Speichelfluss (KK 1340/III 206: u.a. Viol-t.)

Therapie: Viola tricolor C 30 (DHU), einmalig drei Globuli.

▸ **Beratung am 29.04.1999**
Befund: Neurodermitis so gut wie vollständig verschwunden. Nur noch minimalste trockene Stellen an den Handrücken.

Die Mutter habe am 31.03.1999 noch einmal Viola tricolor C 30 gegeben. Der Stuhl sei normal, die Schlaflage entspannt, das Gemüt sei gut, der Uringeruch normal, es gebe nichts zu klagen.
Therapie: Abwarten.

▸ **Letzte Beratung am 09.07.1999**
Befund: Neurodermitis vollständig verschwunden. Es gehe ihm hervorragend. Keinerlei Beschwerden oder Probleme mehr mit der Haut.
Er schlafe auch sehr gut, vertrage alle Speisen, sogar Nüsse, Eier usw. Wir beendeten daraufhin die Behandlung.

Fallbewertung

Das zuerst gegebene Calcarea carbonica war sicherlich nicht das richtige Mittel gewesen. Die Verordnung von Viola tricolor stützte sich vor allem auf seine Lokalsymptome, da er hinsichtlich auffallender Allgemein- oder Gemütssymptome wenig zu bieten hatte. Bedenkt man, welch schwere Ekzeme er hatte und dass alle vorangegangenen Therapien nichts bewirkt hatten, dann ist dieser Erfolg überaus beeindruckend.

Bei einem Gespräch wegen der Schwester des Jungen im April 2000 erfuhr ich, dass es ihm noch immer überwiegend gut gehe.

Kasuistik 52: 7-jähriges Mädchen

Dieses 7 Jahre alte Mädchen wurde mir erstmals am 22.04.1996 vorgestellt.

Der Untersuchungsbefund zeigte eine schwere diffuse Neurodermitis mit Betonung des Gesichtes und der Extremitäten. Haut trocken, blutig gekratzt, rissig, krustig, lichenifiziert und hart.

Anamneseerhebung

▶ **Familienanamnese**

Vorkommen von Heuschnupfen, Psoriasis und Asthma bronchiale.

▶ **Eigenanamnese**

Schwangerschaft und Geburt seien normal verlaufen. Zahndurchbruch sei im 8. Lebensmonat erfolgt. Sie habe öfters Harnweginfekte und überhaupt viele Erkältungen gehabt, sei anfällig dafür. Bis heute habe sie zweimal ein Antibiotikum gebraucht. Ihre Nase sei nachts immer schon verstopft gewesen.

Die Neurodermitis sei nach dem Abstillen im 9. Lebensmonat durchgebrochen, wohl durch die Umstellung auf Kuhmilch, wie die Mutter meint. Anfangs habe es sich vor allem an den Handgelenken gezeigt. Der zugezogene Kinderarzt habe mit verschiedenen Salben behandelt, jedoch ohne großartigen Erfolg. Nach einem Aufenthalt auf den Kanarischen Inseln sei es schließlich für ein halbes Jahr gut geworden, habe dann aber wieder angefangen. Seitdem zeige sich die Neurodermitis immer wieder vor allem im Winter, im Sommer ginge es jeweils besser.

Im Jahr 1994 sei die Neurodermitis plötzlich ein ganzes Jahr lang zurückgegangen, im Februar 1995, als ihre Schwester ein Jahr alt wurde, kam es zu einem erneuten Rezidiv. Eine dann durchgeführte Reflexzonentherapie und eine Darmpilztherapie haben geholfen.

Im Herbst 1995 kam es zum erneuten Rückfall, seitdem gehe es nicht mehr zurück. So heftig wie in diesem Jahr sei es überhaupt noch nie gewesen. Auch habe sie im Frühling noch nie so schlimm ausgesehen.

Bisherige Therapien: Aktuell nehme sie von einem Heilpraktiker empfohlen täglich **Zincum metallicum D 200**, **Cuprum metallicum D 1000** ein und erhalte Zincum Spritzen. Davor hätten sie eine Vielzahl von Salben verwendet. Auch eine Diät hätten sie bereits versucht. Alles jedoch ohne durchgreifenden Erfolg.

▶ **Spontanbericht und zusammenfassende gezielte Befragung**

Sie habe schrecklichen Juckreiz, mache ständig an ihrer Haut herum. Wärme sei schlecht für sie, auch bei Müdigkeit und abends im Bett nehme es zu. Emotionale Belastungen, Ärger, Erregungen seien ebenfalls verschlimmernd. Sie kratze aber auch aus Langeweile. Wolle vertrage sie gar nicht. Seeluft verbessere.

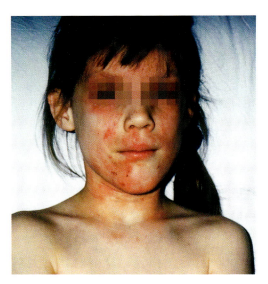

Abb. 52a

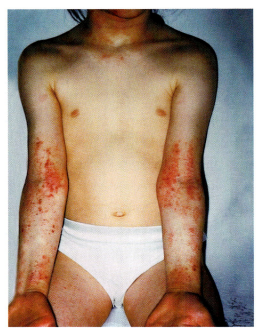

Abb. 52b

Bezüglich der Nahrungsmittel habe die Mutter nichts bemerkt, auch seien alle Allergietests unauffällig verlaufen. Höchstens bei der Milch sei sie etwas unsicher, aber wohl nur, wenn sie größere Mengen trinke.
Sie sei überaus sensibel, „flippe schnell aus", sei leicht erregbar. Alleine spielen wolle sie einfach nicht. Sie könne sich so schlecht entscheiden. Schnell unzufrieden und vom Typ her eher unruhig. Vom Eindruck her vermute die Mutter auch eine recht große Eifersucht auf ihre jüngere Schwester. Sie sei auch ziemlich ängstlich, bleibe nicht einmal alleine in einem Zimmer. Sie sei recht stur, irgendwie besserwisserisch, höre dann einfach nicht.
Ihr Schlaf sei durch den Juckreiz belastet. Nachts kratze sie sich mindestens einmal blutig auf. Bevorzugte Schlaflage rechte Seitenlage.
Ihr Appetit sei ordentlich mit jedoch starker Süßvorliebe. Auch gerne Butter, Zucker blank, Nüsse, Eier und kalte Milch. Keine eigentlichen Abneigungen. Verdauung problemlos. Durst sehr groß, schon immer. Übelkeit beim Autofahren.

▶ **Homöopathische Repertorisation**

Reizbarkeit bei Kindern (SR I 661: u.a. lyc.)
Unentschlossenheit (SR I 650: u.a. **lyc**.)
Abneigung zu spielen (SR I 796: u.a. **lyc**.)
Furcht vor dem Alleinsein (SR I 477: u.a. **LYC**.)
Verlangen nach Süßem (SR II 274: u.a. **LYC**.)

Therapie und weiterer Behandlungsverlauf

Therapie: Am 22.04.1996 Einnahme von **Lycopodium XM** (Schmidt-Nagel, Genf), einmalig drei Globuli. Die Mittel **Zincum** und **Cuprum** sollte die Mutter sofort absetzen.

▶ **Beratung am 14.06.1996**

Anruf der Mutter. Es gehe auf jeden Fall besser. Im Gesicht sei es phasenweise schon fast

verschwunden, Arme und Beine seien noch recht stark betroffen. Bessere Gemütslage.
Therapie: Abwarten.

▸ Beratung am 22.07.1996
Befund: Neurodermitis in Form von aufgekratzten Ekzemstellen an den Lidern, um den Mund herum, am Hals und in den Gelenkbeugen. Insgesamt jedoch besser geworden.
Laut Mutter habe es schon viel besser ausgesehen, nehme in jüngster Zeit wieder etwas zu.
Sie führe das auf die bevorstehende Einschulung zurück. Ihre Tochter habe große Erwartungsängste, mache sich wohl verrückt deshalb. Sie weine sehr leicht, rege sich über Kleinigkeiten auf.
Sie könne derzeit überhaupt keine Kritik vertragen, sie sei auch wieder sehr unentschlossen in allem. Die Fähigkeit zu spielen habe sich wesentlich gebessert, das Alleinsein klappe viel besser und auch die allgemeine Unruhe habe abgenommen.
Das Süßverlangen sei nach wie vor vorhanden. Die Übelkeit im Auto sei nicht mehr aufgetreten.
Der Schlaf sei gebessert, sie schlafe auch leichter ein.

▸ Homöopathische Repertorisation

Beschwerden durch Erwartungsspannung (SR I 15: u.a. **LYC.**)
Weint beim geringsten Verdruss (SR I 1089: u.a. lyc.)

Therapie: Abwarten.

▸ Beratung am 06.09.1996
Anruf der Mutter. Die Neurodermitis sei seit gestern viel schlimmer.
Die Einschulung stünde unmittelbar bevor. Die Gemütslage sei sehr schlecht, gereizt, weinerlich und unruhig.

Therapie: Lycopodium XM (Schmidt-Nagel, Genf), einmalig drei Globuli.

▸ Beratung am 05.11.1996
Anruf der Mutter. Es gehe recht ordentlich, auch die Gemütslage sei ganz gut. Bei den Hausaufgaben sei sie sehr unkonzentriert.
Therapie: Abwarten.

▸ Beratung am 30.12.1996
Befund: Neurodermitis wieder sehr stark. Massive Trockenheit und Rissigkeit der Haut vor allem im Gesicht, an den Lidern, den Lippen und am Hals. An den Extremitäten hingegen eher schwach ausgeprägt. Es habe sich in letzter Zeit wieder verstärkt, erstaunlicherweise kratze sie sich aber nicht mehr so viel, wohl deshalb, weil ihr Gemütszustand insgesamt ausgeglichener geworden sei. Sie weine aber schon noch relativ leicht.
Verbote könne sie schlecht akzeptieren. Zu den Hausaufgaben habe sie überhaupt keine Lust, lasse sich auch viel zu viel ablenken, sei nicht bei der Sache. Das Sich-alleine-Beschäftigen klappe aber schon gut.
Die Eifersucht auf ihre jüngere Schwester sei immer noch ein Thema. Auch müsse man sie noch immer als erregbar und wenig belastbar sehen.
Therapie: Lycopodium CM (Schmidt-Nagel, Genf), einmalig drei Globuli.

▸ Beratung am 19.02.1997
Befund: Neurodermitis deutlich gebessert, nur noch leichte Ekzeme an den Lidern und um den Mund herum, die Extremitäten zeigten sich bereits fast abgeheilt.
Der Zustand sei gut, sie habe auch schon lange keine Erkältung mehr gehabt. Das Gemüt sei auf jeden Fall besser, viel ausgeglichener. Die Konzentrationsschwäche beim Hausaufgabenmachen sei noch vorhanden, aber von der Tendenz her auch etwas besser.
Immer noch sehr eifersüchtig auf die Schwester, mit der sie viel streite.

Anhaltend starkes Süßverlangen. Schlaf: Sei gut, das Aufwachen mit Blutigkratzen komme nicht mehr vor.
Die Unentschlossenheit sei eigentlich noch gleich.
Therapie: Abwarten.

▸ **Beratung am 25.03.1997**
Anruf der Mutter. Alles werde schlimmer, auch der Allgemeinzustand und das Gemüt.
Therapie: Lycopodium CM (Schmidt-Nagel, Genf), einmalig drei Globuli.

▸ **Beratung am 04.07.1997**
Befund: Neurodermitis recht gut, nur leichte trockene Stellen unter der Nase, an den Lidern und in den Ellenbeugen/Kniekehlen.
Die Ekzembeschwerden seien recht gering gewesen, man könne nicht klagen. Seit Mai schlafe sie sehr schlecht ein, liege oft bis 22.00 Uhr wach. Sie schaue alle 10 Minuten auf den Wecker.
Auffallend seien auch Kontaktschwierigkeiten zu anderen Kindern, als ob sie Angst vor diesen habe. Sie sei stark mutterbezogen, lasse die Mutter abends nur unter Schreien weggehen, obwohl der Vater zu Hause sei. Sie möchte keine Hausaufgaben machen. Ihre Schwester schlage und beschimpfe sie. Sie möchte ihrer Schwester stets ihren Willen aufdrängen, habe Angst, benachteiligt zu werden. Ihre Unentschlossenheit habe sie immer noch.
Therapie: Abwarten.

▸ **Beratung am 29.09.1997**
Befund: Neurodermitis wunderbar. Alles verschwunden, bis auf eine kleine Reststelle unterhalb der Nase.
Sie schlafe wieder sehr gut ein. Die Mutter dürfe jetzt auch abends weggehen, ohne dass es Theater gebe.
Die Nase sei schon länger nicht mehr verstopft. Ihre Kontaktschwierigkeiten gegenüber anderen Kindern seien noch vorhanden, was aber seinen Grund in ihrer diktatorischen Art (SR I 398: u.a. **lyc.**) habe. Die anderen Kinder müssten genau das spielen, was sie möchte, sonst spiele sie gar nicht mit.
Die Eifersucht sei noch immer typisch. Das Lernen klappe zwar besser, sie sei aber schon noch ziemlich faul. Die Süßvorliebe sei gleichgeblieben.
Therapie: Abwarten.

▸ **Beratung am 12.12.1997**
Befund: Neurodermitis anhaltend sehr gut geworden. Jedoch immer vorhandene Reststelle zwischen Nase und Oberlippe. Die Gemütslage ginge so. Widerspruch könne sie schwer annehmen, da lege sie sich auf den Boden und schreie vor Zorn. Ein Egoist sei sie schon, auch irgendwie hinterlistig (SR I 200: u.a. lyc.), schubse und piekse die Schwester gerne mal.
Therapie: Abwarten.

▸ **Beratung am 06.02.1998**
Anruf der Mutter, alles nehme wieder etwas zu, sie schlafe auch schlechter ein.
Therapie: Lycopodium C 200 (Schmidt-Nagel, Genf), einmalig drei Globuli.

▸ **Beratung am 25.02.1998**
Akute Ohrenentzündung links.
Therapie: Sepia C 30 (DHU), einmalig drei Globuli, was schnell heilte.

▸ **Beratung am 19.05.1998**
Befund: Neurodermitis anhaltend sehr wenig und stabil, jedoch noch leichte Reststellen unter der Nase und etwas trockenere Haut in den Gelenkbeugen.
Dieser Frühling sei bis jetzt laut Mutter der am besten verlaufende gewesen.
So stark wie im Frühling 1997 sei es überhaupt seit der homöopathischen Behandlung nie mehr aufgetreten. Ihre Tochter sei immer noch etwas schwierig. Es falle ihr schwer, auf andere zuzugehen. Kritik und Widerspruch können sie nur schwer annehmen.
Schulisch sei sie ziemlich faul, zähle aber stets zu den Besten der Klasse. Das Einschla-

gen, nach Mitternacht werde er jedoch immer wieder wach. Er liege besonders gerne auf dem Bauch. Gegen Frost sei er eher unempfindlich. Er schwitze viel auf der Nase.

▶ **Homöopathische Repertorisation**

Dieses Kind litt unter einer wirklich furchtbaren Neurodermitis.

> Eigensinn bei Kindern (SR I 788: u.a. **TUB**.)
> Rollt den Kopf (KK 176/I 176: u.a. **Bell.**, **Tub**.)
> Schreien bei Kindern (SR I 913: u.a. bell., **TUB**.)
> Schweiß auf der Nase (KK 1275/III 141: Bell., Tub.)
> Schwellung Halsdrüsen (KK 1437/III 303: u.a. **Bell**., **Tub**.)

Therapie und weiterer Behandlungsverlauf

Therapie: Konstitutionell war nun wohl sehr deutlich an das Mittel **Tuberculinum bovinum** zu denken, in Anbetracht der akut entzündlichen Haut wollte ich aber zunächst mit **Belladonna** behandeln, um erst dann **Tuberculinum** einzusetzen, daher gab ich auch erst drei Globuli **Belladonna C 200** (Schmidt-Nagel, Genf).

▶ **Beratung am 28.02.2000**

Anruf der das Kind ebenfalls betreuenden Hautärztin. Der Junge habe eine schwer superinfizierte Form einer Neurodermitis, sie sei sehr in Sorge deshalb, ob man nicht mit Antibiotika behandeln sollte.
Therapie: Abwarten. Aufklärendes Gespräch.

▶ **Beratung am 29.02.2000**

Erneuter Anruf der Hautärztin, der Junge habe jetzt sogar über 38 Grad Fieber, sie möchte ihm wenigstens Fucidinesalbe auf die schlimmsten Stellen verordnen.

Therapie: Ich riet, noch einmal zwei Tage abzuwarten.

▶ **Beratung am 02.03.2000**

Anruf der Mutter. Es sei ganz furchtbar.
Die Hautärztin habe jetzt Fucidinesalbe gegeben, was aber nur ganz kurz gebessert habe, jetzt sei es umso schlimmer. Die Haut sei ganz dünn, blute und nässe, es sei nicht mehr auszuhalten. Der Juckreiz werde immer schlimmer.
Therapie: Jetzt **Tuberculinum bovinum C 200** (Schmidt-Nagel, Genf), einmalig drei Globuli.

▶ **Beratung am 20.03.2000**

Anruf der Mutter. Tendenz eindeutig sehr gebessert.
Therapie: Abwarten.

▶ **Beratung am 03.04.2000**

Anruf der Mutter. Sehr positive Entwicklung. Von weitem sehe er phasenweise ganz erscheinungsfrei aus.
Haut und Gemüt seien viel besser.
Therapie: Abwarten.

▶ **Beratung am 13.04.2000**

Anruf der Mutter. Die Neurodermitis sei jetzt wieder deutlich schlimmer geworden. Er kratze wieder, sei auch seelisch wieder unausgeglichener und unzufriedener, habe Wutanfälle.
Therapie: **Tuberculinum bovinum C 200** (Schmidt-Nagel, Genf), einmalig drei Globuli.

▶ **Beratung am 15.05.2000**

Befund: Neurodermitis wunderbar gebessert.
Man konnte fast keine Ekzeme mehr entdecken, bis auf ein paar kleinere Stellen.
Das Kind wirkte fröhlich und ausgeglichen. Laut Eltern sei er auch tatsächlich viel besser gelaunt. Die Dunkelangst, das dunkelrote Gesicht vor Zorn, das Kopfrollen seien nicht

mehr aufgetreten. Er kratze trotzdem noch, vor allem bei Verboten. Im Moment zahne er und nehme alles in den Mund.
Bei Zorn neige er dazu, zu beißen. Die Lymphdrüsen zeigten sich deutlich rückläufig. Der Nasenschweiß sei noch ab und zu ersichtlich, aber seltener. Saurer Stuhl und Wundheit nicht mehr vorhanden. Bei Hunger sei er sehr ungeduldig, da müsse es schnell gehen. Keine feuchtkalten Extremitäten mehr.
Therapie: Abwarten.

▸ **Beratung am 26.09.2000**
Befund: Bis auf eine kleinste Stelle komplett gesunde Haut. Er sei nun auch an der Nordsee gewesen, was ihm außerordentlich gut getan habe. Sonst konnten wir bei der heutigen Besprechung keine behandlungsbedürftigen Symptome erheben.
Therapie: Abwarten.

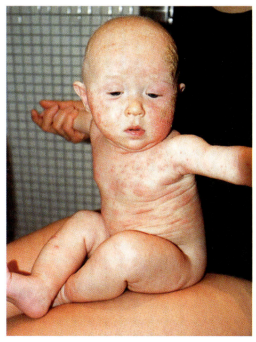

Abb. 56b

▸ **Beratung am 13.01.2001**
E-mail der Eltern. Es gehe ihm insgesamt wieder deutlich schlechter, auch seitens des Gemütes.
Therapie: Tuberculinum bovinum M (Schmidt-Nagel, Genf), einmalig drei Globuli.

▸ **Beratung am 16.02.2001**
E-mail der Eltern: Sie seien zutiefst beunruhigt, da die Neurodermitis erschreckend rasant verlaufe. Der ganze Körper sei nun wieder betroffen, wobei die Haut unterschiedliche Symptome zeige. Alle Stellen seien gerötet und fühlten sich heiß an. Beide Beine würden auf der vorderen Seite der Unterschenkel offene, nässende Stellen aufweisen, die starken Juckreiz verursachten. Die Beine seien mit dicken, roten, juckenden Pusteln übersät; auch großflächig aufgeworfene Haut. Das Gesäß sei ebenso betroffen wie Hals und Arme. Dieser Schub habe gestern eingesetzt, das Wetter sei derzeit frühlingshaft mit viel Pollenflug.
Nach der Arznei am 13.01.2001 habe er länger als eine Woche getobt, schon bei geringsten Anlässen geschrien, sich auf den Boden geworfen, mit den Beinen gestrampelt. Nach 1½ Wochen Magen-Darm-Infekt mit hohem Fieber, danach besserer Gemütszustand.
Haut verschlimmere sich auch immer bei Schneefall und Wetterumschwüngen. Er schlafe nicht mehr durch, sei sehr willensstark, könne aber ein Nein auch akzeptieren. Wenn er etwas wolle, komme er immer wieder darauf zurück. Er sei sehr agil und an allem interessiert. Juckreiz besonders beim Ausziehen.
Therapie: Abwarten.

▸ **Beratung am 12.03.2001**
E-mail der Eltern. Es gehe weiterhin schlecht, bei in etwa gleichbleibenden Symptomen.
Therapie: Tuberculinum XM (Schmidt-Nagel, Genf), einmalig drei Globuli.

Therapie und weiterer Behandlungsverlauf

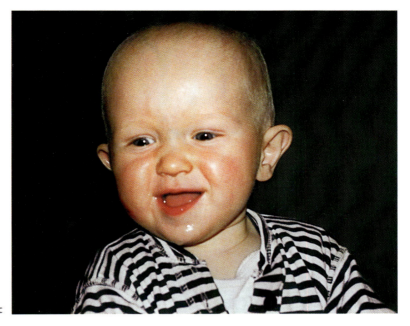

Abb. 56c

▶ **Letzte Beratung am 25.04.2001**
Befund: Insgesamt sehr guter Hautbefund, bis auf kleine trockene Stellen keine Ekzeme mehr.
Trotz der guten Haut kratze er aber nachts noch heftig, meist zwischen 1.00–2.00 Uhr. Seit circa einer Woche lasse es nach. Seitens des Gemütes könnten die Eltern seit gut drei Wochen eine positive Tendenz feststellen. Er sei nicht mehr so anstrengend und viel zugänglicher geworden. Die Lymphknotenschwellungen seien fast ganz zurückgegangen. Sein Appetit sei wechselhaft. Vorlieben: Reis, Nudeln. Abneigungen: Kartoffeln. Gerne Käse, vor allem Eis und saure Gurken. Der Stuhlgeruch habe sich normalisiert. Der Schweiß auf der Nase sei noch immer vorhanden. Ebenso der starke Bewegungsdrang mit viel Rennen. Keine Dunkelangst und kein Kopfrollen mehr.
Therapie: Abwarten.
Seitdem ging es ihm gut, eine weitere Behandlung war nicht mehr erforderlich.

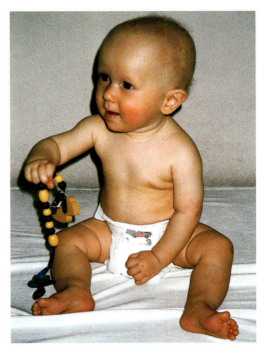

Abb. 56d

Bei einem Gespräch im April 2002 erfuhr ich, dass er keine Ekzembeschwerden mehr hat, die einer Behandlung bedürfen.

Fallbewertung

Dieses Kind litt an einer wirklich furchtbaren Neurodermitis, die es auch seelisch entsprechend in Mitleidenschaft gezogen hatte.
Äußere schulmedizinische Maßnahmen hatten versagt. Das von mir zunächst verordnete Belladonna war sicher auch falsch gewesen, doch nach Tuberculinum bovinum setzte die Besserung mit geradezu kometenhafter Geschwindigkeit ein, fast bis zur völligen Beschwerdefreiheit, was nur durch einen kurzfristigen Rückfall Anfang 2001 unterbrochen wurde.
Seit März 2001 bedurfte er nun schon keiner Arznei mehr.
Dies ist einer der Fälle, die die Wirkung der Homöopathie auf besonders anschauliche Weise demonstrieren.
Natürlich werde ich dieses Kind weiterbehandeln müssen, seine Langzeitprognose dürfte aber nach diesem beeindruckenden Anfangserfolg als überaus günstig einzustufen sein.

Kasuistik 57: 1-jähriges Mädchen

Dieses 1 Jahr alte Mädchen wurde mir erstmals am 21.10.1998 vorgestellt.
Der Untersuchungsbefund erbrachte eine diffuse Neurodermitis an den typischen Prädilektionsstellen in Form von geröteten, trockenen und teilweise blutig gekratzten Effloreszenzen.

Anamneseerhebung

▶ **Familienanamnese**
Vorkommen von Tbc-Verdacht, Colitis ulcerosa, Analekzem und Melanom.

▶ **Eigenanamnese**
Schwangerschaft normal, bei der Geburt musste wegen einer Nabelschnurkomplikation ein Kaiserschnitt gemacht werden, es sei jedoch alles in Ordnung gewesen. Bisher alle empfohlenen Impfungen.
Zahneinschuss im 5. Lebensmonat, die Zahnung an sich sei recht unauffällig verlaufen. Gehen fange jetzt gerade an. Ihre Motorik sei laut Kinderarzt überdurchschnittlich gut entwickelt.
Beginn der Neurodermitis ebenfalls im 5. Lebensmonat, zunächst an den Nasenflügeln und in Form von Rissen an den Ohrläppchen mit dann folgenden Stellen am Körper und an den Handgelenken. Die daraufhin durchgeführten Behandlungen beim Kinderarzt und Hautarzt seien erfolglos geblieben, im Gegenteil, in der Sommerhitze 1998 kam es schließlich zu einem besonders starken Schub. Ein Allergietest sei noch nicht durchgeführt worden.
Bisherige Therapien: Übliche Fett- u. Pflegesalben, Vioform, Pyoktanin, Betaisadona.

▶ **Spontanbericht und zusammenfassende gezielte Befragung**
Es bestehe starker Juckreiz. Verschlimmernd sei Müdigkeit, Langeweile, Hitze und Schwüle, Wetterwechsel. Bessernd sei Beschäftigung und kühleres Klima. Bei den Nah-

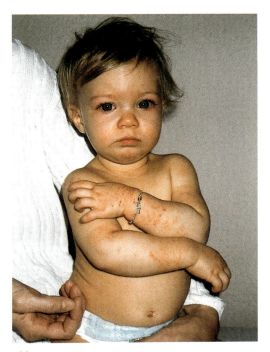

Abb. 57a

> ▶ **Homöopathische Repertorisation**
>
> Beschäftigung > (SR I 790: u.a. **SEP**.)
> Knie-Ellenbogen-Lage im Schlaf (SR III 59: u.a. **sep**.)
> Stuhl hart (KK 1793/III 658: u.a. **Sep**.)
> Spröde Fingernägel (KK 914/II 508: u.a. Sep.)

Therapie und weiterer Behandlungsverlauf

Therapie: Am 21.10.1998 Einnahme von Sepia XM (Schmidt-Nagel, Genf), einmalig drei Globuli.

▶ **Beratung am 21.12.1998**

Anruf der Mutter. Es sei schon viel besser geworden, seit einer Woche nehme es wieder zu. Sie liege wieder auf den Knien und auch der Stuhl sei wieder härter.
Therapie: Sepia XM (Schmidt-Nagel, Genf), einmalig drei Globuli.

▶ **Beratung am 07.01.1999**

Befund: Neurodermitis ganz wesentlich gebessert, nur noch kleine Reststellen am Dekolletee und an den Armen.
Alles sei anhaltend gebessert, der Gemütszustand, der Stuhlgang, der Hand- und Fußschweiß, die brüchigen Nägel und sogar der Milchschorf.
Therapie: Abwarten.

▶ **Beratung am 02.03.1999**

Befund: Neurodermitis so gut wie verschwunden, keinerlei Ekzeme mehr vorhanden, nur noch an den Fingern zeigte sich eine minimal trockene Stelle.
Ihr Gemütszustand sei sehr gut, sie schlafe durch, der Stuhlgang sei gut, die Schweiße nur noch selten, die Sprödheit der Nägel ganz verschwunden. Auch sonst keinerlei Probleme.
Therapie: Abwarten.

rungsmitteln falle nichts auf. Am Kopf bestehe noch ein Rest von Milchschorf.
Sie sei ein überwiegend fröhliches und pflegeleichtes Kind. Sie bleibe ungern länger still sitzen, könne sich aber gut beschäftigen. Sie liebe die Musik. Am Hals habe sie ab und zu ein paar verdickte Lymphknoten. Bezüglich des Essens falle nichts auf, auch keine Vorlieben, keine Abneigungen. Beim Stuhlgang tue sie sich schwer, der Stuhl sei oft sehr hart, wie Hasenkot, weshalb die Mutter ihr Milchzucker geben müsse.
Sie habe ab und zu feucht-schweißige Hände und Füße. Die Fingernägel seien brüchig und splitternd. Sie liege im Schlaf gerne auf den Knien, vor allem beim Einschlafen. Manchmal schrecke sie im Schlaf hoch.

▸ **Beratung am 19.04.1999**
Anruf der Mutter. Es seien wieder einige Neurodermitis-Stellen aufgetreten, wohl zahnungsbedingt.
Therapie: Sepia XM (Schmidt-Nagel, Genf), einmalig drei Globuli.

▸ **Beratung am 08.06.1999**
Befund: Haut vollständig erscheinungsfrei. Es gehe sehr gut. Überhaupt keine Beschwerden mehr, alles sei bestens.
Therapie: Abwarten.

▸ **Beratung am 11.09.2000**
Befund: Auf der Haut so gut wie nichts zu sehen.
Laut Mutter gehe es ihr mit der Haut sehr gut; auch sonst sei alles in Ordnung, sie schlafe gut, habe keinen Husten mehr, auch das Gemüt sei ausgeglichen. Das einzige Symptom sei noch, dass sie auf Kirschen und Mandeln reagiere, aber das habe sie durch entsprechende Abstinenz im Griff.

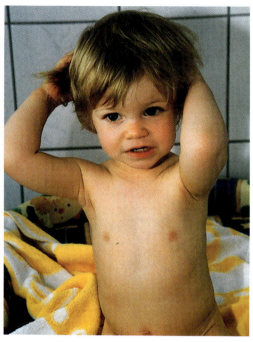

Abb. 57b

▸ **Beratung am 27.06.2001**
Befund: Haut sehr gut, bis auf geringgradig trockene Stellen an den Fingern.
Sie habe jetzt einige Kruppanfälle gehabt. Das Trommelfell schwinge schlecht. Ab und zu habe sie Ohrenschmerzen links.
Nasskaltes Wetter verstärke diese. Beim Autofahren komme es zu Übelkeit. Der Hand- und Fußschweiß sei wieder mehr geworden. Ab und zu habe sie Kreislaufbeschwerden mit Kopfschmerzen und Blässe. Bezüglich der Nahrungsmittel vertrage sie jetzt viel mehr als früher.
Therapie: Sepia CM (Schmidt-Nagel, Genf), einmalig drei Globuli.

▸ **Beratung am 16.11.2001**
Keine Kopfschmerzen mehr. Kein Husten mehr. Übelkeit beim Autofahren fast verschwunden.
Gemütslage gut. Weiterhin Tubenkatarrh und schlechtes Hören.

Therapie: Sepia CM (Schmidt-Nagel, Genf), einmalig drei Globuli.

▸ **Letzte Beratung am 22.02.2002**
Hautbefund: Anhaltend erscheinungsfrei.
Sie höre manchmal noch schlecht, sonst seien keine störenden Symptome mehr zu erkennen.
Therapie: Calcarea carbonica XM (Schmidt-Nagel, Genf), einmalig drei Globuli.
Ich empfahl der Mutter darüber hinaus, im Falle einer unzureichenden Wirkung doch eine Operation durchführen zu lassen, um einem Langzeitschaden vorzubeugen.
Bei unserem letzten Telefonat im Mai 2002 erfuhr ich jedoch, dass die letzte HNO-Untersuchung bezüglich des Hörens einen 100%-igen Normalbefund ergeben habe und die Operation abgesagt werden konnte.

Fallbewertung

Dieser Fall gelang ganz so, wie wir es immer gerne hätten. Das Kind reagierte schon auf das erste Mittel mit einer durchgreifenden Besserung, die rasch zur vollständigen Beschwerdefreiheit führte.

Kasuistik 58: 2-jähriger Junge

Dieser 2 Jahre alte Junge wurde mir erstmals am 23.07.1997 vorgestellt.
Der Untersuchungsbefund zeigte durch vorangegangene Kortisonbehandlungen derzeit inaktiv trockene Ekzemherde an den Schultern, am Rücken, an den Beinen, den Füßen, in den Ellenbeugen und am Penisschaft.

Anamneseerhebung

▸ **Familienanamnese**

Vorkommen von Heuschnupfen und Hausstauballergie.

▸ **Eigenanamnese**

Schwangerschaft und Geburt normal. Der Zahneinschuss sei im 11. Lebensmonat erfolgt, gelaufen sei er im 12. Lebensmonat, die Sprachentwicklung habe früh eingesetzt. Seine motorische Entwicklung sei von Anfang an gut und geschickt gewesen. Die Impfungen habe er gut vertragen.
Die Neurodermitis sei an Ostern 1997 ausgebrochen. Damals seien plötzlich stark gerötete Ekzeme vor allem in Ellenbeugen und Kniekehlen aufgetreten. Der daraufhin aufgesuchte Hautarzt habe mit verschiedenen Salben behandelt, unter anderem auch mit Kortison, wodurch es sich sehr rasch gebessert habe. Nach Absetzen der Salben sei es jedoch zu einem sofortigen Rückfall gekommen und außerdem zu einer weiteren Ausbreitung auf Oberschenkel und Schienbeine. Seitdem behandeln sie ihn mit verschiedenen Pflege- und Fettsalben sowie bei Bedarf mit Kortisonsalben, letztmals vor einer Woche.

▸ **Spontanbericht und zusammenfassende gezielte Befragung**

Juckreiz falle vor allem nach dem Mittagsschlaf auf. Wärme, Hitze und Schwüle, Zitrusfrüchte, Apfel und Pfirsich verschlimmere. Ablenkung lindere.
Er sei sehr lebhaft, munter und überaus verschmust mit seinen Eltern. Ängstlichkeiten keine.
Er teile auch alles, sei nicht geizig. Er brauche viel Bewegung, sei immer unterwegs.
Ruhiges Sitzen sei nicht gerade seine Stärke. Gehorchen sei momentan etwas schwierig, Zornanfälle jedoch keine. Er nehme viel in den Mund, Tischkante, Schaufel, Flaschen. (Mir fiel auf, dass er ständig alles anfassen musste.) Er habe leichte X-Beine. Die Fußnägel lasse er sich nur mit Gewalt schneiden. Haarewaschen sei ein Drama.
Der Appetit sei gut. Starke Vorlieben: Wurst blank, Butter blank, Essig, Saures, Salz blank, Zitrone. Abneigungen: Milch und warme Speisen. Der Durst sei durchschnittlich. Stuhlgang ohne Besonderheiten.
Der Schlaf sei schlecht, ständig wache er auf, teilweise mit Schreien dabei. Keine bevorzugte Lage, er schlafe sowohl auf der Seite, als auch auf dem Rücken und auf den Knien. Ab und zu spreche er im Schlaf.

Er schwitze sehr leicht. Eines falle der Mutter auf: Wenn eine Tasse mit einem heißen Getränk eigentlich viel zu heiß zum Halten wäre, dann halte er sie trotzdem weiter fest, als ob er keine Heißempfindung hätte.

▸ **Homöopathische Repertorisation**

> Muss alles anfassen (SR I 1027: u.a. sulph.)
> Wetterwechsel von kalt zu warm < (SR II 752: u.a. **SULPH**.)
> Abneigung gegen Baden (SR II 41: u.a. **SULPH**.)
> Nach Mittagsschlaf < (SR II 598: u.a. sulph.)

Therapie und weiterer Behandlungsverlauf

Therapie: Am 23.07.1997 Einnahme von **Sulphur lotum C 200** (Schmidt-Nagel, Genf), einmalig drei Globuli.
Kortisonsalben sollten nicht mehr angewendet werden.

▸ **Beratung am 12.09.1997**
Befund: Neurodermitis recht gut.
Es gehe ihm sehr gut, sowohl seitens der Haut, als auch sonst. Er schlafe auch besser.
Therapie: Abwarten.

▸ **Beratung am 19.09.1997**
Befund: Neurodermitis sehr geringgradig in Form von kleinen trockenen Stellen in den Ellenbeugen, Kniekehlen und auf den Fußrücken.
Es sei insgesamt sehr gut. Morgens sei es immer fast weg, zum Abend hin nehme es wieder zu.
Der Juckreiz halte sich in Grenzen, auch nach dem Mittagsschlaf. Allerdings sei er in dieser Phase sehr unzufrieden. (Anhaltend fiel mir eine starke Unruhe im Sitzen und das ständige Anfassen von Gegenständen auf.) Er sei immer noch ein unruhiger Geist. Es falle ihm schwer, sich alleine zu beschäftigen, auch das Gehorchen sei problematisch. Allerdings sei er sehr lieb und verschmust.
Sein Appetit sei viel größer geworden, inzwischen esse er sogar warme Sachen besonders gerne. Die Vorlieben für Salz und Saures bestünden unverändert. Der Schlaf sei insgesamt gebessert, er werde noch höchstens einmal wach.
Therapie: Abwarten.

▸ **Beratung am 31.10.1997**
Anruf der Mutter wegen eines Infektes.
Therapie: **Pulsatilla C 30** (DHU), einmalig drei Globuli heilte rasch.

▸ **Beratung am 17.11.1997**
Befund: Neurodermitis extrem stark ausgebrochen. Am ganzen Körper finden sich multiple herdförmige und rundliche Stellen, zentral abgeblasst, besonders stark an den Beinen und in den Ellenbeugen.
Seit dem Essen von Mandarinen habe es sich so furchtbar entwickelt. Er kratze jetzt wie verrückt, auch nachts mit häufigem Erwachen davon, meist gegen Mitternacht beginnend und bis circa 3.00 Uhr dauernd. Jeder Kratzanfall halte dann ungefähr eine halbe Stunde an.
Sein Gemütszustand sei viel schlechter. Sehr starke Unruhe, sehr viel Trotz mit Schlagen und Zwicken von anderen Kindern. Er wolle immer fort, einfach nicht nach Hause. Ständiges Umherrennen, er komme gar nicht mehr zur Ruhe. Alleine beschäftigen könne er sich überhaupt nicht mehr. (Er machte heute einen fast hyperaktiven Eindruck auf mich.)
Beim Essen falle eine starke Vorliebe für Butter und Fleisch auf. Er sei oft wund, bis in die obere Analfalte hinaufreichend.

▸ **Homöopathische Repertorisation**

> Ruhelosigkeit bei Kindern (SR I 846: u.a. **tub**.)

Anamneseerhebung

Eigensinn bei Kindern (SR I 788: u.a. **TUB.**)
Verlangen nach Fleisch (SR II 255: u.a. tub.)
Hautausschläge ringförmig (KK 588/II 182: u.a. **Tub.**)

Therapie: Tuberculinum bovinum C 200 (Schmidt-Nagel, Genf), einmalig drei Globuli.

▶ **Beratung am 28.01.1998**
Befund: Neurodermitis ganz hervorragend, fast verschwunden. An der Flanke zeigten sich drei kleine Dellwarzen.
Es gehe hervorragend, er habe jetzt sogar Mandarinen vertragen. Sein Schlaf sei wieder in Ordnung. Überwiegend durchschlafend. Die Knielage nehme er auch nicht mehr ein (hatte die Mutter zuvor nicht erwähnt). Der Juckreiz sei völlig zurückgegangen. Sein Wesen sei jetzt wieder sehr ausgeglichen, er könne sich auch gut alleine beschäftigen. Das Schlagen und die Aggressivität gegenüber anderen Kindern habe aufgehört.
Therapie: Abwarten.

▶ **Beratung am 06.04.1998**
Befund: Neurodermitis vollständig verschwunden.
Es gehe ihm rundherum gut.
Therapie: Abwarten.

▶ **Beratung am 21.07.1998**
Befund: Neurodermitis anhaltend nicht mehr vorhanden, wunderschöne weiche Haut.
Es gehe ihm prächtig, keinerlei Probleme.
Wir einigten uns darauf, die Behandlung als erfolgreich beendet abzuschließen.

▶ **Beratung am 06.10.2000**
Anruf der Mutter wegen einer Laufnase.
Therapie: Tuberculinum bovinum C 200 (Schmidt-Nagel, Genf), einmalig drei Globuli.

▶ **Letzte Beratung am 23.11.2000**
Anruf. Die Nase laufe nicht mehr, auch sonst keine Probleme.
Wir beendeten daraufhin die Behandlung.

Fallbewertung

Der eigentliche Neurodermitisschub mit dem ihm entsprechenden Mittel **Tuberculinum bovinum** erfolgte erst nach der Behandlung mit **Sulphur lotum**, was auf die vorangegangene unterdrückende Therapie mit Kortisonsalbe hinwies. Er ist jetzt seit fast vier Jahren beschwerdefrei.

Kasuistik 59: 3-jähriges Mädchen

Dieses knapp 3 Jahre alte Mädchen wurde mir erstmals am 12.02.1997 vorgestellt.
Der Untersuchungsbefund zeigte eine starke Neurodermitis, betont an der Halsvorderseite, an den Armen und den Händen. Starke Rötung um die Augen und in den Ellenbeugen, teilweise blutig gekratzt. Trockene und ebenfalls gerötete Neurodermitis am oberen Rücken.
Naevus flammeus im Nacken.

Anamneseerhebung

▶ **Familienanamnese**
Vorkommen von verschiedenen Allergien, Neurodermitis und Tuberkulose.

▶ **Eigenanamnese**
Schwangerschaft und Geburt seien laut Mutter normal verlaufen.

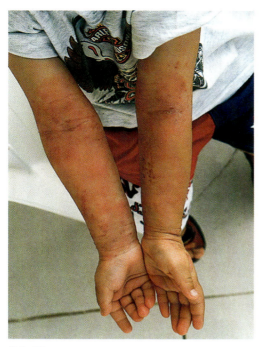
Abb. 59a

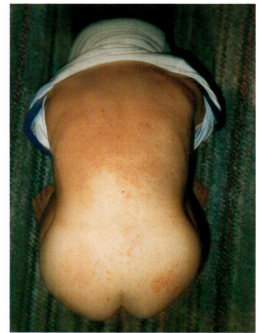
Abb. 59b

Der erste Zahn sei im 9. Monat gekommen, sie habe sich beim Zahnen ziemlich Zeit gelassen. Beim Zahnen sei sie immer kränklich gewesen, habe auch Durchfall gehabt. Sie habe alle üblichen Impfungen durchführen lassen.
Mit einem Jahr habe sie schon gesprochen. Im Mai 1996 seien sie im Zillertal gewesen, im Sommer, da habe sie ganz plötzlich zu niesen begonnen, die Augen hätten stark geträent, es sei zu Fieber gekommen und dann auch noch zu Atemnot und pfeifenden Atemgeräuschen. Schon am nächsten Tag habe der dortige Arzt aber nichts mehr feststellen können. Sie seien dann wieder heimgefahren und zu Hause sei wieder alles weg gewesen. Die Neurodermitis sei vor circa 1 $\frac{1}{2}$ Jahren im Sommer aufgetreten. Überhaupt sei seitdem die Neurodermitis immer im Sommer besonders schlimm.

Bisherige Therapien: Im Sommer 1996 und an Weihnachten hätten sie jeweils Kortisonsalbe verwendet, ansonsten mehr rückfettende und pflegende Salben.
Erfolg: Eigentlich keiner.

▶ **Spontanbericht und zusammenfassende gezielte Befragung**

Sie weine bei der geringsten Kleinigkeit. Seit neuestem habe sie Dunkelangst, nachts müsse stets ein Licht brennen. Sie masturbiere oft einfach so aus Langeweile. Sie sei ein sehr lebhaftes Kind, das viel und gerne rede.
Die ersten zwei Jahre habe sie problemlos in ihrem Bett geschlafen, seit einem halben Jahr komme sie aber regelmäßig zu den Eltern. Sie schlafe seitdem auch nicht mehr alleine ein, sondern komme immer wieder aus dem Bett und möchte spielen. Sie sei sehr ängstlich gegenüber Tieren.

Sie habe wiederkehrende Halsentzündungen und deshalb bis heute circa 15-mal Antibiotika eingenommen. Seit Weihnachten huste sie bei Anstrengung.

Nachts decke sie sich immer auf, weine ab und zu im Schlaf. Einmal habe der Urin nach Stuhl gerochen. Der Schlaf sei auffallend leicht. Als Kleinkind habe sie die Knie-Ellenbogen-Lage bevorzugt, inzwischen komme das jedoch nur noch selten vor.

Der Appetit sei eher normal. Sie bevorzuge Saures, trinke gerne die Salatsoße. Sehr gerne möge sie auch Süßigkeiten. Butter esse sie pur, das könne allerdings auch ein Nachahmen des Bruders sein. Reis möge sie nicht so gerne, sehr gerne dagegen auch rohes Gemüse. Beim Autofahren neige sie zu Erbrechen. Ihr Stuhl sei meist sehr hart, doch normal geformt. Sie friere leicht. Wenn sie sich schäme, nehme sie den Finger in den Mund.

▶ **Homöopathische Repertorisation**

Masturbationsneigung bei Kindern (SR III 413: sep.; von mir ergänzt)
Erwachen vom kleinsten Geräusch (SR III 208: u.a. sep.)
Tonsillitis rezidivierend (KK 1410/III 276: u.a. Sep.)
Übelkeit beim Autofahren (KK 1610/III 476: u.a. **Sep.**)
Verlangen nach Saurem (KK 1619/III 485: u.a. *Sep.*)

Therapie und weiterer Behandlungsverlauf

Therapie: Am 12.02.1997 Einnahme von Sepia XM (Schmidt-Nagel, Genf), einmalig drei Globuli.

▶ **Beratung am 01.04.1997**
Befund: Neurodermitisbefund leicht gebessert. Haut etwas weniger gerötet und gereizt.

Sie sei nach dem Mittel sehr zornig gewesen, habe auch viel geweint. Sie sei aufgeschlossener inzwischen, habe sich wieder etwas zu ihrem Vorteil verändert. Ingesamt könne man vor allem beim Verhalten eine Besserung erkennen. Nachts komme sie noch genauso oft zu den Eltern. Das Masturbieren sei gleichbleibend.
Therapie: Abwarten.

▶ **Beratung am 08.04.1997**
Anruf der Mutter. Sie habe jetzt wieder eine Mandelentzündung gehabt und deshalb Antibiotika eingenommen.
Seitdem sei die Haut auch wieder schlimmer.
Therapie: Wiederholung von Sepia XM (Schmidt-Nagel, Genf) wegen der unterbrochenen Wirkung durch das Antibiotikum.

▶ **Beratung am 13.05.1997**
Befund: Neurodermitis deutlich verschlimmert.
Die gesamte Haut war gerötet, trocken, aufgekratzt. Betont Gesicht, Ohrläppchen, Rücken, Arme und Beine. Seit dem 01.05.1997 habe es sich wesentlich verschlechtert, wohl durch den Sommereinbruch? Die Augen seien vor kurzem ganz rot und geschwollen gewesen, sie habe nachts vor allem gegen 3.00 Uhr viel gekratzt.
Das Masturbieren sei weniger geworden, aber noch vorhanden. Sie kratze sich öfter im Genitalbereich, obwohl dort nichts zu sehen sei. Kein Ausfluss, keine Rötung. Zur Zeit gehorche sie überhaupt nicht, mache lauter Dummheiten. Sie sei sehr unruhig, müsse immer in Aktion sein, nur beim Fernsehschauen sei sie mal ruhig.
Sie esse unheimlich gerne das Salatdressing, auch Gurken und Tomaten. Schokolade verschlimmere vom Eindruck her die Haut.
Beim Autofahren werde ihr immer schlecht. Der Stuhl sei anhaltend meistens hart.
Therapie: Abwarten.

Beratung am 16.06.1997

Anruf der Mutter. Wegen einer bakteriellen Blasenentzündung habe sie vom Kinderarzt am 28.05.1997 ein Antibiotikum eingenommen. Die Haut sei insgesamt gebessert, sie kratze auch etwas weniger.
Das Masturbieren habe stark zugenommen. Immer noch Verlangen nach Saurem.

Homöopathische Repertorisation

> Masturbationsneigung bei Kindern (SR III 413: u.a. **med**.)
> Ruhelosigkeit (SR I 835: u. a. **med**.)
> Verlangen nach Saurem (SR II 270: u.a. **med**.)

Therapie: Medorrhinum XM (Schmidt-Nagel, Genf), einmalig drei Globuli.

Beratung am 16.07.1997

Anruf der Mutter. Seit 10 Tagen schlafe sie besser. Das Masturbieren sei weniger, aber noch vorhanden.
Der Juckreiz trete anfallsweise auf und sei dann immer noch sehr heftig bis zum Blutigkratzen.

Beratung am 05.08.1997

Noch immer heftiger Juckreiz, es sei sehr schlimm. Sie schlafe auch wieder ganz schlecht.
Nach dem ersten Mittel sei es insgesamt besser gewesen, auch seitens des Gemütes.
Therapie: Sepia XM (Schmidt-Nagel, Genf), einmalig drei Globuli.

Beratung am 12.08.1997

Erneuter Anruf. Es gehe sehr schlecht, sie kratze wie wild, schlafe keine Nacht mehr als 3 Stunden am Stück, auch das Gemüt sei „motzig", „unzufrieden" und „quengelig".
Therapie: Abwarten.

Beratung am 23.09.1997

Befund: Starke Neurodermitis Gesicht, Hals, Schultern, Ellenbeugen und Unterarme.
Verdickte, harte Haut, diffus blutig zerkratzt.
Am Hinterkopf einige palpable LK.
Kalte trockene Hände. Im Sommer seien die Unterarme rot gewesen, wie verbrüht.
Sie sei weinerlich und sehr gereizt, wohl durch den Schlafmangel. Nach dem Mittagsschlaf sei sie völlig misslaunig, da könne man es ihr gar nicht recht machen. Nachts komme sie nun alle 2 Stunden, danach könne man die Uhr stellen. Die Masturbation sei seltener, aber nicht weg. Sie habe viel Flatus, vor allem nachmittags gegen 16.00–17.00 Uhr beginnend. Sie neige zu Verstopfung und zu Durchfall, erst sei der Stuhl ganz hart, dann ganz weich. Sie verlange immer wieder nach Süßem. Sie trinke nach wie vor gerne die süßsaure Salatsoße. Keine Übelkeit mehr beim Autofahren.
Sie liege nachts bevorzugt auf der linken Seite. Sie habe überhaupt kein Sitzfleisch und könne gar nicht ruhig sitzen bleiben. Derzeit habe der Kinderarzt eine leichte Rötung des rechten Ohres festgestellt, möglicherweise jammere sie deshalb so viel.

Homöopathische Repertorisation

> Ruhelosigkeit im Sitzen (SR I 856: u.a. **LYC**.)
> Verlangen nach Süßem (SR II 274: u.a. **LYC**.)
> Flatulenz nachmittags 16.00 Uhr (KK 1661/III 527: Lyc.)
> Stuhl erst hart, dann flüssig (KK 1793/III 659: u.a. **Lyc**.)

Therapie: Lycopodium C 30 (DHU), einmalig drei Globuli.

Beratung am 05.11.1997

Anruf der Mutter. Sie habe inzwischen wegen einer akuten Otitis wieder Antibiotika geben müssen.

Die Neurodermitis sei eigentlich nicht wesentlich gebessert, man habe aber schon den Eindruck, dass sie etwas weniger kratze.
Therapie: Lycopodium C 30 (DHU), einmalig drei Globuli wegen der mit Antibiotika behandelten Otitis.

▸ **Beratung am 18.11.1997**
Anruf der Mutter. Nach dem Mittel sei es zunächst schlechter geworden, dann jedoch besser.
Ab dem 11.11.1997 wurde es aber schon wieder schlimmer und sie komme jetzt nachts alle 3 Stunden. Die Blähungen seien eher zunehmend, jetzt auch den ganzen Tag. Anhaltend auch die Neigung zur Masturbation. Sie habe stets kalte Hände und Füße. Gestern sei ein Lymphknoten im Nacken sehr geschwollen gewesen.
Sie habe immer starkes Süßverlangen, vor allem nach Schokoladenpudding. Die Salatsoße würde sie aber auch noch immer gerne trinken. Butter esse sie blank. Die Neurodermitis gehe jetzt schon auf beide Handrücken über, das sei zuvor nicht so gewesen. Sie habe ein wenig Ängste im Dunkeln. Tagsüber sei sie eigentlich oft „gut drauf", die Nächte seien dagegen eine Katastrophe. Morgens nach dem Aufstehen sei sie „total schlecht gelaunt".
Therapie: Abwarten.

▸ **Beratung am 01.12.1997**
Anruf der Mutter. Es sei fürchterlich schlimm geworden. Die Haut sei völlig blutig gekratzt und nässe. Die Nächte seien eine Katastrophe. Die Haut rieche auch ganz komisch.
Therapie: Lycopodium C 200 (Schmidt-Nagel, Genf), einmalig drei Globuli.

▸ **Beratung am 22.12.1997**
Anruf der Mutter. Es gehe noch schlechter, keinerlei Besserung, ganz im Gegenteil.
Nun war ein Zustand erreicht, der für das Kind einfach nicht länger zu ertragen war und der schneller lindernder Maßnahmen bedurfte. Da ich dies offensichtlich bis dato nicht geschafft hatte, empfahl ich der Mutter die Einweisung in die Hautfachklinik Sanaderm, in die sie vom 28.12.1997 bis 08.02.1998 stationär aufgenommen wurde.

▸ **Bericht der Hautfachklinik Sanaderm vom 08.02.1998**
Diagnose: Neurodermitis constitutionalis.
Anamnese: Als Säugling erschien Milchschorf. Seit dem 21. Lebensmonat traten ekzematöse Hautveränderungen auf, die trotz längerer Behandlung mittels kortikoidhaltiger Externa nicht gebessert werden konnten. Seit Juli 1997 zeigt sich eine massive Verschlechterung, wobei die homöopathische Behandlung kurzzeitige Besserung brachte. Nach einem Mallorca-Urlaub wurde der Hautzustand aber noch schlechter. Die erneute massive Exazerbation zum Jahreswechsel trat nach einer Otitis und antibiotischer Behandlung auf. Juckreiz besteht v.a. nachts und frühmorgens, verbunden mit Schlafstörungen. Die Entwicklung ist altersgerecht, sieben Monate lang wurde gestillt. Neben der Neurodermitis sind weder allergische rhinokonjunktivale Beschwerden noch Asthma oder Wolle-Unverträglichkeit bekannt.
Nahrungsmittel-Unverträglichkeiten: Mandarine. Trigger: Infekte, Stress.
Voruntersuchungen: Stuhl o.B., BB o.B., FA: Atopie positiv (Mutter, Onkel).
Aufnahmebefund: Generalisierte, unscharf begrenzte, unregelmäßig konfigurierte, beugen- und rückenbetonte, z.T. massiv exkorierte, z.T. stark lichenifizierte, z.T. kleieartig schuppende Erytheme bei massiv sebostatischer Haut. Atopiestigmata vorhanden.
Laborbefunde/Testungen: Im Normbereich lagen Blutzucker, GGT, Cholesterin, Triglyzeride, Harnsäure, Kreatinin, Kalium, Calcium, CRP. Der U-Status war o. B., das Ergebnis des inhalativen Allergiesuchtests war negativ. Das Gesamt-IgE lag bei 405 kU/l. Auf Eiklar zeigte sich ein positives Ergebnis im RAST. Eine Stuhluntersuchung auf Pilzkulturen

zeigte eine deutliche Besiedlung mit Candida albicans, die von uns mit Biofanal-Lösung behandelt wurde.
Pädiatrisches Konsil: Am 15.01.1998 stellte die Kinderärztin eine altersgerechte Entwicklung fest.
Interne Therapie: Lisino-Saft 15 ml morgens, Tavegil-Saft 20 ml abends; Quintesal 180 mg/d.
Lokalbehandlung: Capillitium: Olivenöl; Kratzartefakte/Beugen: Tagsüber Erythromycin in Linola Fett, abends 5 % Tumenol-Paste bzw. Pasta zinci mollis; Gesicht: Laceran Omega; Pflege: Linola Fett Lotio alba bei Bedarf.
Physikalische Therapie: Teilnahme an den im Rahmen unseres Gesamtkonzeptes angebotenen Veranstaltungen. Dabei erhielt sie Fußreflexzonen-Massagen und ihre Mutter besuchte die Patientenfortbildung und die Sauna.
Therapie und Verlauf: Wir führten eine kombinierte Balneo-Photo-Therapie mit Chinosol-, Kleie- und Ölbädern, sowie Bestrahlungen durch die Saalmann UVA-PUR-Lampe bis 3 Min. und 10 Sek. durch.
Hierunter besserte sich die Haut zunächst. Zusammen mit einem akuten grippalen Infekt trat dann aber ein erneuter Ekzem-Schub auf, worunter die Hauterscheinungen wieder massiv zunahmen.
Procedere: Wir empfehlen, wenn möglich, die von uns begonnene Therapie ambulant fortzusetzen. Insbesondere sollten eine ausschleichende Lichttherapie und die Anwendung geeigneter Externa angestrebt werden.

▶ **Konsiliarische homöopathische Beratung am 28.01.1998 während des stationären Aufenthaltes**

Befund: Neurodermitis noch immer stark, jedoch insgesamt besser als Dezember 1997. Das Kratzen sei noch da, habe aber diese Zwanghaftigkeit verloren. Die pflegenden Therapiemaßnahmen würden ihr gut helfen. Auffallende Symptome: Häufig Bauchschmerzen, vor allem nachts, da ziehe sie auch immer die Beine an, wohl wegen der Flatulenz. Überhaupt sei sie ständig gebläht und habe einen etwas dicklichen Leib. Es knattere und blubbere dort. Eine Wärmflasche lindere etwas. Pilz im Stuhl sei untersucht und bestätigt worden. Durch die sonstige Diagnostik habe sich laut Mutter eine Allergie auf Hühnereiweiß herausgestellt. Im Rahmen des bisherigen stationären Aufenthaltes habe sie nur ein paar Tage lang Kortison benötigt, ansonsten bekomme sie pflegende und antientzündliche Salben, die ihr auch gut tun.
Ihre Gemütslage sei wechselhaft, je nach Hautzustand. Bei schlechter Haut werde sie stur und werfe sich vor Wut auf den Boden.
Beim Einschlafen zucke sie mit den Gliedern. Sie spreche im Schlaf.
Vorlieben für Salat und Dressing. Der Stuhlgang habe sich normalisiert. Immer noch kalte Hände und Füße. Ihre Scheide sei öfters gerötet. Nur noch sporadische kindliche Masturbation. Die Mutter äußerte den Verdacht, dass die Haut umso schlimmer werde, je schlechter das mit den Blähungen sei.

▶ **Homöopathische Repertorisation**

Eingeklemmte Blähungen (KK 1664/III 530: u.a. *Lyc.*)
Bauchschmerzen nachts (KK 1675/III 541: u.a. *Lyc.*)
Aufgetriebenheit des Leibes (KK 1661/III 527: u.a. **Lyc.**)
Brodeln, Gluckern (KK 1665/III 531: u.a. **Lyc.**)
Eier < (= Hühnerweißallergie) (SR II 239: u.a. lyc.)

Therapie: Lycopodium C 200 (Schmidt-Nagel, Genf), einmalig drei Globuli.

▶ **Beratung am 04.02.1998**

Befund: Insgesamt wesentlich gebesserte Haut. Kratzspuren nachlassend.
Es gehe ihr auf jeden Fall besser, das Mittel habe dieses Mal gut gewirkt. Die Blähungen

und das Bauchweh hätten deutlich nachgelassen, sie schlafe seitdem auch länger durch. Seit ein paar Tagen sei auch der Stuhl nicht mehr so knollig.
Sie kratze noch viel, wenn sie den Kindergarten der Klinik besuche, wohl aus Erregung. Die Masturbation sei noch vorhanden, aber selten. Heute nacht habe sie viel im Schlaf geredet. Die Morgenmuffeligkeit sei unverändert. Keine Zuckungen mehr im Schlaf.
Deutlich nach wie vor das Süßverlangen. Die Entzündung der äußeren Schamlippen sei rückläufig.
Therapie: Abwarten.

▸ **Beratung am 09.03.1998**
Befund: Neurodermitis wieder zunehmend, vor allem im Bereich Nacken, oberer Rücken, Unterarme und Hände. Beine und Rumpf dagegen recht gut.
Seit zwei Tagen habe sie erneut nächtliche Bauchschmerzen und sei auch wieder mehr gebläht.
Ihre Stimmung sei wieder schlechter, sie sei gereizter und eigensinniger.
Der Stuhl sei wieder knollig. Die Masturbation sei seit zwei Wochen nicht mehr aufgetreten.
Das Süßverlangen nehme wieder sehr zu. Juckreizverstärkung vor allen Terminen auffallend, immer wenn etwas auf sie zukomme, auch, wenn sie sich auf etwas freue (Beschwerden durch Erwartungsspannung: SR I 15: u.a. **LYC**.).
Therapie: Lycopodium C 200 (Schmidt-Nagel, Genf), einmalig drei Globuli.

▸ **Beratung am 10.05.1998**
Befund: Haut sehr gut, deutliche Besserung insgesamt.
Auch insgesamt deutliche Wendung zum Guten. Keine Bauchschmerzen mehr, keine Blähungen mehr, Stuhlgang normal. Masturbation fast weg, kein Zucken mehr beim Einschlafen.
Gemütslage sehr gut.
Therapie: Abwarten.

▸ **Beratung am 01.12.1998**
Befund: Wunderbar. Bis auf eine kleine Ekzemstelle in der rechten Ellenbeuge keinerlei Auffälligkeit mehr.
Keine nächtlichen Bauchschmerzen mehr, die Blähungen hätten aber seit circa drei Wochen erneut etwas zugenommen. Seit ein paar Tagen masturbiere sie auch wieder etwas mehr. Noch immer Furcht im Dunkeln, bzw. diese sei erst jetzt wieder aufgefallen. Gemütszustand gut, wenn sie auch mal richtig dickköpfig sein könne. Kein Jähzorn mehr. Keine Zuckungen mehr im Schlaf. Auffallend großes Süßverlangen. Stuhlgang normal. In letzter Zeit etwas Afterjucken.
Die Morgenmuffeligkeit falle wieder etwas mehr auf, sei aber besser als früher.
Sie neige anhaltend stark zu Erwartungsängsten, egal, was auf sie zukomme.
Therapie: Lycopodium M (Schmidt-Nagel, Genf), einmalig drei Globuli.

▸ **Beratung am 28.01.1999**
Anruf der Mutter. Das Mittel habe gut getan, jetzt masturbiere sie aber wieder deutlich mehr, sie weine auch sehr leicht bei der geringsten Kleinigkeit (SR I 1089: u.a. lyc.).
Therapie: Lycopodium M (Schmidt-Nagel, Genf), einmalig drei Globuli.

▸ **Beratung am 16.04.1999**
Befund: Haut insgesamt hervorragend, allerdings an der vorderen Halsfalte etwas ekzematös, leicht schuppig und rissig hinter den Ohren sowie etwas wunde Lippenränder. Keine Kratzspuren, Haut sonst ganz weich und zart. Es gehe ihr zwar gut, aber ein paar Dinge würden auffallen.
Sie habe einige kleine Warzen bekommen. Sie sei sehr reizbar und explodiere leicht. Auffallend kalte Hände und Füße. Der Stuhl sei schwankend, z.T. flockig, z.T. auch mal hart oder zu flüssig. Anhaltend gerne süß essend, jetzt aber auch gerne Salatsoße und Ziegenmilch.

Sie sei meistens ausgelassen und fröhlich, wenn alles nach ihrem Kopf gehe, sie tanze und singe auch den ganzen Tag und rede unentwegt, wie ein Wasserfall. Sie könne sich sehr gut beschäftigen, mache am liebsten sportliche Sachen, da fühle sie sich am wohlsten.

▸ **Homöopathische Repertorisation**

Warzen klein (KK 576/II 170: u.a. *Sep.*)
Ekzem äußerer Hals (KK 1438/III 304: u.a. Sep.)
Körperliche Anstrengung > (SR II 177: u.a. **SEP.**)
Verlangen nach Essig (SR II 278: u.a. **sep.**)

Therapie: Sepia M (Schmidt-Nagel, Genf), einmalig drei Globuli.

▸ **Beratung am 22.12.1999**
Befund: Bis auf leicht trockene Haut vorne am Hals alles hervorragend.
Die ganzen Monate sei überhaupt nichts mehr gewesen, auch die Warzen seien verschwunden. In den letzten Wochen würden wieder ein paar Symptome auffallen, wie früher: Sie weine wieder bei Kleinigkeiten. Sie habe wieder zunehmende Erwartungsängste. Die Unruhe im Sitzen sei stärker. Das Masturbieren sei wieder erkennbar häufiger geworden (Neigung zur Masturbation: SR III 413: u.a. **lyc., SEP.**). Sie verlange sehr stark nach Süßigkeiten. Sie weine öfter ohne ersichtlichen Grund.
Therapie: Lycopodium XM (Schmidt-Nagel, Genf), einmalig drei Globuli.

▸ **Beratung am 28.06.2000**
Anruf der Mutter. Sie habe jetzt eine Sonnenallergie. Sonst sei alles wunderbar geworden. Auffallend: Verlangen nach Salz und nach Fisch.

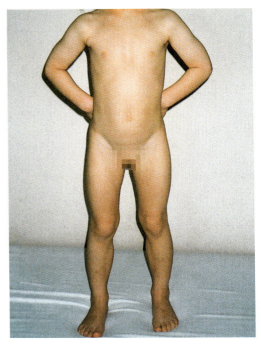

Abb. 59c

Therapie: Natrum muriaticum C 200 (Schmidt-Nagel, Genf), einmalig drei Globuli.

▸ **Beratung am 04.10.2000**
Hautbefund: Neurodermitis komplett verschwunden.
Sie komme wegen anderer Dinge zu mir. Das letzte Mittel habe ihr ausgesprochen gut getan, sie habe danach auch die Sonne problemlos vertragen. Jetzt nehme die Masturbationsneigung wieder zu, auch die Gemütslage würde wieder schlechter werden, indem sie sich nur schwer von der Mutter trennen könne. In manchen Situationen reagiere sie sehr schüchtern. Die Zuckungen im Schlaf hätten auch wieder zugenommen. Vorlieben: Fisch, Süßes, Salz und Salatsoße.

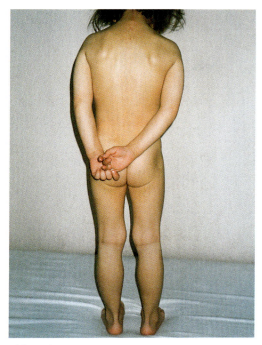

Abb. 59d

▶ **Homöopathische Repertorisation**

Neigung zur Masturbation (SR III 413: u.a. nat-m.)
Zuckungen im Schlaf (KK 900/II 494: u.a. Nat-m.)
Verlangen Fisch (KK 1617/III 483: u.a. Nat-m.)
Verlangen Salz (KK 1619/III 485: u.a. Nat-m.)

Therapie: Natrum muriaticum M (Schmidt-Nagel, Genf), einmalig drei Globuli.

▶ **Beratung am 23.07.2001**

Hautbefund: Neurodermitis weiterhin verschwunden.
Es gehe ihr eigentlich sehr gut. Jedoch seien ein paar Symptome vorhanden:
Starke Reizbarkeit und sehr schnell Stimmungswechsel. Kann Widerspruch schlecht annehmen. Starke Vorliebe für Essig und Salatsoße. Stuhlgang hart, knollig, wie beim Hasen. Unruhe gut, keine Erwartungsängste mehr. Warzen an den Fußsohlen.

▶ **Homöopathische Repertorisation**

Launisch (SR I 119: u.a. **sep.**)
Verträgt keinen Widerspruch (SR I 184: u.a. **SEP.**)
Warzen Fußsohlen (KK 835/II 429: **Sep.**)

Therapie: Sepia XM (Schmidt-Nagel, Genf), einmalig drei Globuli.

▶ **Letzte Beratung am 10.04.2002**

Befund: Wunderbar, keine Ekzeme mehr. Es gehe prima, keine Probleme mehr. Gemüt sehr gut und lustig, fröhlich eigentlich. Keine Masturbation mehr. Guter Schlaf, gute Verdauung. Warzen an der Fußsohle verschwunden.
Wir einigten uns darauf, es dabei zu belassen und die Behandlung abzuschließen.

Fallbewertung

Dieser Fall dieses sympathischen offenen Mädchen machte mir anfangs große Schwierigkeiten. Obwohl ich mir des Mittels Lycopodium eigentlich sicher war, wollte anfangs einfach keine Besserung zustande kommen, ganz im Gegenteil wurde es damals immer schlimmer. Durch die Einweisung in die Klinik und die auch dort von mir weitergeführte homöopathische Behandlung, konnten wir dann einen sehr rasch gebesserten Zustand erreichen. Die in der Klinik nachgewiesene Hühnereiweißallergie bestätigte ebenfalls die Richtigkeit des Mittels Lycopodium.
Dieses Mädchen befindet sich heute in einem sehr guten Haut- und Allgemeinzustand, von der ehemals wirklich gravierenden Neurodermitis ist keine Rede mehr. Die kurzfristige stationäre Einweisung und die dort umfang-

reich durchgeführten pflegenden Therapiemaßnahmen (zu denen u.a. nur eine über ein paar Tage dauernde Kortisonbehandlung gehörte) machten eine durchgreifende Wirkung des homöopathischen Mittels nicht schwerer, sondern eher leichter, indem sie von der Einseitigkeit des Kratzens befreit wurde. Dies soll nun weder heißen, dass man grundsätzlich zum Kortison greifen soll, noch, dass man dieses völlig verweigern dürfte, zumindest dann nicht, wenn es sinnvoll und in extremen Ausnahmesituationen angewendet wird. Manchmal wäre sonst sogar die weitere homöopathische Zusammenarbeit gefährdet, da die Patienten bzw. die Eltern die Behandlung abbrechen.

Kasuistik 60: 17-jähriges Mädchen

Diese knapp 17 Jahre alte Patientin wurde mir erstmals am 07.04.1998 vorgestellt. Der Untersuchungsbefund zeigte betont um die Augen herum stark gerötete und trockene Ekzemhaut. In leichterer Form am Lippenrand und im Bereich der Ohrmuscheln.

Anamneseerhebung

▶ **Familienanamnese**
Vorkommen von Heuschnupfen.

▶ **Eigenanamnese**
1983 sei sie an Nasenpolypen operiert worden, außerdem habe man Röhrchen in die Trommelfelle gelegt.
Bis zum 7. Lebensjahr habe sie schon einmal an Neurodermitis gelitten. Damals sei sie von meinem Vater, Dr. Karl Eichler, erfolgreich behandelt worden. Jetzt sei es im September 1997 erstmals wieder aufgetreten.
Bisherige Therapie: Im Herbst 1997 sei sie zum Hautarzt, der ihr erst eine Basissalbe, dann aber auch eine Kortisonsalbe verordnet habe, nach deren Absetzen es aber sehr stark zugenommen habe. Danach viele andere Salben, jedoch alle letztlich ohne Erfolg. Diagnostische Maßnahmen seien vom Hautarzt nicht durchgeführt worden. Auch ein Allergietest sei nicht gemacht worden.

▶ **Spontanbericht und zusammenfassende gezielte Befragung**
Es bestehe starker Juckreiz, die Lider würden stark anschwellen. Durch Waschen spanne die Haut. Die Kopfhaut jucke und sei ziemlich schuppig. Eine Ursache für den Rückfall der Neurodermitis könne sie sich nicht vorstellen. Keine Konflikte, kein Kummer, keine Ängste, keine größeren Probleme.
Im Februar 1998 sei ihre Periode plötzlich ausgeblieben, überhaupt sei sie schon immer unregelmäßig aufgetreten. Der Frauenarzt habe zur Hormontherapie geraten.
Vor der Regel sei sie sehr gereizt und launisch. Sonst habe sie eher die Ruhe weg. Laut Mutter sei es schwer, an sie heranzukommen. Trost: Sei nicht immer akzeptierbar.
Sie sei sehr sozial und auch hilfsbereit. Sie besuche jetzt die 12. Klasse einer Fachoberschule, komme schulisch auch ganz gut zurecht.
Sie habe öfters Harndrang, müsse viel Wasser lassen.
Als Kind habe sie mehrfach eine Blasenentzündung gehabt, vor allem, wenn sie vorher im kalten Wasser geplantscht habe.
Ihr Appetit sei sehr gut. Vorlieben: Eher Herzhaftes, Scharfes, Schokolade, Salatsoße, frisches Brot, eher Pfeffer als Salz. Abneigungen: Fett am Fleisch, Spinat, Süßspeisen. Kaffee nur am Wochenende. Alkohol keinen. Die

Verdauung sei geregelt, keine Probleme. Bei Vollmond schlafe sie schlechter. Bevorzugt schlafe sie auf der rechten Seite. Sie schwitze meist auf der Nase. Bei Sonne bekomme sie kleine rote Pünktchen auf der Haut. Die Augen tränen schnell durch kalte Luft.
Den Winter möge sie überhaupt nicht. Sie sei eher verfroren. Am Meer sei die Haut sofort ganz in Ordnung, das dauere nur wenige Tage. Wegen einer Skoliose und einer Beinverkürzung rechts um 0,5 cm habe sie ab und zu etwas Rückenschmerzen im Bereich der Lendenwirbelsäule.

▶ **Homöopathische Repertorisation**

Amenorrhoe (KK 1897/III 763: u.a. **Sep.**)
Reizbarkeit vor der Regel (SR I 667: u.a. **sep.**)
Tränenfluss durch kalte Luft (KK 1164/III 30: u.a. **Sep.**)
Verlangen nach Saurem (SR II 271: u.a. **sep.**)

Therapie und weiterer Behandlungsverlauf

Therapie: Am 07.04.1998 Einnahme von Sepia XM (Schmidt-Nagel, Genf), einmalig drei Globuli.

▶ **Beratung am 16.06.1998**
Befund: Keine Besserung, im Gegenteil waren nicht nur die Augenpartien gleich geblieben, auch die Ohrmuschel nässte und war stark verkrustet.
Um den Mund herum zeigte sich das Ekzem ebenfalls aggressiv gereizt.
Unter Berücksichtigung der Tatsache, dass wir ausreichend lange gewartet hatten, musste ich nun davon ausgehen, dass Sepia das falsche Mittel war.

▶ **Homöopathische Repertorisation**

Hautausschläge um die Augen (KK 1150/III 16: u.a. *Graph.*)
Hautausschläge feucht Ohren (KK 1223/III 89: u.a. **Graph.**)
Hautausschläge um den Mund (KK 499/II 93: u.a. **Graph.**)

Therapie: Graphites C 30 (DHU), einmalig drei Globuli.

▶ **Beratung am 24.06.1998**
Befund: Haut deutlich gebessert.
Therapie: Abwarten.

▶ **Beratung am 13.07.1998**
Befund: Keine überzeugende weitere Besserung.
Obwohl die Mutter am 01.07.1998 noch einmal **Graphites C 30** gegeben hatte, war vor allem das Ohr stark gerötet, feucht, krustig. Daneben auch erheblich gerötete Lidekzeme und Risse in den Mundwinkeln. So ist das manchmal mit der Homöopathie. Man denkt, dass man jetzt das Mittel gefunden habe, wird aber bei der nächsten Besprechung wieder in Zweifel gestürzt.
Es stellte sich nun die Frage, ob **Graphites** falsch gewählt oder lediglich die Potenz zu niedrig war.
Die Ohren seien sehr stark juckend, vor allem nachts. Der Tränenfluss durch Wind sei auch eher schlimmer geworden. Die Periode sei inzwischen wieder eingetreten. Die Kopfschuppen seien besser. Der häufige Harndrang bestehe noch immer.
Beim Essen falle Verlangen nach Fisch, Saurem und Salatsoße auf. Der Durst sei sehr stark, meistens mindestens 2 Liter täglich. Wegen der Ohren könne sie überhaupt nicht mehr durchschlafen. Die Nagelbetten würden rissig werden.

▶ **Homöopathische Repertorisation**

Meeresluft > (SR II 31: u.a. **nat-m.**)
Tränenfluss durch Wind (KK 1165/III 31: u.a. *Nat-m.*)
Rissige Nagelbetten (KK 914/II 508: u.a. **Nat-m.**)

Therapie: Natrum muriaticum XM (Schmidt-Nagel, Genf), einmalig drei Globuli.

▶ **Beratung am 09.10.1998**
Befund: Haut jetzt sehr gut. Es habe sich allerdings nach dem letzten Mittel nichts getan, sei sogar sehr schlimm gewesen. Ein daraufhin aufgesuchter Hautarzt habe ihr dann Kortisonsalbe aufgeschrieben, nach deren Absetzen jedoch alles von vorne begonnen habe. Sie sei jetzt auf Kreta gewesen, seitdem gehe es recht gut. Sie leide inzwischen an Obstipation, der Stuhl sei hart. Im Allergietest habe sich ein Heuschnupfen ergeben.
Therapie: Graphites C 200 (DHU), einmalig drei Globuli.

▶ **Beratung am 23.11.1998**
Befund: Haut praktisch erscheinungsfrei, sehr gut.
Es gehe ihr prima, das Jucken sei verschwunden, die Verstopfung sei auch besser, aber noch nicht ganz weg. Die Nagelbetten seien auch wieder gut. Sonst alles in Ordnung.
Therapie: Abwarten.

▶ **Beratung am 30.03.1999**
Befund: Neurodermitis vollständig verschwunden.
Auch sonst keine Beschwerden mehr.
Therapie: Abwarten.

▶ **Letzte Beratung am 14.10.1999**
Befund: Wieder sehr leichte und kaum erkennbare trockene Hautstellen an den Lidern und hinter den Ohren.
Therapie: Graphites C 200 (Schmidt-Nagel, Genf), einmalig drei Globuli.

Fallbewertung

Zwar dürfte dank Sepia die Amenorrhoe geheilt worden sein, jedoch scheint mir hier doch Graphites das letztlich entscheidende Mittel gewesen zu sein. Bei einem Anruf im März 2002 erfuhr ich, dass es ihr abgesehen von selten auftretenden trockenen Stellen sehr gut gehe. Man wird sehen, wie sie sich weiterentwickelt, kann aber sehr optimistisch sein, wenn man das Befinden mit früher vergleicht.

Kasuistik 61: 7 Monate altes Mädchen

Dieses 7 Monate alte Mädchen wurde mir erstmals am 29.01.1998 vorgestellt.
Der Untersuchungsbefund zeigte eine sehr starke Neurodermitis im Gesicht, hinter den Ohren, am Hals, am Rumpf, an den Armen, Beinen und Füßen. Besonders am Hals, im Gesicht und hinter den Ohren stark nässendkrustöse Haut. Überaus liebes und kooperatives Kind.

Anamneseerhebung

▶ **Familienanamnese**
Vorkommen von Sulfonamidallergie und Ekzemen.

▶ **Eigenanamnese**
Wegen einer Grippe habe man die Mutter in der Schwangerschaft mit einem Antibiotikum behandelt, sonst sei alles unauffällig gewesen. Problemlose Geburt. Alle üblichen Impfungen bisher.
Die Neurodermitis sei im September 1997 zunächst in Form von kleinen Pickeln im Gesicht aufgetreten. Dann habe sie sich rasch ausgebreitet und sei über den ganzen Körper gewandert. Schließlich sei es zu einer starken Rötung der Haut und inzwischen zum Nässen gekommen. Ein durchgeführter Allergietest habe nichts erbracht. Auch die Stuhlprobe auf Pilze sei ergebnislos gewesen.

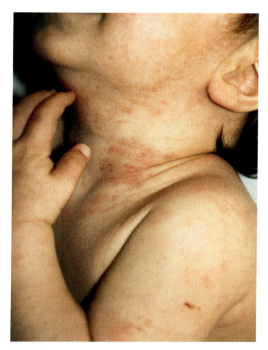
Abb. 61a

Bei Geräuschen sei sie schreckhaft. Sie weine nur, wenn sie hungrig sei oder wenn sie sich vernachlässigt fühle. Sie könne sehr gut alleine spielen, sei auch sehr verschmust.
Am Kopf noch immer viel Milchschorf.
Der Appetit sei normal, sie sei eher schneller satt, lasse sich auch Zeit beim Essen. Den ersten Zahn habe sie vor einem Monat bekommen, da habe sie sich etwas schwer getan. Stuhlgang normal. Der Urin rieche vor allem morgens recht intensiv. Schlaf unauffällig. Schweiß und Frost: Auch diesbezüglich falle nichts auf.
Sie lutsche viel am Daumen. Überhaupt nehme sie viel in den Mund. Bei Vollmond sei der Schlaf etwas unruhiger.

▶ **Homöopathische Repertorisation**

Dieses Kind litt an einer stark nässend-krustösen Neurodermitis, hatte jedoch kaum Beeinträchtigungen des seelischen oder allgemeinen Befindens, wenn man einmal von dem Juckreiz absieht. Bei der Anamnese ergaben sich auch nur sehr spärliche Symptome.

> Hautausschläge Gesicht feucht (KK 503/II 97: u.a. *Viol-t.*)
> Urin übelriechend (KK 1857/III 723: u.a. **Viol-t.**)

Eine Superinfektion der Haut sei durch eine Abstrichuntersuchung ausgeschlossen worden.
Bisherige Therapien: Übliche Fettsalben, Umschläge, letztlich alles ohne jeglichen Erfolg.

▶ **Spontanbericht und zusammenfassende gezielte Befragung**

Sie kratze fast von der Geburt an. Dadurch nässe die Haut und schwelle nach dem Kratzen stark auf. Wärme sei furchtbar, frische Luft lindere sofort. Stress, Müdigkeit, Emotionen seien auslösend. Bei Nahrungsmitteln habe die Mutter keine Beobachtung machen können.
Sie sei ein sehr liebes und fröhliches Kind. Vom Typ her eher gemütlich, ohne Unruhe.

Therapie und weiterer Behandlungsverlauf

Therapie: Am 29.01.1998 Einnahme von Viola tricolor C 30 (DHU), einmalig drei Globuli.

▶ **Beratung am 04.03.1998**

Befund: Neurodermitis deutlich gebessert. Haut zwar noch überall betroffen, jedoch insgesamt blasser und weicher, einfach gesünder wirkend. Auffallend erschien mir heute ein recht deutlich geblähter Leib.

Bei der Untersuchung wirkte das Kind immer noch sehr brav und lachte mich an. Es gehe ihr laut Mutter viel besser, nur bei der Zahnung, da tue sie sich schwer. Beim Zahnen reagiere auch jeweils die Neurodermitis. Der Urin rieche anhaltend streng, vor allem morgens.
Therapie: Ich riet zum Abwarten und Wiederholen der letzten Arznei bei einer sich abzeichnenden Verschlimmerung.

▶ **Beratung am 22.06.1998**

Befund: Neurodermitis sehr gut geworden. Nur noch kleine Reststellen vorhanden.
Seitens der Neurodermitis gehe es wunderbar.
Sie sei jedoch eigensinniger, ruheloser und zorniger geworden, wenn es nicht nach ihrem Kopf gehe. Schnell ungeduldig werdend.
Sie zahne immer noch langsam und schwer. Sie laufe jetzt an der Hand, aber noch nicht selbstständig. Sie nehme immer noch alles in den Mund.
Bei zunehmendem Mond schlafe sie sehr schlecht ein. Seit zwei Wochen liege sie fast durchgehend auf den Knien und Ellenbogen. Der Uringeruch sei nicht mehr aufgefallen.
Die Mutter habe am 02.04.1998 noch einmal **Viola tricolor C 30** gegeben. Der Appetit sei gut. Vorlieben für Fleisch, Wurst, Kartoffeln. Sehr deutliches Verlangen nach Gewürzgurken. Beim Ausziehen kratze sie noch manchmal, obwohl man keine Ekzeme sehen könne.

▶ **Homöopathische Repertorisation**

Knie-Ellenbogen-Lage im Schlaf (SR III 59: u.a. **MED**.)
Ruhelosigkeit (SR I 836: u.a. **med**.)
Zunehmender Mond < (SR II 370: u.a. **med**.)
Verlangen nach Saurem (SR II 270: u.a. **med**.)

Therapie: **Medorrhinum C 200** (Schmidt-Nagel, Genf), einmalig drei Globuli.

▶ **Beratung am 13.10.1998**

Befund: Neurodermitis bis auf kleine Reststellen im Dekolleteebereich sowie in den Ellenbeugen so gut wie weg. Das letzte Mittel habe ihr gut getan.
Juckreiz nur noch sehr wenig, bei Wärme, beim Zahnen. Immer noch Vorliebe für Gewürzgurken, Käse, Kartoffeln und Joghurt. Hinter den Ohren sei schon lange nichts mehr zu sehen.
Schlaflage anhaltend auf den Knien.
Die Gemütslage sei wieder besser gewesen. Seit der derzeit aktiven Zahnung jedoch wieder knatschiger, quengeliger. Sie erschrecke noch immer recht leicht. Mondeinflüsse hätten die Eltern nicht mehr beobachtet. Ab und zu sei sie etwas wund im Bereich der Scheide und um den After herum.
Therapie: **Medorrhinum C 200** (Schmidt-Nagel, Genf), einmalig drei Globuli.

▶ **Beratung am 14.01.1999**

Befund: Neurodermitis wie im Oktober, insgesamt sehr gut, aber nicht weiter rückläufig. Das Gemüt sei wieder ausgeglichener, sie sei wieder fröhlich und viel zufriedener.
Beim Zahnen immer noch Schwierigkeiten. Beim zunehmenden Mond Allgemeinbefinden schlechter, ab Vollmond wieder besser. Sie nehme wieder alles in den Mund. Das Bäuchlein sei wieder häufiger etwas aufgebläht. Vorliebe für Gewürzgurken deutlich.

▶ **Homöopathische Repertorisation**

Zahnung erschwert (KK 1355/III 221: u.a. **Calc**.)
Verlangen nach Unverdaulichem (SR II 250: u.a. **calc**.)
Aufgetriebenheit des Leibes (KK 1648/III 514: u.a. **Calc**.)
Zunehmender Mond < (SR II 370: u.a. **CALC**.)

Therapie: **Calcarea carbonica XM** (Schmidt-Nagel, Genf), einmalig drei Globuli.

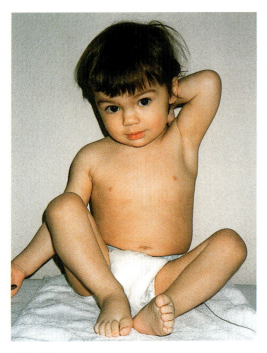

Abb. 61b

▸ **Beratung am 30.03.1999**
Befund: Neurodermitis praktisch nicht mehr zu sehen. Sehr guter Hautbefund.
Auch sonst bestes Allgemeinbefinden. Schlaf gut, Verdauung gut, keine Probleme.

▸ **Letzte Beratung am 08.06.1999**
Anruf der Mutter. Es seien wieder einige kleine trockene Stellen an den Armen aufgetreten.

Therapie: Calcarea carbonica C 200 (Schmidt-Nagel, Genf), einmalig drei Globuli.

Fallbewertung

Das Mittel Viola tricolor ist eines der nicht gut geprüften kleineren homöopathischen Mittel und wird fast durchwegs bei nässenden Ekzemen im Kopf- und Gesichtsbereich verschrieben.
Auch in diesem Fall lag hierin die Begründung für die Verordnung des Mittels (neben dem für dieses Mittel typischen starken Uringeruch). Trotzdem verwende ich dieses Mittel unter Hunderten Fällen mit Gesichtsekzemen nur sehr selten, da häufig wichtigere Gemüts- oder Allgemeinsymptome zu einem größeren Mittel führen. Man sollte sich daher davor hüten, in jedem Fall mit nässenden Gesichts- und Kopfekzemen zu diesem Mittel zu greifen. Im Laufe der Behandlung zeigten sich dann erst deutliche Bezüge zum Mittel Medorrhinum und zuletzt zu Calcarea carbonica. Diese beiden Mittel gehören sicherlich zu den ganz wichtigen tiefgreifenden Mitteln in der Homöopathie. Bei einem Kontrollanruf im März 2002 berichtete mir die Mutter, dass es gut gehe und nur bei sehr frostigem Wetter noch ab und zu trockene Hautstellen auftreten würden.

Kasuistik 62:
5 Monate altes Mädchen

Dieses 5 Monate alte Mädchen wurde mir erstmals am 03.04.1995 vorgestellt.
Der Untersuchungsbefund zeigte eine schwere Neurodermitis mit massiven und hochgradig entzündeten Hautpartien vor allem im Gesicht, hinter den Ohren und am Hals, an dem es fast wie rohes Fleisch aussah. Trockene Ekzeme in den Ellenbeugen.
Sehr liebes Kind.

Anamneseerhebung

▶ Familienanamnese
Vorkommen von Nahrungsmittel-Allergien.

▶ Eigenanamnese
Bei der Geburt habe ihr Kopf wegen des großen Umfangs kaum durch den Geburtskanal gepasst, ansonsten sei jedoch alles planmäßig verlaufen. Bei der U3 habe der Kinderarzt eine gewisse Rumpfhypotonie festgestellt. Mit der Neurodermitis habe sie im Grunde von Anfang an Beschwerden gehabt. Zuerst sei es an der Stirn aufgetreten, dann habe es sich aber rasch auf das Gesicht, den Hals und hinter die Ohren ausgebreitet. An Silvester 1994 habe sie Mundsoor und eine Windeldermatitis gehabt.
Inzwischen sei es auch auf die Arme und Beine übergegangen. Am 14.02.1995 und 14.03.1995 erhielt sie jeweils eine Dreifach-Impfung, trotz der bereits schwer entzündeten Neurodermitis.
Bisherige Therapien: Übliche Fettsalben, Antipilzsalben und desinfizierende Salben. Erfolg: Keiner, es werde im Gegenteil immer schlimmer.

▶ Spontanbericht und zusammenfassende gezielte Befragung
Sie reibe sich vor allem am Hals. Die Haut schäle sich ab, sehe aus wie verbrannt.
Wärme verschlimmere, draußen in der kühleren Luft sei es besser.
Ihre Tochter sei überaus lieb und brav, trotz der starken Neurodermitis. Sie schreie nur sehr selten, unterhalte sich auch mit sich selbst, sei zufrieden. Ihr Appetit sei schwankend. Sie habe den Eindruck, dass sich die Haut durch Karotten, Birnen und Äpfel verschlimmere. Der Stuhlgang funktioniere normal, wie bei jedem Kleinkind. Sie habe schwitzige Händchen und Füßchen. Wegen derzeitigem starken Speichelfluss nehme sie an, dass wohl gerade der erste Zahn komme. Um den Mund herum sei sie manchmal etwas ekzematös.
Sie lutsche viel am Daumen. Motorisch sei sie eher der gemütlichere Typ. Der Schlaf sei sehr gut, die Bauchlage habe sie nicht so gerne.

▶ Homöopathische Repertorisation
Dieses Kind litt an einer wirklich schlimmen akut entzündlichen Neurodermitis.
Trotzdem bot sie nicht viele Symptome, das Kind schien sogar recht zufrieden und ausgeglichen zu sein.

> Kopf groß (KK 185/I 185: u.a. *Calc.*)
> Milde (SR I 743: u.a. **calc.**)
> Trägheit (SR II 600: u.a. calc.)
> Daumenlutschen (KK 1334/III 200: u.a. *Calc.*)

Therapie und weiterer Behandlungsverlauf

Therapie: Am 03.04.1995 Einnahme von **Calcarea carbonica XM** (Schmidt-Nagel, Genf), einmalig drei Globuli.

▶ **Beratung am 26.06.1995**
Befund: Neurodermitis deutlich gebessert. Die Halsfalte zeigte wieder Stellen von ganz normaler Haut, die Entzündung war abgeheilt.
Sie zahne gerade, seitdem kratze sie etwas mehr. Sonst sei alles unauffällig.
Therapie: Abwarten.

▶ **Beratung am 14.08.1995**
Befund: Neurodermitis sehr gut geworden. Jedoch recht deutliche Windeldermatitis und weißliche Beläge im Mund.
Seitens des Kinderarztes sei auch eine Besiedlung mit Hefepilzen im Darm festgestellt worden, der daraufhin zur Behandlung mit Nystatin geraten habe, da es mehr als 50 Kolonien gewesen seien.
Ihr Gemüt sei inzwischen etwas anders als früher. Sie sei recht unruhig und leicht eigensinnig geworden. Der Schlaf sei sehr unruhig und sie liege jetzt bevorzugt auf dem Bauch. Sie habe Schwierigkeiten stillzusitzen. Der After sei wohl durch den Pilz ständig gerötet.
Therapie: **Sulphur lotum M** (Schmidt-Nagel, Genf), einmalig drei Globuli.

▶ **Beratung am 16.10.1995**
Befund: Neurodermitis hervorragend. Nur noch kleine trockene Stellen im Nacken, sonst fast alles verschwunden.
Die Wundheit sei auch rasch besser geworden, nehme aber derzeit wieder zu.
Auch die Unruhe habe nachgelassen, verschlimmere sich jetzt allerdings wieder.
Therapie: **Sulphur lotum M** (Schmidt-Nagel, Genf), einmalig drei Globuli.

▶ **Beratung am 15.12.1995**
Befund: Neurodermitis hervorragend. Bis auf einen kleinen Fleck am Hals nicht mehr vorhanden.
Keinerlei Juckreiz mehr. Die letzte Stuhlprobe sei bezüglich des Pilzbefalls auch viel besser gewesen.
Auch sonst sei alles sehr gut geworden.
Therapie: Abwarten.

▶ **Beratung am 05.02.1996**
Befund: Neurodermitis jetzt zu 100 % verschwunden, sehr schöne Haut.
In letzter Zeit jedoch wieder etwas wund im Genitalbereich.
Therapie: **Sulphur lotum XM** (Schmidt-Nagel, Genf), einmalig drei Globuli.

▶ **Beratung am 25.04.1996**
Befund: Neurodermitis anhaltend verschwunden, jedoch wieder leichte Röte und Wundheit am After.
Therapie: **Sulphur lotum XM** (Schmidt-Nagel, Genf), einmalig drei Globuli.

▶ **Beratung am 08.10.1996**
Anruf der Mutter. Ihre Tochter habe einen fieberhaften Infekt und der Kinderarzt würde gerne Antibiotika geben, was sie aber nicht möchte. Sie schlafe unruhig, weine ab und zu unvermittelt, habe entzündete Augen und Tränenfluss, alles sei ganz plötzlich aufgetreten.
Therapie: **Belladonna C 30** (DHU), einmalig drei Globuli, heilte rasch.

▶ **Beratung am 16.05.1997**
Befund: Neurodermitis wieder in leichter Form vorhanden. Dezente kleine trockene Stellen am Hals und im Nacken, sowie auch kleine Pickel am Gesäß.
Es sei seit ungefähr einer Woche wieder aufgefallen. Sie kratze auch wieder etwas. Sie nasche sehr gerne Bonbons. Gegen andere Kinder sei sie aggressiver, da reiße sie mal an den Haaren oder schubse. Im November

1996 sei sie geimpft worden und habe auch zeitweilig reagiert.
Therapie: Sulphur lotum XM (Schmidt-Nagel, Genf), einmalig drei Globuli.

▶ **Beratung am 13.10.1997**

Die Mutter habe das letzte Mittel nicht gegeben, da es von alleine wieder gut geworden sei, nachdem das Wetter wieder kühler wurde.
Befund: Neurodermitis nicht mehr zu sehen, außer einem jetzt akut entzündlichen Geschehen an den Schamlippen.
Sie sagte selbst, es tue weh und brenne. Der Ausschlag habe sich nach Durchfall durch Himbeeren entwickelt. Vor drei Tagen habe sie auf der Stirn kalten Schweiß gehabt. Sie sei kein großer Esser. Gerne Beilagen, Reis, Nudeln, Kartoffeln. Wurst lehne sie eher ab. Stark verlange sie nach Süßem. Sie rede laut im Schlaf. Ein bisschen ängstlich bei Gewitter. Sie sei sehr selbstständig, wolle alles alleine machen.
Therapie: Sulphur lotum XM (Schmidt-Nagel, Genf), einmalig drei Globuli.

▶ **Letzte Beratung am 02.05.2000**
Befund: Neurodermitis vollständig verschwunden, seit 1997.
Sie habe vor einigen Wochen einmal vermehrt Verstopfung gehabt, was sich aber inzwischen wieder gelegt habe.
Auffallen würde ein sich stark vermehrender Ohrenschmalz auf der rechten Seite. In letzter Zeit kaue sie an den Nägeln. Sonst alles bestens, eigentlich sei sie ja völlig gesund.
Therapie: Lycopodium C 200 (Schmidt-Nagel, Genf), einmalig drei Globuli.

Fallbewertung

Dieses Kind litt bei der Erstvorstellung an einer sehr starken Neurodermitis. Im Behandlungsverlauf kam es außerdem zu einer wiederholten Pilzinfektion mit Hefepilzen.
Beide Problempunkte konnten dank **Sulphur lotum** beherrscht werden. Es geht ihr nun hinsichtlich ihrer alten Beschwerden seit 1997 gut.

Kasuistik 63: 4-jähriges Mädchen

Dieses 4 Jahre alte Mädchen wurde mir erstmals am 15.01.1998 vorgestellt.
Der Untersuchungsbefund ergab scharf begrenzte intensiv gerötete Ekzemstellen an beiden Oberlidern sowie an den Ellenbogen und Kniescheiben. Große Tonsillen. Feuchtkalte Handinnenflächen. Bei der Untersuchung sich stark wehrendes und zornig wirkendes Kind.

Anamneseerhebung

▶ **Familienanamnese**

Vorkommen von Neurodermitis und Heuschnupfen.

▶ **Eigenanamnese**

Die frühkindliche Entwicklung sei laut Mutter ganz normal, ihre Tochter auch sonst noch nie schwerer krank gewesen. Im Juni und im Oktober 1997 habe sie zweimal eine Mittelohrentzündung gehabt, die antibiotisch behandelt worden sei.

Daran anschließend sei die Neurodermitis aufgetreten. Diese habe sich erstmals im Herbst 1997 an den Lidern gezeigt, sei dann auf die Gelenke übergegangen. Ein Allergietest sei noch nicht gemacht worden.
Bisherige Therapien: Seitens des Hausarztes zunächst mit verschiedenen Fettsalben, danach wegen Erfolglosigkeit Kortisonsalbengemische, zuletzt vor 10 Tagen.

▶ **Spontanbericht und zusammenfassende gezielte Befragung**

Tagsüber sei sie recht gut zu haben, aber nachts gehe es mit dem Kratzen los.
Vor allem in der letzten Zeit habe der Juckreiz deutlich zugenommen.
Seeluft bessere. Ablenkung und Trost bewirke eher eine Verschlimmerung, man dürfe sie gar nicht ansprechen, wenn sie sich kratze. Wärme sei sehr schlecht, vor allem Bettwärme. Bei den Nahrungsmitteln sei noch nichts aufgefallen. Wasserkontakt mache ihr nichts aus, auch Wolle sei ohne Einfluss. Jahreszeitlich könne man keine Unterschiede feststellen, es sei immer vorhanden.
Sie sei sehr ausgeglichen, solange sie ihren Schlaf habe. Ansonsten sei sie motzig, mürrisch und unzufrieden. Derzeit falle eine starke Unruhe auf, sie könne einfach nicht mehr allein spielen, bräuchte ständig jemanden um sich herum. Zu anderen Kindern sei sie sehr lieb.
An Ängstlichkeiten falle nichts auf. Motorisch sei sie sehr geschickt, sie klettere auch überall hinauf. Sie neige dazu, alles zu verstecken.
(Mir fiel auf, dass das Kind alles anzufassen versuchte und ständig danach verlangte, wieder nach Hause gehen zu können.)
Ihr Geruchssinn sei überaus empfindlich, gegen alles. Ihr Appetit sei ganz gut. Besondere Vorlieben habe sie für saure Gurken, Sauerkraut, Süßes und Wurst.
Abneigung gegen Bananen, Joghurt und Innereien.
(Auffallend große Unruhe des Kindes, das ständig fragte, wann sie endlich wieder heimgingen. Sie wurde jetzt zunehmend fordernder und begann zu schreien.)
Der Durst sei groß, sie trinke auch gerne Milch mit Kakao. Stuhlgang und Wasserlassen ohne Auffälligkeiten. Rücken und Gelenke ohne Besonderheiten. Schlaflage auf der rechten Seite. In circa 20 % der Fälle auch in Knieellenbogenlage. Sie knirsche nachts laut und zum Teil klappere sie auch mit den Zähnen. Beim Herumrennen neige sie zum Schwitzen, vor allem im Nacken. Überhaupt sei sie ein „schwitziger Typ". Es sei ihr oft einfach zu warm. Enge Kragen seien ganz schlimm, es müsste alles offen sein. Bei zunehmendem Mond schlafe sie schlechter, sei unruhiger. Ab und zu rissige Lippen und Mundwinkel.
Die Anamnese war angesichts der Ungeduld und Unruhe des Kindes nicht leicht zu erheben.

▶ **Homöopathische Repertorisation**

Schlafmangel < (SR II 599: u.a. sep.)
Trösten < (SR I 181: u.a. **SEP**.)
Ungeduld (SR I 600: u.a. **SEP**.)
Verlangen nach Saurem (SR II 271: u.a. **sep**.)
Kleidung am Hals < (KK 1439/III 305: u.a. Sep.)

Therapie und weiterer Behandlungsverlauf

Therapie: Am 15.01.1998 Einnahme von Sepia XM (Schmidt-Nagel, Genf), einmalig drei Globuli.
Kortisonsalben wurden abgesetzt.

▶ **Beratung am 26.02.1998**

Befund: Die Neurodermitis sei schon viel besser gewesen, erst seit dem Schminken mit Faschingsfarbe seien wieder ein paar Stellen aufgetreten. Insgesamt sei es jedoch viel besser.
Therapie: Abwarten.

▶ **Beratung am 16.03.1998**
Befund: Neurodermitis bis auf zwei 1-Cent-große trockene Stellen auf den Wangen vollständig verschwunden. Alle ehemaligen Hautstellen sind erscheinungsfrei.
Schon lange kein Juckreiz mehr. Gemützustand sehr gut. Sie schlafe auch gut.
Geblieben sei die Empfindlichkeit bei zunehmendem Mond, das Schwitzen im Nacken bei Anstrengung und die Geruchsempfindlichkeit (KK III 144: u.a. **Sep.**). Da dies jedoch alles anlagebedingte Symptome ohne Krankheitswert waren und es ihr blendend ging, warteten wir ab.

▶ **Beratung am 12.10.1998**
Befund: Neurodermitis anhaltend sehr gut, bis auf minimale Stellen ohne Krankheitswert.
Therapie: Abwarten.

▶ **Letzte Beratung am 30.11.1998**
Befund: Keine Neurodermitis mehr vorhanden.
Auch sonst sehr gute Entwicklung dieses jetzt sehr brav mitmachenden Kindes. Keine erkennbaren behandlungsbedürftigen Symptome. Wir beschlossen daraufhin, die Behandlung zu beenden.

Fallbewertung

So gut wie dieser Fall verlaufen leider nicht alle. Ein einziges Mittel genügte zur völligen Abheilung. Bei einem Telefonat im März 2002 erfuhr ich, dass es ihr anhaltend sehr gut gehe, sie leide nicht mehr an Neurodermitis.

Kasuistik 64: 1-jähriges Mädchen

Dieses 1 Jahr alte Mädchen wurde mir erstmals am 19.02.1993 vorgestellt.
Der Untersuchungsbefund ergab eine gesichtsbetonte stark gerötete und trockene Ekzemhaut. In leichterer Form auch an den Armen, Handrücken und Füßen.

Anamneseerhebung

▶ **Familienanamnese**
Vorkommen von Ekzemen.

▶ **Eigenanamnese**
Kaiserschnitt-Entbindung wegen 14-tägiger Übertragung und Wehenschwäche.
Sie sei bis zum 8. Lebensmonat gestillt worden, im 9. Monat habe sie sich erstmalig an der Stirne aufgekratzt. Unmittelbar danach sei das Ekzem auf die Schläfen und Wangen übergegangen. Sonst sei sie noch nicht krank gewesen, außer einem Verdacht auf Schädelbruch am 21.01.1993, in der Klinik sei jedoch nichts festgestellt worden.
Bisherige Therapien: Fettsalben mit Antibiotika-Beimischungen sowie Kortisonsalbe.

▶ **Spontanbericht und zusammenfassende gezielte Befragung**
Vor allem abends beim Trinken fange sie stark zu kratzen an. Draußen an der frischen Luft werde es wieder besser. Warme Räume seien besonders schlimm für sie. Wasser ver-

trage sie gut. An Nahrungsmitteln könne sie Zitrusfrüchte und Obst allgemein nicht vertragen. Sonst habe die Mutter noch nichts beobachtet.
Ihre Gemütslage sei sehr gut. Sie schreie nur, wenn sie Hunger habe, da müsse es immer sehr schnell gehen, sonst werde sie ungehalten.
Ihr Appetit sei gut. Vorlieben deutlich für Wurst, sonst keine. Abneigungen keine. Der Stuhlgang funktioniere gut, allerdings sei der Stuhl stets scharf und der After wund. Häufig erstrecke sich die Entzündung bis vor zur Scheide. Der Schlaf sei ganz gut, werde aber noch dreimal wegen Hunger unterbrochen. Die bevorzugte Schlaflage sei auf dem Rücken. Schweiß und Frost seien unauffällig.

▶ **Homöopathische Repertorisation**

Heißhunger nachts (KK 1555/III 421: u.a. *Sulph.*)
Verlangen nach Fleisch (synonym Wurst) (KK 1617/III 483: u.a. *Sulph.*)
Hautausschläge juckend, Wärme < (KK 602/II 196: u.a. *Sulph.*)
Stuhl scharf, wundmachend (KK 1796/III 662: u.a. *Sulph.*)

Therapie und weiterer Behandlungsverlauf

Therapie: Am 19.02.1993 Einnahme von Sulphur lotum XM (Schmidt-Nagel, Genf), einmalig drei Globuli.

▶ **Beratung am 23.04.1993**
Befund: Neurodermitis ganz deutlich gebessert, das Gesicht war viel weicher und zeigte kaum noch entzündliche Hautstellen.
Laut Mutter sei es zunächst schlechter gewesen, ab dem 15.03.1993 sei es zusehends besser geworden. Sie schlafe noch immer nicht durch. Der Stuhl sei auch noch weich und scharf.
Therapie: Abwarten.

▶ **Beratung am 03.05.1993**
Anruf der Mutter. Ihre Tochter habe akuten Durchfall, der vor allem nach dem Essen auftrete und mit viel Luftabgang verbunden sei. Der Stuhl entleere sich schwallartig.
Therapie: Aloe C 30 (DHU), einmalig drei Globuli half rasch.

▶ **Beratung am 09.07.1993**
Befund: Neurodermitis bis auf kleine Stelle am Kinn verschwunden.
Es gehe ihr sehr gut. Es seien damals Salmonellen nachgewiesen worden. Sie schlafe inzwischen durch. Bevorzugte Lage sei die Knie-Ellenbogen-Lage. Der Stuhlgang sei ganz normal. Sie esse noch immer gerne Fleisch und Wurst, auch gerne Beerenobst.
Das Gemüt sei ausgeglichen, sie könne sich auch gut alleine beschäftigen.
Therapie: Abwarten.

▶ **Beratung am 22.10.1993**
Befund: Neurodermitis bis auf winzigen Riss am Ohrläppchen und eine kleine Stelle am linken Daumen anhaltend weg. Gesicht, Arme und Hände vollkommen erscheinungsfrei.
Der Juckreiz sei schon lange nicht mehr aufgefallen. Sie schlafe durch, in wechselnden Lagen. Gemütszustand sehr gut.
Appetit normal. Stuhlgang wunderbar.
Therapie: Abwarten.

▶ **Beratung am 23.12.1993**
Anruf der Mutter. Es trete wieder Neurodermitis auf. Sie habe es jetzt am Haaransatz und an den Schläfen, kratze auch wieder.
Auffälliger sei jedoch, dass sie unausgeglichener geworden sei, sie wisse nicht, was sie wolle, sei oft unzufrieden. Sie liege wieder auf den Knien. Das Verlangen nach Fleisch und Wurst nehme zu.

▸ **Homöopathische Repertorisation**

Unzufrieden (SR I 402: u.a. tub.)
Knie-Ellenbogen-Lage (SR III 59: u.a. **tub**.)
Verlangen nach Fleisch (KK 1617/III 483: u.a. Tub.)

Therapie: Tuberculinum bovinum M (Schmidt-Nagel, Genf), einmalig drei Globuli.

▸ **Beratung am 16.05.1997**
Befund: Neurodermitis nicht mehr festzustellen, nur etwas trockene Haut an den Beinen.
Deutliche Sommersprossen auf der Nase.
Es gehe ihr subjektiv sehr gut. Der Mutter würden aber wieder einige Dinge auffallen: Das Verlangen nach Fleisch und Wurst sei erneut sehr deutlich. Sie sei schnell satt. Sie habe wenig Durst. Die Beine schmerzen beim Wachsen. Die Haare seien sehr trocken. Das Gemüt sei sehr sonnig und fröhlich. Morgens sei sie ein richtiger Muffel, bei Fremden eher zurückhaltend und schüchtern. Die Lippen seien öfter rissig. Sie vertrage keine Wolle auf der Haut. Im Auto werde es ihr ab und zu etwas übel.

▸ **Homöopathische Repertorisation**

Schüchternheit (SR I 1023: u.a. **SULPH**.)
Verlangen nach Fleisch (siehe oben)
Wollene Kleidung < (SR II 75: u.a. sulph.)
Sommersprossen Nase (KK 1275/III 141: u.a. **Sulph.**)
Haare trocken (KK 186/I 186: u.a. *Sulph.*)

Therapie: Sulphur lotum XM (Schmidt-Nagel, Genf), einmalig drei Globuli.

▸ **Letzte Beratung am 02.08.1999**
Befund: Neurodermitis seit Jahren anhaltend nicht mehr nachweisbar.
Es gehe ihr seitens der Neurodermitis phantastisch, wenn man einmal von äußerst seltenen und kleinsten trockenen Stellen absieht.
Die Haare seien auch nicht mehr trocken. Derzeit falle nur eine kleine Warze an der rechten Ferse auf. Fleisch und Wurst esse sie noch immer sehr gerne.
Therapie: Sulphur lotum C 30 (DHU), einmalig drei Globuli als letzte Arznei.

Fallbewertung

Das Kind sprach 1993 auf Sulphur lotum sofort mit einer durchgreifenden Besserung seiner Beschwerden an. Seitdem wurde sie in größeren Abständen bei mir vorgestellt. Die Neu-rodermitis kann nun seit einigen Jahren als stabil eingeschätzt werden.

Kasuistik 65:
4-jähriges Mädchen

Dieses 4 Jahre alte Mädchen wurde mir erstmals am 14.12.1995 vorgestellt.
Der Untersuchungsbefund zeigte eine deutliche und diffuse Neurodermitis fast des ganzen Körpers. Besonders um die Augen, im Nacken, am ganzen Rücken, den Händen und Kniekehlen und am Bauch. Trockene und recht stark entzündete Haut. Recht großer Kopf. Sehr liebes und brav wirkendes Kind bei der Untersuchung.

Anamneseerhebung

▶ **Familienanamnese**
Vorkommen von Psoriasis und Tuberkulose.

▶ **Eigenanamnese**
Normale Schwangerschaft.
Die frühkindliche Entwicklung sei unauffällig gewesen, der erste Zahn jedoch erst im 10. Lebensmonat durchgebrochen. Schon als Baby habe sie trockene Haut gehabt, was sich jedoch wieder verflüchtigt habe. Im März 1995 seien ihr die Mandeln entfernt worden, da sie stark vergrößert waren und sie ständig geschnarcht habe. Vorher seien häufiger Ohren- oder Mandelentzündungen aufgetreten, die in der Folge mit Antibiotika behandelt worden seien. Bei nasskaltem Wetter neige sie zu Husten. Im Juni 1995 sei es erstmalig wieder zu starker Neurodermitis gekommen, die jetzt seit acht Wochen deutlich an Intensität zunehme, möglicherweise auch wegen des Winters.

▶ **Spontanbericht und zusammenfassende gezielte Befragung**
Sie habe deutlichen Juckreiz, nehme diesen aber gut hin und rege sich nicht darüber auf. Beerenobst, Äpfel und Zucker verschlimmern. Sie habe sehr viel Kopfschweiß, überwiegend nachts. Beim Schwitzen habe sie auch einmal richtige Quaddeln bekommen. Auf Kälte und Wärme reagiere sie nicht deutlich. In letzter Zeit habe sie jedoch oft kalte Füße und Hände, nachts decke sie trotzdem stets die Beine ab. Sie sei teilweise durchaus als eigenwillig und dickköpfig zu bezeichnen, habe aber insgesamt ein sehr liebes und gutmütiges Wesen.
Nachts wache sie oft wegen angeblichem Bauchweh auf. Morgens beim Erwachen habe sie immer gleich Stuhldrang. Der Stuhl sei meist weich und säuerlich riechend.
Der Appetit sei eigentlich gut. Vorlieben: Saures, Gurken, Süßes und Fleisch. Abneigungen gegen Milch. Der Schlaf sei wechselhaft, manchmal komme sie noch zu den Eltern. Überwiegend liege sie auf der Seite. Der Durst sei groß. Hinsichtlich ihrer Bewegungsfreude sei sie recht gemütlich und nicht nervös.

▶ **Homöopathische Repertorisation**

Mildes Wesen (SR I 743: u.a. **calc**.)
Abneigung gegen Milch (SR II 257: u.a. **calc**.)
Kopfschweiß nachts (KK 200/I 200: u.a. **Calc**.)
Bauchschmerzen nachts (KK 1675/III 541: u.a. **Calc**.)
Hautausschläge im Winter (KK 605/II 199: u.a. *Calc*.)

Therapie und weiterer Behandlungsverlauf

Therapie: Am 14.12.1995 Einnahme von **Calcarea carbonica XM** (Schmidt-Nagel, Genf), einmalig drei Globuli.

▸ Beratung am 12.02.1996

Befund: Neurodermitis abgemildert, jedoch noch immer sehr deutlich vorhanden.
Laut Mutter habe es sich auf jeden Fall entschieden verbessert, sie kratze auch weniger. Das Gemüt sei ausgeglichener, diese Anfälle von Dickköpfigkeit hätten deutlich nachgelassen.
Sie könne sehr schön alleine spielen. Der Kopfschweiß habe nachgelassen. Der saure Stuhlgeruch und der morgendliche Stuhldrang sei gleich geblieben. Immer noch Abneigung gegen Milch.
Therapie: Abwarten.

▸ Beratung am 16.04.1996

Befund: Neurodermitis ganz wesentlich gebessert. Rücken bereits ganz erscheinungsfrei.
Es gehe ihr sehr gut. Sie habe auch gar keine kalten Hände mehr, fühle sich rundherum gut.
Der Stuhl rieche nicht mehr sauer. Der Kopfschweiß sei unverändert. Die Gemütslage sei von ab und zu auftretenden Dickkopf-Anfällen abgesehen sehr ausgeglichen.
Therapie: Abwarten.

▸ Beratung am 21.05.1996

Anruf der Mutter. Ihre Tochter habe eine Erkältung. Sie leide unter krachendem Husten und starkem Schnupfen. Der Kopfschweiß nachts habe wieder stark zugenommen. Sie sei auffallend weinerlich wegen jeder Kleinigkeit (SR I 1089: u.a. calc). Ursache des Infektes sei wohl eine Unterkühlung im Schwimmbad gewesen (SR II 762: u.a. **CALC.**).

Therapie: **Calcarea carbonica XM** (Schmidt-Nagel, Genf), einmalig drei Globuli.

▸ Beratung am 17.06.1996

Befund: Neurodermitis nur noch am Hinterkopf, sonst keine Ekzeme mehr vorhanden.
Sie sei noch immer sehr weinerlich, oft unzufrieden, eigentlich nicht ausgeglichen.
Sie habe auch das Nägelkauen angefangen. Sporadisch klage sie über unspezifisches Bauchweh. Die Warze sei noch da. Der Kopfschweiß falle noch immer auf.
Therapie: Abwarten, da insgesamt eine deutliche Besserung der Haut festzustellen war.

▸ Beratung am 27.08.1996

Befund: Neurodermitis bis auf zwei kleine erythematosquamöse Flecke im oberen Nackenbereich erscheinungsfrei.
Die Flecken zeigten sich blassrot und schuppig belegt. Juckreiz bestehe vor allem morgens beim Aufstehen und beim Schwitzen. Überhaupt schwitze sie jetzt insgesamt sehr viel, nicht nur am Kopf, sondern überall. Ihr Gemüt sei doch verändert, sie sei sehr ungeduldig, könne nicht mehr warten, alles müsse gleich geschehen. Teilweise werde sie auch aggressiv, wenn sie ihren Kopf durchsetzen wolle. Sie habe starke Dunkelangst, weniger stark auch vor Einbrechern. Sie könne sich nur schwer alleine beschäftigen, geschweige denn spielen, sei ständig auf Achse. Das Nägelkauen halte an. Sitzen bleiben sei nicht möglich, sie sei sehr unruhig geworden.
Ab und zu habe sie Aphthen auf der Zunge. Der Appetit sei wohl normal, deutliche Vorliebe für Süßigkeiten und Obst.

▸ Homöopathische Repertorisation

Die allgemeine Entwicklung vor allem im seelischen Bereich ließ eine Palliativwirkung erkennen, sodass ein neues Mittel gefunden werden musste.

Ruhelosigkeit im Sitzen (SR I 856: u.a. sulph.)
Nägelkauen (SR II 64: u.a. **sulph**.)
Ungeduldig (SR I 600: u.a. **SULPH**.)
Verlangen nach Süßem (SR II 274: u.a. **SULPH**.)
Ekzem Hinterkopf (KK 187/I 187: u.a. Sulph.)

Therapie: Sulphur lotum XM (Schmidt-Nagel, Genf), einmalig drei Globuli.

▶ **Beratung am 08.10.1996**
Befund: Einer der Restflecken deutlich abgeblasst, der andere unverändert, Haut sonst weiterhin erscheinungsfrei. Die Inspektion des Rachens zeigte eine leichte Rötung, die Lunge war auskultatorisch unauffällig.
Die Haut sei seit zwei Wochen besser geworden, allerdings habe sie seit dieser Zeit eine ganz wunde Scheide (KK 1888/III 754: u.a. Sulph.), auch der After sei ganz rot (KK 1765/III 631: u.a. **Sulph**.). Neu sei auch ein Husten, der meist abends und nachts auftrete, vor allem aber nach dem Hinlegen, mit deutlicher Besserung im Freien (KK 1503/III 369: u.a. Sulph.). Ihre Unruhe habe nachgelassen, auch die Ängste seien besser.
Therapie: Abwarten, da hier eine starke und sehr gute Reaktion auf das Mittel **Sulphur lotum** vorzuliegen schien.

▶ **Beratung am 03.12.1996**
Befund: Handtellergroßer Ekzemfleck am behaarten Hinterkopf.
Seit Mitte November habe sich die Haut verschlimmert. Sie kratze auch wieder mehr. Vor allem Wärme, geheizte Räume seien ganz schlecht (KK 602/II 196: u.a. Sulph.). Überhaupt habe man den Eindruck, dass ihr Wärme nicht bekomme (SR II 684: u.a. **SULPH**.), dann werde sie ganz quengelig. Sie habe Warzen an den Zehen und Fingern.
Der Gemütszustand sei wieder schlechter, sie sei zornig, weine schnell, werde leicht ungehalten. Man könne ihr nichts recht machen. Sie laufe dann in ihr Zimmer, knalle die Türe zu und bocke. Trost nehme sie auch nicht an, sie sei eher beleidigt (SR I 791: u.a. **sulph**.).
Sie knabbere an den Finger- und Fußnägeln. Die Vorliebe für Süßes sei sehr deutlich, daneben falle noch eine leichte Abneigung gegen warme Speisen auf. Die Wundheit an Scheide und After sei rückläufig gewesen, trete jetzt aber auch wieder vermehrt auf. Der Stuhl rieche teilweise auch wieder etwas säuerlich (KK 1790/III 656: u.a. **Sulph**.).
Therapie: Wiederholung von **Sulphur lotum XM** (Schmidt-Nagel, Genf), einmalig drei Glo-buli.

▶ **Beratung am 04.02.1997**
Befund: Fleck am behaarten Hinterkopf eher gleichbleibend.
Sie habe eine Bronchitis gehabt, sei vom Hausarzt mit Fluimucil behandelt worden, wonach sich die Haut ersichtlich verschlechtert habe. Seit gestern huste sie wieder, vor allem nachts im Liegen. Sie habe seit heute eine ganz tiefe und heisere Stimme, Trinken kalten Wassers lindere etwas. Die Warzen an den Fingern seien eher größer geworden.
Das Gemüt sei von Weinerlichkeit geprägt. Die Haut habe sich nach dem letzten **Sulphur lotum XM** eigentlich nicht mehr gebessert.

▶ **Homöopathische Repertorisation**

Weinerlichkeit (SR I 1089: u.a. **CAUST**.)
Warzen Finger (KK 835/II 429: u.a. *Caust*.)
Stimme heiser (KK 1454/III 320: u.a. **Caust**.)
Husten, liegen < (KK 1501/III 367: u.a. **Caust**.)
Kalte Getränke > (KK 1501/III 367: u.a. **Caust**.)

Therapie: Causticum C 30 (DHU), einmalig drei Globuli.

▶ **Beratung am 18.02.1997**
Rückruf der Mutter. Der Husten habe sich rasch gebessert.
Therapie: Abwarten.

▶ **Beratung am 15.05.1997**
Befund: Unveränderter Ekzemfleck am Hinterkopf.
Auch unverändert Warzen an Finger und Großzehe. Es habe sich nichts getan, die Mutter könne keine Reaktion auf das letzte Mittel erkennen. Die Wundheit im Bereich der Scheide und am After sei gleich geblieben. Das schnelle Beleidigtsein und das Nägelkauen ebenfalls. Auch sonst könne sie nichts an Symptomen sehen, was neu wäre. Ab und zu habe sie im Schlaf gesprochen. Zeitweise habe sie kalte Hände. Der nächtliche Schweiß am Kopf komme auch noch immer vor. Ebenso Verlangen nach Süßem und nach Obst.
Therapie: Abwarten.

▶ **Beratung am 24.07.1997**
Befund: Unveränderter Ekzemfleck am Hinterkopf.
Sie sei rechthaberisch, neige zum Widersprechen. Aufgefallen sei eine Furcht vor Gewitter. Bei Zorn oder wenn sie ihren Willen nicht bekomme, weine sie leicht. Wenn sie zu Bett solle, verhalte sie sich sehr herausfordernd und eigensinnig.
Der Appetit sei schlecht, sie sei auch sofort satt.
Am liebsten möge sie noch immer Süßes und Obst. Abneigung eher gegen warmes Essen. Weiterhin Nägelkauen. Anhaltend Warzen an Fingern und an der Großzehe. Es falle auf, dass sie nur weit geschnittene Kleider trage. Enge Gürtel lehne sie ganz ab.

▶ **Homöopathische Repertorisation**

Neigung zum Widersprechen (SR I 183: u.a. **lyc.**)
Furcht vor Gewitter (SR I 528: u.a. lyc.)
Schnell satt (KK 1556/III 422: u.a. **Lyc.**)
Abneigung warme Speisen (KK 1553/III 419: u.a. *Lyc.*)
Nägelkauen (SR II 64: u.a. **lyc.**)
Gürtel empfindlich (KK 1553/III 537: u.a. **Lyc.**)

Therapie: Lycopodium XM (Schmidt-Nagel, Genf), einmalig drei Globuli.

▶ **Beratung am 24.09.1997**
Befund: Handtellergroßer Ekzemfleck am behaarten Hinterkopf unverändert.
Es habe sich am Ekzem nichts getan.
Sie sei aber viel ausgeglichener und ruhiger geworden. Die Bockigkeit und die herausfordernde Art seien ganz zurückgegangen, im Gegenteil sei sie jetzt sehr hilfsbereit und gut zu führen. Juckreiz am Kopf trete nur ab und zu auf. In letzter Zeit habe sie manchmal ein kleines Risschen am Ohrläppchen gehabt. Der Appetit sei etwas besser. Vorlieben für Äpfel, Süßes und Joghurt. Abneigung gegen Milch. Der Schlaf sei sehr gut, immer auf der linken Seite. Die Wundheiten seien schon lange abgeheilt.
Therapie: Abwarten, da deutliche Besserung des Gemütes.

▶ **Beratung am 22.10.1997**
Anruf der Mutter. Sie sei jetzt plötzlich so aggressiv und reizbar geworden. Sie vertrage überhaupt keine Kritik, müsse immer das letzte Wort haben. Trost könne sie überhaupt nicht mehr annehmen. Auffallend seien eiskalte Füße und allgemeine Frostigkeit.

▶ **Homöopathische Repertorisation**

Frost < (SR I 181: u.a. **SEP.**)
Füße eiskalt (KK 881/II 475: u.a. **Sep.**)

Therapie: Sepia C 30 (Schmidt-Nagel, Genf), einmalig drei Globuli.

Beratung am 30.10.1997
Rückruf der Mutter.
Das Gemüt habe sich schon deutlich verbessert.
Therapie: Abwarten.

Beratung am 11.11.1997
Befund: Der Ekzemfleck am Hinterkopf erschien deutlich abgeschwächt, weniger gerötet und deutlich weniger schuppend.
Es gehe eigentlich ganz gut. Auffallende Symptome seien das anhaltende Nägelkauen, die Unruhe allgemein, das leicht Weinerliche im Gemüt. Sie sei viel verschmuster geworden, möchte dauernd auf den Schoß der Mutter. Der Appetit lasse noch immer zu wünschen übrig. Die Warzen seien rückläufig. Vorlieben: Putenfleisch, Süßes und Obst. Keine Wundheiten mehr. Sie mache brav ihre Hausaufgaben, sei derzeit gut zu führen. Bleibende Empfindlichkeit gegen enge Kleider und Gürtel.
Therapie: Zunächst abwarten, im Falle einer Wiederverschlechterung sollte die Mutter das Mittel **Lycopodium XM** wiederholen.

Beratung am 30.01.1998
Befund: Unveränderter Ekzembefund wie im November 1997.
Sie habe Schwierigkeiten mit ihrer Konzentration. Beim Lesen übersehe sie manchmal einen ganzen Satz. Der Appetit habe deutlich nachgelassen. Auffallend jetzt starke Vorliebe für saure Gurken, Wurst, Obst und Äpfel. Naschen würde sie natürlich auch noch sehr gerne. Das Knabbern an den Finger- und Fußnägeln habe wieder sehr zugenommen. Auch habe sie erneut eiskalte Hände und Füße, das sei bereits besser gewesen. Abends im Bett verlange sie nach einer Wolldecke. Allgemein falle es ihr schwer, ruhig zu sitzen, sie sei eher ein Zappelphilipp. Seitens der allgemeinen Gemütslage neige sie wieder etwas mehr zur Gereiztheit und zum Widerspruch. Angesichts des unverändert bestehenden Restbefundes am Hinterkopf zweifelte ich an der Richtigkeit von **Lycopodium**.
Therapie: **Sepia C 200** (Schmidt-Nagel, Genf), einmalig drei Globuli.

Beratung am 12.03.1998
Anruf der Mutter. Das Mittel habe hervorragend gewirkt, der Fleck habe sich sofort und so deutlich wie noch nach keinem anderen Mittel verbessert, erst seit einer Woche nehme es wieder zu.
Therapie: **Sepia M** (Schmidt-Nagel, Genf), einmalig drei Globuli.

Beratung am 05.05.1998
Befund: Ekzemfleck am Hinterkopf fast nicht mehr zu sehen.
Es gehe ihr prächtig. Auch sonst sehr gutes Allgemeinbefinden. Sie sei auch den ganzen Winter nicht erkältet gewesen. Seitens der Konzentration sei es auch wesentlich besser geworden.
Therapie: Abwarten.

Beratung am 27.07.1998
Befund: Ekzemfleck anhaltend fast nicht mehr zu sehen.
Das Ekzem gehe immer mehr zurück, mache so gut wie keine Beschwerden mehr.
Allerdings sei die Gemütsverfassung seit ungefähr drei Wochen wieder schlechter. Sie reagiere wieder viel gereizter und sei auch unruhiger bei den Hausaufgaben. Die Furcht vor Gewitter sei erneut aufgefallen. Sie meckere viel herum, sei häufig unzufrieden und laut Mutter oft „nervtötend". Die kalten Hände und Füße würden ebenfalls wieder auftreten, trotz Sommerhitze.
Therapie: **Sepia M** (Schmidt-Nagel, Genf), einmalig drei Globuli.

Beratung am 03.12.1998
Befund: Ekzemfleck anhaltend nur noch ansatzweise auffallend.
Er sei schon ganz verschwunden gewesen, erst in den letzten zwei Wochen kam er in der derzeitigen Form wieder. Sonst weiterhin sehr gute Haut im Vergleich zu früher.

Das Nägelkauen sei gleichbleibend. Immer noch sei sie ein Zappelphilipp, könne nicht stillsitzen, könne kaum alleine spielen. Sie tanze auffallend gerne (SR I 192: u.a. sep.), sei auch sehr sportlich. Die Gereiztheit habe nachgelassen, jedoch immer noch sehr ungeduldig. Trost könne sie im ersten Moment gar nicht annehmen, später jedoch schon. In der Schule komme sie gut zurecht, auch die Noten seien zufriedenstellend. Unordnung könne sie gar nicht vertragen, da sei sie beinahe pingelig. Sie sei immer noch sehr verschmust, an der Mutter hängend und auch sehr hilfsbereit. Häufig sei sie blass mit Ringen unter den Augen. Zur Zeit liebe sie vor allem saures Obst, das Naschen habe nachgelassen. Immer noch sehr kalte Hände und Füße.
Therapie: Sepia XM (Schmidt-Nagel, Genf), einmalig drei Globuli.

▶ Beratung am 23.02.1999
Befund: Erstmalig wieder deutlich gewordener Ekzemherd am Hinterkopf, leicht zum Nacken reichend.
Das Mittel habe laut Mutter eigentlich nicht gewirkt. Sie kratze jetzt auch wieder, überwiegend morgens. Sie sei noch immer eher unruhig, kaue auch anhaltend an den Nägeln. Freundinnen sollten eher zu ihr kommen, als dass sie woanders hingehe. Deutliche Vorliebe für Süßes und jetzt auch für Fisch. Kalte Hände und Füße.
Die Wirkungslosigkeit des bis dahin gut wirkenden Mittels **Sepia** kam überraschend und war schwierig zu bewerten. Auch eine Reaktion oder Störfaktoren kamen in Frage. In Fällen wie diesen lässt sich das häufig nicht erklären.

▶ Homöopathische Repertorisation

Hautausschlag Haarrand Hinterkopf (KK 187/I 187: u.a. *Nat-m.*)
Verlangen nach Fisch (KK 1617/III 483: u.a. *Nat-m.*)
Nägelkauen (SR II 64: u.a. **nat-m.**)
Ruhelosigkeit im Sitzen (SR I 856: u.a. nat-m.)

Therapie: Natrum muriaticum C 200 (Schmidt-Nagel, Genf), einmalig drei Globuli.

▶ Beratung am 20.04.1999
Anruf der Mutter. Das Mittel habe sehr gut getan. Das Ekzem sei fast verschwunden, trete erst seit einer Woche wieder hervor.
Therapie: Natrum muriaticum C 200 (Schmidt-Nagel, Genf), einmalig drei Globuli.

▶ Beratung am 16.08.1999
Befund: Allenfalls noch 1-Cent-großer Fleck am Hinterkopf. Es gehe sehr gut, keinerlei Juckreiz. Auch sonst sehr gute Entwicklung.
Therapie: Abwarten.

▶ Letzte Beratung am 03.02.2000
Anruf der Mutter. Es sei jetzt lange sehr gut gewesen. Seit kurzem sei sie wieder etwas nervöser, auch der Fleck am Hinterkopf sei wieder mehr zu sehen. Auch deutlich mehr gereizt.
Therapie: Sepia C 200 (Schmidt-Nagel, Genf) einmalig drei Globuli.

Bei einem Kontrollanruf im März 2002 erzählte mir die Mutter, dass es im Herbst 2000 noch einmal für 6 Wochen zu einem Ekzembild gekommen sei, seitdem sei aber alles weg und es gehe gut.

Fallbewertung

Dieses Mädchen wurde mir mit dem Vollbild einer starken und diffusen Neurodermitis fast der gesamten Haut vorgestellt. Diese Ganzkörperekzeme heilten bereits im ersten

Jahr der Behandlung vollständig ab, wohingegen sich eine Ekzemstelle am Hinterkopf sehr hartnäckig hielt. Dank **Sepia** und zuletzt **Natrum muriaticum** gelang es jedoch letztlich auch hier, eine Beschwerde- und Befundfreiheit zu erreichen.

Kasuistik 66: 1½-jähriger Junge

Dieser 1½ Jahre alte Junge wurde mir erstmals am 27.06.1997 vorgestellt.
Der Untersuchungsbefund ergab eine starke Neurodermitis in Form von zerkratzten Herden, betont in den Gelenkbeugen, im Nacken, an den Händen und am gesamten Rücken.

Anamneseerhebung

▶ **Familienanamnese**
Vorkommen von Heuschnupfen, allergischem Asthma bronchiale, Hausstauballergie, Nickelallergie.

▶ **Eigenanamnese**
Schwangerschaft und Geburt seien ohne Besonderheiten verlaufen.
Seit seinem ersten Lebensjahr habe er immer wieder Schnupfen mit nachfolgendem Husten, teilweise mit nächtlichem Erwachen und meist sehr trocken. Häufigere Therapien mit Mucosolvansaft. Die Neurodermitis habe in Form von Milchschorf auf dem behaarten Kopf begonnen, habe sich von dort aus auf die Stirn, die Achseln, die Gelenkbeugen, die Brust, das Gesicht, den Hals und Rücken ausgebreitet. Ein Allergietest sei noch nicht durchgeführt worden.

Bisherige Therapien: Verschiedenste Fett- und Pflegesalben, Kortisonsalben-Gemische, Zinksalben und antientzündlich wirkende Salben, alles jedoch ohne bleibende und durchgreifende Erfolge.

▶ **Spontanbericht und zusammenfassende gezielte Befragung**
Er leide unter sehr starkem Juckreiz, vor allem nachts im Bett. Wärme in jeder Form, vor allem wohl die Bettwärme, aber auch Sommerhitze sei auslösend. Nach Zitrusfrüchten, Erdbeeren und Emmentaler Käse würde er feuerrot werden und die Haut stark anschwellen. Ein kalter Waschlappen lindere nur kurz. Bei unerfüllten Wünschen kratze er ebenfalls sofort. Auch bei Müdigkeit sei es offensichtlich schlimmer.
Er sei vom Typ her ein eher ernstes Kind, gegenüber Fremden sehr vorsichtig und zurückhaltend. Lautstärke und Hektik liege ihm nicht. Insgesamt sei er auf jeden Fall sehr brav und umgänglich. Ängste keine, außer gegenüber Fremden. Er könne keine geschlossenen Räume ertragen, sage oft „auf". Er möge es auch nicht, fest umarmt zu werden. Stillsitzen falle eher schwer. Appetit sei eher gut, außer warme Speisen, die möge er nicht. Durst sei normal. Stuhlgang ebenfalls normal. Der Schlaf funktioniere in letzter Zeit auch ganz gut. Bevorzugte Schlaflage: Auf den Knien. Im Schlaf komme es öfter einmal zu Nackenschweiß. Frost/Schweiß? Er friere eher nicht, Wärme sei dagegen schlecht verträglich. Seine Ohrläppchen seien oft eingerissen.

▶ **Homöopathische Repertorisation**

Furcht vor Fremden (SR I 525: u.a. lyc.)
Furcht vor engen Räumen (SR I 513: u.a. **LYC.**)
Schlaflage auf den Knien (SR III 59: u.a. **lyc.**)
Juckreiz beim Warmwerden (KK 602/II 196: u.a. *Lyc.*)

Therapie und weiterer Behandlungsverlauf

Therapie: Am 27.06.1997 Einnahme von **Lycopodium XM** (Schmidt-Nagel, Genf), einmalig drei Globuli.

▶ **Beratung am 28.07.1997**
Anruf der Mutter. Es gehe viel schlechter. Alle Gelenkbeugen seien aufgekratzt und nässend. Er kratze wie verrückt, komme überhaupt nicht mehr zur Ruhe, alles schlimmer nachts. Es würden sich ständig Krusten bilden, die er einfach wegkratzen müsse, alles sei verklebt, auch hinter den Ohren.

▶ **Homöopathische Repertorisation**

Ekzem hinter den Ohren (KK 1223/III 89: u.a. **Graph.**)
Gelenkbeugen (KK 838/II 432: u.a. **Graph.**)

Therapie: **Graphites C 30** (DHU), einmalig drei Globuli.

▶ **Beratung am 28.08.1997**
Erneuter Anruf der Mutter. Das Mittel habe gleich geholfen, seit einer Woche jedoch wieder beugenbetontes Nässen und furchtbares Kratzen.
Therapie: **Graphites C 30** (DHU), einmalig drei Globuli.

▶ **Beratung am 15.09.1997**
Befund: Neurodermitis ganz deutlich gebessert. Haut abgeblasst, weicher.
Juckreiz trete noch bei Zorn und Widerspruch auf, auch bei Müdigkeit oder Stress. Die Engeangst sei verschwunden, er habe auch weniger Fremdenängste. Der nächtliche Nackenschweiß sei ebenfalls ausgeblieben. Die Schlaflage auf den Knien nehme er nur noch ein, wenn er Juckreiz habe.
Therapie: Abwarten.

▶ **Beratung am 23.12.1997**
Anruf der Mutter. Seit ungefähr zwei Wochen werde er viel unruhiger und zappeliger, könne einfach nicht gut stillsitzen, auch die Haut sei wieder viel gereizter.
Therapie: **Lycopodium XM** (Schmidt-Nagel, Genf), einmalig drei Globuli.

▶ **Beratung am 10.02.1998**
Befund: Neurodermitis bis auf kleine Reste an den Händen vollständig verschwunden. Auch sonst gehe alles besser. Die Ohrläppchen seien auch schon lange nicht mehr eingerissen.
Therapie: Abwarten.

▶ **Beratung am 08.04.1998**
Anruf der Mutter. Seit einer Woche trete die Neurodermitis wieder in leichterer Form auf. Auffallend sei, dass sich gleichzeitig auch seine seelische Verfassung verschlechtert habe, indem er wieder ängstlich vor Fremden sei, was schon ganz verschwunden gewesen sei und außerdem falle eine deutliche Schreckhaftigkeit gegenüber Lärm auf (SR I 549: u.a. **LYC.**).
Sein Appetit habe deutlich nachgelassen.
Therapie: **Lycopodium XM** (Schmidt-Nagel, Genf), einmalig drei Globuli.

▶ **Beratung am 22.05.1998**
Befund: Handrücken stark ekzematös, ansonsten nur etwas trockene Hautstellen.

Das letzte Mittel habe laut Mutter nicht so richtig angeschlagen. Er habe noch immer große Furcht vor Fremden. Er sei schüchtern und ängstlich, klammere sich an die Mutter. Ängstlichkeit auch vor Geräuschen und im Dunkeln. Viele Leute um ihn herum seien ihm offensichtlich unangenehm. Alleine spielen falle schwer. Deutlich falle eine Vorliebe für weichere Speisen auf (SR II 269: u.a. lyc.). Juckreiz trete noch ab und zu nachts auf.
Therapie: Lycopodium CM (Schmidt-Nagel, Genf), einmalig drei Globuli.

▶ **Beratung am 02.12.1998**
Befund: Neurodermitis sehr gering, nur noch kleinste Stellen an Handgelenken und Handrücken.
Es gehe ihm prima, er habe sich phantastisch entwickelt. Seine Fremdenprobleme hätten deutlich nachgelassen und er könne sich auch sehr gut alleine beschäftigen. Vorlieben für Süßes und für Milch. Tagesabläufe müssten ihm immer sehr genau vorab erklärt werden, plötzliche Änderungen machten ihm zu schaffen. Keine Dunkelängste mehr, auch kein Erschrecken mehr vor Geräuschen.
Therapie: Abwarten.

▶ **Letzte Beratung am 20.08.1999**
Befund: Neurodermitis schon lange ganz verschwunden. Es gäbe weder im seelischen noch im körperlichen Bereich Beschwerden. Wir beendeten daraufhin unsere Behandlung.

Fallbewertung

Dieser Junge kam ebenfalls mit einer recht starken Neurodermitis.
Dank Lycopodium heilte diese innerhalb von zwei Jahren vollständig ab und auch seine Gesamtentwicklung nahm einen positiven Verlauf.

Kasuistik 67:
3 Monate alter Junge

Dieser 3 Monate alter Junge wurde mir erstmals am 19.07.1995 vorgestellt.
Der Untersuchungsbefund zeigte einen handtellergroßen Ekzemfleck am rechten Oberarm bei insgesamt trockener Haut. Leicht geblähter Bauch.

Anamneseerhebung

▶ **Familienanamnese**
Keine Besonderheiten, keine atopischen Hinweise.

▶ **Eigenanamnese**
Die Schwangerschaft sei komplikationslos verlaufen.
Wegen seines damals großen Kopfes war bei der Geburt eine Saugglocke nötig.
Er habe auch eine leichte Gelbsucht gehabt, sei mit Licht behandelt worden.

▶ **Spontanbericht und zusammenfassende gezielte Befragung**
Seit ungefähr drei Wochen neige er vor und nach dem Stillen zum Erbrechen.
Meistens trete es erstmals ungefähr eine Stunde nach dem Stillen auf, danach in Intervallen. Seitdem sei er in dieser Phase quengelig und verjammert geworden. Nach dem nächtlichen Stillen komme es eigenartigerweise nicht zum Erbrechen. Seit dieser Zeit wechsle sich Verstopfung mit flüssigem

Stuhl ab. Er esse stets sehr hastig und verschlucke sich häufig. Der Fleck am Oberarm mache ihm offensichtlich keine Beschwerden. Der Appetit sei sehr groß, er komme mindestens alle drei Stunden. Er nehme auch gut zu, gedeihe prächtig.
Er habe viel Speichelfluss und dauernd den Finger im Mund oder lutsche am Daumen.
An den Händen und Füßen schwitze er stark, obwohl diese kalt seien.
Kopfschweiß trete nicht auf.

▶ **Homöopathische Repertorisation**

> Erbrechen nach Trinken (KK 1593/III 459: u.a. *Calc.*)
> Daumenlutschen (KK 1334/III 200: u.a. *Calc.*)

Das sich dabei ergebende homöopathische Mittel **Calcarea carbonica** findet seine Entsprechung auch im großen Kopf bei der Geburt, dem offensichtlich gesteigerten Appetit und dem Schweiß an einzelnen Körperstellen.

Therapie und weiterer Behandlungsverlauf

Therapie: Am 19.07.1995 Einnahme von **Calcarea carbonica XM** (Schmidt-Nagel, Genf), einmalig drei Globuli.

▶ **Beratung am 22.08.1995**
Anruf der Mutter. Das Mittel habe sehr gut gewirkt. Das Spucken sei stark rückläufig.
Therapie: Abwarten.

▶ **Beratung am 04.10.1995**
Anruf der Mutter. Das Ekzem am Oberarm jucke jetzt plötzlich sehr stark und er kratze sich blutig.
Sein Schlaf sei oberflächlicher geworden, er könne auch nur schwer einschlafen.

Das Daumenlutschen habe wieder zugenommen und der Leib sei wieder aufgetriebener.
Therapie: **Calcarea carbonica XM** (Schmidt-Nagel, Genf) einmalig drei Globuli.

▶ **Beratung am 18.10.1995**
Anruf der Mutter. Der Fleck sei jetzt eingetrocknet, jucke auch nicht mehr. Die Geblähtheit habe deutlich nachgelassen, das schlechte Einschlafen bestehe aber noch immer.
Therapie: Abwarten.

▶ **Beratung am 30.11.1995**
Befund: Stark geröteter Ekzemherd am Oberarm. Stellenweise Ekzemflecken am Rücken.
Auffallend kalte Hände und leichter Fußschweiß. Er habe mehr gekratzt und gejammert.
Das Ekzem fange immer wieder zu nässen an, sei oft gerötet. Er zahne wohl auch, was ihm Beschwerden bereite. Seitdem habe er auch einen harten und knolligen Stuhl, dies belaste ihn jedoch kaum. Der Leib sei meistens stark gebläht. Die Mutter meinte, dass sich das Ekzem wohl jahreszeitenbedingt verschlechtert habe.
Der Schlaf sei problematisch. Er wache sehr oft auf, könne nachts nur durch Stillen beruhigt werden, sonst sei er alle 20–30 Minuten wach.
Die Schlaflage sei wechselnd, mal Bauch, mal Seite, mal Rücken. Nachts fühle er sich immer zu warm an, die Körpertemperatur liege stets bei 37,5 Grad. Morgens beim Erwachen müsse er niesen. Fußschweiß.
Das Gemüt sei noch immer ausgeglichen, fröhlich. Guter Appetit, jedoch Abneigung gegen Gemüse. Immer noch hastiges und schnelles Essen. Durch Südfrüchte bekomme er Hautausschläge. Das Verschlucken habe die Mutter nicht mehr beobachtet. Wolle führe zur sofortigen Hautreizung. Ab und zu sei er wund vom Stuhl.
Therapie: **Calcarea carbonica CM** (Schmidt-Nagel, Genf), einmalig drei Globuli.

▸ Beratung am 31.01.1996

Befund: Neurodermitis praktisch verschwunden.
Er habe aber recht starke Verstopfung, der Stuhl sei sehr hart und knollig. Nachts werde er immer wieder wach, müsse viel herumgetragen (SR I 124: u.a. **lyc.**) werden. Der Leib sei immer noch sehr gebläht.

▸ Homöopathische Repertorisation

Flatulenz (KK 1661/III 527: u.a. **Lyc.**)
Stuhl hart (KK 1792/III 658: u.a. **Lyc.**)

Therapie: Lycopodium C 30 (DHU), einmalig drei Globuli.

▸ Beratung am 05.12.1996

Befund: Neurodermitis nicht mehr vorhanden.
Bei der körperlichen Untersuchung fiel erstmals eine trotzige Gegenwehr des Kindes auf. Sein Gemüt sei zwar von Grund auf fröhlich, er neige jedoch zu deutlicher Unruhe. Nachts wache er immer noch häufiger auf. Seit neuestem liege er oftmals auf den Knien und knirsche nachts mit den Zähnen. Aufgefallen sei auch eine Furcht vor Hunden. Gehorsam zu sein falle ihm zunehmend schwerer. Jetzt sei er wohl in der Trotzphase mit Dickköpfigkeit und teilweise auch Schlagen.
Vorlieben beim Essen seien Fleisch und Eis.

▸ Homöopathische Repertorisation

Furcht vor Hunden (SR I 495: u.a. **tub.**)
Eigensinn bei Kindern (SR I 788: u.a. **TUB.**)
Schlaflage auf den Knien (SR III 59: u.a. **tub.**)
Zähneknirschen im Schlaf (KK 1354/III 220: u.a. **Tub.**)
Verlangen nach Fleisch (SR II 255: u.a. **tub.**)

Therapie: Tuberculinum bovinum XM (Schmidt-Nagel, Genf), einmalig drei Globuli.

▸ Beratung am 23.06.1998

Befund: Neurodermitis anhaltend komplett verschwunden.
Seine Allgemeinentwicklung sei sehr gut. Die Neurodermitis hätten sie schon lange vergessen. Es seien nur wenige Symptome erwähnenswert: Er esse ziemlich schlecht. Vorlieben für Fleisch, Eis, Schokolade und Salz. Gesunde Sachen lehne er eher ab. Der Schlaf sei inzwischen problemlos. Die Gemütslage sei gut. Die Knielage komme nur noch selten vor. Er neige zur Blässe, auch seien laut Mutter öfter blaue Flecke aufgetreten.

▸ Homöopathische Repertorisation

Verlangen Salz (KK 1619/III 485: u.a. **Phos.**)
Gesicht blass (KK 488/II 82: u.a. *Phos.*)
Blaue Flecke (KK 558/II 152: u.a. **Phos.**)

Therapie: Phosphorus C 200 (Schmidt-Nagel, Genf), einmalig drei Globuli.

▸ Letzte Beratung am 25.08.1999

Es gehe sehr gut. Die blauen Flecken seien laut heute begleitender Tante ganz normal, auch die zwischenzeitlich durchgeführten Labortests hätten keine Auffälligkeiten ergeben. Er sei vollkommen gesund.

Fallbewertung

Der Junge wurde eigentlich nicht primär wegen der Neurodermitis, sondern wegen akuten Erbrechens zu mir gebracht. Interessanterweise entwickelte sich das zu diesem Zeitpunkt noch schlummernde Ekzem im Rahmen der Therapie zu einem manifesten Ekzem, um schließlich ganz abzuheilen. Dieser Verlauf zeigt sehr anschaulich, wie eine innere Krankheit ganz im Sinne des Hering'schen Gesetzes nach außen, also über die Haut, abheilen kann.

Kasuistik 68:
3-jähriger Junge

Dieser 3 Jahre alte Junge wurde mir erstmals am 26.08.1998 vorgestellt. Der Untersuchungsbefund zeigte eine starke Neurodermitis, vor allem an den Extremitäten, Gelenkbeugen, Schultern und Achseln. Bei der Untersuchung erhebliche Gegenwehr des Kindes mit viel zornigem Schreien.

Anamneseerhebung

▶ **Familienanamnese**
Vorkommen von Heuschnupfen.

▶ **Eigenanamnese**
Er sei das zweite von drei Kindern. Bis heute noch keine ernsthafte Erkrankung, laut Mutter.

Die Neurodermitis sei zuerst an den Fersen aufgetreten, als er zu laufen begonnen habe, so um den 12. Lebensmonat herum. Es sei dann trotz Therapie über den Fuß nach oben gewandert. Heute sei er überall betroffen. Ein Allergietest im Februar 1997 habe eine Reaktion auf Nüsse und Vitaminpräparate gezeigt.

Bisherige Therapien: Übliche Fettsalben, Kortisonsalben-Gemische, antibiotische Salben, Nachtkerzensamenöl und vieles andere. Trotz konsequenter Salbentherapie sei es gerade in den letzten Monaten auf den ganzen Körper übergegangen.

▶ **Spontanbericht und zusammenfassende gezielte Befragung**
Er habe schrecklichen Juckreiz, vor allem nachts. Nach Mitternacht nehme es meist deutlich zu, dann sei er ständig wach und lasse sich kaum beruhigen. Wärme in jeder Form, auch Sonne und wärmeres Wasser verschlimmern. Schwüles Wetter sei ganz schlecht.
Bei den Nahrungsmitteln seien Zucker, Coca-Cola, Zitrusfrüchte und Nüsse unverträglich. Seine Gemütslage sei recht gut, wenn er auch durch den dauernden Juckreiz sehr geplagt sei.
An Ängsten falle nichts auf. Vielleicht sei er derzeit etwas scheu bei Fremden.
Er könne sich auch schon gut alleine beschäftigen. Sein Appetit sei schwankend. Vorlieben habe er deutlich für deftige Sachen, saure Gurken, Tomaten. Abneigungen eigentlich keine. Der Durst sei sehr groß, bevorzugt trinke er Milch, Wasser, Apfelsaftschorle oder Wasser. Die Verdauung sei gut. Der Schlaf bis auf den Juckreiz ebenfalls. Keine bevorzugte Lage. Schweiß und Frost: Da falle der Mutter nichts auf.

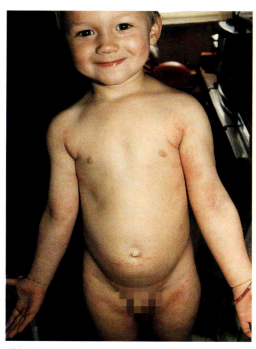

Abb. 68a

Homöopathische Repertorisation

Dieses Kind litt an einer wirklich starken Neurodermitis, bot trotzdem aber kaum allgemein auffallende Symptome. Besonders charakteristische Symptome konnte ich keine sehen.

Therapie und weiterer Behandlungsverlauf

Therapie: Am 26.08.1998 Einnahme von **Tuberculinum bovinum XM** (Schmidt-Nagel, Genf), einmalig drei Globuli.

Beratung am 30.11.1998
Befund: Neurodermitis ganz wesentlich gebessert.
Bis auf die Fußrücken bereits großflächig abgeheilt. Dies zeigte ebenfalls die richtige Richtung der Heilungsvorgänge an, indem es in der umgekehrten Reihenfolge abzuheilen schien (es war ursprünglich von unten nach oben gewandert). Das Kind machte heute ganz brav und willig mit, wirkte sehr lieb und ausgeglichen. Laut Mutter sei er nach dem Mittel erst einmal so richtig trotzig geworden, was sich aber dann schnell gelegt habe. Der Juckreiz sei kaum noch vorhanden. Auch sonst gehe es ihm sehr gut.
Therapie: Abwarten.

Beratung am 25.03.1999
Befund: Neurodermitis bis auf die Fußrücken anhaltend sehr gut geworden. Das Ekzem habe aber laut Mutter an den Fußrücken seit ungefähr vier Wochen wieder zugenommen, es sei schon besser gewesen. Auch der Zorn und der Trotz würden wieder auftreten. Er habe auch Windpocken gehabt und sei vom Kinderarzt mit Fucidinesalbe behandelt worden.
Therapie: **Tuberculinum bovinum XM** (Schmidt-Nagel, Genf) wegen der wohl durch Fucidinesalbe unterbrochenen Wirkung.

Beratung am 16.06.1999
Befund: Neurodermitis wieder ganz deutlich gebessert, die Stelle am Fußrücken hielt sich aber noch hartnäckig. Sonst gehe es ihm prima.
Therapie: **Sulphur lotum C 200** (DHU), einmalig drei Globuli.

Beratung am 06.08.1999
Anruf der Mutter. Es habe sich noch nichts verändert. Die Fußrückenstelle sei hartnäckig.
Therapie: **Sulphur lotum C 200** (DHU), einmalig drei Globuli.

Beratung am 12.10.1999
Befund: Neurodermitis vollständig verschwunden. Wunderbar weiche und zarte Kinderhaut. Auch sonst sei alles hervorragend. Auffallend auch die offensichtliche Ausgeglichenheit des Kindes.
Therapie: Abwarten.

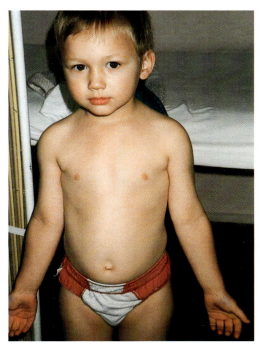

Abb. 68b

▸ **Letzte Beratung am 19.04.2001**
Das Kind wurde mir heute von der Mutter nur wegen Schlafwandelns vorgestellt, die Haut sei ekzemfrei, nur etwas trocken.
Therapie: Sulphur lotum M (Schmidt-Nagel, Genf), einmalig drei Globuli.

Fallbewertung

Der Junge hatte bei der Erstvorstellung 1998 eine sehr starke Neurodermitis, die bis dahin jeder schulmedizinischen Therapie getrotzt hatte, sich im Gegenteil immer mehr verschlimmerte.
Dank **Tuberculinum bovinum** erfolgte innerhalb kürzester Zeit eine beeindruckende Besserung, jetzt kann er durchaus als gesund bezeichnet werden, soweit dies bei einer genetisch verankerten Atopie möglich ist. Seine Chancen sind jedoch gut, da wir seine Erkrankung nicht durch lokale Unterdrückung gebessert haben, sondern durch eine Therapie von innen nach außen. Da wahlanzeigende Symptome fehlten und wegen der mangelhaften Reaktionslage tippte ich auf **Tuberculinum bovinum**.
Bei einem Kontrollanruf meinerseits im März 2002 erfuhr ich, dass es ihm auch insgesamt sehr gut gehe. Er habe zwar noch eine ab und zu trockenere Haut, aber keine Ekzeme und keinen Juckreiz mehr.

Kasuistik 69: 9 Monate alter Junge

Dieser 9 Monate alte Junge wurde mir erstmals am 01.12.1998 vorgestellt.
Der Untersuchungsbefund zeigte ein korpulentes Kind mit großem Kopf.
Starke Ekzeme vor allem im Gesicht, in den Hautfalten der Ellenbeugen, an den Handgelenken und hinter den Ohren. Liebes Kind vom Eindruck her.

Anamneseerhebung

▸ **Familienanamnese**
Vorkommen von Asthma bronchiale, Neurodermitis und multiplen Allergien.

▸ **Eigenanamnese**
Er sei dreieinhalb Wochen zu früh entbunden worden und hatte bei der Geburt ein Gewicht von 2480 g, eine Größe von 50 cm und 33 cm Kopfumfang. Zahnungsbeginn im 5. Lebensmonat, bis heute ohne Probleme. Alle Impfungen durchgeführt. Die Neurodermitis habe im Oktober 1998 an der Wange begonnen und sich von dort aus weiter entwickelt.

Bisherige Therapien: Verschiedene Salben und Cremes. Bei einer Homöopathin sei er mit **Sulphur lotum LM 6** (ab 09.11.1998), mit **Phosphorus D 12** (ab 13.11.1998) und **Calcarea carbonica C 12** (ab 23.11.1998) behandelt worden.
Unter **Calcarea carbonica** sei es eher schlimmer gewesen.

▸ **Spontanbericht und zusammenfassende gezielte Befragung**
Im Schub röte sich die Haut. Der Juckreiz trete vor allem abends und durch Wärme auf. Bei den Nahrungsmitteln hätten sie nichts beobachtet. Er werde ja auch hypoallergen ernährt.

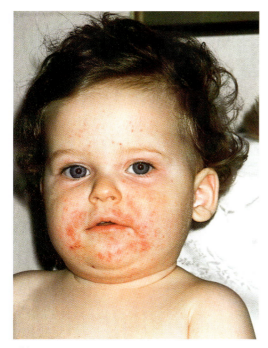

Abb. 69a

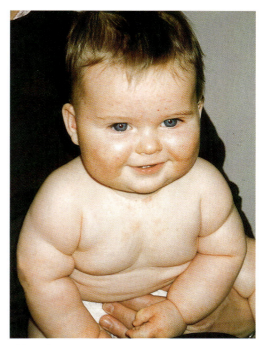

Abb. 69b

Ihr Kind sei sehr ausgeglichen und fröhlich. Er sei immer „gut drauf". Nachts schreie er ab und zu im Schlaf kurz auf. Zorniges Schreien kenne er nur, wenn er Hunger habe, da müsse es auf jeden Fall schnell gehen. Motorisch sei er eher der trägere und gemütlichere Typ, er lasse sich gerne bedienen und herumtragen. Bei Anstrengungen höre man ihn etwas durch die Nase pfeifen. Laut Kinderarzt könne man aber noch nichts feststellen. Nachts liege er bevorzugt auf der Seite mit überstrecktem Kopf. Sein Appetit sei sehr groß. Er könne eigentlich ständig essen. Stuhlgang unauffällig. Bauchbeschwerden keine, auch kein aufgetriebener Leib. Schwitzen und Frieren: Auch das sei unauffällig.

▶ **Homöopathische Repertorisation**

Mildes Wesen (SR I 743: u.a. **calc.**)
Trägheit (SR II 600: u.a. **calc.**)
Aufschreien nachts im Schlaf (SR I 918: u.a. **calc.**)
Adipositas bei Kindern (SR II 394: u.a. **CALC.**)

Therapie und weiterer Behandlungsverlauf

Therapie: Am 01.12.1998 Einnahme von Calcarea carbonica XM (Schmidt-Nagel, Genf); einmalig drei Globuli.

▶ **Beratung am 26.02.1999**

Befund: Neurodermitis deutlich gebessert. Die Haut zeigte sich stellenweise zwar noch sehr trocken, war aber im Vergleich zu vorher deutlich weniger ekzembefallen.
Der Juckreiz habe laut Eltern ebenfalls nachgelassen. Er sei auch viel lebhafter geworden. Er zahne jetzt und sei daher wohl etwas

quengeliger. Das Pfeifen (KK 1478/III 344: Calc.) bei Anstrengung sei noch gleich. Nachts bevorzuge er inzwischen die Bauchlage (SR III 54: u.a. calc.).
Therapie: Calcarea carbonica XM (Schmidt-Nagel, Genf), einmalig drei Globuli.

▸ **Beratung am 13.05.1999**
Befund: Neurodermitis im Gesicht noch recht stark, ansonsten aber auf jeden Fall gebessert.
Ein Urlaub in Holland im April habe ihm sehr gut getan, jedoch nur kurz. Insgesamt hätten sie aber auf jeden Fall einen positiven Eindruck gehabt. Jetzt zahne er, sei nachts unruhig und wälze sich viel herum, meist liege er auf dem Bauch, jammere und stöhne im Schlaf (SR I 757: u.a. calc.). Seine Motorik habe sich anhaltend verbessert.
Der Appetit sei ungebrochen. Vorlieben für Quark und Obst. Sonst falle nichts auf.
Therapie: Calcarea carbonica XM (Schmidt-Nagel, Genf), einmalig drei Globuli.

▸ **Beratung am 05.08.1999**
Anruf der Mutter. Das letzte Mittel habe auf jeden Fall gut geholfen, auch ein Urlaub auf Fuerteventura habe vielleicht dazu beigetragen. Seit kurzem werde es jedoch wieder schlimmer, er zahne auch seitdem. Die Bauchlage nachts habe er nicht mehr eingenommen, sie trete jetzt aber wieder verstärkt auf.
Therapie: Calcarea carbonica XM (Schmidt-Nagel, Genf), einmalig drei Globuli.

▸ **Beratung am 13.10.1999**
Befund: Neurodermitis vollständig verschwunden. Schöne zarte Kinderhaut.
Es gehe hervorragend. Keinerlei Beschwerden mehr. Das früher aufgefallene pfeifende Atemgeräusch bei Anstrengung sei auch schon lange weg. Seine ehemals träge Art sei auch besser, indem er viel agiler und bewegungsfreudiger geworden sei. Auch der Schlaf sei bestens. Wir vereinbarten daher abzuwarten.

▸ **Beratung am 30.11.1999**
Fax der Eltern. Seit kurzem wieder leichte Ekzemstellen, jedoch in harmloser Form.
Therapie: Calcarea carbonica CM (Schmidt-Nagel, Genf), einmalig drei Globuli.

▸ **Beratung am 25.04.2000**
Befund: Minimale, kaum zu berücksichtigende trockene Stellen an den Handgelenken.
Das letzte Mittel habe wieder sehr gut gewirkt. Es sei schon ganz verschwunden gewesen.
Erst in den letzten Wochen kam die Neurodermitis ab und zu in Form dieser kleinen Stellen wieder, die aber ganz harmlos seien. Eigentlich müsste man ihn deshalb gar nicht behandeln. Er sei auch sonst ganz gesund, man könne überhaupt nicht klagen. Die einzigen Symptome, die noch auffallen, seien inzwischen eine sich entwickelnde Unruhe, ganz im Gegensatz zu früher und eine beständige Knielage im Schlaf.

▸ **Homöopathische Repertorisation**

> Ruhelosigkeit bei Kindern (SR I 846: u.a. **tub**.)
> Knielage im Schlaf (SR III 59: u.a. **tub**.)

Therapie: Tuberculinum bovinum XM (Schmidt-Nagel, Genf), einmalig drei Globuli.

▸ **Beratung am 28.08.2000**
Befund: Trockene Haut an den Armen und Beinen und etwas rissige Ohrläppchen, seitens des Ekzems jedoch kaum etwas zu sehen.
In letzter Zeit sei die Neurodermitis wieder etwas schlechter, die Trockenheit der Haut nehme zu. Seine Gemütsverfassung sei jammerig und ängstlicher geworden. Er schlafe auch wieder auf den Knien. Gerne Butter und Wurst, das sei eine klare Vorliebe. Auf Pferde habe er einmal allergisch reagiert.
Therapie: Tuberculinum bovinum XM (Schmidt-Nagel, Genf), einmalig drei Globuli.

Anamneseerhebung

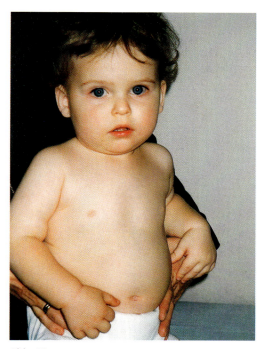

Abb. 69c

▶ **Beratung am 02.10.2000**
Anruf der Mutter. Es gehe ihm wieder sehr gut, auch sein Gemüt sei wieder ausgeglichen.
Therapie: Abwarten.

▶ **Letzte Beratung am 16.08.2001**
Befund: Haut hervorragend.
Auch sonst alles bestens.
Wir beendeten daraufhin unsere Behandlung.

Fallbewertung

Der liebe Junge wurde mit einer recht heftigen Neurodermitis vorgestellt.
Vorangegangen waren diverse Salbenbehandlungen und bereits homöopathische Medikamente, alles jedoch ohne durchgreifenden Erfolg.
Dank **Calcarea carbonica** und zuletzt **Tuberculinum bovinum** setzte innerhalb kürzester Zeit eine Gesundung ein.
Die Langzeitprognose dürfte meiner Einschätzung nach überaus positiv sein.
Bei einem Kontrollanruf meinerseits im März 2002 wurde mir vom Vater bestätigt, dass es seinem Sohn sehr gut gehe, nur noch sehr selten komme es zu kleinen Rissen am Ohrläppchen, das sei aber auch schon alles.

Kasuistik 70:
3-jähriger Junge

Dieser 3 Jahre alte Junge wurde mir erstmals am 07.11.1998 vorgestellt.
Der Untersuchungsbefund zeigte trockene Ekzeme betont an den Armen und Beinen, rissige Ohrläppchen.

Anamneseerhebung

▶ **Familienanamnese**
Vorkommen von Neurodermitis und Psoriasis.

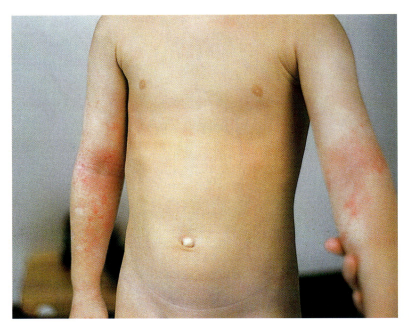

Abb. 70a

▶ **Eigenanamnese**

Schwangerschaft und Geburt seien laut Mutter ohne Besonderheit verlaufen. Zahneinschuss im 11. Lebensmonat mit dann problemlosem Zahnen. Freies Gehen im 11. Lebensmonat, Sprachentwicklung ebenfalls unauffällig. Die Neurodermitis sei bereits im 3. Lebensmonat zunächst an den Wangen ausgebrochen, habe sich bis heute auf die Extremitäten ausgebreitet. Im Babyalter hätten sie einen Allergietest durchgeführt, bei welchem er auf Nüsse und Hühnereiweiß reagiert habe.

Bisherige Therapien: Seitens eines Heilpraktikers Therapie mit Regenaplexpräparaten, daneben übliche rückfettende und pflegende Salben. Kortison bis heute noch nicht.

▶ **Spontanbericht und zusammenfassende gezielte Befragung**

Er leide sehr unter dem ständigen Juckreiz. Vor allem nachts sei es besonders schlimm. Durch den Genuss von viel Süßigkeiten, Erdbeeren und Nüssen nehme der Juckreiz zu, teilweise bekomme er sogar Quaddeln, besonders nach Nüssen. Im Herbst sei wohl die schlimmste Jahreszeit. Der Sommer sei hingegen wohltuend.

Er sei ein sehr lebhafter Junge, könne nur schwer stillsitzen, trotzdem könne er sich gut alleine beschäftigen. Er komme wohl so langsam in die Trotzphase, streite viel mit seiner siebenjährigen Schwester. Ängste keine. Bei Zorn falle seine Eigenschaft auf, zu drohen und teilweise auch mal zuzuschlagen. Vor Fremden sei er sehr ängstlich und zurückhaltend. Bis vor drei Monaten hatte er ständig harten Stuhl. Das sei so schlimm gewesen, dass sein After währenddessen eingerissen sei, weshalb er den Stuhl oft zurückgehalten habe. Derzeit sei das jedoch alles in Ordnung.

Sein Appetit sei eher durchschnittlich. Vorlieben deutlich für Nudeln, Wurst, stark für Süßes, saure Gurken. Abneigungen keine, Unverträglichkeiten: Nüsse. Sein Durst sei groß, meist Saft mit Mineralwasser gemischt.

Der Schlaf sei recht ordentlich, nachts komme er noch zu den Eltern, schlafe dann aber durch.
Er habe Warzen auf den Handrücken. Die Haut an den Nagelbetten sei splissig. Die Fußnägel würden leicht einreißen. Er sei überaus geruchsempfindlich. Seine Haut sei hell, fast schon blass. Er schniefe dauernd, auch ohne Schnupfen.

▶ **Homöopathische Repertorisation**

Schniefen (KK 1310/III 176: u.a. **Lyc**.)
Furcht vor Fremden (SR I 525: u.a. lyc.)
Verlangen nach Süßem (SR II 274: u.a. **LYC**.)
Schwere Speisen < (SR II 247: u.a. lyc.)
Geruchsempfindlichkeit (KK 1278/III 144: u.a. **Lyc**.)

Therapie und weiterer Behandlungsverlauf

Therapie: Am 07.11.1998 Einnahme von Lycopodium XM (Schmidt-Nagel, Genf), einmalig drei Globuli.

▶ **Beratung am 18.03.1999**
Befund: Neurodermitis ganz deutlich gebessert, laut Mutter jedoch erst in den letzten drei Wochen so deutlich. Sein Gemüt sei auch viel ausgeglichener, er sei viel umgänglicher. Der Stuhl sei in letzter Zeit zunächst hart, dann weich (KK 1793/III 659: u.a. **Lyc**.). Das Verlangen nach Süßem sei schlimmer geworden. Das Schniefen sei gleich geblieben.
Therapie: Abwarten.

▶ **Beratung am 29.06.1999**
Befund: Neurodermitis ganz hervorragend geworden.
Gesicht ganz in Ordnung, am Körper nur noch minimalste Stellen, nicht der Rede wert. Der Juckreiz trete nur noch sehr sporadisch auf, sei so gut wie verschwunden. Der Stuhlgang sei wieder normal. Das Schniefen habe deutlich nachgelassen, auch das Stillsitzen gelinge besser.
Sogar die verstopfte Nase sei nicht mehr aufgefallen.
Therapie: Lycopodium XM (Schmidt-Nagel, Genf), einmalig drei Globuli.

▶ **Beratung am 24.11.1999**
Befund: Neurodermitis anhaltend sehr gut, kaum noch nennenswerte Stellen vorhanden.
Warzen: Finger; Niednägel leicht.
Im Oktober habe er laut Mutter wieder einmal ein paar Stellen mehr gehabt, was sich aber nach 3–4 Wochen gebessert habe. Seine Unruhe habe vielleicht wieder zugenommen. Deutlich wieder seine Süßvorliebe. Auch sein Geruchssinn sei wieder extrem ausgeprägt. Sonst gehe es ihm sehr gut. Neu sei, dass er sich nachts stets aufdecke, offensichtlich bekomme ihm die Bettwärme nicht so gut.

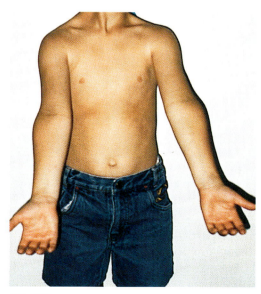

Abb. 70b

▶ **Homöopathische Repertorisation**

> Bettwärme < (SR II 687: u.a. **SULPH**.)
> Verlangen nach Süßem (SR II 274: u.a. **SULPH**.)
> Niednägel (KK 914/II 508: u.a. **Sulph**.)

Therapie: Sulphur lotum XM (Schmidt-Nagel, Genf), einmalig drei Globuli.

▶ **Letzte Beratung am 17.03.2000**

Befund: Neurodermitis erscheinungsfrei bis auf minimale Stellen in der Ellenbeuge und am rechten Ohrläppchen.
Es gehe wunderbar. Das Mittel habe phantastisch gewirkt.
Seine Gemütslage sei gut, er sei auch nicht mehr nervös. Stuhlgang in Ordnung. In letzter Zeit falle das Schniefen von früher wieder etwas auf.
Die Warzen seien deutlich abgeflacht, die Niednägel besser. Man könne eigentlich sagen, dass er gesund sei.

Therapie: Lycopodium XM (Schmidt-Nagel, Genf), einmalig drei Globuli.

Fallbewertung

Auch dieses Kind litt bei der Erstvorstellung an einer Neurodermitis, die bis dahin gegen jegliche Therapie resistent geblieben war. Lycopodium und Sulphur lotum führten zu einer prompten Besserung. Die Richtigkeit der Mittel zeigte sich auch in den sehr deutlichen Reaktionssymptomen, die dem Arzneimittelbild von Lycopodium und Sulphur lotum entsprachen.
Bei einem Kontrollanruf meinerseits im März 2002 berichtete mir die Mutter, dass es ihm anhaltend gut gehe, er reagiere nur etwas auf die Frühblüher mit leichtem Heuschnupfen.

Kasuistik 71: 1½-jähriger Junge

Dieser 1 ½ Jahre alte Junge wurde mir erstmals am 02.04.1997 vorgestellt.
Der Untersuchungsbefund erbrachte eine stark entzündliche Neurodermitis vor allem um den Mund herum, auf den Wangen, am Kinn und zwischen den Oberschenkeln. Insgesamt sehr trockene Haut. Bei der Untersuchung sehr trotzig und sich zornig gebärdendes Kind, das beständig schrie und festgehalten werden musste.

Anamneseerhebung

▶ **Familienanamnese**

Vorkommen von Colitis ulcerosa, Hausstauballergie und Tierhaarallergie.

▶ **Eigenanamnese**

Normale Schwangerschaft. Auch die Geburt sei laut Mutter rasch und problemlos verlaufen.
Er sei dann acht Monate lang voll gestillt worden. Der Zahneinschuss sei im 6. Lebensmonat erfolgt, auch die motorische und sprachliche Entwicklung habe bis heute keine Auffälligkeiten gezeigt. Die Neurodermitis sei im Herbst 1996 aufgetreten. Es sei um den Mund herum zu einer knallrot entzündeten Haut gekommen, vor allem nach dem Essen. Inzwischen sei die Haut sehr trocken geworden und das Ekzem habe sich auf die Oberschenkel und schließlich vor kurzem auch auf die Schultern ausgedehnt.

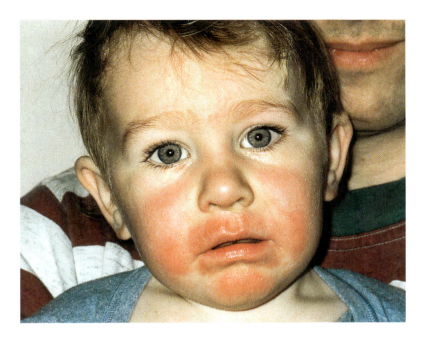

Abb. 71a

Bisherige Therapie: Chamomilla D 12, verschiedene Fettsalben sowie zuletzt eine Kortisonmischsalbe. Ohne Erfolg.

▶ **Spontanbericht und zusammenfassende gezielte Befragung**

Im Gesicht kratze er sich seltsamerweise nicht, jedoch stark an und zwischen den Oberschenkeln. Vor allem beim Entkleiden. Aufregung, allgemein emotionale Bewegungen seien verschlimmernd. Auch beim Zahndurchbruch sei es eher stärker.
An Nahrungsmittel-Unverträglichkeiten habe die Mutter nichts beobachtet. Durch Druck bekomme die Haut richtige Quaddeln. Ein sehr eigenartiges Symptom sei sein schrilles Aufschreien nachts im Schlaf, vor allem dann, wenn die Neurodermitis schlimmer sei. Es sei dann kaum möglich, ihn zu beruhigen. Überhaupt sei er ziemlich leicht zornig, wenn ihm seine Wünsche nicht erfüllt würden, da könne er laut und hoch schreien. Er erschrecke leicht und weine dann. Ängste habe sie bei ihm eigentlich noch keine bemerkt.
Sein Appetit sei sehr gut, er könne ständig essen. Vorlieben: Obst, Bananen, Äpfel, Trauben, Getreiderisotto, Kuchen. Abneigungen eigentlich keine. Sein Durst sei recht normal, meist Wasser mit Saft gemischt. Seine Verdauung sei ebenfalls normal, der Stuhl rieche allerdings ziemlich sauer. Im Schlaf falle dieses Aufschreien und Aufschrecken auf, sonst sei er jedoch gut, er schlafe auch meist durch. Bei Vollmond schlafe er etwas schlechter. Nach dem Mittagsschlaf sei er überwiegend mürrisch.
Schwitzen käme nicht vor, er habe es insgesamt lieber schön warm. Er schmuse eher ungern. In den Mundwinkeln sei er fast immer rissig. Seine Fußnägel würden splittern. Er nehme viel den Finger in den Mund. Im Sitzen sei er sehr unruhig.

▶ **Homöopathische Repertorisation**

Schreien im Schlaf (SR I 918: u.a. calc.)
Eigensinn (SR I 787: u.a. **CALC**.)
Stuhlgeruch sauer (KK 1790/III 656: u.a. **Calc**.)
Finger in den Mund nehmen (KK 1334/III 200: u.a. *Calc*.)
Vollmond < (SR II 369: u.a. **calc**.)

Therapie und weiterer Behandlungsverlauf

Therapie: Am 02.04.1997 Einnahme von **Calcarea carbonica XM** (Schmidt-Nagel, Genf), einmalig drei Globuli.

▶ **Beratung am 15.05.1997**
Anruf der Mutter. Die Neurodermitis habe sich sowohl um den Mund als auch an den Oberschenkeln stetig und deutlich gebessert. In der letzten Zeit habe er wieder mehr gekratzt, zeitgleich aber auch viele Erdbeeren und Obstsäfte zu sich genommen. Die seelische Lage sei noch von Unruhe und viel Schreien geprägt, das Aufschreien nachts habe jedoch aufgehört.
Therapie: Vollständiges Meiden von Erdbeeren und Fruchtsäften, kein Medikament.

▶ **Beratung am 02.07.1997**
Befund: Neurodermitis derzeit sehr gut, nur noch in Ansätzen zu sehen, jedoch leichte Ohrenentzündung rechtsseitig. Extremer Trotz und heftigste Gegenwehr bei der Untersuchung des Ohres, die nur dadurch möglich war, dass er von zwei Personen festgehalten wurde. Er habe im Juni wegen einer akuten Mittelohrentzündung ein Antibiotikum eingenommen, jetzt huste er schon wieder und sei verschleimt.
Therapie: **Chamomilla C 30** (DHU), einmalig drei Globuli.

▶ **Beratung am 28.07.1997**
Befund: Neurodermitis hervorragend. Nur noch ein kleiner Rest am rechten Mundwinkel.
Auch zwischen den Oberschenkeln so gut wie nichts erkennbar.
Sie seien in Griechenland gewesen, wo die Haut erscheinungsfrei gewesen war, jetzt kämen wieder kleine Stellen durch. Er reagiere stark auf Beerenobst. Er sei noch immer sehr rebellisch und dickköpfig. Das Aufschreien nachts sei zwar ausgeblieben, er wache jedoch oft auf und rufe nach den Eltern. Er liege meistens auf dem Bauch oder auf der Seite. Schnell bekomme er blaue Flecke. Das Erschrecken sei noch immer deutlich. In letzter Zeit habe er großes Verlangen nach Eiern. Neu sei auch ein Schwitzen am Kopf im Schlaf. Die Unruhe im Sitzen sei gleich geblieben. Er könne keine fünf Minuten alleine spielen. Nichts ginge ihm schnell genug.
Manchmal bekomme er einen richtigen Anfall, renne dann plötzlich zehn Minuten lang wie toll im Wohnzimmer herum.
Therapie: Abwarten.

▶ **Beratung am 01.08.1997**
Anruf der Mutter. Er habe einen gelblichen Schnupfen, der im Kühlen eher besser sei.
Therapie: **Pulsatilla C 200** (DHU) heilte rasch.

▶ **Beratung am 07.10.1997**
Befund: Neurodermitis so gut wie verschwunden, keine ersichtlichen Ekzeme mehr.
Bei der Untersuchung schrie er jedoch, trat um sich und war auffallend dickköpfig.
Die Haut sei sehr gut, manchmal reagiere er auf Süßes, Schokolade, Wurst und Fleisch, was die Haut um den Mund herum rot färbe. Er sei immer noch sehr zappelig und unruhig, könne sich nicht alleine beschäftigen. Er wolle stets viele Dinge gleichzeitig tun, bringe nichts zu Ende. Wenn es nicht nach seinem Kopf gehe, bekomme er starke Zornanfälle.

Er schubse und schlage auch andere Kinder. Er zwicke auch gerne. Er könne nur schlecht teilen, sei eher egoistisch. Er selbst nehme aber anderen Kindern die Sachen weg. Vor Hunden sei große Furcht aufgefallen. Laut Mutter sei „nein" sein häufigstes Wort.
Er liebe jetzt vor allem Wurst und Butter. Die Bauchlage im Schlaf sei seine Lieblingslage und komme fast immer vor.
Auf den Vollmond reagiere er noch immer.

▸ **Homöopathische Repertorisation**

Egoistisch (SR I 895: u.a. tub.; von mir ergänzt)
Antwortet Nein auf alle Fragen (SR I 50: u.a. tub.)
Furcht vor Hunden (SR I 495: u.a. **tub**.)
Schlaflage auf dem Bauch (SR III 54: u.a. **tub**.)
Verlangen nach Fett (SR II 241: u.a. **tub**.)

Therapie: Tuberculinum bovinum XM (Schmidt-Nagel), einmalig drei Globuli.

▸ **Beratung am 03.11.1997**
Anruf der Mutter. Er habe eine akute Ohrenentzündung links und einen gelblich fließenden Schnupfen, sei weinerlich.
Therapie: Abwarten.

▸ **Beratung am 10.12.1997**
Befund: Neurodermitis insgesamt anhaltend und deutlich gebessert, jedoch wieder leichte Rötungen um den Mund herum. Noch immer sehr unwillig bei der Untersuchung mit starkem Anklammern an die Mutter.
Seit Anfang November nehme es wieder zu, so die Mutter. Er kratze sich auch wieder, was schon so gut wie weg gewesen sei. Sobald er ausgezogen werde, fange er damit an. Seit zwei Wochen beiße er sich oft auf die Unterlippe, er kaue darauf herum. Er stecke nach wie vor gerne den Finger in den Mund. Die Zappeligkeit sei gleich geblieben. Er könne nicht einmal zwei Minuten alleine spielen. Aufgefallen sei eine Furcht vor allem vor fremden Männern (Männer: SR I 510: u.a. **LYC.**; Fremde: SR I 525: u.a. lyc.). Anhaltend gerate er leicht in Rage, schubse auch noch immer gerne andere Kinder. Er vertrage keine Walnüsse (SR II 247: u.a. lyc.), reagiere darauf mit der Haut. Die Hundefurcht sei weniger aufgefallen. Er schlafe noch immer vorwiegend auf dem Bauch. Anhaltend sei er dominant und egoistisch. Beim Essen habe er starke Vorlieben für Wurst, Salami, Fleisch, Fisch und Eier.
Therapie: Abwarten, da ich trotz der jetzt zu erkennenden Ähnlichkeitsbezüge zu **Lycopodium** noch an **Tuberculinum bovinum** festhalten wollte.

▸ **Beratung am 22.01.1998**
Befund: Zahnfleischentzündung; multiple herpetische Bläschen.
Diagnose: Stomatitis herpetica.
Er habe seit zwei Tagen starke Schmerzen im Mund und rieche eitrig daraus. Nachts nehme alles stark zu, da klage er fürchterlich und werde immer unruhiger. Kein Fieber.

▸ **Homöopathische Repertorisation**

Mund Bläschen (KK 1335/III 201: u.a. Merc.)
Mundgeruch (KK 1323/III 189: u.a. Merc.)
Schmerz nachts < (KK 1337/III 203: u.a. Merc.)

Therapie: Mercurius solubilis C 30 (DHU), heilte sehr schnell.

▸ **Beratung am 25.02.1998**
Befund: Neurodermitis nur noch minimal am Mundwinkel, sonst vollständig erscheinungsfrei.
Der Juckreiz sei auch so gut wie verschwunden. Er beiße sich übrigens auch nicht mehr ständig auf die Unterlippe. Was sich überhaupt nicht gebessert habe, sei seine starke Unruhe, er könne einfach nicht stillsitzen. (In der Tat blieb er keine Minute sitzen, fasste

auf meinem Schreibtisch alles an, musste stets ermahnt werden.)
Die Furcht vor fremden Männern sei gleichbleibend. Er reibe sich in letzter Zeit häufig die Augen, sie frage sich, ob das nervös sei. Sein Schlaf sei recht gut, er liege auch noch immer gerne auf den Knien. Der Vollmond belaste nach wie vor.
Neulich habe er nach Nüssen über starkes Jucken im Hals geklagt.

▸ **Homöopathische Repertorisation**

> Furcht vor fremden Männern (SR I 510: u.a. **LYC.**; SR I 525: u.a. lyc.)
> Ruhelosigkeit im Sitzen (SR I 856: u.a. **LYC.**)
> Nüsse < (siehe Vorseite)
> Schlaflage auf den Knien (SR II 59: u.a. **lyc.**)

Therapie: Lycopodium XM (Schmidt-Nagel, Genf), einmalig drei Globuli.

▸ **Beratung am 20.05.1998**
Befund: Neurodermitis in Form von kleinen trockenen Hautstellen in den Kniekehlen, sonst aber vollständig erscheinungsfrei. Mundpartie ebenfalls unauffällig.
Seit vier Wochen jucke es in den Kniekehlen, vor allem nachts. Seine innere Unruhe habe sich deutlich und erstmals verbessert, er könne jetzt sogar alleine spielen. Auch der Trotz habe nachgelassen. Die Furcht vor fremdem Männern sei geringer geworden. Die Knielage komme nur noch ab und zu vor. Auf Vollmond reagiere er immer noch. Auffallend sei, dass er meist um 4.00 Uhr erwache.
Therapie: Lycopodium XM (Schmidt-Nagel, Genf), einmalig drei Globuli.

▸ **Beratung am 27.08.1998**
Befund: Neurodermitis nicht mehr feststellbar, auch Kniekehlen jetzt ekzemfrei.
Die Unruhe habe sich leider wieder verstärkt, trotz **Lycopodium**. Er sei wieder zappelig und könne sich nicht mehr beschäftigen. Er liege jetzt überwiegend auf dem Bauch. Auffallend sei seine Neigung, blaue Flecke zu bekommen. Seine Fußnägel splittern leicht, überhaupt habe er sehr spröde Fingernägel. Die Furcht vor Fremden sei wieder sehr vordergründig. Beim Essen sei ein starkes Verlangen nach Wurst und Fleisch vorhanden.
Therapie: Tuberculinum bovinum XM (Schmidt-Nagel, Genf), einmalig drei Globuli.

▸ **Beratung am 26.10.1998**
Befund: Neurodermitis schlechter.
Starke Ekzeme jetzt neu am Hodensack und Penis, Mundpartie hingegen in Ordnung.
Im Schritt ebenfalls trockene und zerkratzte Haut. Vor allem an den Genitalien müsse er viel kratzen. Das letzte Mittel habe ihm insgesamt eigentlich nicht geholfen. Seine Unruhe sei sehr massiv, er folge nicht, sei ständig in Eile und Hast, alles müsse schnell gehen. Gehorchen falle schwer. Die Ängstlichkeit vor Fremden halte sich in Grenzen, sei aber noch erkennbar.
Er habe einen sehr schlechten Appetit entwickelt, esse nur noch Süßes, Fleisch und Wurst.
Die Bauchlage nachts sei anhaltend vorhanden, er wache auch inzwischen drei- oder viermal auf. Kurz vor Vollmond nehme dies immer noch zu.

▸ **Homöopathische Repertorisation**
Möglicherweise war die letzte Gabe Tuberculinum falsch, da das Mittel offensichtlich nicht mehr gepasst hatte.

> Eile; Hast (SR I 579: u.a. lyc., **SULPH.**)
> Ruhelosigkeit bei Kindern (SR I 846: u.a. sulph.)
> Verlangen nach Süßem (SR II 274: u.a. **LYC.**, **SULPH.**)
> Ekzem männliche Genitalien (KK 1869/III 741: u.a. *Lyc.*, Sulph.)
> Zunehmender Mond < (SR II 370: u.a. **lyc.**, **SULPH.**)

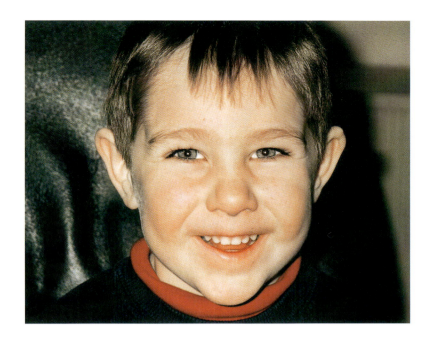

Abb. 71b

Therapie: Sulphur lotum C 200 (Schmidt-Nagel, Genf), einmalig drei Globuli.

▸ **Beratung am 04.12.1998**
Anruf der Mutter. Es habe sich sofort gebessert, werde aber jetzt wieder schlechter. Auch die Unruhe habe zunächst nachgelassen, nehme nun ebenfalls zu.
Therapie: Sulphur lotum C 200 (Schmidt-Nagel, Genf), einmalig drei Globuli.

▸ **Beratung am 18.02.1999**
Befund: Neurodermitis im Genitalbereich vollständig verschwunden, jedoch kleine trockene Stellen an den Handgelenken und in den Ellenbeugen.
Die Unruhe sei viel besser gewesen, erst seit circa zwei Wochen wieder Tendenz zur Verschlimmerung. Die Süßvorliebe nehme auch wieder stark zu. Sonst nichts Neues.
Therapie: Sulphur lotum M (Schmidt-Nagel, Genf), einmalig drei Globuli.

▸ **Letzte Beratung am 18.05.1999**
Befund: Neurodermitis nicht mehr vorhanden. Sehr schöne Haut.
Trotzdem komme es noch vor, dass er nachts kratze. Die Furcht vor Fremden sei weg. Er könne jetzt auch einmal zwei Stunden lang alleine spielen, wenn auch die Unruhe insgesamt wieder zunehme. Furcht vor Hunden noch immer.
Der Appetit habe sich verbessert. Er lecke das Salz (SR II 266: u. a. sulph.) blank, esse jetzt sehr gerne saure Gurken (SR II 270: u.a. **sulph.**). Erdbeeren habe er jetzt folgenlos vertragen. Sehr großer Durst auf Apfelsaft und Kirschsaft.
Therapie: Abwarten.
Seitdem bedurfte er seitens der Neurodermitis keiner Behandlung mehr und wurde in den letzten Jahren nur noch wegen Infekten und Enuresis behandelt.

Fallbewertung

Der Junge kann heute als erscheinungsfrei und hinsichtlich seiner ehemals sehr starken Neurodermitis als gesund bezeichnet werden.

Seine allgemeine Entwicklung ist sicherlich auch dank der homöopathischen Therapie überaus erfreulich. Man wird sehen, wie er sich weiterentwickelt.

Kasuistik 72: 1-jähriger Junge

Dieser 1 Jahr alte Junge wurde mir erstmals am 28.10.1997 vorgestellt.
Der Untersuchungsbefund zeigte eine schwere und diffuse Neurodermitis, sehr trockene Haut, betont an den Armen und Beinen sowie am Hals und Kinn; rissige Ohrläppchen.
Bei der Untersuchung sich heftig wehrendes und trotziges Kind.

Anamneseerhebung

▶ **Familienanamnese**
Vorkommen von Heuschnupfen.

▶ **Eigenanamnese**
Keine Besonderheiten während der Schwangerschaft und dem Geburtsvorgang.
Vorerkrankungen keine, außer einigen kleinen Infekten. Die Neurodermitis habe laut Mutter im 6. Lebensmonat an den Füßen begonnen. Von dort aus sei es kontinuierlich nach oben gewandert. Sie hätten es dann mit der klassischen Homöopathie versucht, doch die ersten drei Mittel hätten alle nicht geholfen. Auch eine Bioresonanztherapie sei fruchtlos gewesen.
Vor drei Monaten sei ein Candida-Pilz nachgewiesen worden.
(Mir fiel eine extreme Unruhe beim Kind auf.)

▶ **Spontanbericht und zusammenfassende gezielte Befragung**
(Die Mutter wirkte bei der Befragung und Schilderung der Symptome hochgradig erregt und hektisch.) Er habe einen schrecklichen Juckreiz, fast nicht mehr auszuhalten. Nachts sei er zwei Stunden wach. Er schlafe fast durchwegs in Knie-Ellenbogen-Lage, im Bett des Vaters. Ablenkung bessere, Hunger und Müdigkeit verschlimmere. Ein Nordseeaufenthalt sei ohne Erfolg gewesen. Er schreie sofort beim Erwachen.
Er würde hypoallergen ernährt, bekomme kein Soja und keine Milch. Sie habe therapeutisch nun schon alles probiert. Kortison, Bioresonanz, Kinesiologie, alles sei erfolglos. Er sei zwar recht freundlich, aber auch extrem dickköpfig, immer in Bewegung und überaus lebhaft. Bei Juckreiz werde er extrem zornig und unwillig, werfe alles durch die Gegend, wenn ihm etwas nicht passe. Wenn er schreie, dann meine man, die Welt stürze ein, oft auch grundlos. Ängste keine. Vorlieben habe er deutlich für Wurst, Beerenobst, Butter und Käse. Kuhmilch sei unverträglich, der Durst normal. Der Stuhl sei sehr weich, hellbraun, häufig und faulig riechend. Der Leib sei stark aufgebläht. Nachts knirsche er mit den Zähnen und rolle den Kopf hin und her. Weder Schwitzen noch Frieren. Kein Nägelkauen. Die Ohrmuschel sei manchmal durch die feuchten Ekzeme klebrig.

▶ **Homöopathische Repertorisation**

Rollt den Kopf (KK 176/I 176: u.a. **Tub**.)
Wirft Gegenstände (SR I 1021: u.a. tub.)
Knie-Ellenbogen-Lage im Schlaf (SR III 59: u.a. **tub**.)
Ruhelosigkeit (SR I 837: u.a. tub.)
Stuhlgeruch faulig (KK 1790/III 656: u.a. **Tub**.)

Therapie und weiterer Behandlungsverlauf

Therapie: Am 28.10.1997 Einnahme von **Tuberculinum bovinum C 200** (Schmidt-Nagel, Genf), einmalig drei Globuli.
Kortisonsalben sollte die Mutter nicht mehr anwenden.

▶ **Beratung am 13.02.1998**
Befund: Neurodermitis ganz deutlich gebessert.
Die Mutter habe aber leider trotz meiner Beratung zeitweise auch Kortisonsalben verwendet.
Es gehe ihm auf jeden Fall besser, er schlafe inzwischen auch länger, die Knielage nehme er nicht mehr ein.
Er reagiere noch auf Lebensmittel allergisch. Er schreie auch immer noch gleich beim Erwachen. Er werfe bei Zorn auch noch mit Gegenständen. Das grundlose Schreien trete nicht mehr auf. Wenn er seinen Willen nicht bekomme, dann werfe er sich schreiend auf den Boden. Er schubse auch andere Kinder. Unruhe: Laut Mutter nicht, er sei eher lebhaft. Nachts stoße er mit dem Kopf an die Wand (SR I 966: u.a. **TUB**.).
Vorlieben: Brot, Joghurt, Wurst, Rindfleisch.
Viel Durst. Der aufgeblähte Leib sei gleichbleibend. Der faulige Stuhlgeruch sei weg. Kein Kopfrollen mehr.
Zähneknirschen nachts nicht mehr. Keine klebrige Haut mehr hinter den Ohren.
Therapie: Abwarten.

▶ **Beratung am 10.03.1998**
Anruf der Mutter. Alles werde wieder schlechter.
Therapie: Tuberculinum bovinum C 200 (Schmidt-Nagel, Genf), einmalig drei Globuli.
Am 18.03.1998 kam es bei dem Jungen nach dem Genuss von Erdnüssen zu einem Quincke-Ödem der Lider, weshalb er in die Kinderklinik eingewiesen und dort mit einem Antihistaminikum behandelt wurde. Nach einem Rückruf von mir nahm er außerdem einmal drei Globuli **Lycopodium C 30** ein.

▶ **Beratung am 04.05.1998**
Befund: Neurodermitis eher mäßig, aber wieder schlechter als zuvor.
Die Mutter berichtete, dass sie ihm in Eigenregie am gleichen Tag das **Lycopodium C 30** und das **Tuberculinum C 200** gegeben habe. Eine Beurteilung war somit schwierig.
Hinzu kam, dass die Mutter vor kurzem wieder Kortisonsalben verwendet hatte.
Er schlafe insgesamt besser, meistens sogar durch.
Die Schlaflage auf den Knien und Ellenbogen sei seit kurzem wieder häufiger. Vor kurzem habe sie schon wieder Kortisonsalben verwendet. (Leider war die Zusammenarbeit doch etwas schwierig, ob der Ungeduld und wohl nicht vorhandenen Vertrauenslage seitens der Mutter gegenüber der homöopathischen Therapie.)
Verlangen nach Butter deutlich, auch nach Geräuchertem. Viel Durst, 2–3 Liter täglich. Der Stuhl rieche wieder faulig. Der Leib sei wieder aufgebläht. Immer noch starke Unruhe erkennbar, was die Mutter gar nicht so sah, obwohl das Kind kaum eine Minute Ruhe geben wollte. Er stoße immer noch nachts mit dem Kopf an die Wand.
Therapie: Tuberculinum bovinum XM (Schmidt-Nagel, Genf), einmalig drei Globuli.
Die Mutter sollte dieses Mittel nun einmal länger wirken lassen.

▶ **Beratung am 25.06.1998**

Befund: Neurodermitis etwas gebessert, noch Ekzeme an Armen und Beinen.

Die Mutter berichtete, dass sie das Mittel Tuberculinum bovinum XM erneut selbstständig wiederholt habe, und zwar ungefähr vier Wochen nach der ersten Einnahme.

Das Mittel war somit viel zu früh wiederholt worden, erneut hatte die Mutter nicht das Vertrauen und die Geduld gehabt, das Medikament lange genug wirken zu lassen, um das Ergebnis beurteilen zu können. Ich klärte die Mutter erneut über das Vorgehen bei einer homöopathischen Behandlung auf.

Therapie: Es blieb nur abzuwarten.

▶ **Beratung am 03.09.1998**

Befund: Neurodermitis mittelgradig an den Armen, Beinen, Händen.

Sie seien vom 24.07.1998 bis 13.08.1998 in der Hautfachklinik Sanaderm gewesen, in der man eine Neurodermitis und eine Allergie gegen Haselnüsse, Erdnüsse und Paranüsse diagnostiziert habe. Dort sei anfangs auch mit einer Kortisonsalbe behandelt worden. Der Darmpilz sei bestätigt worden.

▶ **Bericht der Hautfachklinik Sanaderm vom 20.08.1998:**

Diagnose: Neurodermitis constitutionalis und Nahrungsmittelallergie gegen Haselnuss, Erdnuss und Paranuss.

Anamnese: Seit dem 6. Lebensmonat bestehen Hauterscheinungen, beginnend an den Füßen. Keine jahreszeitliche Abhängigkeit, keine situative Abhängigkeit, nie erscheinungsfrei. Juckreiz v.a. auch nachts, bei Müdigkeit, Infekten. Fünf Monate gestillt, dann Karotten und Milchbrei zugefüttert. Haustiere: Meerschweinchen, Kaninchen. Häusliche Umgebung: Ziegenhaarteppich, Daunendecke, Allergikerüberzug über Matratze, keine Grünpflanzen. Kein Asthma, keine Pollinosis, keine Wolleunverträglichkeit bekannt. Diverse alternative Therapieversuche bis jetzt ohne längerfristigen Erfolg, derzeit bei Dr. Eichler in Behandlung. Keine allergologische Testung bis jetzt.

Familienanamnese: Positiv (Schwester, Eltern).

Aufnahmebefund: Extremitäten: Scharf begrenzte, beugen- und beinbetonte, lichenifizierte, mäßig exkoriierte, diskret schuppende Erytheme. Gesamtes Integument: Sebostase. Atopiestigmata positiv.

RAST-Untersuchung: Hier wurde eine Sensibilisierung gegen Erdnuss, Haselnuss und Paranuss nachgewiesen.

Pädiatrisches Konsil: Therapievorschlag: Kontaktieren der Familien- und Erziehungsberatungsstelle. Mutter lehnte nicht grundsätzlich ab, zweifelt aber psychische Komponente stark an.

Physikalische Therapie: Das Kind erhielt Fußreflexzonenmassage mit sehr guter Toleranz.

Therapie und Verlauf: Wir führten eine Balneo-Photo-Therapie mit Kleie- bzw. Chinosolbädern und Ganzkörperbestrahlungen auf der UVAPUR-Liege bis 30 Sekunden durch.

Lokalbehandlung: Initial Advantan Salbe für die exkoriierten Herde, Olivenöl für den Kopf und Excipial Creme zur Hautpflege, in der Folge Umstellung auf abends 5 % Tumenol in Pasta zinci mollis. Laceran Omega Lotio zur Hautpflege, stellenweise Pasta zinci mollis und Davos Salbe.

Interne Therapie: Lisino Brausetabletten und Fenistil Tropfen bei Bedarf.

Procedere: Die Behandlung gestaltete sich insgesamt aufgrund der Compliance-Schwierigkeiten mit der Mutter etwas schwierig. Wir erreichten insgesamt eine deutliche Besserung des Hautbefundes. Die Mutter wurde durch die Ökotrophologin des Hauses über die Ernährungsproblematik bei Neurodermitis und Allergenkarenz ausführlichst beraten.

Zur ambulanten Weiterbehandlung empfehlen wir gegebenenfalls ausschleichende Lichttherapie und die Anwendung geeigneter Externa.

Scorad bei Aufnahme 89,8; bei Entlassung 34,1.

Die Mutter berichtete weiter, er werde nun nachts wieder 2–3-mal wach wegen des Juckreizes. Sein Gemütszustand sei besser geworden. Er schlafe jetzt mehr auf dem Rücken und auf der Seite. Keine Urtikaria mehr gehabt. Der Appetit sei gut. Vorliebe: Essig. Anhaltend weicher Stuhl vorhanden, Geruch jedoch besser. Er lache mehr, sei fröhlicher geworden. Er fasse ständig alles an. Immer noch schlage er nachts mit dem Kopf an die Wand.
Therapie: Abwarten. Nur im Falle der echten deutlichen Wiederverschlimmerung sollte die Mutter das Tuberculinum bovinum XM wiederholen.

▸ **Beratung am 14.04.1999**
Befund: Neurodermitis nur noch sehr harmlos vorhanden. Kleine Reststellen am Knie, zwischen den Fingern und am Ohrläppchen, sonst alles so gut wie verschwunden.
Er sei jetzt sechs Monate lang beschwerdefrei gewesen. Auch sein Gemüt sei sehr ausgeglichen gewesen.
Seit einer Woche liege er wieder auf den Knien. Er werde wieder trotziger. Furcht vor Hunden habe er auf jeden Fall. Er schlage wieder mehr. Er werfe auch wieder mehr gezielt mit Gegenständen.
Das Kopfrollen sei ausgeblieben. Er stoße auch nachts nicht mehr mit dem Kopf an. Abends möchte er seine Mutter bei sich haben, sonst schreie er wie am Spieß. Vorlieben: Fleisch, Wurst und Süßigkeiten. Er sei ein echter „Nein-Sager".

▸ **Homöopathische Repertorisation**

> Eigensinn bei Kindern (SR I 788: u.a. **TUB**.)
> Antwortet Nein (SR I 50: u.a. **tub**.)
> Furcht vor Hunden (SR I 495: u.a. **tub**.)
> Verlangen nach Fleisch (SR II 255: u.a. **tub**.)
> Verlangen nach Süßigkeiten (SR II 274: u.a. **tub**.)

Therapie: Tuberculinum bovinum XM (Schmidt-Nagel, Genf), einmalig drei Globuli.

▸ **Beratung am 31.05.1999**
Fax der Mutter. Haut und Allgemeinbefinden sei vierzehn Tage nach Einnahme des Mittels wieder gut gewesen. Am 11.05.1999 war seine Haut wieder schlechter und der Juckreiz stark. Seitdem war es keinen Tag mehr besser. Er werfe alles mögliche weg. Nachts werde er oft wach und schreie. Er schlage um sich, sei zorniger. Sie zweifelte an der Wirkung des Mittels.
Therapie: Abwarten und Geduld haben.

▸ **Beratung am 24.06.1999**
Fax der Mutter. Es sei nun doch wieder besser geworden. Seit drei Tagen gehe es aber wieder insgesamt bergab.
Alles werde wieder so wie früher. Wieder zorniger, lebhafter, schlechter schlafend.
Therapie: Tuberculinum bovinum CM (Schmidt-Nagel, Genf), einmalig drei Globuli.

▸ **Beratung am 14.07.1999**
Fax der Mutter. Seine Haut sei wieder hervorragend. Sie war sehr dankbar darüber. Sein Verhalten (Aggressivität) habe sich auch zum Positiven hin gewendet. Nachts habe er jedoch massive Schlafstörungen. Jede Nacht wache er um 1.00 Uhr auf. Nicht immer kratze er, sondern jammere einfach herum oder schreie und sei irgendwie unruhig. Das halte dann bis circa 3.00 Uhr an.
Sie fragte nach einem Mittel, das ihn zum Schlafen bringe, da die Schlafstörungen für sie und ihren Mann eine starke Belastung darstellten.

▸ **Homöopathische Repertorisation**

> Ruhelosigkeit nachts nach Mitternacht (SR I 841: u.a. **ARS**.)

Therapie: Arsenicum album C 30 (Schmidt-Nagel, Genf), einmalig drei Globuli.

▶ Beratung am 09.08.1999

Befund: Neurodermitis sehr gut. Nur minimalste Stellen an den Armen und Kniekehlen, nicht behandlungsbedürftig. Nachts schlafe er seit dem letzten Mittel besser.
Wenn er mittags schlafe und dann aufwache, weine er, schreie und trete nach ihr.
Therapie: Abwarten.

▶ Beratung am 27.03.2000

Befund: Neurodermitis hervorragend. Bis auf kleinste Stellen, die sich nicht behandlungsbedürftig zeigten, sehr gesunde Hautbeschaffenheit. Es ging ihm die ganze Zeit wirklich gut. Seit circa 3 Wochen sei er wieder etwas aggressiver. Ab und zu liege er wieder in Knie-Ellenbogen-Lage.
Therapie: Tuberculinum bovinum CM (Schmidt-Nagel, Genf), einmalig drei Globuli.

▶ Beratung am 26.06.2000

Befund: Neurodermitis nicht mehr feststellbar; weiterhin glänzender Hautzustand.
Die Mutter stellte ihn mir jetzt mit folgenden Symptomen vor: Er huste in letzter Zeit vermehrt, vor allem bei Wind und durch das Einatmen von kalter Luft. Er habe starke Verstopfung und es komme zu Einrissen am After. Teils habe es sogar geblutet.
Er habe wieder einen ziemlichen Dickkopf und neige sehr zum Zorn, reagiere teilweise stark gereizt bei Kleinigkeiten. Seit ein paar Wochen schlage er auch wieder zu. Die Knielage sei schon lange verschwunden, im Schlaf sei er jetzt unauffällig. Er schlafe auch alleine ein.
Vorlieben beim Essen: Saure Gurken und Süßes. Ab und zu komme es zu Schwellungen der Oberlider. Auffallend sei des Weiteren ein Schwitzen im Nacken.

▶ Homöopathische Repertorisation

Fissur (KK 1762/III 628: u.a. **Sep**.)
Husten bei Wind (KK 1509/III 375: u.a. *Sep.*)
Schweiß Zervikalregion (KK 719/II 313: u.a. *Sep.*)

Therapie: Sepia XM (Schmidt-Nagel, Genf), einmalig drei Globuli.

▶ Beratung am 26.09.2000

Keine Obstipation mehr. Analfissuren und Bluten weg. Kein Husten mehr. Haut weiterhin bestens. Keine Quaddeln an den Lidern mehr. Gemüt besser, ausgeglichener.
Therapie: Abwarten.

▶ Beratung am 15.12.2000

Befund: Haut weiterhin vollkommen erscheinungsfrei.
Jedoch vereinzelte Dellwarzen am Leib. Keine Obstipation mehr. Er neige jedoch etwas zu einem aufgetriebenen Leib nach dem Essen. Vorliebe für Süßes und Saures. Abneigung gegen Gemüse. Schwitzt noch immer am Nacken. Das Gemüt sei wieder mehr von Zorn und Reizbarkeit gekennzeichnet.
Therapie: Sepia XM (Schmidt-Nagel, Genf), einmalig drei Globuli.

▶ Beratung am 24.04.2001

Befund: Warzen alle verschwunden. Keine Aufgetriebenheit des Leibes mehr, sehr guter Stuhlgang.
Gemüt ruhiger geworden, man könne besser auf ihn eingehen.
Therapie: Abwarten.

▶ Letzte Beratung am 29.10.2001

Haut: Derzeit sehr minimal gereizte Hautstellen am Hals und um den Mund herum, jedoch in kaum nennenswerter Intensität.
Seit ein paar Wochen habe er eine verstopfte Nase, links schlimmer. Keine Obstipation mehr; keine Bauchbeschwerden. Gemüts-

lage insgesamt sehr gut. Husten in kalter Luft nicht mehr der Rede wert, auch beim Fußball voll belastbar. Sehr viel Appetit, vor allem auf Süßes. Guter Schlaf.
Therapie: Sepia CM (Schmidt-Nagel, Genf), einmalig drei Globuli als letztes Mittel.
Die Mutter und ich beschlossen auch, die Behandlung hier zu beenden, da es praktisch keine nennenswerten und behandlungsbedürftigen Symptome mehr gab.

Fallbewertung

Dieser Junge kam mit einer sehr starken Neurodermitis zu mir.
Trotz der anfänglichen Probleme in der Zusammenarbeit mit der etwas überprotektiven, aber auch sehr sympathischen Mutter konnte dank **Tuberculinum bovinum** und zuletzt **Sepia** eine stabile gesundheitliche Situation erreicht werden.

Kasuistik 73: 5 Monate altes Mädchen

Dieses 5 Monate alte Mädchen wurde mir erstmals am 20.01.1997 vorgestellt.
Der Untersuchungsbefund zeigte trocken-schuppige und gerötete Haut vor allem im Bereich des Gesichtes und am Rumpf. Sehr lieb wirkendes Kind bei der Untersuchung. Vorgestreckter Leib, kalte Füßchen und Händchen ohne Schweiß.

Anamneseerhebung

▶ Familienanamnese
Vorkommen von Psoriasis und Asthma bronchiale.

▶ Eigenanamnese
Schwangerschaft und Geburt seien laut Mutter problemlos verlaufen. Es seien auch keine Neugeborenen-Auffälligkeiten beobachtet worden. Bisher sei sie zweimal geimpft worden, jedoch ohne Reaktionen. Die Neurodermitis sei bereits in der dritten Lebenswoche aufgetreten. Inzwischen sei es meistens auf das Gesicht, die Gelenkbeugen, den Bauch und auf die Gegend hinter den Ohren beschränkt.

Bisherige Therapien: Übliche Fett- und Pflegesalben. Noch keine Kortisonanwendungen.

▶ Spontanbericht und zusammenfassende gezielte Befragung

Es bestehe starker Juckreiz, vor allem, wenn sie ausgezogen werde. Verschlimmernd seien warme Räume, warmes Baden, wohl auch Bettwärme nachts. Draußen sei es besser, Kühle lindere offensichtlich. Am schlimmsten sei es nachts, da kratze sie sehr viel und wache fast stündlich auf.
Stillen habe sie nicht können, weshalb sie ihre Tochter mit einer hypoallergenen Kost ernähre. Insofern könne man auch zu etwaigen Nahrungsmittel-Allergien nichts sagen. Ihr Appetit sei sehr groß, eigentlich stets vorhanden.
Sie trinke hastig, fast gierig. Ihr Gemüt sei sehr ausgeglichen, sie sei ein überwiegend zufriedenes Kind, das sich sogar schon alleine beschäftigen könne. Schlechte Laune habe sie nur bei Hunger, da weine oder schreie sie allerdings schnell. Im Dunkeln sei sie ängstlich. Die Verdauung sei eher normal, der Stuhl rieche jedoch sehr stark säuerlich. Oft sei sie auch wund am After, richtig kreisför-

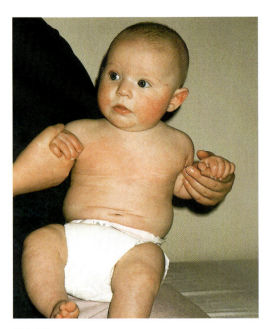

Abb. 73a

mig um diesen herum und teilweise bis nach vorne zur Scheide reichend. Wenn sie die Flasche trinke, schwitze sie im Nacken.

> Homöopathische Repertorisation

Fasten < (SR II 211: u.a. **CALC.**)
Schweiß im Nacken (KK 719/II 313: u.a. **Calc.**)
Wundheit des Anus (KK 1765/III 631: u.a. *Calc.*)
Vergrößerter Leib bei Kindern (KK 1648/III 514: u.a. **Calc.**)
Schwitzen bei geringer Anstrengung (KK 475/II 69: u.a. **Calc.**)

Therapie und weiterer Behandlungsverlauf

Therapie: Am 20.01.1997 Einnahme von Calcarea carbonica XM (Schmidt-Nagel, Genf), einmalig drei Globuli.

> Beratung am 22.04.1997

Befund: Neurodermitis ganz wesentlich verbessert, nur noch kleine Reststellen vorhanden.
Es sei zunächst schlimmer, dann aber rasch besser geworden. Allerdings bestehe in der letzten Zeit oft trockener Husten. Meist huste sie nachts im Schlaf, teilweise mit Erwachen davon.
Überhaupt falle jetzt auf, dass sie nachts häufiger schreie, der Kinderarzt vermute auch eine akute Zahnungssymptomatik. Nachts habe sie großen Appetit, da wolle sie stets essen. Vorlieben inzwischen für Milch und Gemüse. Der Stuhlgeruch sei mittlerweile normal, trotzdem sei sie noch wund. Der Nackenschweiß trete nicht mehr auf.

> Homöopathische Repertorisation

Heißhunger nachts (KK 1555/III 421: u.a. *Sulph.*)
Husten im Schlaf (KK 1506/III 372: u.a. *Sulph.*)

Therapie: Sulphur lotum C 200 (Schmidt-Nagel, Genf), einmalig drei Globuli.

> Beratung am 22.07.1997

Befund: Neurodermitis bis auf kleine Stelle am Kinn verschwunden.
Ekzeme habe sie jetzt schon lange nicht mehr, es sei alles sehr gut geworden. Auch der nächtliche Husten sei ganz vorbei. Allerdings zahne sie schwer, bei jedem Zahndurchbruch schreie sie nachts. Die Wundheit sei derzeit nicht vorhanden. Sie sei außerhalb der Zahnungsphasen lieb und zufrieden. Der Mutter sei aufgefallen, dass sie jetzt nachts häufiger auf den Knien liege. Motorisch sei sie eher träge, sie ziehe sich zwar schon hoch, wolle aber noch nicht laufen. Sie nehme alles in den Mund, auch Papier.
Therapie: Abwarten.

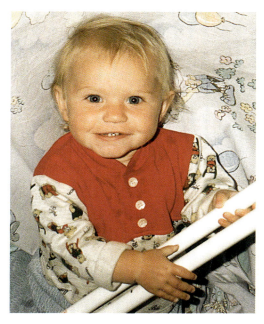

Abb. 73b

▸ **Beratung am 02.10.1997**
Befund: Neurodermitis nicht mehr feststellbar.
Sie leide an Verstopfung, der Stuhl sei hart und knollig, beim Pressen müsse sie weinen. Trotzdem habe sie ständig Appetit, auch nachts. Zahnungsbeschwerden nur noch leicht. Der Nachthusten sei schon lange weg. Nachts schreie sie häufig auf, habe dann Appetit. Sie liege jetzt bevorzugt auf der Seite oder manchmal auch auf den Knien. Vorlieben: Stark für Milch, Brot, Butter und Eier. Die Wundheit sei nicht mehr aufgetreten. Die körperliche Trägheit sei zwar etwas besser, sie laufe aber noch immer nicht, obwohl sie jetzt bereits vierzehn Monate alt sei.

▸ **Homöopathische Repertorisation**

Gehen, lernt spät (SR II 678: u.a. **CALC**.)
Stuhl hart (KK 1792/III 658: u.a. **Calc**.)
Verlangen nach Milch (SR II 258: u.a. **calc**.)
Verlangen nach Eiern (SR II 239: u.a. **calc**.)

Therapie: Calcarea carbonica XM (Schmidt-Nagel, Genf), einmalig drei Globuli.

▸ **Beratung am 24.08.1999**
Anruf der Mutter. Seitens der Neurodermitis gäbe es seit 1997 keine Probleme mehr.
Sehr selten tauche mal ein kleines Fleckchen auf, welches aber auch jedesmal wieder zurückgehe. Sie rufe deshalb an, weil ihre Tochter wieder mit der Verstopfung zu tun habe. Der Stuhl sei seit ungefähr einem Jahr wieder härter geworden, sie müsse sich vor allem in den letzten Wochen wieder sehr plagen.
Therapie: Calcarea carbonica C 200 (Schmidt-Nagel, Genf), einmalig drei Globuli.

▸ **Letzte Beratung am 18.07.2000**
Befund: Neurodermitis anhaltend verschwunden.
Es gehe ihr prächtig, eigentlich kämen sie mit ihr nur routinemäßig einmal wieder vorbei.
An Symptomen falle nur ab und zu ein Bettnässen auf, sonst gehe es wunderbar.
Sie sei auch gar nicht krank gewesen. Die Verstopfung sei schon lange weg.
Therapie: Calcarea carbonica C 200 (Schmidt-Nagel, Genf), einmalig drei Globuli.

Fallbewertung

Dieses Kind zeigte eine recht klare Symptomatik für das Arzneimittel **Calcarea carbonica**, der Umschlag von der Haut auf die Lunge konnte durch **Sulphur lotum** wieder umgekehrt werden.
Die Neurodermitis ist nun seit 1997 konstant gut geblieben, es gibt keine behandlungsbedürftigen Beschwerden mehr.

Kasuistik 74:
3-jähriges Mädchen

Dieses 3 Jahre alte Mädchen wurde mir erstmals am 19.03.1998 vorgestellt.
Der Untersuchungsbefund zeigte scharf begrenzte girlandenartige Ekzemflecke am Gesäß und an den Flanken. Leichtere trockene Ekzemhaut in den Achseln. Spröde Fingernägel.
Die Untersuchung gestaltete sich wegen der jähzornigen Gegenwehr des Kindes mit Schreien, Treten und Boxen als etwas schwierig.

Anamneseerhebung

▶ **Familienanamnese**
Vorkommen von Neurodermitis.

▶ **Eigenanamnese**
Laut Mutter habe es frühkindlich keine Auffälligkeiten gegeben.
Im Alter von achtzehn Monaten sei das Ekzem aufgetreten. Zunächst überwiegend in den Ellenbeugen mit Rötungen, Trockenheit und phasenweisem Juckreiz. Es sei durch Fettsalben stets gut behandelbar gewesen, in letzter Zeit werde es jedoch sehr viel aggressiver und vor allem therapieresistenter.

▶ **Spontanbericht und zusammenfassende gezielte Befragung**
Es bestehe inzwischen starker Juckreiz, vor allem, wenn sie schwitze. Wasser, Wolle und Nahrungsmittel seien ohne Einfluss. Sonst könne sie nicht viel sagen, es jucke eben immer wieder einmal.
Bei Ärzten führe sie sich wild auf, lasse sich überhaupt nicht anfassen. Sie könne richtig aggressiv werden mit viel Kratzen und Zorn, teilweise werfe sie auch aus Zorn mit Gegenständen. In einem solchen Anfall lege sie sich auch oft auf den Boden und schreie, ansprechen sei dabei zwecklos. Trösten sei völlig unmöglich. Es falle ihr schwer, etwas einzugestehen. Der Trotz lasse auch nur sehr langsam nach. Gegenüber anderen Kindern sei sie dominant, sie schubse und schlage diese sogar. Sie sei sehr selbstbewusst und bereits äußert selbstständig. Am liebsten mache sie alles alleine.
Es bestehe starkes Verlangen nach Zwiebeln, sauren Gurken, Paprika und Süßem. Abneigungen gegen Salat, Gemüse, Mangold. Keine Unverträglichkeiten. Schlaf: Morgens beim Erwachen liege sie meistens auf den Knien. Sie ziehe sich gerne aus, sei am liebsten nackt. Es bestehe leichter Schweiß am Haarrand, überhaupt sei ihr eher leicht zu warm.
Sie sei sehr unruhig im Sitzen. Gegenüber Gerüchen sei sie extrem empfindlich. Ihre Fingernägel seien immer schon sehr brüchig gewesen, auch die Nagelbetthaut sei oft splissig.

▶ **Homöopathische Repertorisation**
Die Neurodermitis war abgesehen von der recht interessanten Morphologie nicht sehr auffallend und charakteristisch. Ganz anders die Gemüts- und Allgemeinsymptome:

> Trost < (SR I 181: u.a. **SEP**.)
> Eigensinn (SR I 787: u.a. sep.)
> Schlaflage auf den Knien (SR III 62: u.a. **sep.**)
> Hautausschläge ringförmig (KK 588/II 182: u.a. **Sep**.)
> Niednägel (KK 914/II 508: u.a. Sep.)

Therapie und weiterer Behandlungsverlauf

Therapie: Am 19.03.1998 Einnahme von Sepia XM (Schmidt-Nagel, Genf), einmalig drei Globuli.

▶ **Letzte Beratung am 12.03.1999**
Befund: Neurodermitis bis auf kleine Stellen in den Achselhöhlen vollkommen erscheinungsfrei. An gleicher Stelle zeigten sich einige kleine Dellwarzen.
Laut Mutter sei es nach dem Mittel vollständig abgeheilt gewesen. Jetzt sei es seit kurzem zu diesen juckenden Dellwarzen in den Achseln gekommen. Wohl durch das Kratzen daran habe sich die Haut wieder etwas ekzematös entwickelt.
Zu ihrer Gesamtentwicklung seit 1998 sagte die Mutter, sie sei noch immer ein sehr dominantes Persönchen und könne recht starke Wutanfälle bekommen. Gegenüber anderen Kindern habe sie auch sehr gerne die Führungsrolle.
Sie sei auf der anderen Seite aber auch sehr empfindlich, könne vor allem Spott schlecht hinnehmen. Anhaltend bestehe deutliche Unruhe im Sitzen. Ihre Stimmungen seien sehr wechselhaft, fast könne man sie als etwas launenhaft bezeichnen. Im Dunkeln sei sie eher ängstlich. Sie kaue etwas an den Nägeln. Die Fingernägel seien auch spröde und rissig. Der Appetit sei so einigermaßen in Ordnung, am liebsten sei ihr Süßes. Am Haarrand schwitze sie manchmal, sonst eher weniger. Ihr Geruchssinn sei auffallend ausgeprägt.

▶ **Homöopathische Repertorisation**

Launenhaftigkeit (SR I 119: u.a. **sep.**)
Geruchssinn überempfindlich (KK 1278/III 144: u.a. **Sep.**)
Warzen juckend (KK 576/II 170: u.a. *Sep.*)
Hautausschläge trocken Achselhöhle (KK 219/II 219: u.a. *Sep.*)

Therapie: Sepia XM (Schmidt-Nagel, Genf), einmalig drei Globuli.
Seitdem geht es ihr gut.

Fallbewertung

Diesem Kind konnte rasch und unkompliziert geholfen werden, da es sehr ausgeprägte Symptome mit deutlicher Ähnlichkeit zum Arzneimittelbild von Sepia bot, vor allem im Bereich der Gemüts- und Allgemeinsymptome. Der Erfolg beeindruckte auch hier, denn zwei Einnahmen reichten aus, um eine vorher therapieresistente Neurodermitis zu behandeln.

■ Kasuistik 75: 13-jähriger Junge

Dieser 13 Jahre alte Junge wurde mir erstmals am 17.12.1997 vorgestellt.
Der Untersuchungsbefund zeigte eine diffuse und recht starke Neurodermitis, verteilt über den gesamten Körper. Besonders stark hinter den Ohren in Form von krustiger Haut, ansonsten sehr trockene und harte Haut am Rumpf, an den Armen und Beinen, im Gesicht sowie in Form von rissiger Haut an den Lidern. Starkes Übergewicht. Vom Eindruck her überaus netter und sympathischer Junge.

Anamneseerhebung

▸ Familienanamnese

Vorkommen von Lupus erythematodes und Ekzemen.

▸ Eigenanamnese

Wegen einer Rhesusfaktor-Problematik sei er nach der Geburt vier Wochen lang in der Kinderklinik gelegen. Geburtsmaße: 5280 g, 48 cm, Kopfumfang nicht erinnerlich. Zahneinschuss im 9. Lebensmonat. Laufen im 12. Lebensmonat. Anfangs habe er etwas Reflexschwierigkeiten gehabt, nach einer krankengymnastischen Übungsbehandlung habe sich das aber ganz normalisiert.
Seit 1994 bestehe etwas Heuschnupfen, meist vom Juni bis August. Im gleichen Jahr sei er wegen seiner Übergewichtigkeit auch in einer Kur gewesen, was aber eher das Gegenteil bewirkt habe. Wegen eines Hodenhochstandes habe er im Mai dieses Jahres Hormonspritzen bekommen, seitdem liege zwar der Hoden richtig, sei jedoch auch die Neurodermitis, die im Frühling dieses Jahres ausgebrochen sei, schlimmer geworden.
Seit dem Sommer seien sie bei einem Hautarzt in Behandlung gewesen, der laut eigenen Angaben jetzt nicht mehr weiterwisse. Sie seien dann drei Wochen lang in einer spezialisierten Hautklinik gewesen, kurz nach der Heimkehr sei es jedoch wieder auf dem alten Stand gewesen.
Bisherige Therapie: Übliche Fettsalben, viel Kortisonsalben vom Hautarzt. Erfolg: Keiner.

▸ Spontanbericht und zusammenfassende gezielte Befragung

Die Haut sei extrem trocken, rau, springe auf, werde heiß. Es jucke manchmal ganz schrecklich. Schlimmer sei es nach einem Schwimmbadbesuch, dem Duschen, durch warmes Wasser, überhaupt durch Schwitzen. Nahrungsmittel seien ohne Einfluss. Hinter den Ohren platze die Haut auf, nässe dann, bis sich Krusten bilden. Zu den Jahreszeiten könne man nichts sagen, die Neurodermitisschübe kämen aber in immer kürzeren Abständen. Auch die Lidränder seien meist rissig und jucken sehr.
Ein ganz großes Problem sei seine Fresssucht. Sein ganzes Leben drehe sich ums Essen, man könne ihn daher kaum eine Stunde lang alleine lassen. Von anderen Kindern werde er dafür verspottet (Kind weint jetzt bei der Erzählung), trotzdem esse er weiter. Man könne meinen, er fühle sich durch Essen einfach besser. Er sei beim Essen hastig, schlinge es fast hinunter, am liebsten sei ihm ein warmes Essen.
Er sei überaus lieb, weine leicht, sei sensibel, streite gar nicht gerne, stecke lieber ein als auszuteilen. Er sei einfach sehr auf Harmonie bedacht, liebe das Familienleben. Vom Charakter her könne man ihn auch als offen, zugänglich, fröhlich und lustig bezeichnen. Die schulischen Leistungen hätten seit der Neurodermitis nachgelassen, er könne sich seitdem nicht mehr so gut konzentrieren, sei viel schneller ablenkbar. In der Schule werde er wegen seines Gewichtes aber auch viel gehänselt. Seine Hobbys seien die Modelleisenbahn, Computerspiele, Fernsehen. Sport ungern, er sei ein eher träger und gemütlicher Typ.
Er trinke circa 1 ½ Liter täglich, meist Limonade. Seine Verdauung sei in Ordnung. Er neige sehr zum Schwitzen, vor allem am Kopf und Oberkörper, auch bei nur geringen körperlichen Anstrengungen. Die Nägel zupfe er oft ab. Oft habe er Risse in den Mundwinkeln, sogar im Sommer.

▸ Homöopathische Repertorisation

Adipositas (SR II 394: u.a. **GRAPH.**)
Nach Essen > (SR II 168: u.a. **graph.**)
Trägheit (SR II 600: u.a. graph.)
Hautausschläge Ekzem hinter den Ohren (KK 1223/III 89: u.a. **Graph.**)
Rissige Mundwinkel (KK 499/II 93: u.a. **Graph.**)

Therapie und weiterer Behandlungsverlauf

Therapie: Am 17.12.1997 Einnahme von Graphites XM (Schmidt-Nagel, Genf), einmalig drei Globuli.

▶ **Beratung am 27.02.1998**
Befund: Neurodermitis bis auf minimalste Ekzemreste hinter den Ohren und in den Kniekehlen erscheinungsfrei, Haut viel weicher und gesünder in ihrer Beschaffenheit.
Es habe sehr rasch gewirkt, Juckreiz habe er nur noch sehr selten einmal. Der Appetit sei gleich geblieben. Essen sei eben noch immer ein großes Thema für ihn. Der Gemütszustand sei weiterhin sehr gut. Die Konzentrationsfähigkeit habe sich mit der Hautbesserung auch wieder normalisiert. Sein schulischer Ehrgeiz habe deutlich zugenommen. Er zeige auch viel mehr Initiative. Die körperliche Trägheit sei allerdings geblieben. Das Schwitzen habe nachgelassen. Die Risse in den Mundwinkeln seien nicht mehr vorhanden. Es gehe sehr gut.
Therapie: Abwarten.

▶ **Letzte Beratung am 03.06.1998**
Befund: Neurodermitis vollständig abgeheilt, sehr schöne Haut.

Es gehe ihm seitens der ehemaligen Neurodermitis sehr gut, er sei ganz ohne Juckreiz. In letzter Zeit sei er jedoch wieder fauler, träger und lustloser geworden, was seine schulischen Pflichten angehe. Er brauche immer einen gewissen Druck. Momentan falle auch auf, dass er sensibler sei und mehr weine. Auch die Noten in der Schule seien wieder etwas abgesunken. Sehr deutlich sei sein Mitgefühl mit jedem Tier. Das Abzupfen der Nägel habe nachgelassen. Er esse noch immer für sein Leben gerne.
Therapie: Graphites XM (Schmidt-Nagel, Genf), einmalig drei Globuli.

Am 29.11.1999 rief ich zur Kontrolle an. Laut Vater gehe es seinem Sohn seit der Behandlung hervorragend, er habe sich ganz wunderbar entwickelt. Die Neurodermitis sei schon lange vergessen. Im Juli 2002 erfuhr ich bei einem Telefonat, dass die Neurodermitis weiterhin der Vergangenheit angehört.

Fallbewertung

Solchermaßen gut verlaufende Fälle müssen uns homöopathisch tätigen Ärzten auch weiterhin ein täglicher Ansporn sein, uns um jeden einzelnen Fall zu bemühen und auch dann nicht aufzugeben, wenn es einmal nicht auf Anhieb klappt.

Kasuistik 76: 9 Monate altes Mädchen

Dieses 9 Monate alte Mädchen wurde mir erstmals am 25.06.1996 vorgestellt.
Der Untersuchungsbefund erbrachte eine schwerste Ganzkörperneurodermitis. Haut von oben bis unten hochgradig entzündet, gerötet, heiß. Haut angeschwollen und rot wie nach einem diffusen Sonnenschaden. Vor allem die Unterschenkel zeigten eine fast schon urtikarielle Schwellung. Bei der Untersuchung war es dem zitternden Kind nicht möglich zu liegen, es schrie sonst unentwegt. Die Eltern waren sichtlich erschöpft, am Ende ihrer psychischen und physischen Kraft.

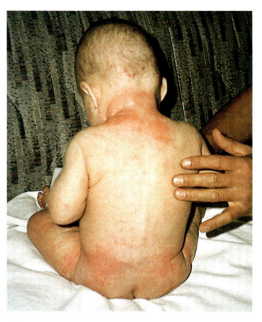

Abb. 76a

Anamneseerhebung

▶ **Familienanamnese**

Keine atopischen Hinweise in der Familie, auch sonst keine Krankheiten bekannt.
Keine Tuberkulose, keine Geschlechtskrankheiten.

▶ **Eigenanamnese**

Laut Mutter sei ihre Schwangerschaft normal verlaufen. Bei der Geburt habe man einen lagebedingten Kaiserschnitt machen müssen. Schon bei der Geburt sei sofort ein knallroter Hals und eine sehr trockene Haut aufgefallen. Innerhalb weniger Wochen habe sich dann das Ekzem von Kopf bis Fuß entwickelt.
Bisherige Therapie: Übliche Fettsalben, Pflegesalben, daneben auch Bioresonanztherapie, alles jedoch ohne jeglichen Erfolg. Ein Allergie- und Bluttest beim Kinderarzt hatte einen IgE-Wert von 625 ergeben, des Weiteren wurde eine Allergie auf Hühnereiweiß und Milcheiweiß diagnostiziert.

▶ **Spontanbericht und zusammenfassende gezielte Befragung**

Es sei ganz furchtbar, sie wüssten gar nicht mehr weiter. Ihre Tochter leide so extrem unter dem Juckreiz. Die Haut fange seit vier Wochen auch zu nässen an, sie kämen mit dem Eincremen gar nicht mehr nach. Die Nächte seien eine einzige Katastrophe, vor allem von Mitternacht bis 4.00 Uhr früh. Sie kratze sofort beim Ausziehen, auch Wasser sei schlimm.
Wärme verschlechtere ebenfalls. Der Juckreiz sei in den Morgenstunden am schlimmsten.
Sie habe stets Panik im Liegen, weshalb sie alles, auch das Anziehen, im Stehen machen müssten. Beim Hinlegen, schon bei Beginn der Abwärtsbewegung, schreie sie. Ihr Gemüt habe sich mit der starken Neurodermitis entsprechend verändert. Sie weine viel, sei meist unzufrieden, schreie viel, sei unruhig geworden, könne nicht mehr alleine spielen, alles drehe sich bei ihr nur noch um das Kratzen. Auffallend sei in letzter Zeit auch, dass sie durch plötzliche Geräusche schnell erschrecke.
Der Schlaf sei dementsprechend unruhig, immer müsse sich die Mutter mit ihr hinlegen. Meist liege sie auf der linken Seite. Ihr Appetit sei überwiegend normal. Der Durst sei sehr groß, je schlimmer die Haut, umso mehr trinke sie auch. Stuhlgang ohne Besonderheiten. Sie habe recht starken Fußschweiß, sonst schwitze sie eher wenig. Ihre Füße und Hände seien auffallend kalt. In letzter Zeit falle auf, dass sie viel zittere, auch seien häufig bläuliche Lippen vorhanden.

▶ **Homöopathische Repertorisation**

Furcht vor Abwärtsbewegung (SR I 495: u.a. **BOR.**) Stehen > (SR II 603: u.a. bor.)
Erschrickt leicht (SR I 549: u.a. **BOR**.)
Zittern (KK 959/II 553: u.a. Bor.)
Haut entzündet (KK 557/II 151: u.a. Bor.)

Therapie und weiterer Behandlungsverlauf

Therapie: Am 25.06.1996 Einnahme von **Borax C 30** (Schmidt-Nagel, Genf), einmalig drei Globuli.
Außerdem riet ich der Mutter zu einer Blutuntersuchung beim Kinderarzt, da ich einen Eiweißverlust beim Kind ausschließen wollte.

▶ **Beratung am 01.07.1996**

Anruf der Mutter.
Es gehe viel besser, sie spiele sogar wieder alleine. Das Schreien beim Hinlegen habe fast ganz nachgelassen. Die Entzündung der Haut sei rückläufig. Die Blutuntersuchung habe nichts ergeben.
Therapie: Abwarten.

▶ **Beratung am 25.07.1996**

Anruf der Mutter. Der Juckreiz nehme wieder sehr heftig zu. Vor allem ab Mitternacht sei es ganz schlimm.
Beim Ausziehen beginne sie auch sofort damit. Sie trinke wieder sehr viel mehr, könne auch wieder schlechter liegen bleiben, stehe lieber. Das Schreien beim Hinlegen sei jedoch nicht mehr aufgetreten. Auch die bläulichen Lippen seien erneut aufgefallen.

▶ **Homöopathische Repertorisation**

Stehen > (SR II 603: u.a. **ARS**.)
Nach Mitternacht < (SR II 14: u.a. **ARS**.)
Durst große Mengen (KK 1573/III 439: u.a. **Ars**.)
Bläuliche Lippen (KK 490/II 84: u.a. *Ars*.)

Therapie: **Arsenicum album XM** (Schmidt-Nagel, Genf), einmalig drei Globuli.

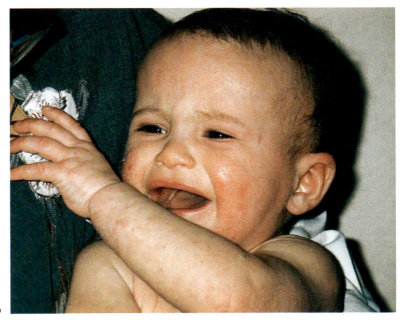

Abb. 76b

▸ Beratung am 03.09.1996
Befund: Neurodermitis anhaltend sehr stark, jedoch auf jeden Fall besser als im Juni.
Sie schlafe durch. Der große Durst sei besser, einfach normaler. Der Fußschweiß habe nachgelassen. Aufgefallen sei eine Knielage im Schlaf.
Therapie: Abwarten.

▸ Beratung am 13.11.1996
Befund: Neurodermitis anhaltend sehr stark, jedoch besser gegenüber Juni.
Die Ängstlichkeit bei Abwärtsbewegungen habe wieder zugenommen. Sie habe sich vom Gemüt her deutlich verschlechtert, sie meckere viel, sei nörgelig, sehr zornig, versuche sogar zu beißen und schreie viel mit hochrotem Kopf. Das Zittern und die bläulichen Lippen habe die Mutter nicht mehr beobachtet. Die Schlaflage auf den Knien komme zunehmend häufiger vor.
Nachts habe sie einen süßlichen Schweißgeruch.
Therapie: Borax C 30 (Schmidt-Nagel, Genf), einmalig drei Globuli.

▸ Beratung am 05.12.1996
Anruf der Mutter. Ihre Tochter zahne jetzt, wache seitdem wieder viel auf, sei sehr zornig und wisse gar nichts mehr mit sich anzufangen. Nichts sei ihr recht zu machen, an allem habe sie etwas auszusetzen.
Therapie: Chamomilla C 30 (DHU), einmalig drei Globuli.

▸ Beratung am 20.12.1996
Befund: Neurodermitis wieder sehr stark. Großflächig lichenifizierte Haut, stellenweise auch sehr entzündet, teilweise nässend. Bei der Untersuchung tobte und schrie sie, war kaum zu bändigen. Das **Chamomilla** habe schnell geholfen, allerdings nicht lange. Zumindest sei das Nässen der Haut dadurch rückläufig.
Ihre Gemütslage sei wieder deutlich besser, sie sei auch wieder fröhlicher und lache mehr. Nur hier bei mir, da führe sie sich auf. Die Schlaflage auf den Knien werde immer häufiger. Beim Appetit falle eine starke Vorliebe für Kartoffeln auf. Auch Saures esse sie sehr gerne. Der Durst sei schon noch recht groß.

▸ Homöopathische Repertorisation

Schlaflage auf den Knien (SR III 59: u.a. **MED.**)
Verlangen nach Kartoffeln (SR II 263: u.a. **med.**)
Verlangen nach Saurem (SR II 270: u.a. **med.**)

Therapie: Medorrhinum XM (Schmidt-Nagel, Genf), einmalig drei Globuli.

▸ Beratung am 07.02.1997
Befund: Neurodermitis ganz deutlich gebessert, die Haut ist jedoch stellenweise noch immer gerötet und sehr trocken.
Es sei nach **Medorrhinum** zunächst zu einer heftigen Verschlimmerung gekommen, die aber ab Anfang Januar einer Besserung gewichen sei. Jetzt gehe es ihr auf jeden Fall sehr gut. Sie schlafe auch wieder durch, auch sonst sei alles bestens.
Therapie: Abwarten.

▸ Beratung am 25.03.1997
Befund: Neurodermitis wieder stärker, seit der jetzigen Zahnung.
Auch wieder bläuliche Lippen, sogar die Knielage sei seit einer Woche wieder aufgetreten.
Sie sei viel frostiger geworden (Mangel an Lebenswärme: SR II 308: **med.**). Die kalten Füße und Hände seien aber nicht mehr so auffallend. Beim Essen bestehe eine Vorliebe für Kartoffeln, Bratwurst und Popcorn. Die Furcht bei Abwärtsbewegungen sei schon länger verschwunden.
Therapie: Medorrhinum XM (Schmidt-Nagel, Genf), einmalig drei Globuli.

Beratung am 16.05.1997

Befund: Neurodermitis deutlich gebessert gegenüber März.
Gesicht, Hals und Rumpf schon fast erscheinungsfrei, an den Extremitäten noch leichte Ekzemstellen. Auf jeden Fall kein Vergleich mehr mit dem Zustand zu Behandlungsbeginn.
Der Juckreiz halte sich in Grenzen, meist bei unerfüllten Wünschen. Gemüt und Schlaf sei viel besser geworden. Sie liege jedoch noch immer gerne auf den Knien. Das Zittern sei weg und die Lippen nicht mehr bläulich. Kein zornbedingtes Beißen mehr.
Der Appetit sei allerdings viel schlechter. Vorlieben: Salz und Süßes. Abneigungen: Warme Getränke, warme Speisen, sie lasse alles abkühlen. Früh um 5.00 Uhr wache sie auf und spiele. Seit der Behandlung mit **Medorrhinum** falle verstärkter Speichelfluss auf.
Therapie: Abwarten.

Beratung am 25.07.1997

Befund: Rückfall der Neurodermitis. Erneut stärkere Ekzeme vor allem an den Armen und Beinen. Lautes zorniges Schreien und Neinsagen des Kindes bei der Untersuchung. Mit ihrem Gemütszustand gehe es bergab. Viel Launenhaftigkeit, teilweise gereizt und aggressiv, vor allem bei unerfüllten Wünschen. Nachts knirsche sie mit den Zähnen. Die Schlaflage sei seitlich oder auf dem Rücken. Abends sei sie stets völlig fit, nicht müde zu bekommen. Vorlieben deutlich weiterhin für Salz und Süßes. Manchmal habe sie leichten Ausfluss, nicht gefärbt, auch nicht wundmachend.
Therapie: Medorrhinum XM (Schmidt-Nagel, Genf), einmalig drei Globuli.

Beratung am 25.08.1997

Anruf der Mutter. Ihre Tochter habe stark reagiert, sei extrem ungeduldig und gereizt gewesen. Seit vier Tagen werde jedoch alles besser.
Therapie: Abwarten.

Beratung am 22.09.1997

Anruf der Mutter. Ihre Tochter habe einen Schnupfen, seitdem sei sie völlig unausgeglichen, wolle nur noch getragen werden, sei sehr unzufrieden und zornig.
Therapie: Chamomilla C 30 (DHU), einmalig drei Globuli.

Beratung am 20.11.1997

Anruf der Mutter. Chamomilla habe wieder sehr gut getan.
Leider jetzt erneuter Rückfall. Sie sei extrem jähzornig, werfe sich auf den Boden, sei mit nichts zufrieden und viel quengelnd. Seit einer Woche kratze sie auch wieder, stellenweise sogar bis es blute.
Therapie: Chamomilla C 200 (DHU), einmalig drei Globuli.

Beratung am 15.01.1998

Befund: Neurodermitis schwach, leichte Ekzemstellen im Gesicht und an den Extremitäten.
Chamomilla habe auf jeden Fall wieder gut getan.
Nach einem anschließenden Urlaub auf Gran Canaria sei fast alles gut gewesen, jetzt aber wieder leichter Rückfall. Auch der Zorn nehme wieder zu.
Therapie: Chamomilla C 200 (DHU), einmalig drei Globuli.

Beratung am 11.02.1998

Anruf der Mutter. Jetzt brechen die Backenzähne durch, seitdem sei sie wieder sehr unausgeglichen.
Das Kratzen habe allerdings nachgelassen.
Therapie: Chamomilla M (Schmidt-Nagel, Genf), einmalig drei Globuli.

Beratung am 10.06.1998

Befund: Neurodermitis sehr schön.
Keine Ekzeme bis auf kleinere Reststellen am Hals und an den Beinen.
Bei der Untersuchung wieder Trotzanfall mit Weinen, sie weigerte sich strikt, die Hose

auszuziehen. Insgesamt wirkte sie heute jedoch sehr viel lieber. Auch hatte sie sich zu einem sehr hübschen Mädchen entwickelt. Laut Mutter sei der Gemütszustand eigentlich sehr gut.
Die Haut mache kaum noch Probleme. Das Verlangen nach Salz sei gleich, außerdem nach Käse und Eis. Sie sei sehr redselig. Nachts immer noch ab und zu Speichelfluss. Die Abneigung gegen warme Speisen sei ihr geblieben, sie lasse weiterhin alles erst einmal kalt werden.

▶ **Homöopathische Repertorisation**

Redseligkeit (SR I 713: u.a. **phos**.)
Abneigung warme Speisen (SR II 279: u.a. **PHOS**.)
Verlangen nach Salz (SR II 266: u.a. **PHOS**.)
Speichelfluss im Schlaf (KK 1341/III 207: Phos.; von mir ergänzt)

Therapie: Phosphorus C 30 (DHU), einmalig drei Globuli.

▶ **Beratung am 28.08.1998**
Anruf der Mutter.
Das Mittel habe sehr gut geholfen, seit kurzem aber tauchen wieder Flecke in den Kniekehlen auf, ansonsten sei sie erscheinungsfrei.
Therapie: Phosphorus C 30 (DHU), einmalig drei Globuli.

▶ **Beratung am 10.11.1998**
Anruf der Mutter. Es liege ein Neurodermitis-Rückfall in leichterer Form vor. Trockene und teilweise aufgekratzte Haut am Hals und in den Kniekehlen. Es habe circa vor zwei Wochen wieder begonnen. Seitdem sei sie sehr weinerlich, brauche viel Zuspruch und Trost, sei auch sehr empfindlich. Sie könne nur noch schwer ruhig sitzen. Sie habe Ängste vor dem Alleinsein, gehe nicht einmal mehr alleine auf die Toilette.

Deutlich sei das Verlangen nach Käse gestiegen. Immer noch ungern warme Speisen.

▶ **Homöopathische Repertorisation**

Trost > (SR I 181: u.a. **phos**.)
Furcht vor dem Alleinsein (SR I 477: u.a. **PHOS**.)

Therapie: Phosphorus C 30 (DHU), einmalig drei Globuli.

▶ **Beratung am 20.11.1998**
Befund: Nur minimal trockene Hautstellen am Hals und an den Wangen, von einem Ekzem war eigentlich nichts zu sehen.
Bei der Untersuchung wieder starker Zornanfall mit Nein-Rufen. Sie sei leicht beleidigt, könne Tadel nur schlecht ertragen. Bei Zorn könne sie durchaus auch einmal zuschlagen. Insgesamt habe sie in letzter Zeit schon ein recht forderndes Wesen. Stark auffallend sei ihre Unruhe und Zappeligkeit. Sie rede auch ohne Pause. Ängste nur vor dem Alleinsein. Der Schlaf sei sehr unruhig, oft jammere sie auch währenddessen. Sie liebe weiterhin Käse, aber neuerdings auch Butter blank sowie Suppe.

▶ **Homöopathische Repertorisation**

Ruhelosigkeit bei Kindern (SR I 846: u.a. **tub**.)
Eigensinn bei Kindern (SR I 788: u.a. **TUB**.)
Leicht beleidigt (SR I 791: u.a. **TUB**.)
Verlangen nach Butter (SR II 226: u.a. tub.; von mir ergänzt)

Therapie: Tuberculinum bovinum XM (Schmidt-Nagel, Genf), einmalig drei Globuli.

▶ **Beratung am 19.01.1999**
Anruf der Mutter. Alles habe sich sehr gebessert, jetzt sei vor allem die Gemütslage wieder schlechter geworden.
Therapie: Tuberculinum bovinum XM (Schmidt-Nagel, Genf), einmalig drei Globuli.

▶ **Beratung am 19.03.1999**
Befund: Neurodermitis praktisch erscheinungsfrei.
Es gehe sehr gut. Einmal habe sie auf einen Apfel allergisch reagiert. Es sei eigentlich alles besser. Sie sei ausgeglichen, schlafe gut, sei nicht mehr unruhig, man könne wirklich nicht klagen.
Therapie: Abwarten.

▶ **Beratung am 27.10.1999**
Befund: Neurodermitis vollständig verschwunden, keinerlei Ekzeme mehr ersichtlich und darüber hinaus auch sehr schöne, gesund wirkende Hautbeschaffenheit.
Es gehe ihr prächtig, alles sei in Ordnung.

▶ **Beratung am 06.02.2002**
Befund: Neurodermitis nicht mehr zu sehen. Es sei ihr die ganze Zeit eigentlich sehr gut ergangen. Jetzt entwickle sie jedoch zunehmend Allergien, in einem Allergietest habe sie auf Pferde (+++), Paranuss (+++), Haselnuss, Hausstaub und Fisch reagiert. Seit dem Frühjahr 2001 habe sie Heuschnupfen. Ihre Nase sei abends oft verstopft, manchmal komme auch ein durchsichtiges Sekret heraus. Manchmal habe sie Kopfschmerzen und schwitze nachts am Kopf. Sie sei wegen Kleinigkeiten weinerlich. Überhaupt viele „Herzschmerzen" über die ganze Welt, über die Freundin. Sehr mitfühlendes Wesen. Auch wenig Zutrauen zu sich selbst, meint, vieles nicht schaffen zu können. Sie sei auch eher pessimistisch. Furcht im Dunkeln. Sie schmuse gerne und wünsche sich sehnlichst ein Pferd. Der Appetit sei eher schlecht. Vorlieben: Wurst, Käse, Kartoffeln und Nudeln. Abneigungen: Eier. Durst und Verdauung

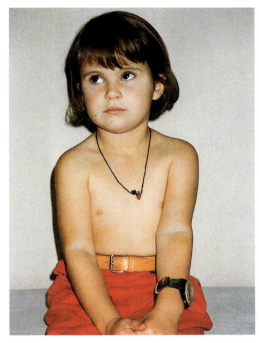
Abb. 76c

normal. Schnell kalte Hände und Füße. Anhaltend starke Übelkeit beim Autofahren.

▶ **Homöopathische Repertorisation**

Mitfühlend (SR I 985: u.a. lyc.)
Weint bei Kleinigkeiten (SR I 1089: u.a. lyc.)
Schwere Speisen < (SR II 247: u.a. lyc.)
Übelkeit beim Autofahren (KK 1610/III 476: u.a. *Lyc.*)

Therapie: Lycopodium XM (Schmidt-Nagel, Genf), einmalig drei Globuli.

Fallbewertung

Dieses Kind wurde unter dem Vollbild einer besonders schweren Neurodermitis vorgestellt. Schon das erste Mittel Borax hatte zu einer sofortigen Besserung geführt, die daran anschließende chronische Behandlung vermochte das Kind innerhalb von gut zwei Jahren in Ordnung zu bringen. Wer dieses Kind heute sieht, würde es nicht glauben, wie schlimm die Neurodermitis noch vor gut zwei Jahren gewesen ist.

Zuletzt wurde sie nun wegen zunehmender Allergisierungen vorgestellt, einer Komplikation, die für Atopiker recht typisch ist. Hier wird man nun sicherlich wieder gezielt mit ihr arbeiten müssen, ich bin jedoch sehr optimistisch, dass uns ein Behandlungserfolg gelingen wird.

Kasuistik 77: 6 Monate alter Junge

Dieser 6 Monate alte Junge wurde mir erstmals am 08.02.1999 vorgestellt.

Der Untersuchungsbefund zeigte ein gesichtsbetontes und feucht-nässendes, stark entzündliches Ekzem; des Weiteren leichtere Ekzemherde in der Kniekehle links, auf den Handrücken, den Füßen und im Bereich der vorderen Halsfalte. Angedeutete Risse der Ohrläppchen. Sehr liebes und kooperatives Kind während der ganzen Untersuchung. Auffallend kalter Fußschweiß.

Anamneseerhebung

▸ **Familienanamnese**

Vorkommen einer Fischallergie.

▸ **Eigenanamnese**

Schwangerschaft und Geburt seien laut Mutter normal verlaufen. Bei der Geburt habe er 3930 g gewogen, sei 55 cm groß gewesen, bei einem Kopfumfang von 37 cm. An Vorerkrankungen habe er eine Neugeborenen-Gelbsucht gehabt und in der sechsten Lebenswoche eine spastische Bronchitis, die im Dezember 1998 bei nasskaltem Wetter noch einmal aufgetreten sei. Bei diesen beiden Bronchitiden habe er schwer geatmet, laut gepfiffen bei der Einatmung. Seitens des Kinderarztes sei er mit Bricanyl behandelt worden, woraufhin er wieder gesundet sei.

Die Neurodermitis bestehe von Anfang an. Zunächst hätten sich stark gerötete Flecke auf den Wangen gezeigt, dann hätten sich stark entzündliche und nässende Stellen entwickelt. Im Dezember 1998 sei es schließlich auch an den Händen und stellenweise auf den Fußrücken und Zehen erschienen.

Bisherige Therapie: Verschiedenste Fettsalben, Ölbäder. Seit Dezember 1998 bekomme er von einer Heilpraktikerin täglich **Calcarea carbonica D 10** Globuli.

▸ **Spontanbericht und zusammenfassende gezielte Befragung**

Seine Haut mache trotz aller Salben immer mehr Beschwerden. Er kratze sich alles wund und nässend. Bei Erregung und Wärme nehme dies zu. Frische Luft lindere etwas. (Während der Befragung fiel mir auf, dass das Kind ständig laut schnorchelte, was laut Eltern schon immer so gewesen sei.) Der Juckreiz sei nachts immer schlimmer. Auch sei eigentlich rechts alles stärker als links.

Es liege ein leichtes Schielen nach innen vor. Derzeit habe er wohl wegen der beginnenden Zahnung viel Speichelfluss. Er stecke auch wirklich alles in den Mund, mit Vorliebe Papier.

Seine seelische Lage sei stets ausgeglichen, lieb und brav. Er spiele auch bereits schön alleine. Er wirke einfach zufrieden. Bei plötz-

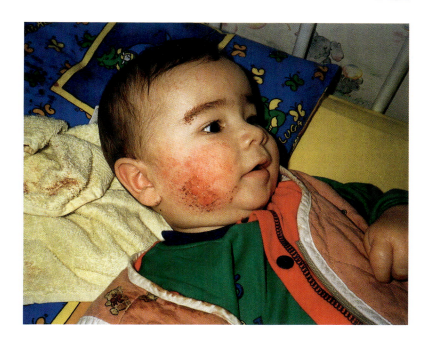

Abb. 77a

lichen Geräuschen sei er schreckhaft. Im Dunkeln habe er anscheinend Angst und brauche ein Licht. Sein Appetit sei riesig, eigentlich ständig vorhanden. Er könne gar nicht warten, fange dann zu schreien an, was sonst gar nicht seine Art sei.
Seine Großzehennägel seien leicht einwachsend. An den Füßen schwitze er, meist kalt. Sein Schlaf sei bis auf den Juckreiz recht gut.

▸ **Homöopathische Repertorisation**

Furcht vor Dunkelheit (SR I 487: u.a. **calc.**, calc-p., sil.)
Verlangen nach Unverdaulichem (SR II 250: u.a. **calc.**, **calc-p.**, **LACH.**, **NIT-AC.**, **SIL.**)
Vermehrter Appetit (KK 1557/III 423: u.a. **Calc.**, Calc-p., Lach., Nit-ac., Sil.)
Panaritium Großzehen (KK 818/II 412: u.a. Calc., Lach., **Nit-ac.**, **Sil.**)
Fußschweiß kalt (KK 932/III 526: u.a. **Calc.**, Nit-ac., Sil.)

Therapie und weiterer Behandlungsverlauf

Therapie: Am 08.02.1999 Einnahme von **Calcarea carbonica XM** (Schmidt-Nagel, Genf), einmalig drei Globuli.
Das Mittel **Calcarea carbonica D 10** sollten sie umgehend absetzen.

▸ **Beratung am 06.04.1999**

Befund: Neurodermitis ganz wesentlich gebessert, vor allem im Bereich von Gesicht und Hals, jedoch dafür stärkere Ekzeme an den Händen. (Die Besserung der Symptome von oben nach unten wertete ich als Heilreaktion nach Hering.)
Er kratze vor allem bei Wärmeeinfluss, Nahrungsmittel seien weiterhin ohne Wirkung. Er schnorchle immer noch und nehme alles in den Mund, was er kriegen könne.
Sein Gemütszustand habe sich jetzt wohl durch die Zahnung verschlimmert. Er sei unausgeglichener geworden, wolle nicht mehr

alleine ins Bett gehen und müsse in den Schlaf gewiegt werden.
Überhaupt lasse er sich gerne auf den Arm nehmen. Vor kurzem habe er gehustet, jedoch recht locker, es sei bereits abklingend. Nachts lege er sich inzwischen am liebsten auf den Bauch. Der Fußschweiß sei verschwunden. Sein Appetit habe eher nachgelassen. Stuhl habe er 3-mal am Tag, meist etwas scharf und wundmachend.

▸ **Homöopathische Repertorisation**

Schlaflage auf dem Bauch (KK 378/I 378: u.a. Calc.)
Erschwerte Zahnung (KK 1355/III 221: u.a. **Calc.**, **Sil.**, Tub.; von mir ergänzt)
Verlangen nach Unverdaulichem (siehe Vorseite).

Therapie: Calcarea carbonica XM (Schmidt-Nagel, Genf), einmalig drei Globuli.

▸ **Beratung am 04.05.1999**
Anruf der Mutter. Es gehe ihm seitens der Gemütslage wieder gut, er spiele auch alleine und sei zufriedener.
Er schlafe auch wieder alleine ein. Die Haut an den Händen sei recht trocken und ekzematös, sonst allerdings sehr gut.
Therapie: Abwarten.

▸ **Beratung am 28.07.1999**
Befund: Neurodermitis so gut wie nicht mehr vorhanden.
Bis auf kleinsten Rest am Handgelenk sehr schöne und weiche Haut. Gesundheitlich ginge es ihm körperlich sehr gut, er zahne aber wieder, sei daher erneut ungeduldiger, unausgeglichener. Auch die durchfälligen Stühle seien wieder aufgetreten. Der Fußschweiß sei ihr wieder aufgefallen. Die Schlaflage sei wechselhaft. Die Großzehen seien auch wieder etwas entzündet. Er sei sehr unruhig im Sitzen geworden, könne sich schlechter beschäftigen.

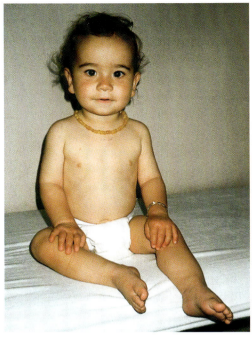

Abb. 77b

Die Zahnung scheine ihm sehr zu schaffen zu machen.

▸ **Homöopathische Repertorisation**

Erschwerte Zahnung (siehe oben)
Diarrhoe während der Zahnung (KK 1746/III 612: u.a. **Calc.**, **Cham.**, **Sil.**, Sulph.)
Panaritium Großzehen (siehe Vorseite)

Therapie: Da das Mittel **Calcarea carbonica** die offensichtlichen Zahnungsbeschwerden nicht verhindert hatte, gab ich nun gemäß obiger Repertorisation Silicea C 200 (Schmidt-Nagel, Genf), einmalig drei Globuli.

▸ **Beratung am 10.11.1999**
Befund: Neurodermitis wunderbar. Lediglich zwei nicht einmal 1-Cent-große Stellen in der rechten Ellenbeuge und am linken Handgelenk waren festzuhalten.

Sein Befinden sei sehr gut. Er könne jetzt auch seit sechs Wochen gehen. Er sei sehr unternehmungslustig, probiere alles aus. Aufgefallen sei eine Ängstlichkeit in der Höhe beim Hochheben. Er zahne weiterhin etwas schwer, habe jetzt auch viel Speichelfluss dabei. Er nehme noch immer alles in den Mund.

Nachts liege er entweder auf den Knien oder auf dem Bauch. Er knirsche ab und zu nachts mit den Zähnen. Der Fußschweiß sei wieder aufgetreten. Es falle sehr viel Ohrschmalz auf. Er habe immer noch häufig Stuhlgang, 2–3-mal täglich. Die Großzehennägel seien anhaltend empfindlich und wachsen noch leicht ein. Sein Stuhl rieche sauer. Er habe eine Vorliebe für Wurst. Die Dunkelangst habe er nicht mehr, dafür sei er jetzt ängstlich vor Hunden. Er reibe sich viel an der Nase.

▸ **Homöopathische Repertorisation**

Furcht an hochgelegenen Orten (SR I 505: u.a. Calc. von mir ergänzt, puls., sulph.)
Furcht vor Hunden (SR I 495: u.a. calc., **CHIN.**, **stram.**, **tub**.)
Zahnung erschwert (siehe linke Seite)
Stuhlgeruch sauer (KK 1790/III 656: u.a. **Calc.**, **Sulph.**)
Ohrschmalz vermehrt (KK 1227/III 93: u.a. Calc., Sulph.)

Therapie: Calcarea carbonica XM (Schmidt-Nagel, Genf), einmalig drei Globuli.

▸ **Beratung am 24.01.2000**

Anruf der Mutter. Es sei nach einer Gesamtbesserung jetzt alles wieder schlechter geworden, bei gleichbleibenden Symptomen.
Therapie: Calcarea carbonica XM (Schmidt-Nagel, Genf), einmalig drei Globuli.

▸ **Beratung am 02.03.2000**

Befund: Neurodermitis anhaltend sehr gut, bis auf winzigen Herd am Handgelenk.

Das Kind wirkte heute bei der Untersuchung und auch im folgenden Gespräch viel unruhiger und unzufriedener als sonst, schrie und quengelte. Insgesamt gehe es ihm zwar körperlich gut, er sei jedoch laut Mutter sehr unausgeglichen. Er schlafe nur noch bei den Eltern im Bett, sonst schreie er. Er sei sehr trotzig geworden, werfe alles durch die Gegend, dann fliege einfach alles, was er gerade in der Hand halte. Offensichtlich klares Trotzalter. Dunkelheit mache ihm wieder Ängste.

Er schlafe jetzt überwiegend auf den Knien. Er spiele kaum noch alleine, könne sich sehr schlecht beschäftigen. Er zittere vor Wut, wenn es nicht nach seinem Kopf gehe. Anhaltend viel Speichelfluss tagsüber.

Der Fußschweiß sei immer noch stark. Auch noch viel Ohrenschmalz, rechts mehr als links. Keine Durchfälle und keine Wundheit mehr.

Zehennägel nicht mehr eingewachsen. Der Appetit sei schlecht, am liebsten esse er Eier und Schokolade. Der Stuhlgeruch sei noch scharf, aber weniger auffallend als früher. Keine Höhenangst mehr.

▸ **Homöopathische Repertorisation**

Es war deutlich zu sehen, dass **Calcarea carbonica** nicht mehr das richtige Mittel sein konnte, was auch die veränderte Gemütsverfassung des Kindes zeigte.

Eigensinn bei Kindern (SR I 788: **ant-c.**, **cham.**, **chin**., **cina**, **TUB.**)
Wirft Gegenstände bei Zorn (SR I 38: u.a. **tub**.)
Schlaflage auf den Knien (SR III 59: u.a. cina, **tub**.)

Therapie: Tuberculinum bovinum XM (Schmidt-Nagel, Genf), einmalig drei Globuli.

▸ **Beratung am 29.06.2000**

Befund: Bis auf leicht trockene Hautstellen an den Handgelenken erscheinungsfrei.

Symptome: Gemüt sehr unruhig und trotzig. Er müsse immer wieder etwas im Mund haben. Bei Zorn schlage er oder werfe sich auf den Boden. Starke Unruhe nachts, er wühle im ganzen Bett herum.
Verlangen nach blanker Butter, Salz, Fleisch, Eiern, Milch. Ständiger Appetit. Verzögerte Sprachentwicklung.

▶ **Homöopathische Repertorisation**

Eigensinn (SR I 788: u.a. **sulph**.)
Lernt langsam sprechen (SR I 991: u.a. **sulph**.)
Neigung zu Unruhe (SR I 837: u.a. **SULPH**.)
Verlangen Fleisch (SR II 255: u.a. **sulph**.)
Verlangen Fett (SR II 241: u.a. **sulph**.)

Therapie: Sulphur lotum XM (Schmidt-Nagel, Genf), einmalig drei Globuli.

▶ **Beratung am 22.03.2001**

Befund: Haut hervorragend, keinerlei Ekzeme.
Derzeit habe er ein paar Dellwarzen.
Immer noch starke Unruhe. Neu aufgefallen sei eine Höhenangst, die beim Treppabgehen und beim Hochhalten manifest würde. Er habe ständig etwas im Mund, Finger, Mund, Pullover etc.
Spröde Nägel. Er rede anhaltend wenig. Deutlicher Fußschweiß. Nachts knirsche er mit den Zähnen. Er habe ständig Appetit.
Therapie: Calcarea carbonica CM (Schmidt-Nagel, Genf), einmalig drei Globuli.

▶ **Letzte Beratung am 25.01.2002**

Hautbefund: Bestens, nichts mehr vorhanden.
Es gehe ihm zwar gut, es würden jedoch noch einige Symptome auffallen: Er rieche stark aus dem Mund. Seine Aussprache sei nicht so deutlich. Er weine teilweise im Schlaf. Nachts auch starkes Zähneknirschen und Speichelfluss. Höhenangst nicht mehr. Sehr lichtscheu vor allem gegen Sonnenlicht. Bezüglich des Hörens/Sprechens werde er demnächst genauer untersucht.

▶ **Homöopathische Repertorisation**

Speichelfluss im Schlaf (KK 1341/III 207: u.a. **Merc**.)
Zähneknirschen im Schlaf (KK 1354/III 220: u.a. *Merc*.)
Verlangen nach Butter (KK 1617/III 483: u.a. **Merc**.)
Lichtscheu Sonne (KK 1158/III 24: u.a. *Merc*.)
Mundgeruch (KK 1323/III 189: u.a. **Merc**.)

Therapie: Mercurius solubilis XM (Schmidt-Nagel, Genf), einmalig drei Globuli.

Fallbewertung

Das Kind wurde mit einer recht starken Neurodermitis bei mir vorgestellt. Dank **Calcarea carbonica** heilten die Ekzeme rasch ab; seit mehr als 2 Jahren ist er, von gelegentlichen kleinsten Stellen abgesehen, beschwerdefrei.

Kasuistik 78: 2-jähriger Junge

Dieser 2 Jahre alte Junge wurde mir erstmals am 01.07.1997 vorgestellt.
Der Untersuchungsbefund zeigte eine schwerste Neurodermitis der gesamten Haut.
Die Haut war extrem trocken, verschwielt, hart, krustig belegt, entzündet und blutüberströmt.
Betont Gesicht und Hände, jedoch auch Beine und Arme sowie Rumpf.
Morphologisch am auffallendsten waren allerdings die über den ganzen Rumpf verteilten rundlichen und scharfrandigen Ekzemherde.

Anamneseerhebung

▶ **Familienanamnese**
Vorkommen von Neurodermitis.

▶ **Eigenanamnese**
Er sei das jüngste von drei Kindern. Die Schwangerschaft sei an sich gut verlaufen, er sei jedoch zehn Tage übertragen worden und habe gleich nach der Geburt etwas Sauerstoff bekommen.
Auffällig sei gewesen, dass seine Lider sofort so gelblich verklebt gewesen seien, weshalb er für vierzehn Tage antibiotikahaltige Augentropfen erhalten habe. Der erste Zahn sei im 8. Lebensmonat durchgebrochen, laufen könne er sei dem 13. Lebensmonat, mit dem Sprechen fange er jetzt gerade erst an. Die erste Impfung habe er im November 1997 bekommen, wonach sich die Neurodermitis sofort akut gezeigt habe. Seitdem hätten sie eine Odyssee von Arzt zu Arzt und eine Vielzahl an Medikamenten hinter sich gebracht, ohne dass es besser geworden wäre.
Ein Allergietest sei noch nicht durchgeführt worden, eine Stuhlprobe im 1. Lebensjahr habe einen Pilzbefall ergeben, der dann mit Symbioflor behandelt worden sei.

Bisherige Therapie: Unzählige verschiedene Salben und Tropfen (die Mutter händigte mir einen großen DIN A4-Zettel aus, auf dem alle bisher verordneten Mittel aufgelistet waren), die aber letztlich alle nicht geholfen hätten.

▶ **Spontanbericht und zusammenfassende gezielte Befragung**
Er kratze unablässig bis es blute, ohne dann aufzuhören.
(In der Tat stand das Kind beständig kratzend, fast wie in Trance, neben dem Schreibtisch und kratzte unaufhörlich.)

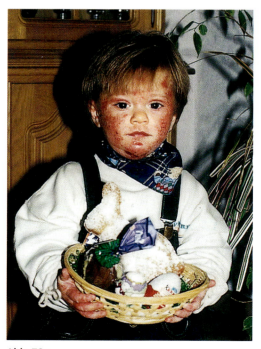

Abb. 78a

Verschlimmernd sei Hunger, Müdigkeit, viele Menschen um ihn herum, Bettwärme, Aufregung und Hektik. Unter den Nahrungsmitteln habe die Mutter zu viel Zucker im Verdacht.

Er sei beim Juckreiz praktisch nicht beeinflussbar, ziehe sich eher zurück, möchte beim Kratzen alleine sein. Eigentlich sei er ein lieber Kerl, wenn ihm etwas aber nicht passe, dann könne er auch sehr zornig werden mit Schlagen, Beißen und Zwicken. Lautes Schreien sei aber am charakteristischsten. Im Dunkeln sei er ängstlich. Nachts komme es typischerweise zwischen 23.00 Uhr und 00.00 Uhr zu heftigen Kratzanfällen. Dabei heule und schreie er; beim Versuch, ihn in einer solchen Phase zu trösten, werde es noch schlimmer, sie müssten ihn dann in Ruhe lassen. Tagsüber sei es auf jeden Fall etwas besser.

Der Appetit sei eher mäßig, Vorlieben habe er für Fleisch und Wurst, nach der er schon morgens verlange. Gerne trinke er auch die Salatsoße oder esse saure Gurken. Unverträglich seien Speisen wie Zwiebeln, Bohnen und Hülsenfrüchte, das löse bei ihm sehr starke Blähungen aus. Überhaupt falle öfter ein dickes Bäuchlein auf. Der Stuhl sei meist sehr weich, von überwiegend grünlicher Farbe. Seitens des Geruchs falle nichts auf.

Die Schlaflage sei wechselnd, kreuz und quer, mal so, mal so. Bei Kratzanfällen schwitze er vermehrt im Nacken. Er habe stets kalte Hände. Beim Zahnen sei er immer wund gewesen.

Auf nochmaliges Nachfragen bestätigt sie, dass die Neurodermitis nach dem Impfen im 4. Lebensmonat so stark geworden sei, allerdings sei das auch die Zeit gewesen, in der sie ihn abgestillt habe.

▶ **Homöopathische Repertorisation**

Folge von Impfungen (SR II 672: u.a. **SULPH**.)
Lernt spät sprechen (SR I 991: u.a. sulph.)
Hautausschläge ringförmig (KK 588/II 182: u.a. Sulph.)
Verlangen nach Fleisch (SR II 255: u.a. **sulph**.)
Schlimmer 23.00 Uhr (SR II 13: u.a. sulph.)

Therapie und weiterer Behandlungsverlauf

Therapie: Am 01.07.1997 Einnahme von **Sulphur lotum C 200** (Schmidt-Nagel, Genf), einmalig drei Globuli.

▶ **Beratung am 12.08.1997**

Befund: Anhaltend schwerste Neurodermitis. Multiple nässende und verschorfte Flecken im Gesicht, Hals verdickt, faltig, am Rücken fast kreisrunde, erhabene und gerötete Flecken, Kniekehlen extrem gerötet und verdickt, Hände eingebunden, zwischen den Fingern laut Mutter immer gerötet und nässend. Das Kind weinte und klammerte sich an die Mutter, es war dramatisch.

Die Mutter berichtete, dass es eigentlich nicht besser geworden sei. Er habe auch einen spastischen Husten bekommen, der vom Hausarzt mit Globuli und Spasmomucosolvansaft behandelt worden sei. Auf Nachfragen ergänzt sie, dass die Haut während des Hustens vorübergehend besser gewesen sei. Jetzt huste er nur noch wenig, sein Infekt sei zurückgegangen. Manchmal sei er richtig aggressiv, wohl durch den schrecklichen Juckreiz. Er verlange immer noch sehr nach Fleisch und Wurst. Die Beilagen lasse er sogar stehen. Manchmal wolle er auch Käse essen. Er könne sich schon gut alleine beschäftigen. Der Stuhl sei eigentlich wieder normal.

Therapie: Abwarten.

▶ **Beratung am 01.09.1997**

Befund: Neurodermitis stellenweise auf jeden Fall gebessert, aber noch immer massiv blutig aufgekratzte Ekzemherde.

Er lache in letzter Zeit etwas mehr, sei fröhlicher geworden, freue sich oft. Auch sein Dickkopf habe etwas nachgelassen. Er schwitze auffallend stark nachts am Kopf. Die Verstopfung und der aufgetriebene Leib seien besser, aber noch vorhanden. Er esse jetzt abwechslungsreicher, aber noch immer gerne Fleisch und Wurst. Die kalten Hände seien nicht mehr aufgetreten. Nachts liege er jetzt entweder auf dem Rücken oder auf den Knien, das halte sich die Waage. Manchmal seien seine Augen nachts halb geöffnet. Er spreche jetzt mehr.

▸ **Homöopathische Repertorisation**

Offene Augen im Schlaf (KK 1137/III 3: u.a. *Lyc.*)
Kopfschweiß nachts im Schlaf (KK 201/I 201: u.a. **Calc.**, *Lyc.*)
Aufgetriebenheit des Leibes bei Kindern (KK 1648/III 514: u.a. **Calc.**, *Sulph.*)

Therapie: Abwarten.

▸ **Beratung am 12.09.1997**

Befund: Neurodermitis wieder schlechter geworden.
Die Rundherde am Rumpf und auch die starken und entzündlichen Ekzemstellen an den Armen und Beinen waren wieder sehr deutlich herausgekommen.
Laut Mutter sei es seit circa zwei Wochen deutlich rückfällig.
Er schwitze extrem am Kopf, wenn er schlafe. Seine Verstopfung und der dickere Leib seien wieder deutlich aufgefallen. Nachts schlafe er jetzt überwiegend auf dem Bauch. Er sei weinerlicher, wieder dickköpfiger, einfach nicht mehr so ausgeglichen und auch beim Reden wieder fauler.

▸ **Homöopathische Repertorisation**

Kopfschweiß nachts im Schlaf (siehe links)
Schlaflage auf dem Bauch (SR III 54: u.a. calc., **lyc.**, **MED.**)
Langsamkeit (SR I 930: u.a. **calc.**)

Therapie: Calcarea carbonica C 200 (Schmidt-Nagel, Genf), einmalig drei Globuli.

▸ **Beratung am 27.10.1997**

Befund: Neurodermitis deutlich gebessert hinsichtlich der Rundherde, jedoch seit kurzem wieder deutlichere Ekzeme an den Handgelenken, Armen und Beinen sowie am Hals.
Sie seien in einer Kur an der Nordsee gewesen, was ihm gut getan habe, allerdings habe er dort eine kortisonhaltige Creme erhalten. Seit kurzem trete es jedoch schon wieder auf. Insgesamt war der Befund auf jeden Fall gegenüber Juli 1997 deutlich gebessert.
Er sei sehr anhänglich, weine leicht, sei sensibel. Der Kopfschweiß sei besser, aber noch vorhanden. Nachts wache er in letzter Zeit ab und zu auf, weine und wisse dann gar nicht, was los sei. Er habe keinen guten Appetit, esse gerne Karotten, Nudeln, Wurst, Käse und Weintrauben. Er leide anhaltend unter Verstopfung, sein Stuhl sei sehr hart. Der Durst sei eher zu gering. Zwischen den Beinen, in den Leisten, sei er häufiger wund.
Therapie: Abwarten.

▸ **Beratung am 14.11.1997**

Befund: Neurodermitis wieder sehr stark. Überall aufgekratzte und blutende Herde. Laut Mutter sei wohl der Kureffekt abgeklungen, es sei fast wieder so schlimm wie im Juli. Sonst gebe es nicht viel zu berichten. Ab und zu habe er auch wieder Husten, meist kurz nach dem Niederlegen und locker klingend.
Therapie: Calcarea carbonica C 200 (Schmidt-Nagel, Genf), einmalig drei Globuli.

▶ Beratung am 19.12.1997

Anruf der Mutter. Das Mittel habe gut gewirkt, seit einer Woche aber werde alles wieder schlimmer. Er sei auch wieder weinerlicher, verzweifelt wegen des ständigen Juckreizes.
Therapie: Calcarea carbonica M (Schmidt-Nagel, Genf), einmalig drei Globuli.

▶ Beratung am 28.01.1998

Befund: Neurodermitis ganz wesentlich gebessert. Nur noch kleine trockene Stellen über die Arme und Beine verteilt sowie sehr kleine Ekzemherde am Hals und auf den Wangen.
Die Haut sehe zwar laut Mutter wirklich viel besser aus, er kratze aber trotzdem noch recht viel. Er sei recht trotzig, schreie viel, sei leicht beleidigt mit seinen Geschwistern. Immer noch verlange er nach Fleisch, Wurst und sauren Gurken. Der Stuhl sei wechselhaft, mal sei er eher verstopft, dann wieder sei der Stuhl zu weich. Der Geruch sei sauer (KK 1790/III 656: u.a. **Calc.**). Den dicken Leib habe er nicht mehr. Kopfschweiß habe er gestern abend erstmals wieder gehabt. Häufiger klage er über Bauchweh vor dem Stuhlgang. Er knirsche nachts mit den Zähnen (KK 1354/III 220: u.a. Calc.).
Therapie: Calcarea carbonica M (Schmidt-Nagel, Genf), einmalig drei Globuli.

▶ Beratung am 26.03.1998

Befund: Neurodermitis seit dem Wärmeeinbruch vor kurzem schlimmer geworden.
Er schlafe jetzt überwiegend auf den Knien, habe offene Augen im Schlaf. Er sei eigensinniger, zorniger und unzufriedener, sicherlich, weil er sich in seiner Haut nicht mehr wohl fühle. Starke Ängste vor Fremden. Risse an den Ohrläppchen. Deutliche Vorliebe für Süßigkeiten.

▶ Homöopathische Repertorisation

Wetterwechsel von kalt zu warm < (SR II 752: u.a. **lyc.**)
Furcht vor Fremden (SR I 525: u.a. lyc.)
Verlangen nach Süßem (SR II 274: u.a. **LYC.**)

Therapie: Lycopodium C 200 (Schmidt-Nagel, Genf), einmalig drei Globuli.

▶ Beratung am 09.07.1998

Befund: Neurodermitis hervorragend, so gut wie noch nie.
Auffallende Symptome: Er vertrage keinen Spott. Verlangen nach Salatsoße. Ab und zu verstopfte Nase nachts. Sonst keinerlei Klagen oder Auffälligkeiten, auch seine Kontaktschwierigkeiten hätten sich in Luft aufgelöst, er spiele sogar mit fremden Kindern.
Therapie: Abwarten.

▶ Beratung am 07.10.1998

Befund: Seit kurzem wieder stärkere Neurodermitis. Trockene Ekzemstellen vor allem an den Beinen, im Schritt, in den Kniekehlen. Es sei alles sehr gut gewesen, bis vor einigen Wochen, dann habe es sich erneut verschlechtert. In dieser Zeit habe er wieder einmal eine spastische Bronchitis gehabt und deshalb mit Salbutamol inhaliert; es bestünden keine Beschwerden mehr, er inhaliere auch nicht mehr. Bei einem zwischenzeitlich durchgeführten Allergietest habe sich eine Reaktion auf Hausstaubmilben, Pollen und Tierhaare ergeben.
Der Mutter fiel auf, dass er wieder sehr empfindlich gegen Spott geworden sei, keiner dürfe über ihn lachen. Er sei auch wieder allgemein sensibler und weinerlicher. Der Appetit habe nachgelassen, er verlange Saures, Salat, gerne auch Milch. Wenn man ihn sehr reize, könne er auch unvermutet aggressiv werden, vor allem gegenüber seinem Bruder. Bei Zorn könne er sehr intensiv und laut schreien. Der nächtliche Kopfschweiß sei wieder aufgetaucht, jedoch nicht

mehr so stark wie früher. Vermehrt trete eine Wundheit am After auf. Das Bauchweh vor dem Stuhlgang sei immer noch vorhanden, er wolle nicht richtig sauber werden.
Therapie: Calcarea carbonica XM (Schmidt-Nagel, Genf), einmalig drei Globuli.

Beratung am 10.11.1998
Anruf der Mutter. Er sei erkältet, huste nachts im Schlaf. Seine Nase sei verstopft, er rassle laut beim Atmen.

Homöopathische Repertorisation

> Husten im Schlaf (KK 1506/III 372: u.a. *Sulph.*)
> Atmung rasselnd (KK 1479/III 345: u.a. *Sulph.*)
> Nase verstopft (KK 1312/III 178: u.a. *Sulph.*)

Therapie: Sulphur lotum C 200 (Schmidt-Nagel, Genf), einmalig drei Globuli.

Beratung am 15.01.1999
Anruf der Mutter. Er huste wieder, vor allem bei Anstrengung (KK 1495/III 361: u.a. **Sulph.**), seine Lider seien wieder etwas ekzematös und trocken (KK 1150/III 16: u.a. **Sulph.**), auch um den Mund herum deutliche Rötungen (KK 499/II 93: u.a. **Sulph.**).
Therapie: Sulphur lotum C 200 (Schmidt-Nagel, Genf), einmalig drei Globuli.

Beratung am 26.02.1999
Anruf der Mutter. Das Mittel habe wieder geholfen, er sei jedoch schon wieder erkältet, huste wie beschrieben und sei auch wieder „verrotzt". Die Haut sei wieder gut geworden.
Therapie: Sulphur lotum C 200 (Schmidt-Nagel, Genf), einmalig drei Globuli.

Beratung am 01.03.1999
Befund: Neurodermitis bis auf minimal trockene Hautstellen um den Mund herum und an den Lidern bestens.

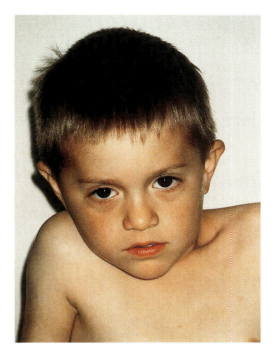

Abb. 78b

Er schaue weg, wenn man ihn ansehe. Anhaltend sei er sehr empfindlich gegenüber Spott.
Er verstecke sich hinter der Mutter, wenn Fremde auf ihn zugehen, sei sehr sensibel und schnell weinend. Auch bei fremden Kindern benötige er erst einmal eine gewisse Anlaufzeit.
Im Dunkeln sehr ängstlich. Nach dem Mittagsschlaf sei er schlecht genießbar, da könne man ihm nichts recht machen. Er habe Verlangen nach Käse und sehr deutlich nach Süßem. Seine Verstopfung mache immer wieder einmal Probleme.
Der Husten sei eigentlich kein Problem mehr.

Homöopathische Repertorisation

> Schüchternheit (SR I 1023: u.a. **CALC.**)
> Verträgt es nicht, angesehen zu werden (SR I 712: u.a. calc.)

> Verlangen nach Käse (SR II 228: u.a. Calc.; von mir ergänzt)

Therapie: Calcarea carbonica XM (Schmidt-Nagel, Genf), einmalig drei Globuli.

▶ **Beratung am 08.06.1999**
Befund: Neurodermitis komplett verschwunden; man sah nur noch ein winziges Risschen am Ohrläppchen.
Es gehe ihm sehr gut, er löse sich jetzt auch zunehmend von der Mutter. Zugenommen habe in letzter Zeit wieder sein Kopfschweiß, auch nachts. Die Ängstlichkeit vor Fremden sei besser, aber noch vorhanden, zu Hause sei er eher vorwitzig. Er niese ab und zu allergisch oder reibe manchmal an den Augen, sonst falle nichts weiter auf. Die Bauchschmerzen vor dem Stuhlgang hätten wieder sehr deutlich zugenommen.
Therapie: Calcarea carbonica XM (Schmidt-Nagel, Genf), einmalig drei Globuli.

▶ **Beratung am 09.11.1999**
Anruf der Mutter. Er sei wieder einmal erkältet und huste vor allem nachts und bei Anstrengung. Es sei wohl das nasskalte Wetter auslösend gewesen.

Therapie: Calcarea carbonica XM (Schmidt-Nagel, Genf), einmalig drei Globuli.

▶ **Letzte Beratung am 28.07.2000**
Befund: Neurodermitis bis auf eine gewisse Trockenheit der Haut komplett verschwunden.
Es gehe ihm sehr gut, außer seiner noch vorhandenen Schüchternheit falle laut Mutter nichts mehr auf, es gehe ihm einfach blendend. Wir vereinbarten daraufhin, die Behandlung zunächst auszusetzen und abzuwarten.

Fallbewertung

Dieser Junge wurde mit einer sehr schweren Neurodermitis des gesamten Hautorgans vorgestellt. Unzählige Therapien waren vorausgegangen, ohne dass es zu einer anhaltenden Besserung gekommen wäre. Dank **Sulphur lotum** und **Calcarea carbonica** entwickelte er sich sehr gut, seine Neurodermitis ging vollständig zurück und seine allgemeine Entwicklung bot ebenfalls viel Grund zur Freude. Abgesehen von sehr seltenen minimalen Stellen ist er (weitgehend) beschwerdefrei.

Kasuistik 79: 2-jähriger Junge

Dieser rothaarige 2-jährige Junge wurde mir erstmals am 15.07.2000 vorgestellt.
Der Untersuchungsbefund zeigte recht scharf begrenzte entzündete Ekzeme in beiden Ellenbeugen und Kniekehlen und trockene rissige Haut an den Ohrläppchen. Der Junge war bei der Untersuchung überaus kooperativ und willig und machte einen sehr braven Eindruck auf mich.

Anamneseerhebung

▶ **Familienanamnese**
In der Familie des Kindes gehäuftes Auftreten von Asthma bronchiale, Heuschnupfen, Allergien allgemeiner Art und einige Krebsfälle. Keine Tuberkulose, keine venerischen Erkrankungen.

Eigenanamnese

Die Schwangerschaftszeit sei für sie, die Mutter, sehr schwer gewesen, sie habe viel Stress gehabt wegen eines Umzugs, darüber hinaus auch noch Ärger mit ihrem Chef, mit dem sie sich überworfen habe. Ihr Sohn sei dann auch schon in der 35. Schwangerschaftswoche geboren worden.

Wegen einer Neugeborenen-Infektion mit Streptokokken habe er gleich viele Antibiotika einnehmen müssen; die Herz- und Lungenreife sei normal gewesen. Mit 35 cm habe er bei einer Geburtsgröße von 48 cm auch einen größeren Kopfumfang gehabt. Bei der U4 wies er leichte Hypertoniezeichen auf; er habe sich sehr steif gemacht beim Wickeln und bei Zorn, teilweise auch heute noch. Er habe spät zu gehen begonnen, erst im 16. Lebensmonat. Anfangs sei er viel nach innen gelaufen, inzwischen sei seine Motorik jedoch gut. Man habe ihr gleich zur Krankengymnastik geraten; die Ärztin habe sie damals ganz verrückt gemacht wegen einer fraglichen Hyperaktivität. Der Zahneinschuss sei im 9. Monat gewesen, diesbezüglich habe es nie Auffälligkeiten gegeben. Sprachliche Entwicklung normal. Geimpft sei er nur gegen Tetanus und Polio.

Spontanbericht und zusammenfassende gezielte Befragung

Die Neurodermitis habe im 3. Lebensmonat begonnen, zuerst im Bereich des Gesichtes, dann sich allmählich auch ausbreitend. Die schlimmsten Stellen seien nun die Ellenbeugen, die Haut zwischen den Fingern und die Kniekehlen.

Bisherige Therapien: Bioresonanzbehandlung, Darmsanierung, von einem Kinderarzt über drei Monate hinweg täglich **Graphites C 30**, von einer Heilpraktikerin Nux vomica, **Calcarea carbonica C 30**. Dies alles habe nichts geholfen, im Gegenteil, sodass sie schließlich auf Kortison umgestiegen seien. Zuletzt vor einer Woche angewendet.

Er leide an schrecklichem Juckreiz, vorwiegend nachmittags ab 17.00 Uhr bis 19.00 Uhr und nachts. Schwitzen verschlimmere, allgemein Hitze. Jahreszeitlich habe man den Eindruck, dass es im Sommer und Winter schlechter und im Frühjahr und Herbst besser sei, aber das sei unsicher.

Bezüglich der Nahrungsmittel habe sie ihn von Anfang an hypoallergen ernährt, nur bei Erdbeeren reagiere er mit Quaddeln. Ein Allergietest habe keine Ergebnisse gezeigt. Er sei ein intellektuell sehr waches Kind. Er fasse alles schnell auf und begreife rasch Zusammenhänge. Ab und zu sei er auch etwas unruhig, lasse sich schnell ablenken und sei dauernd in Bewegung. Beim Essen sitze er ungern länger still. Bei plötzlichen Geräuschen erschrecke er, man könnte sagen, dass er geräuschempfindlich sei. Er habe einen starken Willen und trete sehr selbstbewusst auf. Wenn viele Leute da seien, dann „drehe er durch". Er lache viel, sei oft sehr fröhlich und gar nicht aggressiv, teilweise auch gutmütig.

Schmusen mit den Eltern eher selten, das sei nicht so „sein Ding".

Sein Appetit sei recht durchschnittlich. Deutliche Vorlieben habe er für würzige Speisen wie zum Beispiel saure Gurken, gerne auch Salz und Eier. Abneigungen eigentlich keine. Unverträglichkeiten nur Erdbeeren. Sein Durst sei normal. Er neige zu einem aufgetriebenen Leib, habe häufige Flatusabgänge. Sein Stuhl sei eher weich, grünlich bis bräunlich, ohne auffallenden Geruch. Er schwitze allgemein leicht.

Er schlafe meistens auf den Knien ein, später dann bevorzugt auf dem Bauch. Er habe ständig den Finger im Mund. Er nehme auch alles in den Mund, egal ob Erde, Sand oder Papier.

Homöopathische Repertorisation

Knielage im Schlaf (SR III 59: u.a. **sep.**)
Erdbeeren < (SR II 273: u.a. **sep.**)
Verlangen nach Saurem (SR II 270: u.a. **sep.**)

> Circinäre Hautefflorenszensen (KK 588/II 182: u.a. **Sep.**)

Therapie und weiterer Behandlungsverlauf

Therapie: Am 24.07.2000 Einnahme von **Sepia XM** (Schmidt-Nagel, Genf), einmalig drei Globuli.

▸ **Beratung am 09.09.2000**

Anruf der Mutter: Das Mittel habe sofort gewirkt, es sei deutlich besser geworden, derzeit wieder ein kleines bisschen schlechter.
Therapie: Abwarten.

▸ **Beratung am 10.10.2000**

Das Kind hatte heute bei der Untersuchung einen deutlich gebesserten Hautzustand. Nur noch sehr dezente Reste des Ekzems waren ersichtlich.

Laut Mutter gäbe es nur noch bei Stressfaktoren kurze Momente der Beschwerdezunahme, ansonsten sei es insgesamt wesentlich gebessert. Er kratze fast nicht mehr. Auch die Aufgetriebenheit des Leibes habe nachgelassen, ebenso der Flatus. Seine Unruhe sei noch auffällig. Die Schlaflage auf den Knien sei ab und zu noch zu beobachten, jedoch seltener. Er nehme anhaltend alles in den Mund.
Therapie: Abwarten.
Seitdem kam es zu keinem behandlungsbedürftigen Rückfall mehr.

Fallbewertung

Dieser Junge hatte die ganze schulmedizinische und alternative Therapie bei Neurodermitis mitgemacht, jedoch ohne jeglichen Erfolg. Eine Gabe des richtigen homöopathischen Mittels vermochte diese Therapieresistenz zu durchbrechen und ihn anhaltend stabil zu machen.

Kasuistik 80: 1½-jähriges Mädchen

Das 1½-jährige Mädchen wurde mir erstmals am 27.12.1999 vorgestellt.
Der Untersuchungsbefund zeigte vor allem vor den Ohren und auf den Wangen ein krustöses nässendes Ekzem, des Weiteren trockene Ekzemherde auf den Handrücken, den Unterarmen, den Kniekehlen und Unterschenkeln.

Anamneseerhebung

▸ **Familienanamnese**

In der Familie gehäuftes Vorkommen von trockener Haut, Neurodermitis und Psoriasis.

Keine Hinweise auf Tuberkulose oder venerische Krankheiten.

▸ **Eigenanamnese**

Sie sei das erste Kind. Die Schwangerschaft sei eher schwer gewesen, bei der Geburt habe man zunächst einen Tropf zur Wehenstimulation anhängen müssen, dann sei jedoch alles normal verlaufen. Sie sei 56 cm groß gewesen und habe 3735 g gewogen, der KU sei im Normbereich gewesen. Zahneinschuss im 5. Lebensmonat, Zahnung an sich unproblematisch. Motorisch habe sie sich auch gut entwickelt, gelaufen sei sie im 12. Lebensmonat.

Die sprachliche Entwicklung sei eher verzögert, man habe den Eindruck, dass sie einfach nicht wolle. Reagiere die Mutter nicht auf die Fingerdeutungen, werfe sie sich auf den Boden und schreie und kratze. Im Oktober 1999 sei es zu einer Staphylokokkeninfektion der Haut gekommen, weshalb sie Antibiotika eingenommen habe. Sonst sei sie noch nicht krank gewesen.

▶ **Spontanbericht und zusammenfassende gezielte Befragung**

Sie habe von Anfang an trockene rote Flecke im Gesicht gehabt, im 4. Lebensmonat sei es dann zu einem großflächigen Schub gekommen. Vor allem im Gesicht seien Vereiterungen und starke Entzündungen aufgetreten. Der daraufhin konsultierte Kinderarzt habe dies mit einer antibiotischen Salbe und Antibiotika innerlich behandelt. Bis heute habe sie wegen Vereiterungen schon drei Mal diese Therapie machen müssen. Inzwischen habe es sich auch auf den Körper ausgebreitet. Sie leide unter heftigem Juckreiz, vor allem nachts im Bett, da werde sie alle 30 Minuten wach und kratze, es beginne abends gleich nach dem Hinlegen. Schuld sei wohl die Bettwärme. Sie kratze dann solange, bis alles blute.
Jahreszeitlich könne man keine Unterschiede erkennen. Sie kratze auch bei unerfüllten Wünschen, oder wenn etwas nicht so laufe, wie sie wolle.
In einer Spezialklinik habe sie bei einem Allergietest auf Milch, Erdnüsse, Eier und Soja reagiert. Trotz Diät werde es jedoch immer stärker. Schwitzen und Baden sei am schlimmsten, da nehme es sofort zu. Derzeit werde sie mit einer Kortisonsalbe behandelt. Vom Gemüt her sei sie unruhig und aufgedreht. Sie könne nicht richtig spielen oder sich alleine beschäftigen. Funktioniere etwas nicht gleich, dann werfe sie es in die Ecke. Überhaupt neige sie dazu, leicht jähzornig zu werden, sei von diktatorischem Temperament. Sehr eifersüchtig. Schmusen könne sie eher schlecht, Trost nehme sie aber an.

Ihr Kopfschweiß rieche unangenehm. Diesen habe sie nachts im Bett und nach warmen Getränken. Die Nase laufe viel, hellgrün und manchmal auch durchsichtig. Sie sei anfällig für Husten, manchmal pfeife sie auch beim Atmen.
Im Winter sei dies eher schlimmer, sie huste abends dann oft schon 30 Minuten nach dem Hinlegen. Ihr Appetit sei sehr gering ausgeprägt. Vorlieben habe sie für Fleisch und Wurst, Zucker blank, Pommes, Süßes, Eier und gut gewürzte Sachen. Abneigung gegen Karotten.
Unverträglichkeiten nicht erkennbar. Der Durst sei groß, auch nachts ständig, sie trinke mindestens 3 Liter am Tag. Der Stuhl sei oft breiig und gelblich, auch sehr stark stinkend, stechend, meist faulig. Auch der Urin habe einen penetranten Geruch.
Der Schlaf sei sehr unruhig, mit häufigen Lagewechseln. Sie schwitze sehr schnell und leicht, auch schon bei kleinen Anstrengungen. Die Nägel seien eher brüchig.

▶ **Homöopathische Repertorisation**

Ruhelosigkeit im Sitzen (SR I 856: u.a. sulph.)
Unfähig, zu spielen (SR I 796: u.a. **sulph**.)
Verlangen nach Fleisch (SR II 255: u.a. **sulph**.)
Verlangen Zucker (SR II 273: u.a. sulph.)
Hautausschläge juckend, Bettwärme < (KK 602/II 196: u.a. **Sulph**.)

Therapie und weiterer Behandlungsverlauf

Therapie: Am 10.01.2000 Einnahme von **Sulphur lotum C 200** (Schmidt-Nagel, Genf), einmalig drei Globuli. Kortison setzten wir ab.

▶ **Beratung am 10.02.2000**

Anruf der Mutter. Es gehe deutlich besser.
Therapie: Abwarten.

▶ **Beratung am 03.05.2000**

Hautbefund: Ganz deutliche Besserung, auf den Wangen aber noch recht starke Ekzeme, laut Mutter seit drei Wochen wieder verstärkt. Der Appetit sei besser, die Unruhe eher gleich. Ebenso der Kopfschweiß. Sie huste nicht mehr, der Juckreiz sei besser.
Therapie: Sulphur lotum C 200 (Schmidt-Nagel, Genf), ein einziges Mal drei Globuli.

▶ **Beratung am 08.08.2000**

Hautbefund: Haut ganz hervorragend. Bis auf kleine Reste erscheinungsfrei.
Sie habe vor zwei Wochen ein Ekzema herpeticatum gehabt, welches rasch wieder verschwunden, jedoch lokal vom Hautarzt behandelt worden sei. Jetzt gehe es richtig gut, sie schlafe auch gut.
Therapie: Sulphur lotum M (Schmidt-Nagel, Genf), ein einziges Mal drei Globuli.

▶ **Beratung am 15.11.2000**

Hautbefund: Bis auf kleinere Ekzemstellen an den Lippen alles verschwunden.
Kein Juckreiz mehr. Sehr gute Entwicklung insgesamt, auch das Gemüt sei sehr viel ausgeglichener geworden, keine Unruhe mehr. Auf der Haut komme es nur noch ab und zu mal zu einer kleinen Ekzemstelle, die jedoch keine nennenswerten Beschwerden mehr auslöse. Der Kopfschweiß bleibe aus. Kein Husten mehr. Sehr guter Appetit. Der nächtliche Durst sei gleich. (Meiner Meinung nach handelte es sich um ein ritualisiertes Mutter-Tochter-Verhalten, so dass ich der Mutter riet, ihr nachts nichts mehr zu trinken zu geben, sondern nur noch eine Flasche hinzustellen.) Die brüchigen Nägel seien auch gut.
Therapie: Abwarten.

▶ **Beratung am 12.03.2001**

Hautbefund: Praktisch nichts mehr zu erkennen.
Die gesamte Entwicklung sei einfach hervorragend. Es gäbe überhaupt nichts zu berichten. Kein Husten mehr, guter Appetit, guter Schlaf, gute Sprachentwicklung, kein nächtlicher Durst mehr.
Therapie: Abwarten.

▶ **Letzte Beratung am 26.03.2001**

Anruf der Mutter: Sie kratze in letzter Zeit doch wieder häufiger, die Haut sei jedoch noch immer sehr gut.
Therapie: Sulphur lotum M (Schmidt-Nagel, Genf), ein einziges Mal drei Globuli.
Seitdem ergab sich keine Therapiebedürftigkeit mehr.

Fallbewertung

Dieses Kind hatte eine starke Neurodermitis mit rezidivierenden Superinfektionen im Gesicht, die eine bereits mehrfache Antibiotika- und Kortisonbehandlung erforderlich gemacht hatten.
Darüber hinaus entwickelte sich eine allmähliche Verlagerung des atopischen Prozesses auf die Lunge im Sinne eines beginnenden Asthma bronchiale.
Dank Sulphur lotum konnte dieser Prozess nicht nur aufgehalten, sondern komplett umgekehrt werden, indem die spastischen Hustenbeschwerden verschwanden und auch das Ekzem zur Abheilung kam.

Kasuistik 81:
2½-jähriges Mädchen

Dieses 2 1/2 jährige Mädchen wurde mir erstmals am 08.01.1997 vorgestellt.
Der Untersuchungsbefund zeigte ein gesichtsbetontes Ekzem auf den Wangen, um den Mund herum, hinter den Ohren, am Kinn und in den Ellenbeugen. Das Kind wirkte etwas dicklich, in der Muskulatur etwas hypoton und wies ein dickes Bäuchlein auf. Bei der Untersuchung begann es wie wild zu schreien; es bekam dabei einen knallroten Kopf, wobei sich die Röte bis zum Dekolletee erstreckte.

Anamneseerhebung

▶ **Familienanamnese**

In der Familie kämen Herzrhythmusstörungen, Gicht, Rheuma und Leberzirrhose vor. Keine Tuberkulose, keine Venera.

▶ **Eigenanamnese**

Ihre Tochter sei das zweite Kind. In der Schwangerschaft habe sie starke Übelkeit und viel Erbrechen gehabt, wegen Blutungen und vorzeitigen Wehen habe sie dann ab der 30. Woche liegen müssen und Medikamente bekommen. Die Geburt sei dann komplikationslos abgelaufen.
Ihre Tochter habe sofort eine starke Neugeborenenakne gehabt, ab der 10. Lebenswoche habe es auch zu jucken begonnen. Dann hätten sich langsam die Ekzeme entwickelt, die sich vor allem auf das Gesicht und den Hals erstreckt hätten. Zwischenzeitlich sei auch der ganze Körper betroffen gewesen.
Bisherige Therapien: Sie seien zu einer Kinderärztin gegangen, die sie mit Calcarea carbonica und Viola tricolor behandelt habe, zuletzt alle drei Wochen mit Viola tricolor D 1000. In einem Allergietest habe man eine Eigelballergie festgestellt. Einen Therapieerfolg habe das alles jedoch nicht gebracht.
(Die Mutter wirkte äußerst verzweifelt und musste beim Erzählen immer wieder weinen.)
Der erste Zahn sei im 4. Lebensmonat gekommen; sie habe immer schwer gezahnt, vor allem habe dann auch stets die Haut mit einer Verschlimmerung reagiert.
Gehen im 15. Lebensmonat, Sprachentwicklung normal.

▶ **Spontanbericht und zusammenfassende gezielte Befragung**

Sie leide vor allem nachts unter Juckreiz. Auch nasskaltes Wetter verschlimmere. Bei den Nahrungsmitteln könne sie nichts sehen. Seeluft bessere.
(Mir fiel auf, dass das Kind unverhältnismäßig laut zu schreien begann, als es sich nur leicht an meinem Tisch anstieß.)
Sie schreie im Schlaf auf, ohne davon wach zu werden. Der Gemütszustand sei eigentlich sehr gut, sie sei ein sehr liebes und verschmustes Kind. Spott vertrage sie gar nicht. Sie wirke insgesamt sehr zufrieden, könne sich auch beschäftigen, mache gerne Versteckspiele. Keine auffallenden Ängste. Auf gezieltes Nachfragen: Beim Schreien bekomme sie leicht dunkelrote Flecke im Gesicht und am Hals.
Der Appetit sei groß. Vorlieben deutlich für Wurst, Fleisch, Nudeln, Essig, saure Gurken und Fisch. Keine Abneigungen erkennbar. Im August 1996 habe sie wegen eines Darmpilzes Nystatin genommen. Der Durst sei nicht so sehr groß. Der Stuhlgang sei insgesamt normal, beim Zahnen oder bei Hautschüben jedoch sauer und stinkend.
Der Schlaf sei gut, außer bei Neurodermitisbeschwerden oder beim Zahnen. Sie liege dann gerne in Knie-Ellenbogen-Lage. Häufi-

geres Aufschreien im Schlaf. Schweiß und Frost: Nichts Auffälliges.

▸ **Homöopathische Repertorisation**

Zorn, Gesichtsfarbe rot (SR I 34: u.a. calc.)
Empfindlichkeit Kinder (SR I 899: u.a. calc.)
Aufschreien im Schlaf (SR I 918: u.a. calc.)
Zahnung erschwert (KK 1355/III 221: u.a. **Calc.**)

Therapie und weiterer Behandlungsverlauf

Therapie: Am 12.02.1997 Einnahme von Calcarea carbonica XM (Schmidt-Nagel, Genf), einmalig drei Globuli.

▸ **Beratung am 25.03.1997**
Befund: Die Haut war wunderbar, fast erscheinungsfrei.
Sie habe erst an der Haut reagiert, dann sei es von Woche zu Woche immer besser geworden.
Der Schlaf habe sich auch wesentlich gebessert, sie habe schon bis zu 13 Stunden durchgeschlafen, was vorher nie der Fall gewesen sei. Das nächtliche Aufschreien sei auch ausgeblieben. Das Gemüt sei sehr ausgeglichen, auffallen würde, dass sie jetzt eine Furcht vor Hunden entwickelt habe. Sie trinke jetzt auch mehr. In letzter Zeit sei sie beim Essen auf Käse umgestiegen.
Therapie: Abwarten.

▸ **Beratung am 13.05.1997**
Anruf der Mutter. Ihre Tochter sei vor 14 Tagen gegen Masern, Mumps und Röteln geimpft worden, seit einer Woche habe sie wieder etwas mehr Neurodermitis. Sie sei quengeliger und unzufriedener.
Therapie: Calcarea carbonica XM (Schmidt-Nagel, Genf), ein einziges Mal drei Globuli.

▸ **Beratung am 04.06.1997**
Anruf der Mutter. Es gehe wieder gut.
Therapie: Abwarten.

▸ **Beratung am 26.08.1997**
Anruf der Mutter. Seit 2 Wochen gehe es seitens der Haut wieder schlechter, sie reagiere offensichtlich auf Sonne. Des Weiteren falle auf, dass sie in der sprachlichen Entwicklung etwas langsam sei.
Sie seien jetzt auch an der Nordsee gewesen, wo sich die Haut nicht gebessert, sondern verschlechtert habe. Die Haut sei trockener und juckend im Bereich der Armbeugen und vorne an der Brust (Sonnenallergiereaktion?).

▸ **Homöopathische Repertorisation**

Sonne < (SR II 616: u.a. **NAT-M.**)
Seeluft < (SR II 30: u.a. **nat-m.**)
Furcht vor Hunden (SR I 495: Nat-m.; von mir ergänzt)

Therapie: Natrum muriaticum C 200 (Schmidt-Nagel, Genf), einmalig drei Globuli.

▸ **Beratung am 12.05.1998**
Anruf der Mutter. Es sei alles komplett weg gewesen, jetzt reagiere sie wieder auf die Sonne, bekomme auch Quaddeln beim Schwitzen.
Therapie: Natrum muriaticum C 200 (Schmidt-Nagel, Genf), ein einziges Mal drei Globuli.

▸ **Beratung am 27.07.2000**
Befund: Neurodermitis weiterhin vollständig verschwunden, jedoch jetzt Dellwarzen am Gesäß und an den Beinen.
Seit Mai 1998 sei alles wunderbar gewesen, sie habe keinerlei Beschwerden gehabt. Seit letztem Jahr habe sie aber diese Warzen am Gesäß und an den Oberschenkeln, die von einer Kinderärztin mit **Thuja** und **Calcarea**

carbonica behandelt worden seien, jedoch mit nur mäßigem Erfolg. Sonst habe sie sich gut entwickelt. Symptome seien kaum erkennbar. Im Schlaf sei sie etwas unruhiger geworden. Ab und zu auch Zähneknirschen im Schlaf; Lage wechselnd.
Gegenüber Fremden sei sie immer erst abwartend, nach 10 Minuten taue sie jedoch auf. Sie könne sich gut alleine beschäftigen. Die Furcht vor Hunden sei verschwunden. Der Appetit sei gut. Deutliche Vorliebe für Fisch, Essig und Süßes. Auch sonst gehe es eigentlich sehr gut; die sprachliche Entwicklungsverzögerung habe sie inzwischen aufgeholt. Wir schlossen daher die Behandlung ab.

Fallbewertung

Dieses Mädchen reagierte unglaublich schnell auf das ihr entsprechende homöopathische Mittel **Calcarea carbonica**, indem es innerhalb weniger Wochen zu einer fulminanten Besserung kam. Sie ist nun seit gut vier Jahren beschwerdefrei, wenn man von gelegentlichen Kleinstrezidiven, die nicht therapiebedürftig sind, absieht.

Kasuistik 82: 8 Monate alter Junge

Dieser 8 Monate alte Junge wurde mir erstmals am 09.05.2001 vorgestellt.
Der Untersuchungsbefund zeigte eine trockene Neurodermitis mit zerkratzten Herden vor allem im Gesicht, auf den Schultern, dem Nacken und in den Kniekehlen. Des Weiteren schwächere Ekzemherde am Bauch und Rücken und an den Oberschenkeln.

Anamneseerhebung

▶ **Familienanamnese**
Vorkommen von Akne, trockener Haut, Psoriasis, Heuschnupfen und Diabetes.
Keine Tuberkulose, keine Venera.

▶ **Eigenanamnese**
Schwangerschaft und Geburt seien ohne Besonderheit verlaufen. Bisher im Februar, März und Mai 2001 übliche Impfungen, alles ohne Reaktionen. Noch kein Zahneinschuss bis jetzt.
Noch keine schwerere Krankheit durchgemacht. Die Haut sei bereits zwei Tage nach der Geburt durch Pickel und Trockenheit vor allem im Gesicht aufgefallen; dann habe es sich allmählich auf die Kniekehlen, hinter die Ohren, auf den Nacken und den Rumpf ausgeweitet.
Bisherige Therapien: Mit üblichen Fettsalben, Nachtkerzenöl und einem Juckreiz stillenden Saft zur Nacht, jedoch ohne durchschlagenden Erfolg.

▶ **Spontanbericht und zusammenfassende gezielte Befragung**
Er leide unter starkem Juckreiz, vor allem bei Müdigkeit, abends ab 21.00 Uhr beginne er zu kratzen. Wenn man ihn ausziehe, kratze er ebenfalls sofort. Auch, wenn ihm irgendetwas nicht passe oder wenn er Hunger habe. Wärme scheine zu verschlimmern, vor allem die Bettwärme. Ein kalter Umschlag lindere kurzfristig.
Er habe einen „Storchenbiss" im Nacken. Er neige zu Tränenfluss bei kalter Luft. Eine Striktur des Tränenkanals lasse bereits nach. Viel Ohrenschmalz. Er stecke prinzipiell alles in den Mund. Er sei sehr lebhaft, fast zappelig, immer in Bewegung, je wilder, desto besser. Man könne ihn kaum wickeln. Er beschäftige sich immer wieder mit etwas Neuem.

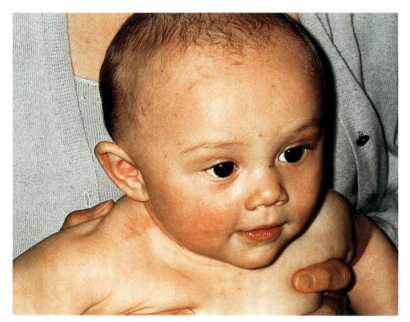

Abb. 82a

Vom Wesen her sei er sehr freundlich und offen und lache mit jedem, fast schon charmant.
Er sei etwas schmerzempfindlich bei Kleinigkeiten. Beim Essen und Trinken gäbe es keinerlei Auffälligkeiten. Sein Stuhlgang sei normal. Er neige zu kaltschweißigen Füßchen. Überhaupt oft kalte Füße.
Das Einschlafen dauere ziemlich, er werfe sich erst einmal hin und her und komme schlecht zur Ruhe. Seine Lieblingslage sei die Knielage. Manchmal zucke er auch im Schlaf zusammen.

▸ **Homöopathische Repertorisation**

Ruhelosigkeit (SR I 835: u.a. **SEP.**)
Tränenfluss durch kalte Luft (KK 1163/III 29: u.a. *Sep.*)
Schlaflage auf den Knien (SR III 59: u.a. *sep.*)
Zucken im Schlaf (KK 900/II 494: u.a. *Sep.*)

Therapie und weiterer Behandlungsverlauf

Therapie: Am 14.05.2001 Einnahme von **Sepia C 200** (Schmidt-Nagel, Genf), einmalig drei Globuli.

▸ **Beratung am 02.08.2001**
Befund: Neurodermitis ganz wesentlich gebessert, bis auf kleinste Reststellen in den Kniekehlen erscheinungsfrei.
Insgesamt sei er auch viel ruhiger geworden. Der Tränenfluss habe aufgehört. Er zucke auch nicht mehr beim Einschlafen.
Therapie: Abwarten.

▸ **Beratung am 16.10.2001**
Befund: Neurodermitis komplett abgeheilt. Er sei jedoch sehr unruhig, könne einfach nicht stillsitzen, er sei gar nicht zu bändigen. Er sei immer unterwegs, klettere, renne. Insgesamt habe die Unruhe wieder zugenommen.

Anamneseerhebung

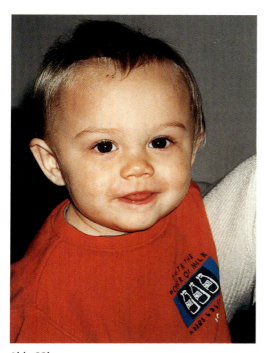

Abb. 82b

Auch mehr Zorn sei beobachtbar, er versuche sogar zu beißen oder zu schlagen. Er sei trotzdem auch freundlich und lache mit fast allen. In letzter Zeit auffallend etwas Furcht vor Dunkelheit. Er möge es nicht, fest gedrückt zu werden. Mit Schmusen habe er es nicht so.
Die Schlaflage sei überwiegend flach auf dem Bauch. Auch wieder mehr Ohrenschmalz beobachtet. Immer noch nehme er sehr viel in den Mund. Vorlieben beim Essen: Nudeln, Soße, gerne Saft, keine Abneigungen feststellbar.
Therapie: Sepia C 200 (Schmidt-Nagel, Genf), ein einziges Mal drei Globuli.

Fallbewertung

Bei diesem Kind kam es dank Sepia zu einer prompten Besserung; seit Herbst 2001 ist er so gut wie erscheinungsfrei. Man wird ihn jetzt noch wegen seiner Unruhe behandeln müssen; seitens der Neurodermitis ist bereits ein sehr schöner Erfolg zu verzeichnen.

Kasuistik 83: 2-jähriges Mädchen

Dieses knapp 2-jährige Mädchen wurde mir erstmals am 23.05.2001 vorgestellt.
Der Untersuchungsbefund zeigte an Armen und Beinen recht deutliche rundliche Ekzemflecken, bei insgesamt sehr trockener Haut.

Anamneseerhebung

▶ Familienanamnese
Vorkommen von Asthma bronchiale, Heuschnupfen und Psoriasis.
Keine Tuberkulose, keine venerischen Erkrankungen.

▶ Eigenanamnese
Schwangerschaft und Geburt seien laut Mutter ohne Auffälligkeit verlaufen.
Der erste Zahn sei im 9. Lebensmonat durchgebrochen, bei der Zahnung sei sie meist schlecht gelaunt und quengelig. Gehen seit dem 14. Lebensmonat, gute grobmotorische Entwicklung.
Sprachlich sehr schnell entwickelnd. Alle üblichen Impfungen, ohne Reaktionen.
An Krankheiten habe sie bis heute nur Erkältungskrankheiten durchgemacht.
Die Neurodermitis habe im 8. Lebensmonat nach dem Abstillen begonnen, zunächst an den Ellenbeugen und Beinen; sie seien zu

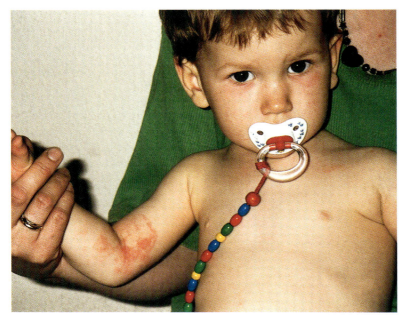

Abb. 83a

einem Hautarzt gegangen, der sie mit verschiedenen Salben, einschließlich einer Kortisonsalbe behandelt habe. Jetzt seien die ganzen Beine und Arme betroffen, einschließlich der Haut unter den Augen. Auch eine homöopathische Behandlung hätten sie schon versucht, jedoch ohne Erfolg. Eigentlich sei die ganze bisherige Behandlung erfolglos verlaufen, im Gegenteil, es werde eher schlimmer.

▸ **Spontanbericht und zusammenfassende gezielte Befragung**

Der Juckreiz sei ständig da, tags wie nachts. Schlechter bei Müdigkeit und wenn sie schlecht gelaunt sei. Sie kratze, sobald sie nichts zu tun habe. So schlimm wie in den letzten Wochen sei es überhaupt noch nie gewesen. Wenn man nicht mache, was sie wolle, kratze sie bis es blute.
Die Hautstellen seien oft rundlich, scharfrandig und zentral blasser als am Rand.
Sie habe lange eine Striktur des Tränenkanals gehabt, jetzt werde es langsam besser. Ihre Haare seien leicht rötlich. Ihr Gemüt sei sehr ausgeglichen, keine Probleme. Auffallend sei nur eine Furcht vor Männern. Sonst habe sie keine Ängste. Sie sei sehr agil, steige überall hinauf, sei sehr geschickt.
Sie habe stets einen aufgetriebenen Leib. Der Appetit sei recht gut. Vorlieben deutlich für saure Gurken, Pommes, Pizza, Salatsoße. Abneigung gegen Eier. Unverträglichkeiten eigentlich keine. Beim Stuhl wechseln sich Verstopfung und Durchfall ab. Insgesamt neige sie eher zu hartem Stuhl.
Ihre Großzehennägel würden leicht splittern, seien eher spröde. Sie schwitze insgesamt leicht, habe aber meist kalte Hände und Füße. Nachts schwitze sie am Kopf. Die Schlaflage sei wechselnd.

▸ **Homöopathische Repertorisation**

Furcht vor Männern (SR I 510: u.a. sep.)
Beschäftigung bessert (SR I 790: u.a. **SEP.**)
Hautausschläge circinär (KK 588/II 182: u.a. **Sep.**)

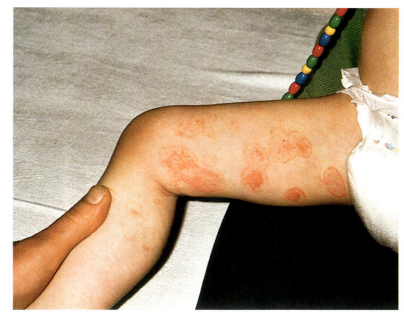

Abb. 83b
Herpes circinatus,
circinäre ringförmige
Hautausschläge.
Herpes, ringförmig
(KK 588/II 182: Anac.,
Anag., Bar-c., Calc.,
Clem., Dulc., *Eup-per.*,
Graph., Hell., Hep., Jod.,
Lith., Mag-c., *Nat-c.*,
Nat-m., Phos., **Phyt.**,
Sep., Spong., Sulf., **Tell.**,
Thuj., **Tub.**)

Therapie und weiterer Behandlungsverlauf

Therapie: Am 23.05.2001 Einnahme von Sepia XM (Schmidt-Nagel, Genf), einmalig drei Globuli.

▶ **Beratung am 21.08.2001**
Befund: Haut zu 95 % besser. Wunderbarer Erfolg. Die auffallenden circinären Hautstellen waren alle verschwunden.
Auch sonst gehe es gut.
Therapie: Abwarten.

▶ **Beratung am 15.11.2001**
Befund: Hervorragend weiterhin, nur am linken Oberschenkel zeigte sich nun wieder ein kleiner rundlicher Fleck, der auch juckte.
Sie fremdle momentan stark. Der Stuhlgang sei zu hart, schmerze, sei auch zu groß.
Sie reiße die Haut an den Nägeln ein. Der Appetit sei eher mäßig. Vorlieben: Gummi-

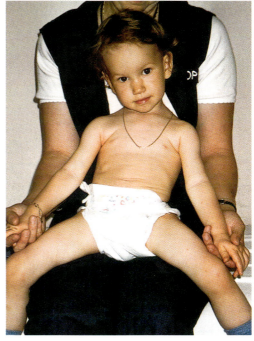

Abb. 83c

bärchen, saure Gurken. Abneigungen: Schokolade.
Therapie: Sepia XM (Schmidt-Nagel, Genf), ein einziges Mal drei Globuli.

▸ **Beratung am 29.01.2002**
Befund: Haut zu fast 100 % in Ordnung.
Der Gemütszustand sei auch wieder besser geworden, auch wenn sie noch immer ihren Sturkopf habe. Momentan auch etwas Trotzphase mit Auf-den-Boden-werfen, Strampeln und Schreien, jedoch im Rahmen des Normalen. Der Stuhl sei noch fest, es gehe aber besser. Sie schlafe gut. Gerne weiterhin Salatgurken und Gummibärchen. Abneigung gegen Eier und Schokolade. Durst weiterhin eher gering. Sie sei sehr geruchsempfindlich geworden.
Therapie: Abwarten.

Fallbewertung

Dieser noch recht junge Fall wird hier vorgestellt, weil er durch die rundlichen und circinären Hauteffloreszenzen sehr interessant ist.

Kasuistik 84: 2-jähriger Junge

Dieser 2-jährige Junge wurde mir erstmals am 20.02.2001 vorgestellt.
Der Untersuchungsbefund zeigte ein trockenes Ekzem betont am Nacken, an den Schultern sowie an den Lidern bei insgesamt sehr trockener Haut.

Anamneseerhebung

▸ **Familienanamnese**
Vorkommen von Ekzemen, Heuschnupfen, Kontaktallergien, Asthma bronchiale. Keine Tuberkulose, keine venerische Erkrankung.

▸ **Eigenanamnese**
Schwangerschaft und Geburt seien laut Mutter normal verlaufen. Der erste Zahn sei frühzeitig gekommen; bei der Zahnung habe er stets wundmachende Stühle gehabt, wozu er auch heute noch neige. Freies Gehen im 15. Lebensmonat. Grobmotorisch sei er kein Kletterkind, er sei eher von der vorsichtigeren Sorte, eher behutsam und abwartend.

Mit dem Sprechen habe er sehr frühzeitig begonnen, auch heute noch rede er eigentlich den ganzen Tag, er singe auch viel. Er habe alle üblichen Impfungen bekommen, ohne erkennbare Reaktionen. Im 4. Lebensmonat habe er eine Bronchitis, im Februar 2001 eine Lungenentzündung rechts gehabt, die jeweils mit Antibiotika behandelt worden seien. Die Neurodermitis sei im August 2000 aufgetreten und dann mit Fettsalben und Kortisonsalben behandelt worden.

▸ **Spontanbericht und zusammenfassende gezielte Befragung**
Die Neurodermitis verursache Juckreiz, der besonders nachts, bei Erregung, bei Verboten und bei starker Bettwärme auftrete. Durch Tomaten komme es zur sofortigen Rötung der Haut.
Er kratze sehr intensiv, fast selbstzerstörerisch. Eine prophylaktische Milcheiweißdiät habe nicht geholfen. Vom Gemüt her falle vor allem seine Genauigkeit auf, die man fast schon als Pingeligkeit bezeichnen könne, je-

der Deckel müsse auf den Topf usw. Er sei sehr kontaktfreudig, aber auch energisch. Er gehe auf andere zu, sei durchaus kontaktfreudig. In seiner Art eher dominant.
Morgens sei er fast immer schon um 6.00 Uhr wach. Der Schlaf habe sich durch die Neurodermitis deutlich verschlechtert. Die Schlaflage sei meistens auf den Knien. Er wache oft auf und müsse auch viel kratzen. Sein Appetit sei durchschnittlich bis gut. Er lasse alles eher abkühlen, bevor er esse. Am liebsten möge er Wurst, Käse und saure Gurken. Der Durst sei schon immer gering gewesen. Er neige zu Fußschweiß. In der rechten Handfläche befinde sich ein Muttermal.

▸ Homöopathische Repertorisation

Gewissenhaft (SR I 180: u.a. **lyc**.)
Abneigung warme Speisen (SR II 279: u.a. **lyc**.)
Schlaflage auf den Knien (SR III 59: u.a. **lyc**.)

Therapie und weiterer Behandlungsverlauf

Therapie: Am 27.02.2001 Einnahme von **Lycopodium XM** (Schmidt-Nagel, Genf), einmalig drei Globuli.

▸ Beratung am 02.05.2001
Befund: Haut deutlich gebessert. Nur noch kleinere trockene Stellen erkennbar.
Der Juckreiz habe deutlich nachgelassen. Er kratze eigentlich nur noch, wenn seinen Wünschen nicht entsprochen werde. Er sei recht halsstarrig, bockig, auch teilweise zornig, werfe dann auch mit Gegenständen. Er sei häufig quengelnd und unzufrieden. Seine dominante Art zeige sich auch gegenüber anderen Kindern. Sein Appetit sei gut, er möge noch immer nichts Warmes. Fußschweiß. Nach wie vor früh um 6.00 Uhr wach werdend. Jetzt schlafe er mehr auf dem Rücken oder in Seitenlage. Wegen einer Mittelohrentzündung habe er Ende April Antibiotika eingenommen.
Therapie: Abwarten.

▸ Beratung am 22.08.2001
Befund: Haut vollständig erscheinungsfrei, keinerlei Ekzeme mehr vorhanden.
Auch sonst gehe es sehr gut. Er sei zwar schon noch ein recht selbstbewusstes und forderndes Persönchen, andererseits auch sehr ausgeglichen und auf andere zugehend.
Auch körperlich konnten wir keine behandlungsbedürftigen Symptome mehr finden, sodass wir uns entschlossen, die Behandlung zu beenden.

Fallbewertung

Auch hier handelte es sich um ein Kind, welches durch vielerlei Maßnahmen erfolglos vorbehandelt worden war und welches dann durch nur eine einzige homöopathische Arznei gesunden konnte.
Man wird sehen, ob dieser Erfolg anhält, kann bis jetzt jedoch von einem beeindruckenden Ergebnis ausgehen.

Kasuistik 85: 2-jähriges Mädchen

Dieses 2-jährige Mädchen wurde mir erstmals am 15.07.1997 vorgestellt.
Der Untersuchungsbefund zeigte eine deutliche Neurodermitis im Bereich der Ellenbeugen, der Kniekehlen und im Nacken, des Weiteren hatte sie ein circa 3 cm großes Atherom auf dem Kopf.

Anamneseerhebung

Familienanamnese
Leer.

Eigenanamnese
In den ersten drei Monaten der Schwangerschaft habe die Mutter wegen Blutungen viel liegen müssen, dann sei jedoch alles normal verlaufen. Auch die Geburt und die frühkindliche Entwicklung zeige keine Besonderheiten. Sie habe früh zu laufen begonnen, das Sprechen habe sogar sehr früh eingesetzt und sie rede überhaupt sehr viel, wolle viel wissen, trete auch sehr selbstbewusst auf. Keine auffallenden frühkindlichen Erkrankungen.
Die Neurodermitis habe Anfang 1997 begonnen, als sie ein Haus gekauft und dieses umfangreich renoviert hätten.

Spontanbericht und zusammenfassende gezielte Befragung
Sie leide vor allem nachts unter starkem Juckreiz. Draußen in der frischen Luft sei es eher besser, in warmen Räumen schlimmer.
Es beginne mit dem Juckreiz im Grunde schon abends in der Einschlafphase. Je mehr sie kratze, umso schlimmer werde es. Sonst könne sie keine sicheren Modalitäten angeben. Nahrungsmittel schienen ebenfalls keine Rolle zu spielen. Klimafaktoren: Keine Erfahrungen.
Das Atherom sei vor vier Monaten vom Hausarzt festgestellt worden.
Sie sei ein sehr eitles und selbstbewusstes Mädchen. Sehr interessiert an allem, frage viel, wolle viel wissen. Man brauche gute Argumente, um sie zu überzeugen, einfach so nehme sie die Dinge nicht hin. Sehr lebhaft in der Art, möchte überall dabei sein.
Ängste vor Geistern, weil der Bruder davon spreche. Abends müsse das Licht anbleiben. Phasenweise sehr dominant und diktatorisch, möchte ihren Kopf durchsetzen. Ihre Nägel wachsen schnell, sie lasse diese jedoch nur sehr ungern schneiden. Beim Essen sei sie eher eigenwillig, man könne nichts Genaues sagen, sie esse einfach nur das, was sie wolle. Bestimmte Vorlieben seien nicht erkennbar, auch keine Abneigungen.
Häufiger sehr kalte Hände, trotzdem Verlangen nach frischer Luft. Beim Einschlafen fasse sie der Mutter immer ins Gesicht. Tagsüber ab und zu zähneknirschend.

Homöopathische Repertorisation

Neugierig (SR I 633: u.a. sep.)
Ekzeme Gelenkbeugen (KK 838/II 432: u.a. Sep.)
Kalte Hände (KK 875/II 469: u.a. **Sep**.)

Therapie und weiterer Behandlungsverlauf

Therapie: Am 31.07.1997 Einnahme von **Sepia XM** (Schmidt-Nagel, Genf), einmalig drei Globuli.

▶ **Beratung am 17.09.1997**
Befund: Neurodermitis ganz deutlich gebessert, viel weichere Haut; auch das Atherom war flacher geworden.
Es sei laut Mutter zunächst etwas schlimmer geworden, dann jedoch zusehends besser. Das Gemüt sei recht zornig und sehr dominant. Wegen des Atheroms lasse sie sich nicht kämmen. Sie sei enorm unruhig, könne nicht lange stillsitzen. (Mir fiel auf, dass sie im Sprechzimmer alles anzufassen versuchte.) Sehr neugierig, rede den ganzen Tag. Sie liebe es, sich zu bewegen, Sport zu treiben. Möchte alles alleine machen, wirke sehr intelligent und einfach fit.
Anhaltend kalte Hände und Füße. Verlangen nach Tomaten.
Therapie: Abwarten.

▶ **Beratung am 22.01.1998**
Befund: Leichte Neurodermitis im Bereich der Handgelenke; das Atherom imponierte als kirschkerngroße Verhärtung.
Es habe laut Mutter seit ungefähr zwei Wochen wieder zugenommen. Sie kratze wieder nachts, bis es blute. Ablenkung bessere. Ausgeprägter eigener Wille, sehr dominant. Beim Anziehen sage sie deutlich, was sie wolle. Enge Kragen liebe sie gar nicht. Sie sei viel zugänglicher geworden, aber das sei momentan rückläufig. Sie lasse Argumente nicht mehr zu. Sie konnte sich bereits viel besser beschäftigen, auch das verschlechtere sich wieder. Der Appetit sei gering. Gerne Kiwi, Mandarinen, Nüsse, Tomaten, besonders gerne Salz.
Therapie: Sepia XM (Schmidt-Nagel, Genf), ein einziges Mal drei Globuli.

▶ **Beratung am 23.01.1999**
Befund: Deutliche Neurodermitis im Bereich Ellenbeugen und Steißgegend. Das Atherom war so gut wie verschwunden.

Seit Weihnachten 1998 nehme die Neurodermitis wieder zu, es sei sehr gut gewesen, praktisch verschwunden.
Jetzt kratze sie wieder vermehrt, vor allem nachts. Sie sei anhaltend sehr temperamentvoll.
Immer noch sehr eitel. Die Furcht vor Dunkelheit habe zugenommen, wenn sie nachts aufwache, schreie sie nach Licht. Deutliche Vorliebe für Saures und Salziges. Immer noch kalte Hände und Füße.
Therapie: Sepia XM (Schmidt-Nagel, Genf), ein einziges Mal drei Globuli.

▶ **Beratung am 24.03.1999**
Befund: Neurodermitis anhaltend in den Ellenbeugen, leicht am Hals und in der Steißgegend.
Das letzte Mal habe Sepia nicht mehr gewirkt, es sei eigentlich gleich geblieben.
Therapie: Natrum muriaticum C 200 (Schmidt-Nagel, Genf), einmalig drei Globuli.

▶ **Beratung am 14.02.2001**
Anlässlich eines Gesprächs erfuhr ich, dass es ihr sehr gut gehe.

Fallbewertung

Die Reaktionen auf Sepia waren jeweils lange und anhaltend, jedoch war schließlich doch ein Arzneiwechsel erforderlich. Möglicherweise hätte ich zuletzt auf **Sepia CM** erhöhen können. Diese Frage ist jedoch nur akademisch von Wert, denn es geht ihr mittlerweile seit 3 Jahren bezüglich der Neurodermitis sehr gut.

Kasuistik 86:
1½-jähriger Junge

Dieser 1½ Jahre alte Junge wurde mir erstmals am 21.02.2001 vorgestellt.
Der Untersuchungsbefund zeigte eine schwerste Ganzkörper-Neurodermitis, die Haut war hochgradig entzündet und gerötet. Hydrocele testis.

Anamneseerhebung

▸ **Familienanamnese**
Vorkommen von Neurodermitis, Heuschnupfen, Urtikaria.
Keine Tuberkulose, keine venerischen Erkrankungen.

▸ **Eigenanamnese**
In der Schwangerschaft habe sie zunächst wegen Blutungen viel liegen müssen.
Bei der Geburt habe er 4390 g gewogen, sei 55 cm groß gewesen und habe einen Kopfumfang von 37 cm gehabt. Er habe laut Mutter starke Dreimonatskoliken gehabt und sei von der Kinderärztin homöopathisch behandelt worden; auch heute noch neige er zu Blähungen, vor allem nachts mit Aufwachen und Bauchweh. Der erste Zahn sei im 6. Lebensmonat gekommen, dabei Husten.
Die grobmotorische Entwicklung sei normal. Sprachlich sei er noch nicht sehr weit. Krankheiten bis jetzt: Er sei etwas anfällig für Husten, habe im Dezember 2000 eine starke Bronchitis mit Fieber gehabt, bei der es ab und zu auch zum Pfeifen gekommen sei.
Die Neurodermitis habe im Frühling 2000 begonnen, als die Sonne herauskam. Dann sei es zu kleinen Stellen an den Wangen gekommen. Im Sommer sei es besser gewesen, um im Herbst wieder schlimmer zu werden. Nach der Bronchitis im Dezember sei die Haut dann geradezu explodiert und die Neurodermitis überall herausgekommen.

Bisherige Therapien: Nur Fettsalben und das homöopathische Mittel **Arsenicum album**, jedoch ohne Erfolg.

▸ **Spontanbericht und zusammenfassende gezielte Befragung**
Er habe ganz schrecklichen Juckreiz, vor allem beim Entkleiden. Schlimmer werde alles durch Wärme, besser durch Ablenkung. (Das Kind quengelte unaufhörlich herum, eine konzentrierte Anamnese war äußerst erschwert.) Zu den Modalitäten könne die Mutter kaum etwas sagen, außer, dass er bei Tomaten gleich rot werde. Ein Allergietest sei noch nicht gemacht worden. Er habe eine Tränengangstenose, die sich gebessert habe.

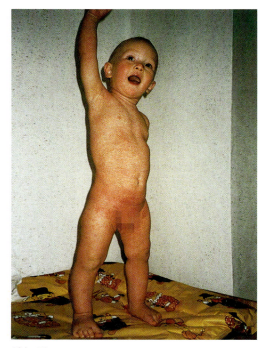

Abb. 86a

Therapie und weiterer Behandlungsverlauf

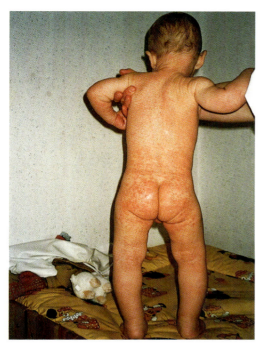

Abb. 86b

Er neige zu vermehrtem Ohrenschmalz. Seine Gemütslage sei eigentlich recht gut, insgesamt fröhlich. Er hänge jedoch sehr an der Mutter. Manchmal sei er auch stundenlang sehr „knatschig", ohne ersichtlichen Grund. Derzeit beginne wohl auch die Trotzphase, denn er könne sehr lange und beharrlich schreien.
(Er wurde nun zunehmend fordernder und unruhiger, nahm keinerlei beruhigende Worte der Mutter an, was sehr anstrengte.)
Er nehme alles in den Mund, vor allem Papier und Erde. Er neige zu Husten, wenn, dann nach dem Hinlegen abends im Bett, in der frischen Luft würde es besser werden. Er erbreche auch leicht beim Husten. Der Appetit sei gut und er werde noch gestillt. Vorlieben: Kartoffeln, Saures, Salatsoße, Essig, Laugengebäck. Abneigungen keine erkennbar. Oft habe er einen Kugelbauch, man höre es auch oft im Leib gluckern. Der Durst sei eher mäßig. Der Stuhl sei überwiegend weich. Er friere eher nicht. Seine Schlaflage sei oft auf den Knien. Ab und zu Daumenlutschen.

▶ Homöopathische Repertorisation

Eigensinnige Kinder (SR I 788: u.a. **TUB**.)
Juckreiz beim Entkleiden (KK 602/II 196: Tub.; von mir ergänzt)
Schlaflage auf den Knien (SR III 59: u.a. **tub**.)

Therapie und weiterer Behandlungsverlauf

Therapie: Am 21.02.2001 Einnahme von **Tuberculinum bovinum XM** (Schmidt-Nagel, Genf), einmalig drei Globuli.

▶ Beratung am 09.04.2001

Anruf der Mutter. Es sei deutlich schlimmer geworden, er kratze wie verrückt, bis es blute.
Sehr kalte Hände. Schnell blaue Lippen. Sonst nichts Neues.
Therapie: Juckreiz stillender Saft zur Nacht, Umschläge mit kaltem schwarzen Tee.

▶ Beratung am 30.05.2001

Befund: Neurodermitis deutlich gebessert, fast keine Ekzeme mehr, nur noch trockene Haut.
Er kratze nur noch beim Entkleiden. Nachts wache er weniger oft auf. Die Blähungen nachts seien fast verschwunden. Die Knielage im Schlaf komme nur noch selten vor. Die Hustenanfälligkeit bestehe noch, vor allem, wenn das Wetter nasskalt sei. Gemütslage besser, ausgeglichener. Er nehme nicht mehr alles in den Mund. Beim Essen falle eine Vorliebe für Käse, Kartoffeln, Butterbrezel und pure Salatsoße auf. Der Kugelbauch sei geringer, auch das Gluckern. Er sei bei Tieren zunehmend ängstlich geworden.
Therapie: Abwarten.

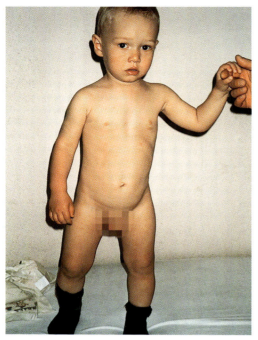

Abb. 86c

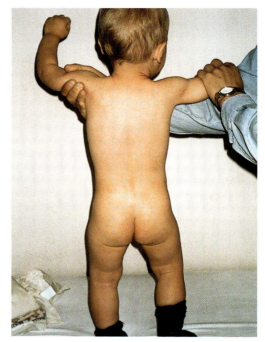

Abb. 86d

▶ **Beratung am 21.06.2001**
Anruf der Mutter. Er habe jetzt wieder seinen Blähbauch. Am Penis und im Nacken komme es zunehmend zu geschwollenen Lymphknoten. Auch sonst habe sie den Eindruck, dass es wieder schlechter werde. Er habe wieder seinen Husten mit Röcheln und Pfeifen. Sein Gemütszustand sei wieder schlechter mit viel Quengeln und Unzufriedenheit.
Therapie: Tuberculinum bovinum XM (Schmidt-Nagel, Genf), ein einziges Mal drei Globuli.

▶ **Beratung am 14.09.2001**
Befund: Neurodermitis so gut wie verschwunden, nur noch kleine trockene Hautstellen vorhanden.
Momentan habe er viele Träume, schlafe unruhig. Verlangen nach Käse, Essig, Kartoffeln. Viel Appetit allgemein. Die Furcht vor Tieren sei weg. Keine kalten Hände mehr.

Rückläufige Lymphknotenschwellungen im Nacken.
Therapie: Abwarten.

▶ **Beratung am 14.01.2002**
Befund: Hervorragend. Keinerlei Neurodermitis zu sehen.
Es gehe ihm sehr gut. Laut Mutter gäbe es keine behandlungsbedürftigen Symptome mehr.
Die Haut habe zwar im Herbst einmal kurz reagiert, sei aber von alleine wieder abgeheilt.
Husten habe er auch seit Herbst nicht mehr gehabt.
Gemüt, Appetit, Schlaf gut, LK-Schwellungen weiter rückläufig, Husten abends im Bett nicht mehr vorhanden.
Wir schlossen die Behandlung bis auf weiteres ab.

Fallbewertung

Dieses Kind konnte einem bei der Erstvorstellung wirklich sehr leid tun, denn es hatte eine gravierende Neurodermitis, die einen starken Leidensdruck verursachen musste.
Dank **Tuberculinum bovinum** gelang eine sehr rasche Besserung, die in eine Beschwerdefreiheit einmündete.
Seitdem war eine Behandlung der Neurodermitis nicht mehr erforderlich.

Im Mai 2002 wurde wegen eines länger anhaltenden Hustens **Tuberculinum bovinum XM** wiederholt.
Beim letzten Telefonat mit der Mutter im September 2002 bestätigte sie mir sein erneut bestes Befinden, auch der Husten sei nicht mehr aufgetreten und bei einer lungenfachärztlichen Untersuchung im Juli sei kein krankhafter Befund erhoben worden.

Kasuistik 87: 2-jähriger Junge

Der 2-jährige Junge wurde mir erstmals am 27.08.1997 vorgestellt.
Der Untersuchungsbefund zeigte eine sehr schwere Neurodermitis, die dadurch gekennzeichnet war, dass sich am ganzen Körper rundliche, fleckartige Herde befanden, fast wie eine generalisierte Impetigo, nur ohne eitrige Beläge. Für eine Neurodermitis ein seltener Befund. Des Weiteren fiel auf, dass es sich um ein eher dickliches, hypotones Kind handelte mit dickem Bauch und recht großem Kopf.
Er war bei der Untersuchung sehr ängstlich und hielt stets Handkontakt zu seiner Mutter.

Anamneseerhebung

▶ **Familienanamnese**
Vorkommen von Heuschnupfen, Erdbeerallergie, Schilddrüsenkrebs, Varikosis und Tuberkulose. Keine venerischen Krankheiten.

▶ **Eigenanamnese**
Die Geburt sei wegen seines großen Kopfes (37 1/2 cm) sehr anstrengend gewesen. Zu gehen habe er erst mit 15 Monaten begonnen. Er habe schon mehrfach Antibiotika wegen Erkältungskrankheiten eingenommen.
Im 6. Lebensmonat sei es zu einer trockenen Haut am Bauch gekommen, die mit einer Kortisonsalbe behandelt worden sei. Im Winter 1996/1997 habe er wieder trockenere Hautstellen an den Füßen gehabt und erneut wurde er mit Kortison behandelt.
Die schlimmere Neurodermitis sei im Mai 1997 ausgebrochen, zunächst in Form von kleinen Pickeln auf den Wangen, weshalb man eine Streptokokkeninfektion angenommen hatte und Antibiotika verordnet habe. Schließlich sei er dann auch noch mit Kortisonsalbe behandelt worden.
Inzwischen habe es sich auf den ganzen Körper ausgedehnt.
Bisherige Therapien: Derzeit mit Nachtkerzenöl, diversen Salben und Juckreiz stillenden Tropfen.

▶ **Spontanbericht und zusammenfassende gezielte Befragung**
Der Juckreiz sei extrem stark. Er kratze dann so heftig, dass sie ohne Kortisonsalbe nicht auskommen würden, letztmals vor zwei Tagen. Wärme verschlimmere ebenso wie Langeweile.

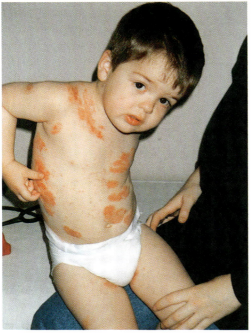

Abb. 87a   Abb. 87b

Ablenkung lindere. Bei den Nahrungsmitteln könne man nichts Sicheres sagen. Jahreszeitliche Einflüsse seien unsicher.
Er sei sehr schüchtern und ängstlich gegenüber Fremden. Er klammere sich dann an das Bein der Mutter. Er lache gerne, sei eigentlich sehr freundlich. Wenn er etwas wolle, könne er aber durchaus sehr dickköpfig werden. Ängste keine. Spielen könne er sehr gut auch alleine. Motorisch sei er eher der ängstliche und vorsichtige Typ, auch auf der Schulter des Vaters sei er ängstlich. Er schlafe mit offenem Mund. Auch sonst falle auf, dass er den Mund oft offen habe.
Sein Appetit sei riesig, da sei er nicht zu bremsen, man könne ihn als „Vielfraß" bezeichnen, schon seit der Babyzeit. Beim Essen konnte er noch nie warten, das müsse immer sofort sein. Vorlieben für Obst, Brot, Kuchen, Nudeln, Kartoffeln, Joghurt. Unverträglichkeiten könne die Mutter keine sehen. Abneigungen auch nicht. Der Durst sei eher normal. Stuhlgang überwiegend weich, aber keine Durchfälle im eigentlichen Sinne. Er neige zum Luftaufstoßen, habe auch stets einen dicklichen Bauch. Der Schlaf sei gut, nachts zehn Stunden, nachmittags drei Stunden. Die Lage wechsle. Die Nägel knicken leicht um. Im Winter hatte er einmal einen Riss in der Mitte der Unterlippe. Phimose.

▶ **Homöopathische Repertorisation**

Kopf groß (KK 185/I 185: u.a. *Calc.*)
Schüchternheit (SR I 1023: u.a. **CALC.**)
Vermehrter Appetit (KK 1557/III 423: u.a. **Calc.**)
Aufgetriebener Leib (KK 1648/III 514: u.a. **Calc.**)
Hautausschläge ringförmig (KK 588/II 182: u.a. *Calc.*)

Therapie und weiterer Behandlungsverlauf

Therapie: Am 29.09.1997 Einnahme von Calcarea carbonica C 200 (Schmidt-Nagel, Genf), einmalig drei Globuli.

▶ Beratung am 16.10.1997
Befund: Anhaltend starke inselartige Hautefforeszenzen diffus.
Anhaltend starker Juckreiz, gleich morgens beim Erwachen beginnend. Beschäftigung bessert.
Gemüt in letzter Zeit etwas zorniger und selbstbewusster, möchte seine Wünsche durchsetzen.
Er sei sehr faul im körperlichen Bereich, lasse sich am liebsten tragen. Bei Fremden weiter sehr ängstlich. Beim Spielen liege er lieber auf dem Boden, um sich nicht anstrengen zu müssen. Der Mund sei noch immer geöffnet, aber nur noch nachts. Man habe den Eindruck, dass seine Nase freier geworden sei. Er sei nicht mehr ganz so verfressen. Er trinke jetzt die Salatsoße blank, den Salat nehme er vorher heraus. Das dicke Bäuchlein sei besser. Das Luftaufstoßen sei weg. Heute nacht sei er erstmals auf den Knien gelegen.
Therapie: Abwarten.

▶ Beratung am 17.12.1997
Befund: Anhaltend gleiche Neurodermitis, kein Fortschritt.
Er weine leicht bei Kleinigkeiten. Bleibend sehr träge und körperlich faul. Anhaltend sehr schüchtern. Er liege jetzt nachts oft in Bauchlage.
Therapie: Calcarea carbonica XM (Schmidt-Nagel, Genf), einmalig drei Globuli.

▶ Beratung am 19.01.1998
Anruf der Mutter. Die Haut sei doch besser geworden.
Derzeit leichter Infekt mit Husten und Schnupfen.
Therapie: Pulsatilla C 30 (DHU) heilte rasch.

▶ Beratung am 11.02.1998
Befund: Neurodermitis vor allem am Rücken wieder seit drei Wochen schlechter geworden, erneut diese fleckartigen Inseln zu sehen; insgesamt zeigte sich die Haut aber auf jeden Fall gebessert gegenüber dem Behandlungsbeginn.
Anhaltend sehr starke Schüchternheit, zu Hause jedoch aggressiver und fordernder geworden.
Da werfe er auch mal Sachen durch die Gegend, sei einfach dickköpfiger geworden, trotziger und wehleidiger. Er wolle alles stets sofort, könne nicht warten. In letzter Zeit falle auf, dass er etwas mehr laufe. Er sei etwas flotter geworden, spiele jetzt auch mal Fußball.
Bei Hunden und Katzen sei er etwas ängstlich. Er schnarche wieder, das sei alles schon verschwunden gewesen.
Der Appetit habe wieder sehr zugenommen, hauptsächlich nach Süßem. Leidenschaftlich gerne Mandarinen. Essigsoße immer noch blank. Gerne Eier. Immer wieder breiiger Stuhl, etwas säuerlich riechend.
Therapie: Calcarea carbonica XM (Schmidt-Nagel, Genf), einmalig drei Globuli.

▶ Beratung am 27.03.1998
Befund: Am gesamten Rücken noch immer dieselben Effloreszenzen, jedoch schwächer ausgeprägt.
Er sei eigentlich sehr lieb, habe aber jetzt ein Schwesterchen bekommen und reagiere mit starker Eifersucht. Er sei noch immer sehr hartnäckig und stur. Er sei sehr ungeschickt und tollpatschig, falle viel hin oder stolpere. Er schnarche noch immer. Die Eiervorliebe habe zugenommen.
Therapie: Calcarea carbonica CM (Schmidt-Nagel, Genf), einmalig drei Globuli.

▶ Beratung am 08.05.1998
Befund: Neurodermitis gebessert, aber noch immer hartnäckig.
Der Juckreiz sei insgesamt besser geworden. Weiterhin extrem schüchtern in der Fremde.

Ungeschicklichkeit noch vorhanden, doch Tendenz besser. Vorliebe für Eier gleich geblieben. Er schnarche noch immer. Stuhlgeruch sauer. Verlangen nach Eis.
Therapie: Calcarea carbonica CM (Schmidt-Nagel, Genf), einmalig drei Globuli.
(Eigentlich waren die drei Monate, die man nach einer CM-Potenz warten sollte, noch nicht vorbei, ich hatte aber einfach das Gefühl, dass er es jetzt schon brauchte.)

▸ **Beratung am 16.07.1998**
Befund: Jetzt deutlich gebessert.
Auch sonst sei alles besser, einschließlich seiner Gemütsverfassung. Die Schüchternheit sei jedoch stets gleich.
Therapie: Abwarten.

▸ **Beratung am 07.09.1998**
Befund: Weitere, jetzt ganz deutliche Besserung. Bis auf kleine Stellen an der Flanke alles verschwunden!
Gemütslage gut, aber sehr wild. Er werfe sich auf den Boden, mehr aus Spaß als aus Wut.
Schüchternheit gleich. Die motorische Entwicklung sei viel besser, er fahre jetzt auch Dreirad. In letzter Zeit falle eine gewisse Ängstlichkeit im Dunkeln auf.
Viel Appetit. Vorliebe Eier, Süßes, Apfeltasche usw. Fußschweiß. Fingernägel weniger brüchig geworden. Die Ungeschicklichkeit sei nicht mehr vorhanden.
Therapie: Abwarten.

▸ **Beratung am 01.10.1998**
Anruf der Mutter. Er habe wieder seine Ekzemstellen am Rücken, kratze wieder blutig.
Therapie: Calcarea carbonica C 200 (DHU), einmalig drei Globuli.

▸ **Beratung am 24.11.1998**
Befund: An der linken Flanke befinden sich wieder drei größere Ekzemflecke.
Trotz Wachstums noch immer im Verhältnis auffallend großer Kopf; Mund geöffnet und Zunge vorgestreckt. Die Schüchternheit sei noch immer dieselbe, gegenüber Fremden sei es einfach schrecklich. Jetzt fange er sogar anderen Kindern gegenüber damit an. Er zupfe viel an den Lippen herum. Die Furcht vor Dunkelheit nehme zu. Der Fußschweiß sei gleich. Ebenso seine brüchigen Fußnägel. Der Stuhl rieche ekelerregend.
Therapie: Trotz der jetzt starken Bezüge zu **Silicea** wollte ich es noch einmal mit **Calcarea carbonica** versuchen und gab ihm Calcarea carbonica C 200 (DHU), einmalig drei Globuli.

▸ **Beratung am 12.02.1999**
Befund: Neurodermitis sehr gut am Rumpf, nur am Oberschenkel eine nässende Stelle sowie verteilt etwas trockene kleinste Stellen.
Die Schüchternheit sei gravierend, ganz schlimm, er verstecke sich jetzt ganz hinter der Mutter, gebe niemandem die Hand, schaue weg. Auch sonst gleichbleibende Symptome.

▸ **Homöopathische Repertorisation**

Schüchternheit (SR I 1023: u.a. **SIL**.)
Stuhl übelriechend (KK 1790/III 656: u.a. **Sil**.)
Vermehrter Appetit (KK 1557/III 423: u.a. **Sil**.)
Fußschweiß (KK 931/II 525: u.a. **Sil**.)
Brüchige Nägel (KK 914/II 508: u.a. **Sil**.)

Therapie: Silicea XM (Schmidt-Nagel, Genf), einmalig drei Globuli.

▸ **Beratung am 21.05.1999**
Befund: Rumpf und Arme sehr gut, fast nichts zu sehen, Beine jedoch mit Ekzemflecken.
Die Schüchternheit sei etwas besser geworden. Die feuchten Füße seien gleich. Der Stuhlgeruch sei etwas weniger stark, aber noch intensiv. Die Brüchigkeit der Fußnägel

habe nachgelassen. Die Furcht vor Tieren habe zugenommen.
Therapie: Abwarten.

▸ **Beratung am 18.08.1999**
Befund: Ekzeme der Beine jetzt abgeklungen. Auch sonst recht gut, am Rücken aber erneut Flecken.
Er wirkte jetzt wieder extrem schüchtern auf mich, gab mir keine Hand zur Begrüßung.
Seine Tierängste hätten deutlich zugenommen. Er habe eine auffallende Unruhe in sich, könne gar nicht mehr ruhig spielen. Er sei verquengelt und unzufrieden. Immer noch sehr trotzig, es nehme sogar fast zu. Auf alles erfolge erst einmal ein kategorisches „Nein".
Dunkelangst deutlicher. Immer noch starker Stuhlgeruch, faulig.

▸ **Homöopathische Repertorisation**

> Furcht vor Tieren (SR I 479: u.a. **tub**.)
> Antwortet Nein auf alle Fragen (SR I 50: u.a. **tub**.)
> Unzufrieden (SR I 402: u.a. **tub**.)
> Herausfordernd, trotzig (SR I 201: Tub.; von mir ergänzt)
> Ruhelosigkeit (SR I 835: u.a. **tub**.)

Therapie: Tuberculinum bovinum XM (Schmidt-Nagel, Genf), einmalig drei Globuli.

▸ **Beratung am 25.11.1999**
Befund: Deutlich schlechter. Wieder inselartige Flecke diffus am ganzen Körper verteilt. Auch sonst keinerlei positive Entwicklung erkennbar. **Tuberculinum** hatte nichts bewirkt.
Wieder extrem schüchtern. Oft unruhig im Sitzen, ungeduldig, quengelig. Sehr unentschlossen in allem. Sehr pingelig, müsse alles aufheben. Gehe nicht gerne auf die Toilette, wenn er nicht alleine sei. Deutliche Süßvorliebe. Muss alles anfassen. Sehr geruchsempfindlich. Kopfschweiß abends im Bett. Oft Bauchweh, übelriechender Flatus und vor allem abends aufgetriebener Leib.

▸ **Homöopathische Repertorisation**

> Furcht vor Fremden (SR I 525: u.a. lyc.)
> Gewissenhaftigkeit (SR I 180: u.a. **lyc**.)
> Unentschlossenheit (SR I 650: u.a. **lyc**.)
> Verlangen nach Süßem (KK 1619/III 485: u.a. **Lyc**.)
> Aufgetriebenheit des Leibes (KK 1661/III 527: u.a. **Lyc**.)

Therapie: Lycopodium XM (Schmidt-Nagel, Genf), einmalig drei Globuli.

▸ **Beratung am 14.02.2000**
Befund: Hautbefund hervorragend; so gut wie noch nie.
Es habe sehr gut gewirkt; seit einer Woche kratze er erst wieder. Das könnte auch daran liegen, dass er kurz zuvor wegen einer Lungenentzündung ein Antibiotikum eingenommen habe.
Die Furcht vor Fremden sei auch fast weggewesen, nehme seitdem ebenfalls wieder zu. Die Unentschlossenheit und die Unruhe im Sitzen sei gleichbleibend. Er müsse auch noch alles anfassen. Stuhlgeruch jetzt normal. Keine Bauchschmerzen mehr. Noch immer sehr gewissenhaft in seiner Art. Blähungen ausgeblieben.
Therapie: Lycopodium XM (Schmidt-Nagel, Genf), einmalig drei Globuli wegen der antibiotikabedingten Störung.

▸ **Beratung am 15.05.2000**
Befund: Haut sehr gut.
Er wirke auch selbstbewusster in der letzten Zeit. Seine Schüchternheit sei besser, er spreche jetzt sogar andere Leute an. Die Unentschlossenheit nehme wieder deutlich zu, auch die Unruhe, was alles schon besser gewesen sei. Die Pingeligkeit sei noch immer vorhanden, das falle sehr auf.

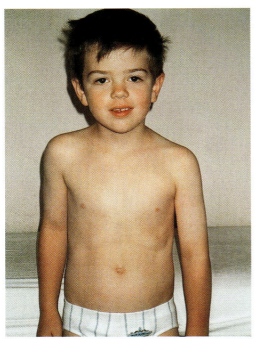
Abb. 87c

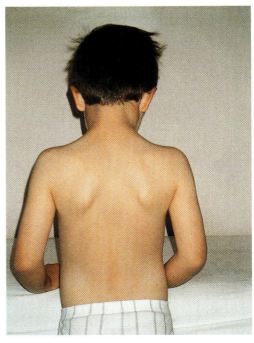
Abb. 87d

Die Geruchsempfindlichkeit sei geringer. Seit kurzem sei ab circa 17.00/18.00 Uhr der Bauch wieder so aufgetrieben.
Therapie: Lycopodium CM (Schmidt-Nagel, Genf), einmalig drei Globuli.

▸ Beratung am 27.09.2000
Befund: Praktisch alles verschwunden.
Seine Schüchternheit habe jetzt wieder ein bisschen zugenommen, insgesamt sei sie jedoch besser. Er sei wieder äußerst stur und dickköpfig. Er könne nichts hergeben. Anhaltend zappelig im Sitzen. Im Kindergarten sei er eher ein Einzelgänger. Die Pingeligkeit sei gleich geblieben. Vorliebe für Süßes sehr stark. Kopfschweiß im Schlaf. Wieder zunehmende Dunkelangst.
Therapie: Lycopodium CM (Schmidt-Nagel, Genf), einmalig drei Globuli.

▸ Beratung am 26.04.2001
Befund: Bis auf kleinste Stellen Haut sehr gut.
Seit fünf Wochen chronisch verstopfte Nase. Schnarcht nachts vermehrt. Ansonsten sei alles eher gleich bleibend, so wie bereits beschrieben.
Therapie: Lycopodium MM (Schmidt-Nagel, Genf), einmalig drei Globuli.

▸ Beratung am 23.09.2001
Befund: Sehr gut, praktisch erscheinungsfrei.
Es gehe ihm insgesamt sehr gut. Bei der heutigen Besprechung konnten wir keine behandlungsbedürftigen Symptome mehr sehen. Er ist zwar anhaltend unentschlossen, neigt zur Unruhe usw., alles jedoch in einem normalen Rahmen, der keiner Behandlung bedarf.
Therapie: Abwarten.

▶ **Beratung am 07.03.2002**
Derzeit wieder etwas kleinere Ekzemflecke nur an den Beinen bei sonst gutem Befinden.
Therapie: Lycopodium MM (Schmidt-Nagel, Genf), einmalig drei Globuli.

Fallbewertung

Dieser Junge hatte eine recht schwere diffuse Neurodermitis mit äußerst seltenen Effloreszenzen. Die anfängliche Therapie mit Calcarea carbonica war sicherlich richtig, hingegen die mit Silicea und Tuberculinum bovinum falsch. Das entscheidende Mittel war letztlich Lycopodium, auf das ich zuerst leider nicht gekommen bin.
Dies zeigt einmal mehr, dass Geduld und Durchhaltevermögen belohnt werden. Es gelang zwar noch nicht, ihn vollständig und dauerhaft zu gesunden, indem es noch selten zu kleinen Rückfällen kommt, jedoch stimmt der Weg und seine Entwicklung ist hervorragend.

Kasuistik 88: 1-jähriges Mädchen

Das knapp 1-jährige Mädchen wurde mir erstmals am 28.02.2000 vorgestellt.
Der Untersuchungsbefund zeigte ein periorales entzündliches und feuchtes Ekzem bei insgesamt trockener Haut.

Anamneseerhebung

▶ **Familienanamnese**
Vorkommen von Heuschnupfen, Neurodermitis, MS und Arthrose.
Keine Tuberkulose, keine venerischen Krankheiten.

▶ **Eigenanamnese**
Wegen einer gewissen Wehenschwäche sei die Geburt um eine Woche über dem berechneten Geburtstermin gewesen. Es sei gleich eine Neugeborenenakne aufgefallen, vor allem im Gesicht und am Rücken. Wegen einer leichten Hüftdysplasie sei sie breit gewickelt worden.
Den ersten Zahn habe sie im 8. Lebensmonat bekommen, insgesamt zahne sie nicht auffällig.
Seit zwei Wochen gehe sie nun schon an der Hand. Normale sprachliche Entwicklung. In der 4. Lebenswoche erhielt sie eine Dreifach-Impfung einschließlich einer Hepatitis-Impfung, seitdem habe sie eine Rotznase, die nie mehr weggegangen sei, trotz mancher homöopathischer Behandlungsversuche. Es sei ein meist grünliches Sekret. Die Neurodermitis bestehe seit November 1999; diese wurde von einer Kinderärztin mit **Sulphur lotum LM 6** behandelt, was jedes Mal eine Verschlimmerung hervorgerufen habe.

▶ **Spontanbericht und zusammenfassende gezielte Befragung**
Die Neurodermitis erscheine stets im Gesicht, immer um den Mund und am Kinn. Es sei feucht, vesikulös, auch krustig. Juckreiz habe die Mutter noch nicht bemerkt, wohl aber eine starke Verschlimmerung des Ekzems durch den starken Speichelfluss. Nach dem Essen sei alles schlimmer. Auf Kuhmilch reagiere sie allergisch. Im Winter sei es eher schlechter, da sei sie sich aber nicht sicher. Ein Allergietest wurde noch nicht durchgeführt, auch keine Abstriche von der Haut

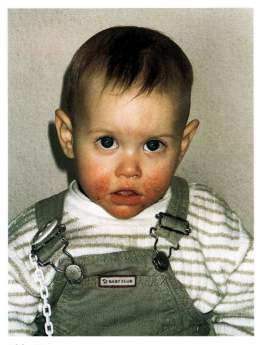

Abb. 88a

oder Stuhluntersuchungen. Sehr frostige Luft verschlimmere ebenfalls, auch nachmittags sei es eher schlechter.
Bei Müdigkeit fasse sie sich oft ans Ohr. Sie ziehe gerne an den Haaren der Mutter. Sie reibe bei Müdigkeit viel die Augen. Etwas vermehrter Ohrenschmalz, mehr rechts. Ihr Gemütszustand sei insgesamt als ausgeglichen zu bezeichnen. Ängste seien nicht deutlich zu beobachten, nachts wolle sie jedoch ein Licht haben. Schmusen sei nicht ihre Stärke, das lasse sie nur zu, wenn sie es selber wolle. Sie müsse schon von alleine kommen.
Trostakzeptanz eher schlecht. Bei Widerspruch könne sie schreien wie am Spieß, sie habe dann eine ausgeprägte Hartnäckigkeit. Sie tanze und singe ausgesprochen gerne.
Ihr Leib sei oft kleinkindartig vorgestreckt. Der Appetit sei so einigermaßen, im November 1999 habe sie einmal Untergewicht gehabt. Keine deutlichen Vorlieben zu erkennen, keine Abneigungen außer Getreidebrei.

Der Durst sei schon sehr groß. Der Stuhlgang sei meist 2-mal täglich; er rieche äußerst stark. Urin sei normal. Sie habe immer warme Hände und Füße, schwitze leicht an den Füßen. Der Schlaf sei ordentlich, meist liege sie auf dem Bauch.
Nach dem Mittagsschlaf sei sie meist quengelig und knatschig.

▸ Homöopathische Repertorisation

Hautausschläge um den Mund (KK 499/II 93: u.a. *Calc.*)
Stockschnupfen (KK 1312/III 178: u.a. *Calc.*)
Stuhl übelriechend (KK 1790/III 656: u.a. *Calc.*)
Milch < (SR II 256: u.a. **CALC.**)
Aufgetriebenheit des Leibes (KK 1661/III 527: u.a. *Calc.*)

Therapie und weiterer Behandlungsverlauf

Therapie: Am 25.03.2000 Einnahme von Calcarea carbonica XM (Schmidt-Nagel, Genf), einmalig drei Globuli.

▸ Beratung am 29.05.2000

Befund: Haut zu 90 % besser.
Es sei schon fast verschwunden gewesen, jetzt zahne sie jedoch seit einer Woche, seitdem sei es wieder etwas mehr. Der Stuhl rieche seitdem auch wieder intensiver. Der chronische Schnupfen sei viel besser gewesen, auch hier zeige sich nun eine Verschlechterung. Der Speichelfluss habe sich normalisiert.
Auf Kuhmilch habe sie nicht mehr reagiert. Sie reibe auch nicht mehr so viel an den Augen. Gute motorische Entwicklung, deutlicher Fortschritt. Wieder aufgeblähter Leib nach dem Essen. Sie schlafe jetzt phasenweise auf den Knien, oft noch auf dem Bauch.
Therapie: Calcarea carbonica XM (Schmidt-Nagel, Genf), einmalig drei Globuli.

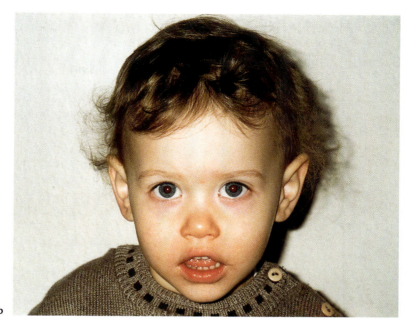
Abb. 88b

▸ **Beratung am 12.09.2000**
Befund: Haut bis auf minimalste Reste erscheinungsfrei.
Der Blähbauch komme immer noch ab und zu vor, so etwa alle 6–8 Wochen. Sie schlafe weiterhin auf dem Bauch und zunehmend auch auf den Knien. Der Speichelfluss sei wieder verstärkt, fadenziehend. Der Stuhlgeruch sei normal. Milch vertrage sie problemlos. Sie ziehe auch nicht mehr an den Haaren. Es falle ihr großes Tanzverlangen auf. Schmusen anhaltend selten.
Therapie: Abwarten.

▸ **Beratung am 07.02.2001**
Befund: Keine Neurodermitis mehr festzustellen.
Immer noch ab und zu Blähbauch. Zunehmend häufige Schlaflage auf den Knien. Bei Zorn schlage sie zu, sie sei auch trotziger geworden. Tanzen immer noch sehr gerne. Verlangen nach Käse. Viel Durst schon beim Erwachen.

▸ **Homöopathische Repertorisation**

Schlaflage auf den Knien (SR III 62: u.a. **sep.**)
Herausfordernd, trotzig (SR I 201: u.a. **sep.**)
Verlangen zu tanzen (SR I 192: u.a. **sep.**)
Verlangen nach Käse (SR II 228: u.a. **sep.**)

Therapie: Sepia C 200 (Schmidt-Nagel, Genf), einmalig drei Globuli.
Seitdem bedurfte sie wegen der Neurodermitis keiner Behandlung mehr und wurde nur noch wegen allgemeiner Infekte behandelt.

Fallbewertung

Dieses liebe und sympathische Mädchen war vor meiner Behandlung bereits erfolglos homöopathisch behandelt worden. Dank **Calcarea carbonica** kam es zu einer sehr schnellen Beschwerdefreiheit.

Kasuistik 89:
5 Monate altes Mädchen

Dieses 5 Monate alte Mädchen wurde mir erstmals am 10.07.2001 vorgestellt.
Der Untersuchungsbefund zeigte ein gesichtsbetontes Ekzem; des Weiteren Ekzemstellen an den Ohrmuscheln, den Achseln, an der rechten Wade und am Hals, rechts schlimmer als links.
Leichte Ekzeme in den Ellenbeugen und Kniekehlen.
Die Ohren wiesen eine starke Absonderung von Cerumen auf.

Anamneseerhebung

▶ Familienanamnese
Vorkommen von Allergien, Asthma, Neurodermitis, Schilddrüsenerkrankungen und Arthrose.
Keine Tuberkulose, keine venerischen Erkrankungen.

▶ Eigenanamnese
Laut Mutter sei es in der Schwangerschaft zu einem Blutdruckanstieg und zu starken Ödemen gekommen, weshalb man sie eine gewisse Zeit stationär behandelt habe.
Geburt durch Kaiserschnitt; Geburtsgewicht 4250 g, 56 cm groß und 37 cm Kopfumfang.
In der 3. Lebenswoche habe sie starke Blähungskoliken entwickelt.
In der 7. Lebenswoche habe sie im Schlaf plötzlich mit dem Atmen aufgehört, in der daraufhin aufgesuchten Kinderklinik habe man aber nichts feststellen können. Seitdem sei es auch nicht mehr aufgetreten. Die Neurodermitis habe sich gleich nach der Geburt in Form von trockenen Hautflecken im Gesicht gezeigt, beginnend auf der rechten Wange. Dann sei es in die rechte Ellenbeuge gewandert und schließlich zur rechten Achselfalte.
Letztlich sei es jeweils auch auf die jeweils linke Seite übergegangen.
Seitdem werde es eher mehr, trotz Therapie mit diversen Pflegecremes.

▶ Spontanbericht und zusammenfassende gezielte Befragung
Sie habe vor allem nachts starken Juckreiz. Zunächst habe sie sich hauptsächlich die Wangen am Kissen gescheuert, jetzt kratze sie zunehmend auch mit den Händen. Die Hauptzeiten liegen bei 3.00 und 5.00 Uhr. Warmes Sommerwetter bessere, bei nasskaltem Wetter werde es eher schlechter. Nach dem Baden sei die Haut sehr trocken, auch nach Wolle röte sie sich mehr.
Seitens der Ernährung könne man nichts sagen, da sie noch hypoallergen ernährt werde.
Sie sei ein fröhliches und ausgeglichenes Kind. Sie wirke stets sehr ruhig. Derzeit fremdle sie, weine bei Fremden. Sie habe seit der Geburt sehr viel Ohrenschmalz. Die Ohrmuschel sei auch ekzematös. Bei Neurodermitisschüben werde die Haut um die Augen ganz rot und schuppig.
Der Appetit sei riesengroß, da könne sie schnell ungeduldig werden, wenn es nicht schnell gehe. Sie esse sehr rasch und sei dann gleich satt. Stuhlgang normal geformt, aber stark stinkend, eher säuerlich. Sie neige zu einwachsenden Fingernägeln.
Nachts habe sie Schweiß im Bereich des Nackens, wenn sie drauf liege. Etwas Fußschweiß. Sie versuche immer, nachts die Füße aus dem Bett zu strecken. Seit zwei Wochen liege sie meistens auf den Knien und Ellenbogen. Bei zunehmendem Mond schlafe sie schlechter.

▶ **Homöopathische Repertorisation**

Rechte Seite, dann links (SR II 591: u.a. **LYC.**)
Knie-Ellenbogen-Lage im Schlaf (SR III 59: u.a. **lyc.**)
Schnelle Sättigung (KK 1556/III 422: u.a. **Lyc.**)
Vermehrtes Cerumen (KK 1227/III 93: u.a. Lyc.)
Zunehmender Mond < (SR II 370: u.a. **lyc.**)

Therapie und weiterer Behandlungsverlauf

Therapie: Am 16.07.2001 Einnahme von Lycopodium C 200 (Schmidt-Nagel, Genf), einmalig drei Globuli.

▶ **Beratung am 17.09.2001**
Befund: Fast 100 % erscheinungsfrei! Hervorragender Befund.
Therapie: Abwarten.

▶ **Beratung am 21.11.2001**
Befund: Haut vollständig erscheinungsfrei, nichts mehr zu sehen.

Juckreiz nachts vorbei.
Immer noch Schlaflage auf den Knien. Keine Reaktion mehr auf zunehmenden Mond. Seit vier Wochen habe sie einen Infekt, huste häufiger, sei verschnupft, wohl im Rahmen der Zahnung.
Therapie: Lycopodium C 200 (Schmidt-Nagel, Genf), einmalig drei Globuli.

▶ **Beratung am 20.02.2002**
Befund: Hervorragend, „butterweiche" und zarte Hautbeschaffenheit; keinerlei Besonderheit.
Auch sonst gehe es blendend.
Sie schlafe gut, das Gemüt sei sehr ausgeglichen, keine Infektzeichen mehr, Stuhlgeruch normal.
Bei diesem anhaltend guten Befinden beschlossen die Mutter und ich, die Behandlung zu beenden.

Fallbewertung

Dieses Mädchen wurde dank Lycopodium beschwerdefrei. Der Behandlungsverlauf war unkompliziert. Man wird sehen, wie sie sich weiterentwickelt.

Kasuistik 90: 9 Monate altes Mädchen

Dieses 9 Monate alte Mädchen wurde mir erstmals am 11.06.1999 vorgestellt.
Der Untersuchungsbefund zeigte eine schwerste Ganzkörperneurodermitis. Die gesamte Haut bis auf den Windelbereich war von entzündlichen, stark geröteten, stellenweise nässenden Ekzemen bedeckt. Hier lag eine sehr schlimme Ausprägung der Neurodermitis vor.

Anamneseerhebung

▶ **Familienanamnese**
Vorkommen von Thrombozytopenie und Diabetes.
Keine Tuberkulose, keine venerischen Erkrankungen.

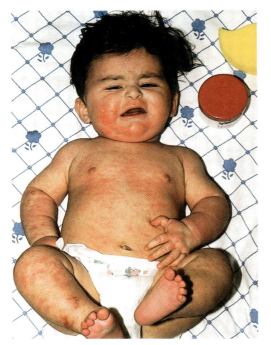

Abb. 90a

Eigenanamnese

Laut Mutter sei sie ihr zweites Kind. In der Schwangerschaft und bei der Geburt sei alles normal verlaufen. Anfangs sei ein Nabelbruch aufgefallen, der sich aber bereits zurückbilde.

Geimpft wurde sie erst einmal, im Februar 1999. Bis heute sei noch kein Zahn durchgebrochen.

Die Neurodermitis sei in der 5. Lebenswoche aufgetreten, rasch sei es zu einer Generalisierung über den ganzen Körper gekommen. Im Februar 1999 sei sie wegen einer schweren Superinfektion stationär im Krankenhaus gewesen, im März 1999 wegen einer erneuten Infektion. Dort wurde überwiegend mit Kortison, Harnstoff und Fettsalben behandelt. Derzeit nehme sie überwiegend Harnstoffsalben.

Spontanbericht und zusammenfassende gezielte Befragung

Sie habe starken Juckreiz nachts. Bis 2.00 Uhr schlafe sie, dann kratze sie jedoch bis morgens durch, bis alles blute und nässe. Bettwärme verschlimmere, Abkühlung lindere. Sie könne gar keine Bettdecke auf sich vertragen. Bei schwülem Wetter sei es auch schlimmer. Juckreiz sofort beim Entkleiden. Laut Hausarzt liege eine Milcheiweißallergie vor.

Sonst gehe es ihr gut. Sie sei im Grunde ihres Herzens ein fröhliches und gerne lachendes Kind. Sie spiele auch sehr gut alleine, könne sich gut beschäftigen und wirke zufrieden. Sie habe auch einen starken Dickkopf, lasse sich aber recht schnell auch wieder beruhigen. Im Dunkeln sei sie sehr ängstlich. Derzeit leide sie wegen des Ekzems an Haarausfall. Sie zahne langsam, da tue sich noch nichts, oder vielleicht doch, denn es falle jetzt viel Speichelfluss auf.

Sie neige zum Husten, vor allem bei nasskaltem Wetter. Manchmal pfeife sie auch nachts im Schlaf. Der Mund sei nachts stets geöffnet. Schlaflage meist seitlich, selten auf dem Bauch.

Der Appetit sei sehr gut. Stuhlgang mehrmals täglich, ohne Auffälligkeiten. Sie neige zu Handschweiß. Die Anamnese war wegen der fremdsprachigen Eltern etwas schwierig.

Homöopathische Repertorisation

Trotz der massiven Neurodermitis bot dieses Kind keine starken Auffälligkeiten im homöopathischen Sinne, sodass ich mich teilweise auf meine Intuition verließ und folgende Symptome auswählte:

Pavor nocturnus (SR I 61: u.a. **calc.**)
Zahnung langsam (KK 1355/III 221: u.a. **Calc.**)
Nasskaltes Wetter < (SR II 753: u.a. **CALC.**)
Milch < (SR II 256: u.a. **CALC.**)

Therapie und weiterer Behandlungsverlauf

Therapie: Am 24.06.1999 Einnahme von Calcarea carbonica XM (Schmidt-Nagel, Genf), einmalig drei Globuli.

▸ Beratung am 22.07.1999
Befund: Haut gebessert, Kopf und Rumpf deutlich besser, Arme und Beine noch schlecht (Hering-Verlauf!).
Sie pfeife nicht mehr nachts, sie habe sogar schon ein paar Mal durchgeschlafen.
Therapie: Abwarten.

▸ Beratung am 20.09.1999
Befund: Haut ganz deutlich gebessert. Auch die Haare sind komplett nachgewachsen.

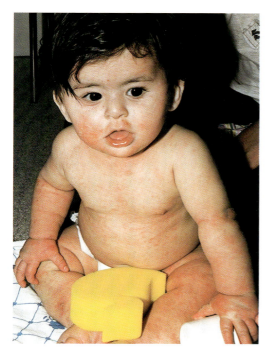

Abb. 90b

Der Juckreiz sei viel weniger, wenn auch noch vorhanden. Sie schlafe besser. Guter Gemütszustand. Immer noch ängstlich im Dunkeln. Sie erschrecke leicht. Kein nächtliches Pfeifen mehr festgestellt.
Therapie: Abwarten

▸ Beratung am 03.04.2000
Befund: Nur noch trockene Stellen am Hals, rissige Ohrläppchen und trockene Hände; sonst alles sehr gut.
Sie werde in der letzten Zeit wieder nachts wach wegen des Juckreizes. Sie kratze auch vermehrt in der Einschlafphase, obwohl die Haut so gut sei. Sie sei eigensinniger und trotziger geworden. Immer noch Furcht vor Dunkelheit. Ängstlich bei Lärm.
Großer Appetit. Vorlieben für Reis und Zucchini. Abneigung gegen Banane. Großer Durst, meist Tee oder Wasser. Mund nachts wieder geöffnet.
Therapie: Calcarea carbonica XM (Schmidt-Nagel, Genf), einmalig drei Globuli.

▸ Beratung am 18.07.2000
Befund: Sehr gute Haut, nur noch kleinste trockene Reste in Ellenbeugen und Kniekehlen.
Auffallende Symptome:
Immer noch Furcht vor Dunkelheit. Mund nachts offen stehend, schon abends häufiger verstopfte Nase. Weinen beim Erwachen. Schlaflage auf dem Bauch.
Therapie: Calcarea carbonica XM (Schmidt-Nagel, Genf), einmalig drei Globuli.

▸ Beratung am 21.11.2000
Befund: Haut 100 % erscheinungsfrei.
Keine Dunkelangst mehr, guter Schlaf. Verstopfte Nase frei. Motorisch eher gemütlich und etwas träge. Erschrecken bei Geräuschen nicht mehr vorhanden. Gemüt ausgeglichen.
Therapie: Calcarea carbonica CM (Schmidt-Nagel, Genf), als Prophylaxe mitgegeben.

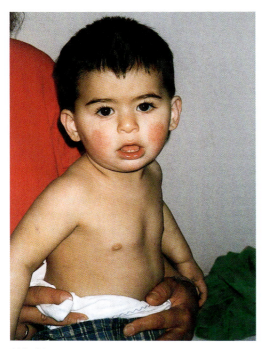

Abb. 90c

▶ **Beratung am 02.05.2001**
Befund: Haut sehr gut, nur kleinste trockene Stellen.

Sie entwickle sich weiterhin sehr gut. Nachts wache sie auf und schreie. Komme dann ins Bett der Eltern. Sie träume wohl viel und spreche im Schlaf. Die Dunkelangst sei verschwunden. Die Nase sei ab und zu wieder verstopft. Auf Milch und Eier reagiere sie noch mit Juckreiz. Motorische Entwicklung gebessert, eigentlich ganz gut. Sonst keine Besonderheiten festzustellen.
Therapie: Calcarea carbonica CM (Schmidt-Nagel, Genf), ein einziges Mal drei Globuli. Seitdem bedurfte sie keiner Therapie mehr.

Fallbewertung

Dieses Mädchen litt an einer schweren Ganzkörperneurodermitis mit erheblichem Leidensdruck.
Mehrere stationäre Behandlungen vermochten keine anhaltende Linderung herbeizuführen, erst durch die Behandlung mit Calcarea carbonica kam es zu einer sofortigen und vor allem auch kontinuierlichen Besserung.
Heute geht es ihr sehr gut, wenn man von kleinsten und selten auftretenden trockenen Stellen einmal absieht, die keiner homöopathischen Behandlung mehr bedürfen.

Kasuistik 91: 3-jähriges Mädchen

Dieses 3-jährige Mädchen wurde mir erstmals am 28.11.2000 vorgestellt.
Der Untersuchungsbefund zeigte eine fleckige und sehr trockene Neurodermitis an den Armen, hier besonders an den Ellenbeugen und Handgelenken.

Anamneseerhebung

▶ **Familienanamnese**
Vorkommen von Kontaktallergie, trockener Haut, Asthma bronchiale.
Keine Tuberkulose, keine venerischen Erkrankungen.

Anamneseerhebung

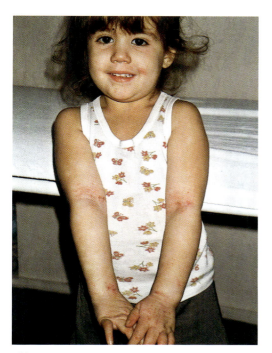

Abb. 91a

▶ **Eigenanamnese**

Sie sei das dritte Kind. In der Schwangerschaft habe die Mutter wegen eines Bandscheibenvorfalls einmalig eine schmerzstillende Spritze in den Rücken bekommen, sonst sei alles normal verlaufen. Auch bei der Geburt habe es keine Auffälligkeiten gegeben. Zahnung ab dem 6. Lebensmonat, mit dem Gehen habe sie sich etwas Zeit gelassen, das habe im 15. Lebensmonat eingesetzt, sie sei aber motorisch gut entwickelt.
Im 9. Lebensmonat habe sie eine starke Bronchitis gehabt, die fast in eine Lungenentzündung übergegangen sei; seitdem neige sie etwas zu Husten.
Die Neurodermitis sei ebenfalls im 9. Lebensmonat aufgetreten, gleich an den Ellenbeugen, Handgelenken und Kniekehlen.
Bisherige Therapie: Diese sei eigentlich immer auf Kortisonpräparate hinausgelaufen, eine bleibende Besserung oder gar Heilung sei hierdurch jedoch nicht erreicht worden. Ein Allergietest sei noch nicht gemacht worden.

▶ **Spontanbericht und zusammenfassende gezielte Befragung**

Sie kratze immer, bis es blute. Bei unerfüllten Wünschen werde es sofort stärker. Auch bei Infekten schlimmer. Es trete eigentlich ganzjährig auf. Seit sechs Wochen werde sie ständig eingebunden und bekomme Kortison. Bei Nahrungsmitteln falle ihr nichts auf.
Sie sei sehr schnell beleidigt, habe einen starken Willen und sei sehr eifersüchtig auf ihre Schwestern. Bei unerfüllten Wünschen „bocke" sie sehr stark und lang. Sie neige zu Launenhaftigkeit, habe rasche Stimmungswechsel. Bei Zorn könne sie auch treten und schlagen.
Andererseits aber auch anhänglich und lieb. Sie sei äußerst selbstbewusst und neige zur Dominanz. Sie könne sich gut beschäftigen, kenne keine Langeweile. Etwas Ängste vor Hunden. Sie tanze überaus gerne, das sei eine Leidenschaft bei ihr. Sie bemuttere gerne kleinere Kinder, sei da sehr fürsorglich.
Es bestehe ein starkes Verlangen nach Süßem und nach blanker Butter. Stuhl eher etwas zu weich, sonst aber unauffällig. Sie trage nur ungern einen Gürtel, das sei ihr zu eng. Zum Frieren neige sie überhaupt nicht, sie schwitze aber auch kaum.
Der Schlaf sei recht gut, bevorzugt auf der Seite. Manchmal stehe sie nachts wegen Hunger auf und hole sich etwas aus dem Kühlschrank.

▶ **Homöopathische Repertorisation**

Verlangen zu tanzen (SR I 192: u.a. sep.)
Verträgt keinen Widerspruch (SR I 184: u.a. **SEP**.)
Eifersucht unter Kindern (SR I 675: u.a. sep.)
Heißhunger nachts (KK 1555/III 421: u.a. Sep.)

Therapie und weiterer Behandlungsverlauf

Therapie: Am 28.11.2000 Einnahme von Sepia C 200 (Schmidt-Nagel, Genf), einmalig drei Globuli.

▶ **Beratung am 17.02.2001**
Befund: Haut ganz deutlich gebessert, es sei schon fast verschwunden gewesen, jetzt gerade habe sie einen kleinen Infekt, weshalb sich ein paar kleinste Stellen zeigen.
Der Juckreiz sei im Grunde nicht mehr vorhanden. Ihr Verhalten habe sich auch deutlich gebessert.
Viel Appetit, auch nachts. Sie habe wohl Angst, zu verhungern.
Therapie: Abwarten.

▶ **Beratung am 30.11.2001**
Befund: Neurodermitis nicht mehr vorhanden.

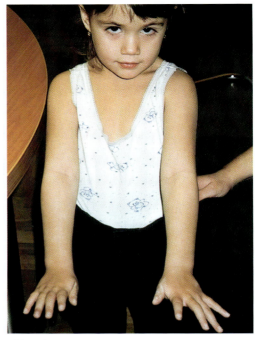

Abb. 91b

Fallbewertung

Dieses Mädchen wurde vor meiner Behandlung der leider meist üblichen Kortisonprozedur unterzogen, ohne jeglichen Erfolg.
Dank Sepia gesundete sie innerhalb kürzester Zeit.

Kasuistik 92: 1½-jähriger Junge

Dieser knapp 1 ½ Jahre alte Junge wurde mir erstmals am 24.02.2001 vorgestellt.
Der Untersuchungsbefund zeigte ein trocken-schuppendes Ekzem im Gesicht sowie eine kleine Ekzemstelle am Rücken, sonst keine Besonderheiten.

Anamneseerhebung

▶ **Familienanamnese**
Vorkommen von Allergien wie Heuschnupfen, Hausstauballergie und Nahrungsmit-

telallergien sowie Neurodermitis. Keine Tuberkulose, keine venerischen Erkrankungen.

▶ Eigenanamnese

Die Schwangerschaft sei normal verlaufen, bei der Geburt war wegen der Zwillingsgeburt eine Saugglocke nötig. Seine Geburtsmaße seien laut Mutter normal gewesen, auch sonst alles unauffällig. Der erste Zahn sei im 5. Lebensmonat durchgebrochen, bei bis heute unauffälliger Zahnung insgesamt. Gehen mit zehn Monaten, auch zeitgerechte sprachliche Entwicklung.
Die Neurodermitis sei im April 2000 aufgetreten, circa zwei Wochen nach einer Impfung. Bisher sei er seitens des Kinderarztes mit verschiedenen Fettsalben und von einem Heilpraktiker mit homöopathischen Mitteln behandelt worden, alles jedoch ohne Erfolg.

▶ Spontanbericht und zusammenfassende gezielte Befragung

Er kratze immer bei Müdigkeit und wenn er zornig werde. Geheizte Räume im Winter seien verschlimmernd, an der frischen Luft würde es besser werden. Nahrungsmittel seien eigentlich ohne Einfluss. Wasserkontakt unauffällig, auch Wolle.
Im Oktober 2000 habe er häufig Nasenbluten gehabt, einfach so, spontan. Das habe jedoch seit November aufgehört. Bei der Zahnung falle sehr heftiger Speichelfluss auf. Er sei sehr unruhig im Sitzen, renne viel, könne aber auch spielen. Er werde leicht zornig, schreie dann heftig, mache sich ganz steif. Auffallend sei, dass er bei Zorn viel beiße. Er sei aber auch sehr verschmust und anlehnungsfähig. Ängste könne man keine sehen.
Er nehme alles in den Mund, egal ob Papier, Erde oder Pappe. Teilweise schlucke er es auch hinunter. Er neige zu Husten, meist nach einem Schnupfen. Er huste dann meistens im Schlaf, werde davon auch wach und weine.

Guter Appetit. Verlangen stark nach Süßem. Abneigung gegen Milch. Verdauung unauffällig. Er neige zu feuchten Füßchen, schwitze aber sonst eher selten. Der Schlaf sei ganz gut, meistens auf dem Bauch. Manchmal schreie er schrill auf. Bei Vollmond schlafe er schlechter.

▶ Homöopathische Repertorisation

Ruhelosigkeit bei Kindern (SR I 846: u.a. **MERC.**)
Husten im Schlaf (KK 1506/III 372: u.a. Merc.)
Cri encéphalique (SR I 913: u.a. **merc.**)
Vollmond< (SR II 369: u.a. **merc.**)

Therapie und weiterer Behandlungsverlauf

Therapie: Am 29.01.2001 nahm er drei Globuli **Mercurius solubilis C 200** (Schmidt-Nagel, Genf) ein.

▶ Beratung am 19.02.2001

Befund: Deutlich verbesserte Haut vor allem im Gesicht; sonst nur geringgradige Veränderung.
Therapie: Abwarten.

▶ Beratung am 27.02.2001

Anruf der Mutter. Die Haut sei seit 2 Tagen wieder schlechter geworden, er kratze auch wieder vermehrt.
Therapie: Mercurius solubilis C 200 (Schmidt-Nagel, Genf), einmalig drei Globuli.

▶ Beratung am 04.04.2001

Befund: Bei der Untersuchung fiel heute ein lautes zornbedingtes Schreien und heftige Gegenwehr auf. Die Haut im Gesicht war deutlich besser; sonst noch sehr trocken, jedoch auch besser.

Der Juckreiz habe auf jeden Fall nachgelassen. Bei Erkältungen kratze er allerdings noch. Seit 08.03.2001 scheuere er sich den Rücken an der Tür. Die Unruhe sei noch sehr stark. Der Husten trete noch ab und zu auf, vor allem abends im Bett, sei jedoch gelöster. Er habe viel Speichelfluss, aber nur tagsüber. Er nehme noch immer alles in den Mund. Verlangen nach Fleisch und Süßem. Abneigung gegen Milch. Er schwitze im Nackenbereich. Warmer Fußschweiß.
Therapie: Abwarten.

▸ **Beratung am 19.06.2001**
Anruf der Mutter.
Es sei alles schon sehr gut geworden, jetzt habe sie den Eindruck, dass alles wieder zunehme.
Therapie: Mercurius solubilis M (Schmidt-Nagel, Genf), einmalig drei Globuli.

▸ **Beratung am 22.08.2001**
Befund: Haut vollständig erscheinungsfrei.

Er habe keinerlei Probleme mehr. Der Husten sei schon lange vorbei. Auch sonst keinerlei Beschwerden.
Wir vereinbarten daraufhin, die Behandlung zu beenden. Seitdem ergab sich keine Therapiebedürftigkeit mehr. Bis auf einen kleinen spontan wieder abheilenden „Rückfall" blieb er bis heute stabil.

Fallbewertung

Das Mittel **Mercurius solubilis** war hier eigentlich nicht besonders vordergründig zu Tage getreten, die Entscheidung war – wie man so schön sagt – auch eine „Bauchentscheidung" meinerseits, jedoch mit einem sehr guten Erfolg. Bei einem Gespräch im Dezember 2001 erzählte mir die Mutter, dass ihr Sohn wieder einmal für ein paar Tage etwas mit der Haut zu tun gehabt habe, es habe sich jedoch wieder von alleine verloren.

Kasuistik 93: 1-jähriger Junge

Dieser 1-jährige Junge wurde mir erstmals am 18.04.2001 vorgestellt.
Der Untersuchungsbefund zeigte trockenschuppige Ekzemstellen hinter den Ohren, auf den Wangen, am Rücken, an den Oberarmen und in den Kniekehlen.

Anamneseerhebung

▸ **Familienanamnese**
Vorkommen von Heuschnupfen, Nickelallergie, Neurodermitis, Psoriasis und Tuberkulose.

▸ **Eigenanamnese**
Die Schwangerschaft sei normal verlaufen, die Geburt sei zehn Tage nach dem errechneten Geburtstermin eingeleitet worden. Der Zahneinschuss sei im 6. Lebensmonat erfolgt, insgesamt sei alles unauffällig gewesen. Gute motorische Entwicklung bis heute, alles normal. Übliche Impfungen, zuletzt November 2000.
Die Neurodermitis habe sich im Dezember 2000 erstmalig gezeigt, zunächst in Form von rötlichen Flecken an den Oberarmen und im Brustbereich sowie an den Wangen. Dies habe sich dann weiterentwickelt auf die Kniekehlen und den Rücken.

Bisherige Therapie: Behandlung beim Kinderarzt, einschließlich einer Kortisonsalbe, zuletzt vor einer Woche angewendet.

▸ **Spontanbericht und zusammenfassende gezielte Befragung**

Er habe eigentlich keinen Juckreiz bis jetzt. Nach dem Baden falle eine intensivere Rötung der Haut auf.
Seine Nase sei chronisch verstopft, er schnarche auch. Hinter den Ohren sei er ziemlich verschuppt und krustig. Sein Gemüt sei eher „aufgedreht", er sei immer in Aktion, ständig in Bewegung, könne nur ganz schlecht still sitzen. Er lache auch viel und habe viel Humor. Ginge es nicht nach seinem Kopf, dann werde er sehr zornig, er balle dann die Fäuste und bekomme einen ganz roten Kopf vor Wut. Ängste habe er keine. Er sei sehr neugierig. Bei Fremden sei er hingegen sehr zurückhaltend, da verstecke er sich sogar hinter der Mutter oder klammere sich an deren Beine.
Sein Appetit sei recht gut. Vorlieben sehr für Brot mit Marmelade, Bananen und Butterkekse. Durst groß, circa einen ¾ Liter täglich. Blähungen habe er keine. Der Schlaf könnte besser sein, er komme noch manchmal zu den Eltern.
Soweit die Anamnese, die eher unergiebig verlief.

▸ **Homöopathische Repertorisation**

Furcht vor Fremden (SR I 525: u.a. lyc.)
Ruhelosigkeit im Sitzen (SR I 856: u.a. **LYC**.)
Haut krustig hinter den Ohren (KK 1224/III 90: u.a. **Lyc**.)

Therapie und weiterer Behandlungsverlauf

Therapie: Am 23.04.2001 Einnahme von **Lycopodium C 200** (Schmidt-Nagel, Genf). Die Kortisonsalbe sollte nicht mehr zur Anwendung kommen.

▸ **Beratung am 19.09.2001**
Befund: Vollständig erscheinungsfreie Haut. Das Mittel habe sofort gewirkt, wie die Mutter berichtet.
Auch sonst keinerlei Beschwerden mehr.
Wir beschlossen daraufhin, die Behandlung zu beenden.

Fallbewertung

Dieser Fall verlief völlig problemlos, drei Globuli **Lycopodium C 200** genügten, die vorher mit Kortison behandelte Haut zur Abheilung zu bringen.

Kasuistik 94:
5 Monate alter Junge

Dieser 5 Monate alte Junge wurde mir erstmals am 10.08.2000 vorgestellt.
Der Untersuchungsbefund dieses freundlich lachenden Kindes zeigte deutliche, diffus über den Körper verstreute Neurodermitisstellen, betont im Gesicht, auf den Schultern und an den Beinen.
Die Stellen waren größtenteils blutig gekratzt und verkrustet.

Anamneseerhebung

▸ **Familienanamnese**
Vorkommen von Neurodermitis, Heuschnupfen und Tierhaarallergie.
Keine Tuberkulose, keine venerischen Erkrankungen.

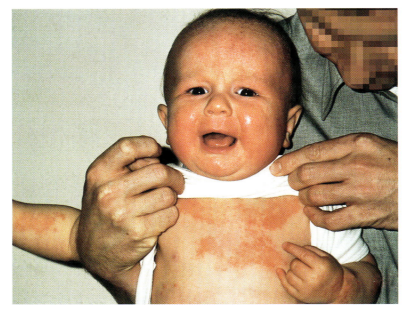

Abb. 94a

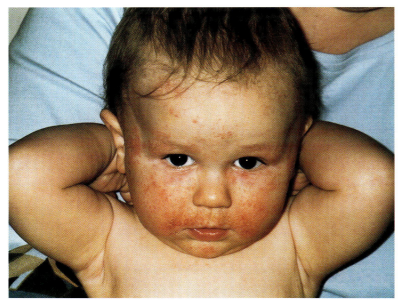

Abb. 94b

▶ **Eigenanamnese**

Er sei laut Mutter das 2. Kind. Die Geburt sei wegen seiner Körpermaße etwas erschwert gewesen (4300 g, 53 cm groß und Kopfumfang von 37 cm), so dass eine Saugglocke nötig war. Sonst sei jedoch alles glatt gelaufen.
In der 4. Lebenswoche habe er erstmals nässende Ekzeme entwickelt, zunächst im Ge-

sicht, dann schließlich auch auf den Körper übergehend.
Bisherige Therapien: Ein Hautarzt habe dies mit einem chinesischen Mittel behandelt, welches auch für eine Woche sehr gut geholfen habe, dann sei es jedoch stärker geworden, seitdem gäbe es ein ständiges Auf und Ab. Zuletzt sei es so schlimm geworden, dass sie zu einer Kortisonsalbe habe greifen müssen.

▸ Spontanbericht und zusammenfassende gezielte Befragung

Er habe sehr starken Juckreiz. Wärme, Schwitzen verschlimmere. Kälte lindere. Draußen in der frischen Luft sei es meist besser. Warmes Baden sei verschlechternd. Die Ernährung spiele keine Rolle.
Er leide an einer chronisch verstopften Nase und atme meistens durch den Mund. Er schwitze nachts am Kopf. Manchmal habe er Ekzeme an den Ohren.
Sein Gemüt sei ruhig und ausgeglichen, er sei eigentlich zufrieden. Er könne viel lachen und auch viel weinen.
Er sei sehr gutmütig und leicht zu lenken. Seine motorische Entwicklung sei eher normal.
Sein Appetit sei sehr gut, er trinke zügig und habe seine Flasche in wenigen Minuten leer getrunken. Er wache schon bei kleinen Geräuschen auf. Meist liege er auch dem Rücken oder auf der Seite. Auffallend sei, dass er den Kopf im Schlaf hin und her bewege, aber das mache auch seine Schwester. Der Stuhl sei von normaler kindlicher Beschaffenheit.

▸ Homöopathische Repertorisation

Kopfschweiß im Schlaf (KK 201/I 201: u.a. **Calc**.)
Nase verstopft chronisch (KK 1318/III 184: u.a. **Calc**.)
Hautausschläge Ekzeme Ohren (KK 1223/III 89: u.a. **Calc**.)

Therapie und weiterer Behandlungsverlauf

Therapie: Am 21.08.2000 Einnahme von Calcarea carbonica XM (Schmidt-Nagel, Genf), einmalig drei Globuli.

▸ Beratung am 01.11.2000

Befund: Anhaltend sehr starke Neurodermitis, für mich keine erkennbare Besserung.
Er habe starken Juckreiz, vor allem nachts. Am 18.10.2000 sei er geimpft worden, seitdem habe es sich massiv verschlimmert. Er wache mehrmals nachts auf und kratze sich blutig. Es sei schon so heftig gewesen, dass die Mutter auch Kortisonsalbe verwendet habe. Bettwärme sei offensichtlich besonders schlimm, er kratze aber auch bei Langeweile, beim Erwachen früh, beim Eincremen und beim Entkleiden.
Es habe insgesamt zugenommen. Die Haut werde knallrot und heiß. Beim Baden und Waschen sei es gleich noch schlimmer.
Die chronisch verstopfte Nase sei gleichbleibend. Er wache noch immer beim kleinsten Geräusch auf. Den Kopf werfe er noch immer hin und her. Der Stuhl sei jetzt recht stark stinkend.

▸ Homöopathische Repertorisation

Calcarea carbonica war offensichtlich falsch gewesen, sodass ich ein neues Mittel suchen musste.

Erwachen beim kleinsten Geräusch (SR III 208: u.a. **sulph**.)
Folge von Impfungen (SR II 672: u.a. **SULPH**.)
Hautausschläge juckend durch Bettwärme (KK 602/II 196: u.a. **Sulph**.)
Hautausschläge juckend durch Baden (KK 602/II 196: u.a. Sulph.)
Stuhl übelriechend (KK 1790/III 656: u.a. **Sulph**.)

Therapie: Sulphur lotum C 200 (Schmidt-Nagel, Genf), einmalig drei Globuli.

▸ **Beratung am 28.11.2000**
Befund: Haut deutlich gebessert.
Therapie: Abwarten.

▸ **Beratung am 06.12.2000**
Anruf der Mutter, es werde wieder schlimmer.
Therapie: Sulphur lotum C 200 (Schmidt-Nagel, Genf), einmalig drei Globuli.

▸ **Beratung am 13.02.2001**
Befund: Seit einer Woche wieder starke Neurodermitis, betont Gesicht und Schultern.
Es könne laut Mutter auch mit seinem derzeitigen Infekt zu tun haben.
Das **Sulphur lotum** habe ihm sehr gut getan. Jetzt wieder nächtlicher Juckreiz mit der Verschlimmerung durch Bettwärme, morgens beim Erwachen und beim Entkleiden. Der Schlaf sei aber insgesamt viel besser, es sei mit dem letzten Jahr nicht zu vergleichen.
Seine Nase sei die ganze Zeit besser gelaufen, jetzt sei sie wieder mehr verstopft. Der Stuhlgeruch sei normal geworden, nun falle wieder ein starker Geruch auf.
In einem durchgeführten Allergietest habe sich nichts gezeigt.
Therapie: Sulphur lotum M (Schmidt-Nagel, Genf), einmalig drei Globuli.

▸ **Beratung am 04.05.2001**
Befund: Neurodermitis hervorragend, bis auf einige kleine trockene Stellen erscheinungsfrei.
Trotzdem habe er seit 4 Wochen wieder etwas Juckreiz. Die chronische Schnupfennase sei besser, aber noch nicht beschwerdefrei. Der Stuhl rieche etwas scharf. Die Geräuschempfindlichkeit nachts sei nicht mehr vorhanden. Kein Kopfrollen mehr.

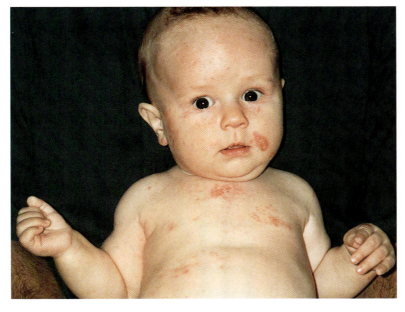

Abb. 94c

Anamneseerhebung

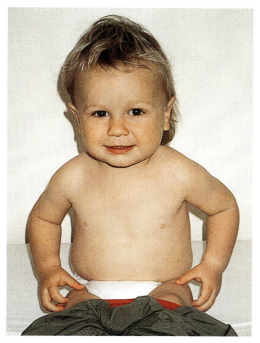

Abb. 94d

Vorliebe stark für Süßigkeiten und saure Gurken. Unruhe im Sitzen.
Therapie: Sulphur lotum M (Schmidt-Nagel, Genf), einmalig drei Globuli.

▶ **Beratung am 01.08.2001**
Befund: Neurodermitis komplett verschwunden.
Es gehe ihm insgesamt sehr gut. Was der Mutter noch auffalle, sei sein nächtliches Schreien im Schlaf, ein ab und zu saurer Stuhlgeruch und das Süßverlangen.
Therapie: Abwarten.

▶ **Beratung am 05.11.2001**
Befund: Sehr gute Haut, keine Ekzeme mehr vorhanden.
Es gehe ihm sehr gut, nur ab und zu komme es bei der Zahnung kurzfristig zu etwas trockeneren Hautstellen, die jedoch keiner Therapie bedürfen.
Auch sonst konnten wir keinerlei behandlungsbedürftige Symptome mehr feststellen, weshalb wir beschlossen, die Therapie zu beenden.

Fallbewertung

Das zunächst verordnete Calcarea carbonica war falsch gewählt. Erst nachdem die Krankheit durch den Verzicht auf Kortison ihre eigentlichen individuellen Symptome hervorbrachte, war die Wahl des richtigen Mittels Sulphur lotum möglich.

■ Kasuistik 95: 6 Monate alter Junge

Der 6 Monate alte Junge wurde mir erstmals am 11.01.2001 vorgestellt.
Der Untersuchungsbefund zeigte ein trockenes entzündliches Ekzem vor allem auf den Wangen sowie weniger deutliche trockene Stellen am Dekolletee, an den Knöcheln und in den Kniekehlen. Hämangiom am linken Unterarm.

Anamneseerhebung

▶ **Familienanamnese**
Vorkommen von Heuschnupfen, Akne, Kopfschmerzen und Tuberkulose.
Keine venerischen Erkrankungen.

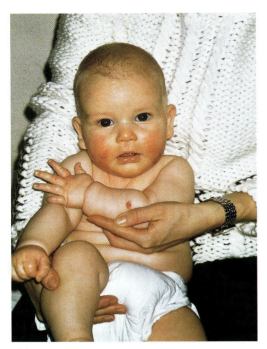

Abb. 95a

Eigenanamnese

In der Schwangerschaft habe es laut Mutter anfangs viel Stress wegen eines Umzuges gegeben. Sie sei am 11. Tag nach dem errechneten Geburtstermin durch Kaiserschnitt entbunden worden. Probleme mit ihrem Kind habe es keine gegeben. 2 Wochen postpartal sei es zu einer Neugeborenenakne gekommen, ab Oktober 2000 wurde die Haut dann zusehends schlimmer, jetzt breite es sich immer mehr aus.

Bisherige Therapie: Vom Kinderarzt die homöopathischen Einzelmittel Ignatia und Causticum sowie diverse Salben, alles jedoch ohne Erfolg.

Spontanbericht und zusammenfassende gezielte Befragung

Er leide vor allem nachts unter starkem Juckreiz. Auch tagsüber, wenn er müde sei oder wenn er Langeweile habe. Meist beginne es schon um 22.00 Uhr, erstrecke sich teilweise über 1–2 Stunden. Im Schlaf schlage er mit dem Kopf hin und her, wohl wegen des Juckreizes. Er kratze viel am Kopf. Draußen sei die Haut besser. Wolle und Wasser seien ohne Einfluss.

Er lutsche sehr viel am Daumen. Überhaupt nehme er viele Gegenstände in den Mund. Er habe sehr viel Speichelfluss.

Seine Gemütslage sei recht gut, eigentlich ausgeglichen. Er sei offen, lache die anderen an, finde schnell Kontakt. Er erschrecke leicht durch Geräusche. Bei Lärm sei er eigentlich etwas ängstlich. Er möchte viel getragen werden.

Nach dem Mittagsschlaf schreie er prinzipiell erst einmal. Er habe einen leichten Kugelbauch. Sein Appetit sei gut und er bevorzuge eindeutig das Süße. Der Durst sei groß, auch nachts verlange er nach Wasser mit Saft. Der Stuhl sei ziemlich fest, sonst jedoch unauffällig. Er habe starken Fußschweiß, kalt. An den Nägeln keine Besonderheiten. Keine Warzen. Er reagiere auf den Vollmond.

Homöopathische Repertorisation

Daumenlutschen (KK 1334/III 200: u.a. *Calc.*)
Erschrickt leicht durch Geräusch (SR I 550: u.a. *calc.*)
Fußschweiß kalt (KK 932/II 526: u.a. **Calc.**)
Hämangiom (KK 1958/I 424: u.a. *Calc.*)

Therapie und weiterer Behandlungsverlauf

Therapie: Am 01.02.2001 Einnahme von Calcarea carbonica C 200 (Schmidt-Nagel, Genf), einmalig drei Globuli.

Beratung am 19.03.2001

Befund: Neurodermitis deutlich schlechter, keinerlei Besserung.

Die Haut war stark gerötet, entzündlich, feucht, blutig gekratzt. Er leide wieder vor allem nachts unter dem Juckreiz und schreie dann auch viel. Nachts komme er meist gegen Mitternacht, dann dauere es 1–2 Stunden, bis er wieder schlafe. Auffallend sei jetzt, dass er die Beine im Schlaf überkreuze.

▸ **Homöopathische Repertorisation**

Calcarea carbonica war meiner Meinung nach nicht richtig gewesen.
Folgende Symptome sollten nun zum besseren Mittel führen:

> Überkreuzt die Beine im Schlaf (SR III 63: Thuj.; von mir ergänzt)
> Hämangiom (KK 1958/I 424: u.a. **Thuj.**)
> Fußschweiß kalt (KK 932/II 526: u.a. Thuj.)

Therapie: Thuja XM (Schmidt-Nagel, Genf), einmalig drei Globuli.

▸ **Beratung am 23.10.2001**

Befund: Phantastisch, hervorragende Haut. Es gehe ihm sehr gut. Er entwickle sich prächtig, sei sehr offen und freudig im Wesen.
Er vertrage alles und könne problemlos am Tisch mitessen. Der Schlaf sei sehr gut, der Fußschweiß sei verschwunden.
Es gäbe nichts mehr von Bedeutung. So beschlossen wir, die Behandlung zu beenden.

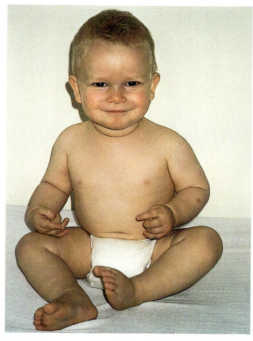

Abb. 95b

Fallbewertung

Dieser Fall ist besonders durch die Arzneigabe des antisykotischen Mittels Thuja interessant. **Thuja** zeigte sich hier vor allem durch die interessante Schlaflage und das Hämangiom des Kindes, weniger durch die sonst eher auf Thuja hindeutenden Charakteristika wie z.B. Impffolgen, Warzen oder den typischen Schweißgeruch.

Kasuistik 96: 10-jähriger Junge

Dieser knapp 10-jährige blonde und blauäugige Junge wurde mir erstmals am 16.03.2001 vorgestellt. Der Untersuchungsbefund zeigte eine zerkratzte Neurodermitis in beiden Ellenbeugen und trockene Ekzemherde an den Unterarmen und an der vorderen Halsfalte.

Anamneseerhebung

▶ **Familienanamnese**

Vorkommen von Heuschnupfen, Wespenstichallergien, Gicht, Diabetes und chronischer Bronchitis.

▶ **Eigenanamnese**

In der Schwangerschaft sei es laut Mutter zweimal zu Blutungen gekommen, jeweils im 4. und 5. Monat. Die Geburt sei schwierig gewesen, wegen abfallender Herztöne habe man ihn schließlich mit der Saugglocke geholt. Sein Kopfumfang sei bei einer Größe von 53 cm mit 37,5 cm recht groß gewesen, was kompliziert hätte. Zahneinschuss im 5. Lebensmonat. Normale motorische und sprachliche Entwicklung.

Die Neurodermitis habe im Oktober 2000 begonnen, zuerst in der linken Ellenbeuge. Die daraufhin beim Hausarzt durchgeführte Therapie mit einer Kortisonsalbe habe aber nur kurz geholfen, inzwischen habe es sich ausgedehnt.

▶ **Spontanbericht und zusammenfassende gezielte Befragung**

Er klage viel darüber, dass die Haut brenne und auch jucke. Dieses Brennen sei das besonders typische Gefühl dabei. Vor allem nachts kratze er viel im Schlaf. Kühlung lindere. Im Winter sei es eher etwas schlimmer. Warmes Sommerwetter sei besser.

Nahrungsmittel seien ohne Einfluss. Ein Allergietest habe nichts ergeben. Er habe oft Kopfschmerzen, vor allem abends vor dem Zubettgehen. Es sei meist vorne im Stirnbereich, eine Ursache oder bestimmte Begleitumstände könne man nicht sehen. Er sei sehr empfindlich gegen Sonnenlicht. Seit einigen Wochen klage er immer wieder über Schwindel. Genaueres könne er nicht sagen, nur, dass ihm schwindelig sei.

Er leide an Nasenbluten, urplötzlich, auch nachts mitten aus dem Schlaf heraus. Er sei meist sehr blass und wirke anämisch. Sein Zahnschmelz sei laut Zahnarzt sehr weich.

Er sei überaus sensibel, weich, weine auch bei Kleinigkeiten. Er könne aber auch hysterisch reagieren und dann mal richtig toben. In der Schule und im Sport sei er sehr ehrgeizig und verbissen. Kritik sei für ihn nur schwer annehmbar. Er könne nicht verlieren. Er äußere Ängste vor der Dunkelheit und vor dem Sterben. Trost nehme er sehr gerne an. Er sei sehr mitfühlend und auch sehr verschmust.

Sein Appetit sei sehr gut. Vorlieben: Mageres Fleisch und Nudeln. Wenig Durst.

Nach Milchtrinken werde es ihm beim Autofahren leicht übel. Bei vielen Kurven überhaupt auch leichte Übelkeit.

Der Schlaf sei eine Katastrophe, er wolle partout nicht schlafen, werde einfach nicht müde, jeden Abend gebe es „Terror". Bei zunehmendem Mond sei das noch schlimmer. Die Schlaflage sei wechselnd.

▶ **Homöopathische Repertorisation**

Furcht vor dem Tod (SR I 487: u.a. **PHOS.**)
Trösten > (SR I 181: u.a. **phos.**)
Hautausschläge brennend (KK 601/II 195: u.a. *Phos.*)
Schlaflosigkeit abends nach dem Zubettgehen (KK 380/I 380: u.a. *Phos.*)
Nasenbluten bei Kindern (KK 1286/III 152: u.a. Phos.)

Therapie und weiterer Behandlungsverlauf

Therapie: Am 26.03.2001 Einnahme von Phosphorus XM (Schmidt-Nagel, Genf), einmalig drei Globuli.

▶ **Beratung am 01.08.2001**

Befund: Neurodermitis bis auf minimalste trockene Stellen abgeheilt. Hervorragende Entwicklung.

Es sei ab Mai immer besser geworden. Kein Schwindel mehr, keine Kopfschmerzen mehr, kein Nasenbluten mehr, keine Übelkeit beim Autofahren mehr.
Therapie: Abwarten.

▶ **Beratung am 06.12.2001**
Befund: Keine Neurodermitis mehr vorhanden.
Alle Symptome seien verschwunden, es gehe ihm prächtig.
Wir beschlossen daraufhin, die Behandlung zu beenden.

Fallbewertung

Das Hautbild und das für **Phosphorus** typische Brennen war sicherlich nicht alleine entscheidend für diese Arzneiwahl, gab es doch auch viele psychische und allgemeine Symptome, die hier **Phosphorus** bestätigten. Ein Erfolg war damit fast vorhersehbar.
Ich glaube nicht, dass es hier noch zu Rückfällen kommen wird.

Kasuistik 97: 2-jähriger Junge

Dieser knapp 2-jährige Junge wurde mir erstmals am 04.05.2000 vorgestellt.
Der Untersuchungsbefund zeigte trockene rundliche Ekzemflecken an den Armen und Beinen. Bei der Untersuchung sehr heftige, von Zorn und Missmut über diese Maßnahme gekennzeichnete Gegenwehr mit lautem, fast nicht zu ertragendem Schreien.

Anamneseerhebung

▶ **Familienanamnese**
Vorkommen von Heuschnupfen, Tinnitus, Bulimie, Nahrungsmittelallergien, Migräne und Magenulkus. Keine Tuberkulose, keine venerischen Erkrankungen.

▶ **Eigenanamnese**
Schwangerschaft und Geburt seien komplikationslos verlaufen. Bei der Zahnung sei der Mutter Durchfall und Wundheit aufgefallen. Motorische und sprachliche Entwicklung ohne Besonderheiten. Im 4. Lebensmonat habe er über Wochen hinweg eine spastische Bronchitis durchgemacht, die mit Salbutamol und DNCG behandelt werden musste. Im 13. Lebensmonat habe sich das wiederholt, erneut habe er Salbutamol und DNCG genommen. Beide Male sei es bei feuchtkaltem Wetter aufgetreten.
Die Neurodermitis sei in der 4. Lebenswoche ausgebrochen, zunächst an den Wangen. Daraufhin wurde eine Pflegesalbe und vereinzelt auch eine Kortisonsalbe angewendet. Das Ekzem sei zunächst wieder zurückgegangen. Seit Februar 2000 sei es zum Rückfall gekommen und jetzt gehe es auch nicht mehr weg. Nur durch Kortisonsalbe sei es kurz zu unterdrücken, käme dann aber stets wieder durch.

▶ **Spontanbericht und zusammenfassende gezielte Befragung**
Es komme immer wieder zu diesen rundlichen und scharf abgegrenzten Ekzemflecken.
Er habe starken Juckreiz, vor allem abends und nachts. Stark kratze er auch, wenn er sich ärgere oder in Trotzphasen. Dann werfe er sich auf den Boden und kratze. Auch nach Baden, vor allem warmem Baden und auch

nach dem Schwimmbadbesuch sei es schlimmer. Kaltes Wasser lindere. Seine Haut sei extrem trocken, er habe auch viele Kopfschuppen. Viel Cerumen.

Sein Gemüt sei seit drei Monaten durch seine Trotzphase gekennzeichnet. Er werfe sich hin und schlage mit dem Kopf auf den Boden, schlage auch und kratze provozierend. Derzeit falle auch eine Furcht vor Hunden auf. Er habe laut Mutter einen sehr starken Willen. Andererseits sei er auch wieder sehr verschmust und suche die Nähe der Eltern. Er sei immer in Bewegung, könne sich nur schwer alleine beschäftigen und dominiere die Mutter doch recht stark. Im Trotzanfall komme es auch vor, dass er Sachen kaputt mache, zum Beispiel Blumen umknicke.

Sein Appetit sei sehr groß, sehr starkes Verlangen nach Fleisch und Wurst. Abneigung gegen Milch und Joghurt. Durst gut. Stuhlgang circa 2-mal täglich, eher von weicher Beschaffenheit. Brüchige Fußnägel.

Nachts sei ihm immer zu warm und er decke sich meistens ab. Schlaflage seitlich, ab und zu Aufschreien nachts im Schlaf, kein Zähneknirschen.

▸ Homöopathische Repertorisation

Verlangen, Dinge zu zerbrechen, zu zerschlagen (SR I 115: u.a. **tub**.)
Furcht vor Hunden (SR I 495: u.a. **tub**.)
Hautausschläge ringförmig (KK 588/II 182: u.a. **Tub**.)
Verlangen Fleisch (KK 1617/III 483: u.a. Tub.)
Nasskaltes Wetter < (SR II 753: u.a. **TUB**.)

Therapie und weiterer Behandlungsverlauf

Therapie: Am 15.05.2000 Einnahme von Tuberculinum bovinum XM (Schmidt-Nagel, Genf), einmalig drei Globuli.

▸ Beratung am 07.08.2000

Befund: Haut phantastisch, keinerlei Ekzem mehr.

Es habe laut Mutter schon innerhalb einer Woche gewirkt. Sein Trotz und sein Zorn sei jedoch schon noch vorhanden. Sein Schlaf sei deutlich besser, auch körperlich sonst keine erkennbaren Symptome. Wir beschlossen daraufhin abzuwarten.

Seitdem war jedoch keine Behandlung mehr erforderlich.

Fallbewertung

Das Mittel Tuberculinum bovinum war hier durch die Symptome des Kindes deutlich angezeigt. Seit fast zwei Jahren ergab sich nach nur einer einzigen Arzneigabe bezüglich der Neurodermitis keine Behandlungsnotwendigkeit mehr.

Kasuistik 98:
2-jähriger Junge

Dieser knapp 2 Jahre alte Junge wurde mir erstmals am 01.06.2000 vorgestellt.
Der Untersuchungsbefund zeigte eine sehr schwere Neurodermitis der gesamten Hautfläche.
Die Haut war hart, gerötet, blutig zerkratzt und nässend. Überall war das Kind verbunden, um ihn am weiteren Kratzen zu hindern.

Anamneseerhebung

Familienanamnese
Vorkommen von Ekzemen; M. Crohn und Neurodermitis.
Keine Tuberkulose; keine venerische Erkrankung.

Eigenanamnese
Schwangerschaft und Geburt seien unauffällig verlaufen, allerdings sei er ungefähr drei Wochen zu früh gekommen bei einem Geburtsgewicht von 2780 g und einer Größe von 51 cm.
Laut Mutter habe er auch die Nabelschnur um den Hals gehabt, er sei jedoch nicht blau gewesen, nur etwas schlapp und müde.
Der Zahneinschuss sei im 10. Lebensmonat gewesen, die Zahnung sei ziemlich schlimm gewesen, mit vielen Schmerzen. Zu gehen habe er im 16. Lebensmonat begonnen. Seine motorische Entwicklung sei etwas verzögert gewesen, er sei der eher vorsichtige Typ gewesen, der gerne an der Hand gegangen sei.
Die Neurodermitisdiagnose sei erstmals im Februar 1999 gestellt worden, er sei inzwischen eigentlich überall außer im Windelbereich befallen.
In einem Allergietest sei eine leichte Allergiebereitschaft gegen Frühblüher festgestellt worden, er reagiere da auch meistens etwas mit der Haut.

Bisherige Therapien: Er sei homöopathisch behandelt worden, und zwar mit Calcarea carbonica, was ihm phasenweise auch geholfen habe; zuletzt mit Calcium phosphoricum.

Spontanbericht und zusammenfassende gezielte Befragung

Er leide unter ganz furchtbarem Juckreiz. Dieser könne zu jeder Zeit auftreten, auf jeden Fall jedoch bei Anspannung und Stress. Auch zu starke Wärme von außen sei verschlimmernd; auch im Frühling, wenn es plötzlich warm werde, sei es schlechter.
Er neige zu weichem Stuhl. Er habe noch wenig Haare. Viel Cerumen schon immer.

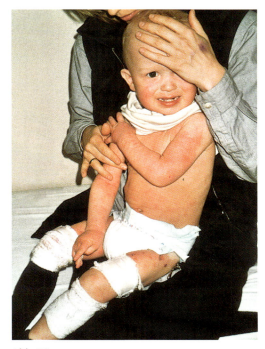

Abb. 98a

Das Gemüt sei sonnig, er könne viel lachen, könne aber auch einen ausgeprägten „Dickschädel" entwickeln. Er müsse alles anfassen, alles selber machen. Im Sitzen sei er sehr unruhig.
Ängste: Soweit erkennbar keine. Sehr neugierig.
Der Bauch sei ständig sehr gebläht und man höre oft Geräusche, auch nachts. Der Appetit sei gut, Vorlieben für Milch, Käse und Eier. Der Durst dagegen sei schlecht. Der Stuhl neige zu Härte, sei oft hell oder ockerfarben.
Er habe sehr dünne Extremitäten und kalten Fußschweiß.
Der Schlaf sei doch eher oberflächlich und er werde leicht wach. Vollmond verschlimmere das noch mehr.
Morgens sei er ziemlich „muffelig".

▸ Homöopathische Repertorisation

Ruhelosigkeit im Sitzen (SR I 856: u.a. **LYC**.)
Mürrisch morgens (SR I 766: u.a. **lyc**.); dieses Symptom ist bei Neurodermitiskindern allerdings mit Vorsicht zu genießen, da sie durch die ständige Störung ihrer Nachtruhe naturgemäß unausgeschlafen sind, hier passte mir dieses Symptom aber sehr gut hinein.
Frühling < (SR II 570: u.a. **LYC**.)
Auftreibung des Leibes (KK 1661/III 527: u.a. **Lyc**.)
Cerumen vermehrt (KK 1227/III 93: u.a. Lyc.)

Therapie und weiterer Behandlungsverlauf

Therapie: Am 01.06.2000 rezeptierte ich **Lycopodium Q 1**, welches nach der 3-Gläser-Methode einzunehmen war.

▸ Beratung am 28.07.2000
Anruf der Mutter.
Die Haut sei zunächst schlimmer, dann besser geworden. Jetzt sei es jedoch wieder auf demselben Stand. Sein Gemüt sei besser, er traue sich auch mehr zu, auch die Blähungen hätten nachgelassen.
Therapie: **Lycopodium C 200** (Schmidt-Nagel, Genf), einmalig drei Globuli.
Gleichzeitig riet ich der Mutter, ihn zur diagnostischen Abklärung in der Hautfachklinik Sanaderm vorzustellen.

▸ Beratung am 28.08.2000
Anruf der Mutter aus der Klinik.
Es gehe ihm recht gut, die Haut sei auch unmittelbar nach Einnahme von **Lycopodium** besser geworden, sodass sie in einem bereits gebesserten Zustand stationär aufgenommen wurden.
Die Haut insgesamt sei deutlich besser, nur noch die Arme und Beine seien stark juckend.

▸ Bericht der Fachklinik für Hautkrankheiten Sanaderm vom 17.10.2000
Aufnahmebefund: Sebostatisches Integument, Hauttyp 2. Im Bereich des Integumentes zeigen sich stark infiltrierte, teils exkoriierte Ekzemherde. Betonung der Arme und Beine.
Laborbefunde: MCV erniedrigt 77,4 fl, Eosinophile erhöht 11 %, Triglyzeride erhöht 203 mg/dl, Kalium erhöht 5,6 mmol/l.
Im Normbereich lagen restliches großes Blutbild, GOT, GPT, Y-GT, Glucose nüchtern. Cholesterin, Creatinin, Harnstoff, Harnsäure.
Allergologisches Labor: IgE 75 IU/ml, RAST-Klasse 0: Gräser (Frühblüher), Gräser (Spätblüher), Kräutermischung, Bäume (Frühblüher), Dermatophag. Pteronysimus, Dermatophag. Farinae, Grauerle, Hundeepithelien, Katzenepithelien, Forelle, Lachs, Rotbarsch, Scholle, Helminthosporium halodes, Kindernahrung (Eiklar, Milcheiweiß, Weizenmehl, Erdnuss, Sojabohne), Gewürze (Liebstöckel, Kümmel, Anis, Fenchel), Eigelb, α-Lactalbumin, α-Lactalbumin (gekocht), β-Lactal-

bumin, β-Lactalbumin gekocht, Kasein, Kasein (gekocht), Apfel, Birne, Karotte, Dinkel.
Reibetest vom 30.08.2000: Im Reibetest zeigte sich keine positive Reaktion. Gerieben wurden: Apfel roh, Apfel gekocht, Birne roh, Birne gekocht, Karotte roh, Karotte gekocht, Fenchel, Kümmel.
Pädiatrisches Konsil: Unauffällig.
Interne Therapie: Zyrtec Saft 0-0-1 Messbecher, Unigamol Kapseln 1-0-0.
Externe Therapie: Zuletzt: Pflege: Laceran 3 % Urea Lotio im Wechsel mit Excipial Fettcreme; Herde Beine: 5 % Tumenolpaste zur Nacht; Körperherde: Weiche Zinkpaste zur Nacht; Exkoriationen: Fucidinecreme bei Bedarf.
Therapie und Verlauf: Wir behandelten nach Aufnahme des Kindes mit Öl und Chinosolbädern und täglichen UVA-pur-Bestrahlungen bis 50 sec. In Kombination mit oben genannter Lokaltherapie zeigte sich bei der Entlassungsuntersuchung ein gut gebesserter Hautzustand.
In der laborchemischen Diagnostik und im Reibetest ergab sich kein Hinweis auf relevante Typ-I-Sensibilisierungen. Die Mutter nahm an den klinikspezifischen Neurodermitis-Schulungen teil und erhielt eine Ernährungsberatung über krankheitsrelevante Faktoren durch unsere Ökotrophologin.
Wir empfahlen die Fortführung einer intensiven pflegenden Lokaltherapie und die weitere Gabe von Unigamol Kaps. für die Dauer von drei Monaten.

▶ **Beratung am 05.10.2000**
Befund: Deutlich gebesserte Hautbeschaffenheit.
Es gehe ihm laut Mutter zu 80 % besser, wohl durch die Kombination **Lycopodium** und stationärer Aufenthalt. Der Juckreiz habe sich sehr gebessert, auch nachts. Die Wachphasen nachts hätten deutlich nachgelassen.
Seine Grundstimmung sei viel besser. Auch die Geblähtheit habe sehr nachgelassen. Er

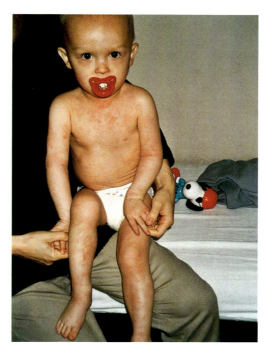
Abb. 98b

habe auch zugenommen und ausgewogenere Proportionen.
Seine Morgenmuffeligkeit sei etwas besser, nach dem Mittagsschlaf sei er aber noch in schlechtem Zustand. Sein Stuhl sei besser, es gehe ihm eigentlich rundherum besser, das müsse man auf jeden Fall feststellen.
Therapie: Abwarten.

▶ **Beratung am 14.11.2000**
Anruf der Mutter, seit circa 2–3 Wochen gehe es wieder schlechter, indem alle seine Symptome sich wieder zeigten, wenn auch nicht mehr so schlimm wie früher.
Therapie: Lycopodium C 200 (Schmidt-Nagel, Genf), einmalig drei Globuli.

▶ **Beratung am 11.01.2001**
Befund: Neurodermitis insgesamt deutlich gebessert; nur noch leichte trockene Hautstellen an den Armen und Beinen. Juckreiz kaum noch.

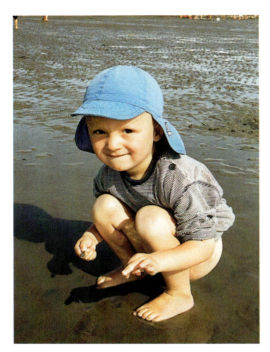

Abb. 98c

Er sei auch weniger unruhig und habe eine positivere Grundstimmung. Außer nach dem Mittagsschlaf, da sei er oft noch ungenießbar. Der Ohrschmalz sei weniger geworden.
Die Unruhe im Sitzen sei ganz verschwunden.
Der Appetit habe deutlich zugenommen. Vorlieben: Paprika, Käse, Nudeln, Äpfel. Abneigungen: Zucchini. Gerne auch rohe Gurken und salzige Sachen. Die Blähungen hätten nachgelassen, auch die Geräusche, seien aber ab und zu noch vorhanden. Er reagiere nicht mehr auf den Vollmond. Ab und zu spreche er im Schlaf.
Therapie: Abwarten.

▸ **Beratung am 10.05.2001**
Befund: Keinerlei Neurodermitis mehr; nur noch etwas schuppig-trockene Haut an den Beinen.
Es gehe ihm sehr gut. Er schlafe nun seit drei Monaten ganz durch. Sein Gemütszustand sei gut.
Therapie: Abwarten.

▸ **Beratung am 19.06.2001**
Anruf: Es gehe sehr gut.

▸ **Beratung am 10.08.2001**
Anruf: Phantastisch, keinerlei Probleme. Wir schlossen daher die Behandlung ab.

Fallbewertung

Dieser Junge wurde mir mit einer sehr schweren Neurodermitis vorgestellt, die durch den Einsatz von **Lycopodium** sofort gebessert werden konnte. Bei einem hauptsächlich zum Zwecke einer eingehenden Diagnostik durchgeführten stationären Aufenthalt konnten erfreulicherweise keine Allergisierungen nachgewiesen werden, auch der IgE-Wert war im Normalbereich. Am 18.01.2002 wurde er auch noch einmal routinemäßig bei Dr. med. Horst Frank vorgestellt, der außer einer etwas trockenen Haut keinerlei Auffälligkeiten finden konnte und nur noch pflegende Maßnahmen empfahl. Eine homöopathische Behandlung meinerseits war seit dem 14.11.2000 nicht mehr erforderlich.

Kasuistik 99:
7 Monate alter Junge

Dieser 7 Monate alte Junge wurde mir erstmals am 12.11.1999 vorgestellt.
Der Untersuchungsbefund zeigte ein diffuses starkes Ekzem, betont am Rücken, am Hinterkopf und an den Beinen.

Anamneseerhebung

Familienanamnese
Vorkommen von Ekzemen, Arthrose und Tuberkulose.

Eigenanamnese
Er sei das erste Kind. Die Schwangerschaft und die Geburt seien ohne größere Auffälligkeiten erlebt worden. Nach der Geburt habe ihr Sohn einen kräftigen Icterus neonatorum gehabt.
Auch sei gleich das Ekzem auf den Wangen aufgefallen. Bis heute übliche Impfungen durchgeführt, letztmals im Juli 1999. Nach der 2. Impfung sei es zum Mundsoor gekommen, der mit einem Gel behandelt worden sei, sonst sei er eigentlich abgesehen von der Haut auch noch nicht krank gewesen.
Die Neurodermitis habe zunächst als starker Milchschorf begonnen und sich dann immer weiter ausgedehnt.
Bisherige Therapien: Übliche desinfizierende Externa und Pflegesalben, noch keine Kortisonanwendung.

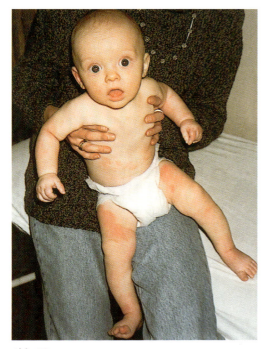

Abb. 99a

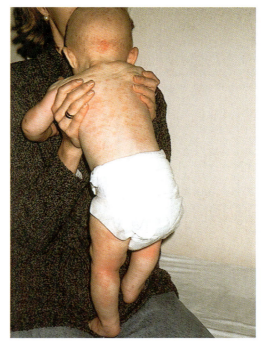

Abb. 99b

▶ **Spontanbericht und zusammenfassende gezielte Befragung**

Er habe furchtbaren Juckreiz. Man könne schwer sagen, was diesen auslöse, die Mutter meine hier eine Zunahme nach dem Entkleiden, abends bei Müdigkeit, bei Erregung und Hektik zu sehen. Bezüglich der Nahrungsmittel könne sie nichts sagen, da er hypoallergen ernährt werde, nach Äpfeln habe er allerdings einmal eine Urtikaria gehabt.

Er sei ziemlich dickköpfig, könne sehr zornig werden, aber auch sehr verschmust, er brauche immer irgendjemanden; phasenweise schreie er auch lang und laut. Er könne sich eher schlecht alleine beschäftigen, habe wohl auch eine „Kopf-durch-die-Wand-Natur".

Keine Ängste, keine Schreckhaftigkeit; Weinen nur aus Zorn.

Er habe viel Cerumen. Appetit, Verdauung und Stuhlgang ohne Besonderheiten. Er nehme alles in den Mund und kaue darauf herum. Bis jetzt noch kein Zahn vorhanden.

Überwiegend schlafe er auf den Knien oder manchmal auch flach auf dem Bauch.

Er sei sehr hellhörig geworden und wache beim kleinsten Geräusch auf. Auch bei Vollmond werde er schneller wach. Nachts müsse er noch 2-mal gestillt werden.

▶ **Homöopathische Repertorisation**

Erwachen durch leises Geräusch (SR III 208: u.a. ars.)
Äpfel < (SR II 218: u.a. ars.)
Vollmond < (SR II 369: **ARS**.)

Therapie und weiterer Behandlungsverlauf

Therapie: Am 12.11.1999 **Arsenicum album C 200** (DHU), einmalig drei Globuli.

▶ **Beratung am 14.12.1999**

Befund: Neurodermitis ganz wesentlich gebessert.
Auch sonst ausgeglichener und ruhiger geworden.
Therapie: Abwarten.

▶ **Beratung am 15.03.2000**

Befund: Hervorragender Erfolg. Ganz deutlich gebessert, teilweise schon erscheinungsfrei.
Lediglich leichte Stellen an den Armen, den Beinen und Kniekehlen.
Juckreiz trete nur noch beim Wickeln auf, sonst eigentlich nicht mehr. Sein Gemüt sei ganz deutlich besser geworden. Er spiele jetzt sogar alleine. Er schlafe besser, werde auch nicht mehr beim geringsten Krach wach. Seit vier Wochen schlafe er überwiegend durch.
Die Lage wechsle, es komme alles vor.
Appetit weiterhin gut, Stuhlgang nach jedem Essen.
Er könne jetzt auch schwitzen, was ihm früher ebenfalls nicht möglich war. Es falle sogar richtiger Kopf- und Fußschweiß auf, teilweise auch schlecht riechend. Keine kalten Hände mehr, Durchschlafen trotz Vollmond.
Therapie: Abwarten.

▶ **Beratung am 09.06.2000**

Befund: Derzeit im Rahmen der Zahnung wieder zunehmende Neurodermitis mit deutlichen zerkratzten und aufgescheuerten Herden am Rücken und an den Beinen.
Der Juckreiz nehme wieder zu, vor allem im Auto, wenn man längere Strecken mit ihm fahre.
Quaddeln seien nicht mehr aufgefallen. Beim Schwitzen nehme der Juckreiz auf jeden Fall zu.
Er sei ziemlich morgenmuffelig, weine dann recht viel. Er schlafe überwiegend auf dem Bauch, die Knielage sei seltener geworden. Es falle auf, dass er viel Durst habe und dass er auch große Mengen auf einmal trinke.

Nachts schwitze er im Brustbereich und im Nacken.
Therapie: Arsenicum album C 200 (DHU), einmalig drei Globuli.

▶ **Beratung am 14.07.2000**
Anruf der Mutter, es gehe ihm wieder ganz hervorragend.

▶ **Beratung am 25.09.2000**
Befund: Phantastisch, Neurodermitis bis auf Minimalfleckchen verschwunden.
Auch sonst gehe es gut.
Er habe laut Kinderarzt eine Lamblieninfektion, die jedoch nicht behandelt werden müsste, er habe nur noch etwas weicheren Stuhl. Er sei ziemlich ungeduldig und schreie, wenn er die Mutter nicht gleich sehe. In den letzten zwei Vollmondnächten habe er wieder sehr unruhig geschlafen.
Insgesamt sei er fröhlich, könne aber auch sehr zornig werden, dann werfe er sich auch auf den Boden oder werfe mit Gegenständen. Beim Erwachen weine er leicht.
Guter Appetit, im Moment viel Verlangen nach Wurst. Er nehme noch immer alles in den Mund. Juckreiz eigentlich keiner mehr.
Auf einen Wollteppich habe er wieder einmal mit Quaddeln reagiert.
(Das Kind wirkte heute auf mich sehr unruhig und nervös, es konnte keine Minute Ruhe geben.)
Therapie: Abwarten.

▶ **Beratung am 15.12.2000**
Befund: Erneut kleine Ekzemstellen an den Armen und Beinen seit einer Impfung im Oktober.
Er schlafe wieder mehr auf den Knien, „quetsche" sich so an die Bettdecke. Vollmond habe keinen Einfluss. Beim Essen stopfe er sich immer den Mund voll. Er ziehe der Mutter und sich selbst an den Wimpern.
Er sei recht fröhlich, stark auf die Mutter bezogen und klettere überall hinauf. Teils auch sehr provozierend mit Trotzanfällen

und Werfen. Der Stuhl sei breiig und weich, grünlich, er bekomme gerade auch Eckzähne. Im Oktober habe er auf Quark allergisch reagiert. Gerne blanke Wurst essend.
Therapie: Abwarten.

▶ **Beratung am 17.02.2001**
Befund: Wieder sehr deutliche aufgekratzte Ekzeme bei mir auffallendem Trotz während der beabsichtigten Untersuchung des Kindes.
Er sei seit Wochen sehr eigensinnig, sehr zornig und unzufrieden.
Die Ohrläppchen seien öfter einreißend.
Therapie: Tuberculinum bovinum XM (Schmidt-Nagel, Genf), einmalig drei Globuli.

▶ **Beratung am 23.07.2001**
Befund: Alles sei recht gut gewesen, seit der starken Hitzeperiode jedoch wieder Ekzeme.
Auch sein Gemüt sei besser gewesen, auch hier zeige sich wieder seine Unruhe und seine Neigung zum Dickkopf.
Therapie: Tuberculinum bovinum XM (Schmidt-Nagel, Genf), einmalig drei Globuli.

▶ **Beratung am 25.10.2001**
Befund: Wiederverschlimmerung seit Oktober.
Therapie: Tuberculinum bovinum CM (Schmidt-Nagel, Genf), einmalig drei Globuli.

▶ **Beratung am 07.12.2001**
Befund: Bis auf die Ekzeme in den Kniekehlen eigentlich sehr guter Hautzustand, das Kind wirkte heute auch viel kooperativer und zeigte freiwillig seine Arme.
Er habe einmal auf Haselnüsse reagiert; evtl. auch einmal auf Tomaten.
Von der Psyche her gehe es ihm besser. Er wache 2–3-mal pro Nacht auf und komme dann zu den Eltern. Er decke sich nachts oft auf. Bettwärme scheine ihm nicht gut zu tun.
Er habe schon noch „seinen Kopf" bei den

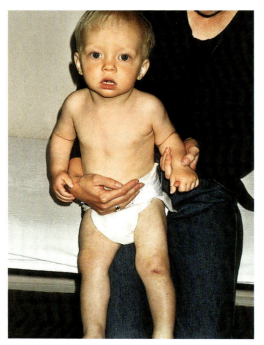

Abb. 99c

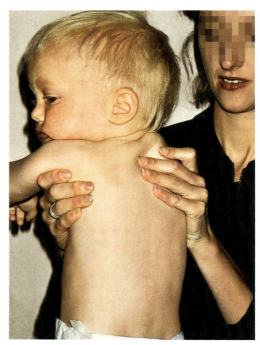

Abb. 99d

Eltern, bei den Großeltern sei er dagegen vorbildlich.
Dort schlafe er sogar besser. Beim Zorn könne er noch „gilfen" (lautes durchdringendes Schreien) wie verrückt, wenn er beschäftigt sei, gehe es besser. Gegenüber fremden Kindern sei er eher scheu. Abends müsse die Mutter mit ins Bett gehen, sonst wolle er nicht schlafen. Schlaflage Rücken und Seite. Kein Knirschen.
Verlangen nach Bratwurst deutlich, Nudeln, Kartoffeln und Suppen. Gerne Fleisch. Keine Abneigungen. Durst normal, Verdauung normal. Vergrößerte LK nuchal.
Therapie: Abwarten.

▶ **Letzte Beratung am 22.03.2002**
Befund: Haut praktisch erscheinungsfrei. Er wirkte sehr brav, machte gut mit, zeigte keinerlei Verhaltensauffälligkeiten mehr.

Er schlafe jetzt auch wieder in seinem Bett, seit einer Woche schlafe er erstmals seit einem Jahr durch. Auch sonst keine Probleme mehr, so dass wir beschlossen, die Behandlung zu beenden.

Fallbewertung

Dieser Junge imponierte neben seiner starken Neurodermitis vor allem durch seine Gemütssymptome, die letztlich auch zur Arzneiwahl führten. Dank zunächst Arsenicum album und dann Tuberculinum bovinum konnte er einen sehr guten allgemeinen Zustand erreichen, gleichzeitig kam es zu einer erwarteten Beschwerdefreiheit seitens der Haut. Ich bin ob des weiteren Verlaufs sehr optimistisch.

Kasuistik 100: 9-jähriges Mädchen

Dieses 9 Jahre alte Mädchen wurde mir erstmals am 20.03.1997 vorgestellt.
Der Untersuchungsbefund zeigte eine recht starke Neurodermitis betont an den Extremitäten. Auffallend waren die Effloreszenzen durch die Rundlichkeit und die scharfe Begrenzung zur umgebenden gesunden Haut. An der Fußsohle zeigten sich Warzen.

Anamneseerhebung

Familienanamnese
Keine Auffälligkeiten, keine Atopiehinweise, keine Tuberkulose, keine venerische Erkrankung.

Eigenanamnese
Keine schwereren Erkrankungen bisher. Im 4. Lebensjahr habe sie einmal in den Ellenbeugen ein Ekzem gehabt, welches damals vom Hausarzt mit Kortisonsalbe behandelt worden und dann auch verschwunden sei. Die Neurodermitis in der jetzigen Form sei im Januar 1997 in der Folge einer Durchfallerkrankung ausgebrochen, zuerst im Gesicht, dann übergreifend auf den ganzen Körper.
Bisherige Therapien: Seit Januar 1997 Behandlung mit einer 1%-igen Hydrokortisonsalbe.

Spontanbericht und zusammenfassende gezielte Befragung
Es bestehe vordergründig ein Brennen, weniger ein Jucken. Schlimmer werde es durch Baden und Duschen oder durch Orangensaft. Ein Allergietest sei noch nicht durchgeführt worden. Die Haut sei sehr trocken. Modalitäten könne die Mutter keine angeben.

Sie sei ein sehr lustiges Mädchen, auch sehr ausgeglichen. In der Schule gäbe es keine Probleme. Trost sei gut annehmbar. Sie sei sehr tierlieb. Ihre Hobbys seien Reiten, Tennis, Korbball und Klavierspielen.
Appetit normal. Vorlieben für Spaghetti und McDonalds. Großer Durst, am liebsten Limonade. Stuhlgang unauffällig. Nachts leicht schwitzend, Frieren eher selten.
Schlaf sehr gut, überwiegend auf der rechten Seite. Ab und zu träume sie von Einbrechern, sie habe vor diesen wohl auch Furcht. Sie kaue Nägel. Bei Fremden sei sie etwas zurückhaltend. Die Lippen seien häufiger rissig und im Bereich der Zunge komme es oft zu Aphthen. Die Nägel seien auch spröde. Im Auto würde es ihr leicht übel werden.
Sonne vertrage sie inzwischen gut, einmal habe sie eine Sonnenallergie gehabt.

Homöopathische Repertorisation

Furcht vor Einbrechern (SR I 520: u.a. sulph.)
Hautausschläge unterdrückt (SR II 618: u.a. **SULPH.**)
Hautausschläge ringförmig (KK 588/II 182: u.a. **Sep.**, Sulph.)
Hautausschläge brennend (KK 601/II 195: u.a. *Sulph.*)
Hautausschläge, Waschen < (KK 605/II 199: u.a. **Sulph.**)

Therapie und weiterer Behandlungsverlauf

Therapie: Am 20.03.1997 Einnahme von **Sulphur lotum XM** (Schmidt-Nagel, Genf), einmalig drei Globuli. Die Kortisonsalbe wurde abgesetzt.

▶ **Beratung am 13.05.1997**
Befund: Ganz wesentliche Hautbesserung.
Jucken und Brennen viel geringer.
Auch sonst sehr gutes Befinden.
Therapie: Abwarten.

▶ **Beratung am 10.07.1997**
Befund: Neurodermitis fast vollständig verschwunden.
Nur noch minimale Reste am Bauch zu sehen. Unverändert jedoch die Bläschen auf der Zunge, die Fußsohlenwarzen, die Übelkeit beim Autofahren.

▶ **Homöopathische Repertorisation**

Warzen Fußsohle (Sep.)
Übelkeit beim Autofahren (KK 1610/III 476: u.a. **Sep.**)
Hautausschläge rundlich (siehe Vorseite)

Therapie: Sepia C 200 (DHU), einmalig drei Globuli.

▶ **Beratung am 30.09.1997**
Befund: Neurodermitis ganz verschwunden. Warzen ebenfalls. Bläschen auf der Zunge weniger häufig. Übelkeit beim Autofahren weniger geworden, hervorragendes Allgemeinbefinden.
Therapie: Abwarten.

▶ **Letzte Beratung am 25.09.1998**
Befund: Neurodermitis jetzt schon seit über einem Jahr verschwunden.
Seit kurzem seien die Fußsohlenwarzen wieder da, schmerzen auch etwas beim Gehen, sonst alles bestens.
Therapie: Sepia C 200 (DHU), einmalig drei Globuli.
Eine Wiedervorstellung wurde nur für den Fall wiederkehrender Beschwerden vereinbart. Seitdem habe ich nichts mehr von ihr gehört.
Die Neurodermitis war somit nunmehr seit 1997 nicht mehr behandlungsbedürftig.

Literaturverzeichnis

(1) *Korting, G.W.*: Praxis der Dermatologie. Thieme Verlag, Stuttgart 1982. S. 75.
(2) *Hahnemann, S.*: Die Chronischen Krankheiten, Bd. 1, 2. Aufl. von 1835. Karl F. Haug Verlag, Heidelberg 2001. S. 17.
(3) *Allen, J.H.*: Die chronischen Miasmen. Übersetzt von F. Witzig. Barthel und Barthel Verlag, Berg 1988.
(4) *Barthel, H.*: Miasmatisches Symptomenlexikon. Barthel und Barthel Verlag, 1988.
(5) *Hahnemann, S.*: Die Chronischen Krankheiten, Bd. 1, 2. Aufl. von 1835. Karl F. Haug Verlag, Heidelberg 2001.
(6) *Hahnemann, S.*: Die Chronischen Krankheiten, Bd. 1, 2. Aufl. von 1835. Karl F. Haug Verlag, Heidelberg 2001. S. 50.
(7) *Hahnemann, S.*: Die Chronischen Krankheiten, Bd. 1, 2. Aufl. von 1835. Karl F. Haug Verlag, Heidelberg 2001. S. 21.
(8) *Hahnemann, S.*: Die Chronischen Krankheiten, Bd. 1, 2. Aufl. von 1835. Karl F. Haug Verlag, Heidelberg 2001. S. 23 ff.
(9) *Eichler, R.*: Leben und Wirken des Zahnarztes und homöopathischen Arztes Dr.med.dent. Karl Eichler. BoD-Books on Demand 2001.
(10) *Braun-Falco, O., G. Plewig, H.H. Wolf*: Dermatologie und Venerologie. 4. Aufl. Springer Verlag Berlin, Heidelberg, New York 1996. S. 445–460.
(11) *Sulyma, M.G.* (Hrsg.): Asthma bronchiale. Medikon Verlag, München 1988. S. 68.
(12) *Elsner, P.*: Diagnose Ekzem – was nun? VCG Verlagsgesellschaft, Weinheim 1992. S. 40.
(13) *Diepgen, T.L.*: Epidemiologie der Atopie in Deutschland, in: Tebbe, B., S. Goerdt u. C.E. Orfanos (Hrsg.): Dermatologie, Heutiger Stand. Thieme Verlag, Stuttgart, New York 1995. S. 12–15.
(14) *Schäfer, T., J. Ring*: Epidemiologie atopischer Erkrankungen. Dt. Derm. 43 (1994), S. 142–146.
(15) *Kühr, J., T. et al*: Clinical atopy and associated factors in primary-school pupils. Allergy 47 (1992), S. 650–655.
(16) *Deichmann, K.A., A. Heinzmann, J. Kühr*: Genetik des atopischen Ekzems, in: Plettenberg, A., W.N. Meigel, I. Moll (Hrsg.): Dermatologie an der Schwelle des neuen Jahrtausends. Springer Verlag Berlin, Heidelberg, New York, 1999, S. 95–97.
(17) *Gieler, U., et al.*: Die psychosoziale Situation des Patienten mit endogenem Ekzem. Eine clusteranalytische Studie zur Korrelation psychischer Faktoren mit somatischen Befunden. Hautarzt 41 (1990), S. 416–423.
(18) *Ruzicka, T., B. Wüthrich*: Das integrierte Therapiekonzept des atopischen Ekzems. Dt. Ärzteblatt 94 (1997); A – 1874–1880 (Heft 27).
(19) *Ring, J., K. Brockow, D. Abeck*: Review article; The therapeutic concept of „patient management" in atopic eczema. Allergy 51 (1996), S. 206–215.
(20) *Zöllinger, A., U. Amon*: Atopische Dermatitis. Haut 7 (2000), S. 250–257.
(21) *Mygind, N. et al.*: Allergologie: Textbuch und Farbatlas. Blackwell Wiss. Verl. Berlin, Wien 1998.
(22) *Bayerl, Ch., G. Jung*: Neurodermitis – präventive und therapeutische Strategien einer Umweltdermatose. Akt. Dermatol. 22 (1996), S. 298–305. Thieme Verlag, Stuttgart, New York.
(23) *Braun-Falco, O., G. Plewig, H.H. Wolf*: Dermatologie und Venerologie. 4. Aufl. Springer Verlag Berlin, Heidelberg, New York 1996. S. 445–460.
(24) *Diepgen, T.L.*: Epidemiologie der Atopie in Deutschland, in: Tebbe, B., S. Goerdt u. C.E. Orfanos (Hrsg.): Dermatologie, Heutiger Stand. Thieme Verlag, Stuttgart, New York 1995. S. 12–15.
(25) *Wiese, G., M. Kleine, G. Gärtner*: Der Stellenwert einer UV-A-Bestrahlung im Behandlungskonzept von Kindern mit endogenem Ekzem beim Pädiater. Dt. Derm. 42 (1994). S. 903–907.
(26) *Brehler, R., T. Luger*: Neue Therapieansätze beim atopischen Ekzem. Dt. Derm. 43 (1995), S. 693–700.
(27) *Marsch, W. Ch., J. Wohlrab jr.*: Neurodermitis: Sind Antihistaminika bei der Behandlung sinnvoll? Zeitschrift f. Derm. 181 (1995), S. 62–67.
(28) *Wollina, U., M. Gebhardt, A. Bauer*: Behandlung des schweren atopischen Ekzems mit Sandimmun Optoral. Akt. Dermatol. 10 (1995), S. 298–302.
(29) *Melnik, B.*: Gamma-Linolensäure zur Prophylaxe und Therapie des atopischen Ekzems. hautnah derm. 1 (1993), S. 70–79.

Dr. med. Roland Eichler (Hrsg.)

Leben und Wirken
des Zahnarztes und
homöopathischen Arztes
Dr. med. dent. Karl Eichler

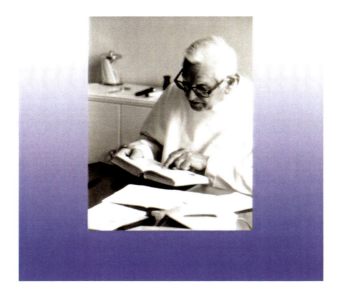

Der Herausgeber, selbst homöopathischer Arzt, hat für die ereignisreiche Biografie seines Vaters nicht nur eigene Erinnerungen einfließen lassen. Die Beiträge vieler Patienten von Dr. med. dent. Karl Eichler zeichnen durch die Schilderung der homöopathischen Behandlung ihrer teilweise schwersten Krankheitsbilder wie Asthma bronchiale, Magersucht, Arthrosen, Neurodermitis, Krebs und anderer Erkrankungen das eindrucksvolle Bild einer großartigen Persönlichkeit, deren Leben von Pflichtbewusstsein und Nächstenliebe geprägt war.

Eichler, Roland (Hrsg.): **Leben und Wirken des Zahnarztes und homöopathischen Arztes Dr. med. dent. Karl Eichler.** Eigenverlag, Würzburg 2001, € 20,–, ISBN 3-8311-2107-9. Erhältlich in allen Buchhandlungen.

Weil Kinder ganz besondere Patienten sind.

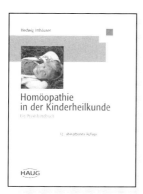

H. Imhäuser
Homöopathie in der Kinderheilkunde
Ein Praxishandbuch

12., überarbeitete Auflage 2000,
308 S., geb.
€ 44,95
ISBN 3-8304-7005-3

"Eine Bereicherung für jeden homöopathischen Behandler."
[Homöopathie aktuell 3/01]

Die homöopathische Behandlung der Kinderkrankheiten verlangt besondere Kenntnisse, da die Anamnese in der kinderärztlichen Praxis, anders als bei Erwachsenen, nur bedingt im Gespräch mit dem Patienten erhoben werden kann. Als homöopathischer Therapeut können Sie sich bei der Wahl des richtigen Mittels nur in geringem Maße auf die so wichtigen subjektiven Symptome stützen. Stattdessen beobachten Sie genau die objektiven, äußeren Gegebenheiten und greifen auf die Beschreibungen der Eltern zurück.
Profitieren Sie von diesem Standardwerk von Hedwig Imhäuser! Unter den jeweiligen klinischen Krankheitsbildern sind die homöopathischen Arzneien, die sich in der Praxis bewährt haben, mit ihren Leitsymptomen zusammengestellt und in vielen Fällen durch Fallbeschreibungen ergänzt.

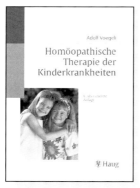

A. Voegeli
Homöopathische Therapie der Kinderkrankheiten

8. überarb. Aufl. 2001
362 S., geb.
€ 49,95
ISBN 3-8304-7057-6

Dieses bereits in 8. Auflage erscheinende praktische Handbuch für die homöopathische Behandlung von Kinderkrankheiten ist nach den häufigsten Erkrankungszuständen wie z. B. Grippeerkrankungen, akute Zustände in der Bauchhöhle, Nahrungsmittelunverträglichkeiten usw. sortiert. Für jede Krankheit werden die einschlägigen Mittel angegeben. Knapp und präzise wird das Spezifische der jeweils in Frage kommenden einzelnen Arzneien den jeweiligen Krankheitsbildern zugeordnet.
So werden für die einzelnen Mittel die klinischen Symptome ebenso wie die Leit- und Gemütssymptomatik sowie die Modalitäten aufgelistet. Dem behandelnden Therapeuten, dessen Zeit in der Praxis im Regelfall sehr begrenzt ist, wird die Orientierung so erheblich erleichtert.

Haug Verlag in MVS Medizinverlage Stuttgart GmbH & Co. KG
Leserservice · Postfach 30 05 04 · 70445 Stuttgart
Telefon 07 11/89 31-240 · Telefax 07 11/89 31-133 · www.haug-verlag.de

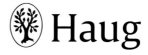